Weitere Bände der Reihe „DHV-Expertenwissen"

- Das Neugeborene in der Hebammenpraxis

- Psychologie und Psychopathologie
  für Hebammen

- Geburtsvorbereitung – Kurskonzepte
  zum Kombinieren

- Geburtsarbeit – Hebammenwissen
  zur Unterstützung der physiologischen Geburt

Deutscher Hebammenverband

Schwangerenvorsorge durch Hebammen

2., überarbeitete und erweiterte Auflage

unter Mitarbeit von

Gertrud M. Ayerle
Renate Egelkraut
Angelica Ensel
Sabine Friese-Berg
Antje Kehrbach
Regine Knobloch
Ute Lange
Susanne Lohmann

Oda von Rahden
Rainhild Schäfers
Christiane Schwarz
Peggy Seehafer
Katja Stahl
Susanne Teuerle
Anne Wallheinke

Hippokrates Verlag · Stuttgart

Bibliografische Information
der Deutschen Bibliothek

Die Deutsche Bibliothek verzeichnet diese Publikation in der Deutschen Nationalbibliografie; detaillierte bibliografische Daten sind im Internet über http://dnb.ddb.de abrufbar.

1. Aufl. 2005

© 2010 Hippokrates Verlag in
MVS Medizinverlage Stuttgart GmbH & Co. KG
Oswald-Hesse-Straße 50, 70469 Stuttgart
Unsere Homepage: www.hippokrates.de

Printed in Germany

Lektorat: Renate Reutter
Zeichnungen: BITmap, Mannheim
Umschlaggestaltung: Thieme Verlagsgruppe
Verwendete Fotos: Bund Deutscher Hebammen;
Heinz Neubehler, Karlsruhe
Satz: medionet Publishing Services Ltd, Berlin
Gesetzt in Adobe Indesign CS
Druck: Grafisches Centrum Cuno, Calbe

ISBN 3-8304-5430-4   1 2 3 4 5 6

Wichtiger Hinweis: Wie jede Wissenschaft ist die Medizin ständigen Entwicklungen unterworfen. Forschung und klinische Erfahrung erweitern unsere Erkenntnisse, insbesondere was Behandlung und medikamentöse Therapie anbelangt. Soweit in diesem Werk eine Dosierung oder eine Applikation erwähnt wird, darf der Leser zwar darauf vertrauen, dass Autoren, Herausgeber und Verlag große Sorgfalt darauf verwandt haben, dass diese Angabe **dem Wissensstand bei Fertigstellung des Werkes** entspricht.

Für Angaben über Dosierungsanweisungen und Applikationsformen kann vom Verlag jedoch keine Gewähr übernommen werden. **Jeder Benutzer ist angehalten,** durch sorgfältige Prüfung der Beipackzettel der verwendeten Präparate und gegebenenfalls nach Konsultation eines Spezialisten festzustellen, ob die dort gegebene Empfehlung für Dosierungen oder die Beachtung von Kontraindikationen gegenüber der Angabe in diesem Buch abweicht. Eine solche Prüfung ist besonders wichtig bei selten verwendeten Präparaten oder solchen, die neu auf den Markt gebracht worden sind. **Jede Dosierung oder Applikation erfolgt auf eigene Gefahr des Benutzers.** Autoren und Verlag appellieren an jeden Benutzer, ihm etwa auffallende Ungenauigkeiten dem Verlag mitzuteilen.

Geschützte Warennamen (Warenzeichen) werden **nicht** besonders kenntlich gemacht. Aus dem Fehlen eines solchen Hinweises kann also nicht geschlossen werden, dass es sich um einen freien Warennamen handelt.

Vorwort zur 1. Auflage

Was für ein Werk! Unspektakulär im Titel, zeigt es sich schon auf den ersten Seiten als genau das richtige Buch zur richtigen Zeit, das Standardwerk zur Schwangerenvorsorge durch Hebammen, von Hebammen geschrieben, auf das wir schon lange sehnlich gewartet haben. Ein langwieriger Prozess war nötig, um dieses Buch hervorzubringen, passend zum Thema „Schwangerenvorsorge durch Hebammen", die ja auch nicht einfach rutscht, sondern eher Mühe hat, sich zu etablieren. Umso mehr macht sein Erscheinen Hoffnung, dass mit ihm auch diese zentrale Thematik in der Hebammenarbeit einen Schub bekommt.

Was ist nun so bemerkenswert an diesem Buch? Zum ersten Mal in der Geschichte verständigen sich Hebammen, öffentlich und evidenzbasiert über die Grundlagen ihrer Arbeit in der Schwangerenvorsorge und schaffen damit Möglichkeiten für alle, das eigene Handeln zu überprüfen und weiterzuentwickeln. Neben harten Fakten und Zahlen steht die reiche Erfahrung von Hebammen, die wissen wovon sie reden. Die sensible Beschreibung der verletzbaren Beziehungsgeflechte von Mutter und Kind und ihre Implikationen für unser Handeln stehen der Beziehungsarbeit von Hebamme und schwangerer Frau als tragender Kraft gegenüber. Ein großer Fundus an Wissen, nicht nur über Grundlagen und das Handwerkszeug für den Alltag, sondern auch die Bedürfnisse, Ängste und Erwartungen der schwangeren Frauen und ihrer Familien wird vor uns aufgefächert. Informationsblätter für Schwangere zu bestimmten Aspekten der Schwangerschaft laden ein, sofort Nägel mit Köpfen zu machen, loszulegen mit der praktischen Schwangerenvorsorge.

Dieses Buch macht Lust auf Vorsorge, Lust auf mehr, indem es nichts auslässt, um Hebammen für die Vorsorge exzellent auszustatten mit dem nötigen Wissen und der kritischen Distanz, um sich mit Mut und Sachverstand in dieses zentrale Feld unserer Tätigkeit zu wagen oder sich dort weiter zu etablieren. Das richtige Buch in Zeiten von Präventionsgesetz, integrierter Versorgung, Sicherung von Pfründen, geplanter Entlassung der Hebammen in die Selbstverwaltung einerseits und der Dominanz ökonomischer Wertvorstellungen über den gesunden Menschenverstand und wissenschaftliche Erkenntnisse auf der anderen Seite. Dieses Werk unterstützt Hebammen darin, zu zeigen, welch differenzierten und gesundheitspolitisch bedeutsamen Beitrag Hebammen heute leisten für die gesundheitliche Entwicklung von Frauen und ihren Kindern und damit für die ganze Gesellschaft.

Ich bin glücklich über dieses kraftvolle Buch und bedanke mich ganz herzlich bei den 15 Kolleginnen, die als Autorinnen für den reichen Inhalt des Buches stehen. Danke, dass Ihr Euer Wissen zur Verfügung stellt und mutig vorausgeht! Mein Dank gilt auch Sabine Krauss und Frau Dr. Reutter, die für die Kooperation von BDH und Hippokrates-Verlag stehen, die hartnäckig und begeistert, zutiefst von der Sache überzeugt, den langen Weg dieses Projektes begleitet haben!

Ein starkes, ermutigendes Buch, dem ich wünsche, dass es seinen Siegeszug antritt und der Schwangerenvorsorge durch Hebammen auch in Deutschland zum Durchbruch verhilft!

Tübingen, im Mai 2005 Magdalene Weiß
Präsidentin des BDH

Inhaltsverzeichnis

Organisation

Anhang

Anschriften der Autorinnen

Gertrud M. Ayerle
Institut für Gesundheits- und Pflegewissenschaft
Magdeburger Str. 8
06097 Halle (Saale)

Renate Egelkraut
Mommsenstr. 68
50935 Köln

Dr. Angelica Ensel
Zeißstr. 51, Haus 1
22765   Hamburg

Sabine Friese-Berg
Mainaustr. 207 b
78464 Konstanz

Regine Knobloch
Ina-Seidel-Str. 6
76149 Karlsruhe

Ute Lange
Händelstr. 25
42349 Wuppertal

Susanne Lohmann
Gryphiusstr. 3
22299 Hamburg

Oda von Rahden
Weißenburger Str. 35
28211 Bremen

Rainhild Schäfers
Hägerstr. 77
48161 Münster

Christiane Schwarz
Feldkamp 5
31174 Schellerton

Peggy Seehafer
Deichstr. 39
20459 Hamburg

Katja Stahl
Rögenfeld 20
22359 Hamburg

Susanne Teuerle
Landmannstr. 8
50825 Köln

Anne Wallheinke
Geburtshaus und Hebammenpraxis Bremen
Sommerstr. 20
28215 Bremen

Projektleitung:
Antje Kehrbach
Cellerstr. 60
28205 Bremen

Bedürfnisse und Wünsche der Schwangeren

Oda von Rahden, Gertrud M. Ayerle, Susanne Lohmann

1.1 Eltern-Werden heute

Susanne Lohmann

Schwanger zu sein ist für die meisten Frauen in Deutschland keine häufig wiederkehrende Erfahrung mehr. Im Verlaufe des 20. Jahrhunderts ist die durchschnittliche Kinderzahl je Frau von über 4 in den Jahren vor dem ersten Weltkrieg auf 2,5 in den späten 1950er und frühen 1960er Jahren gefallen. Mittlerweile bringen Frauen in Deutschland **durchschnittlich nur noch je 1,4 Kinder** zur Welt.

Die **Erklärung für den neuen Rückgang der Geburtenziffer** seit etwa 1970 liegt in dem zunehmenden Anteil kinderloser Frauen – etwa 30 % der Frauen jedes Jahrganges bleiben kinderlos – und dem steigenden Erstgeburtsalter. Im Durchschnitt sind Frauen bei der Geburt ihres ersten Kindes zwischen 28 und 29 Jahren alt (Bundesinstitut für Bevölkerungsforschung).

Diese Phänomene lassen sich durch den **gesellschaftlichen Wandel der Familienformen** im Laufe des letzten Jahrhunderts erklären. An seinem Beginn stand das Ideal der bürgerlichen Familie, mit einem außer Haus arbeitenden Ehemann und Vater und einer auf die Sphäre des Hauses und der Kindererziehung beschränkten Mutter, als das gültige Lebensmodell für nahezu alle Schichten der Bevölkerung. Es setzte voraus, dass sich alle Familienmitglieder den Entscheidungen des Familienoberhauptes beugten und ihm keine häuslichen Pflichten aufluden, da er nur so ausgeruht und frei von anderen Verpflichtungen voll für seine Berufsarbeit oder Geschäftstätigkeit zur Verfügung stand. Dies schlug sich auch in den gesetzlichen Regelungen nieder. Erst 1977 wurde die im Eherecht festgeschriebene Verpflichtung der Ehefrau zur Führung des Haushalts aufgehoben.

Heute erhalten auch Frauen eine annähernd ebenso gute **schulische und berufliche Ausbildung** wie Männer. Etwa die Hälfte aller Abiturienten und 40 % aller Studenten sind weiblich. Damit haben sie die Möglichkeit, aber auch die Pflicht, ihren Lebenslauf jenseits einer Heirat und Familiengründung zu planen. Sie fällen rationale Entscheidungen, richten ihr Leben nach den Erfordernissen der Arbeitswelt ein und verdienen selbst ihren Unterhalt. Dennoch müssen sie die Erfahrung machen, dass sich die Türen, die sich durch ihre gute Ausbildung öffneten, auf dem Arbeitsmarkt wieder schließen. Spätestens dann, wenn sie ihre Berufstätigkeit nach der Geburt ihres ersten Kindes in der Elternzeit vorübergehend aufgeben, verliert ein Großteil der ehemals berufstätigen Frauen den Anschluss in ihrer Berufslaufbahn und erreicht keine ihrer Ausbildung angemessenen höheren Positionen mehr.

Kinderwunsch und Kinderzahl

Während die Kinderzahl in den letzten Jahrzehnten immer weiter gesunken ist, blieb der Kinderwunsch bei den Paaren erstaunlicherweise recht konstant. Seit Jahrzehnten wünschen sich nur etwa 5 % der jüngeren Frauen und Männer keine Kinder. Das heißt, dass immer mehr Elternpaare nicht mehr so viele Kinder bekommen, wie sie sich ursprünglich gewünscht hatten. Dies betrifft besonders die besser gebildeten Eltern.

Mit steigender Schulbildung wünschen sich Männer und Frauen mehr Kinder, sie realisieren diesen Wunsch aber immer weniger. Zugleich ist in dieser Gruppe der Anteil kinderloser Paare besonders hoch. Es findet also eine Polarisierung statt, die sich mit zunehmendem Bildungsniveau in der Gesamtbevölkerung in Zukunft vermutlich noch stärker auswirken wird. Auffällig ist, dass ein hohes Bildungsniveau der Frau die Wahrscheinlichkeit verringert, ein erstes Kind zu bekommen. Dies gilt besonders für die nach 1950 geborenen Frauen, die von der Bildungsexpansion der 1960er und 1970er Jahren profitiert haben.

Eine hohe Bedeutung für die Realisierung der Elternschaft hat auch die **Qualität der Paarbeziehung**. Nimmt die Ehezufriedenheit ab, wird der (weitere) Kinderwunsch aufgeschoben (52).

Die Entscheidung für ein Kind

In einer Zeit, in der den Paaren relativ sichere Kontrazeptiva zur Verfügung stehen, scheint die Frage des Kinderhabens zu einer **individuellen Entscheidung** geworden zu sein. Zwar wägen Paare die positiven und negativen Aspekte gegeneinander ab, von einer rationalen Kalkulation kann aber kaum die Rede sein. Biographische Entscheidungen wie diese sind außerordentlich folgenreich, in ihren Konsequenzen kaum vollständig zu überblicken und werden insofern eher offen gelassen.

Bei vielen Paaren ereignet sich der Übergang zur Elternschaft **ohne eine klare Entscheidung**. Dies spiegelt sich auch in der Tatsache wider, dass nur etwa die Hälfte der Schwangerschaften zum jeweiligen Zeitpunkt gewollt und geplant sind (15). In den anderen Fällen treffen die Paare ihre Entscheidung für

oder gegen ein Kind erst, wenn die Schwangerschaft bereits eingetreten ist (11).

Heute versteht man mehr und mehr, dass die **Ambivalenz in der Frühschwangerschaft** kein psychopathologisches Symptom ist, sondern zum Kinderwunsch gehört. Spätestens nun muss sich die schwangere Frau mit ihren widerstreitenden Gefühlen und Strebungen auseinander setzen. Die Entscheidung wird ihr auch dadurch erschwert, dass es reale Widersprüche zwischen ihrem bisherigen Selbstbild als unabhängige Frau und ihrer neuen Rolle als Mutter gibt, abgesehen von vielen intrapsychischen und zum Teil auch unbewussten Einflüssen (15).

Die **Übernahme der Mutterrolle** stellt zwar einerseits eine Chance zum persönlichen Wachstum und somit eine Bereicherung dar, ist aber andererseits mit vielfältigen neuen Belastungen (rund um die Uhr verantwortlich zu sein für die Versorgung und Erziehung eines Kindes) und gesellschaftlichen Nachteilen (Unterbrechung der Berufstätigkeit, finanzielle Abhängigkeit, soziale Isolation) verbunden.

Das gemeinsame Projekt „Kind"

Die Beziehung zwischen Eltern und Kindern ist von deren Hoffnungen und Wünschen, aber auch von Zwängen und Pflichten bestimmt. Beide Komponenten unterliegen auch gesellschaftlichen Veränderungen. Anders als vor 100 Jahren bringt es keine wirtschaftlichen Vorteile mehr mit sich, Kinder zu haben.

Kinder haben heute einen „**psychologischen Nutzen**": In und mit ihnen wird der Anspruch auf Lebensglück und das Bedürfnis nach (lebenslang) stabilen Beziehungen erlebt.

Das Leben mit Kindern bildet einen **Gegenpol zum zweckrationalen Handeln der Erwachsenen** in der hochindustrialisierten Gesellschaft. Hier sind bei ihnen ganz andere Fähigkeiten gefragt als im Erwerbsalltag: Geduld, Gelassenheit, Fürsorglichkeit, Einfühlungsvermögen, Zärtlichkeit, Offenheit und Nähe. In ihren Kindern wiederum sehen Eltern oftmals Eigenschaften verkörpert, die sie sich selbst wünschen, aber nicht (mehr) ausleben können: Spontaneität, Sinnlichkeit, Unbefangenheit und Kreativität. Besonders Eltern mit einer geringen Ausbildung empfinden das Eltern-Sein als Lebenssinn und Lebensaufgabe wie in zwei Studien in der Schweiz und Deutschland bereits in den 1980er Jahren ermittelt wurde (7).

Elternschaft ist in der modernen Gesellschaft zu einer **verantwortungsvollen Aufgabe** geworden: Es gilt, das (kommende) Kind optimal zu fördern. Die wachsende Verantwortung wirkt oftmals als **Belastung** und im Entscheidungsprozess für oder gegen Kinder als Barriere: Erst wenn die materiellen Voraussetzungen gegeben, eine kindgerechte Umgebung geschaffen, eine stabile Partnerschaft aufgebaut und die notwendige Reife der eigenen Persönlichkeit erreicht wurde, kann das erste Kind kommen.

Traditionelles Elternwissen, das noch zwei bis drei Generationen zuvor als Richtschnur des Verhaltens in der Schwangerschaft und später in der Erziehung des Kindes dienen konnte, ist heute durch die Ausbreitung pädagogisch-psychologischer Theorien und pränataler Diagnostik entwertet oder verfallen. Auch verfügen die meisten Männer und Frauen vor der Geburt kaum über Erfahrungen in der Betreuung von Kindern und sind insofern Laien auf diesem Gebiet.

Notgedrungen suchen sie **Informationen und Rat bei Fachleuten** und in der Ratgeberliteratur. Dabei verstricken sie sich in den konkurrierenden Ratschlägen von Experten und Gegenexperten, da ihnen kaum Kriterien zur Verfügung stehen, um eine rationale Entscheidung zu treffen. Die Tatsache, dass sie heute oft wissenschaftlich fundierten Rat bekommen, macht die Sache für sie nicht einfacher. Denn Wissenschaft bedeutet prinzipiell, dass Erkenntnis revidierbar ist. So kann das, was heute als bestmögliche Praxis

gilt, morgen durch neue, unter Umständen gegenteilige Empfehlungen ersetzt werden. Es ist leicht nachvollziehbar, dass die (werdenden) Eltern zunehmend verunsichert sind und sich darum sorgen, ob sie wohl die richtigen Entscheidungen getroffen haben.

Zugleich wird das kommende **Kind** als **zart und verletzlich** angesehen. Der Impuls, es schützen zu wollen, ist sehr stark. Die Eltern empfinden diese Verantwortung, die aus der Liebe zu ihrem Kind erwächst umso drängender, je schlechter ihnen die Bedingungen erscheinen. Je mehr Gefahren sie für ihr Kind wahrnehmen, desto mehr Aktivitäten werden sie entfalten, um es zu schützen und entgegen aller Widrigkeiten zu fördern.

Diese Dynamik ist **schon in der Schwangerschaft** zu spüren. Viele Eltern sehen die Gefahren für das ungeborene Kind durchaus auch in der vermuteten Unzulänglichkeit des weiblichen Körpers und befürchten, das Kind könne nicht ausreichend versorgt werden oder durch irgendein anderes Geschehen im Mutterleib gefährdet werden. Mit diesen Befürchtungen wenden sie sich vermutlich überwiegend an die medizinisch orientierte Schwangerenvorsorge und Geburtshilfe.

Andere Eltern, die zur Zeit noch in der Minderzahl sind, sehen die Gefahren gerade dort, bei den durch möglicherweise **unnötige medizinische Kontrollen oder Eingriffe** bewirkten Schäden. Beispiele sind mögliche Gefahren des Ultraschalls oder der medikamentösen Geburtseinleitung am errechneten Geburtstermin. Diese Eltern, die von der medizinisch orientierten Geburtshilfe unabhängig sein wollen, brauchen eine Fachperson und finden sie in der Hebamme, die ihnen hilft, ihren vom Üblichen abweichenden Weg zu gehen.

Die **schwangeren Frauen** verfügen prinzipiell über die Fähigkeit, ein Kind in ihrer Gebärmutter geschützt wachsen zu lassen, es spontan zu gebären, die nötige Milch zu seiner Ernährung zu bilden und gemeinsam mit ihrem Partner im Umgang mit dem Neugeborenen und Säugling intuitiv die Signale des Kindes zu erkennen und adäquat zu beantworten. Ob sie sich das alles zutrauen, steht auf einem anderen Blatt. Auch diese Frauen und Männer sind nicht unbeeinflusst von der Medikalisierung von Schwangerschaft und Geburt und von der Pädagogisierung des Lebens mit Kindern. Auch sie kommen nicht mehr ohne Experten aus.

Sie brauchen z. B. Hebammen, als Expertinnen für Körpergefühl und Vertrauen in weibliche Fähigkeiten, als Begleiterin in unsicheren Entscheidungssituationen und nicht zuletzt als geduldige, zuversichtliche und einfühlsame Betreuerinnen in schweren Stunden während Schwangerschaft, Geburt und Wochenbett.

1.2 Das Erleben der Schwangerschaft

Gertrud M. Ayerle

In diesem Überblick über die Forschungsarbeiten zum Erleben der Schwangerschaft werden wesentliche psychosoziale Aspekte dargestellt, die in den vergangenen Jahren untersucht wurden. Da die Methoden der Studien sehr unterschiedlich sind und jede Studie je nach ihrem Forschungsansatz kleinere oder größere Mängel aufweist, können die berichteten Ergebnisse jedoch nicht ungeprüft für allgemein gültig erklärt werden. Außerdem stammen viele Studien aus dem englischsprachigen Bereich, wo zu psychosozialen Aspekten der Schwangerschaft weit mehr geforscht wird als bei uns. Die Erkenntnisse dieser Studien können zwar nicht ohne weiteres auf deutsche schwangere Frauen übertragen werden, haben aber dennoch einen Aussagewert.

Schwangerschaft als Übergang

Die Schwangerschaft wird aus sozioanthropologischer Sicht als eine Übergangsphase betrachtet. Das heißt, die schwangere Frau ändert (besonders bei der ersten Schwangerschaft) ihren sozialen Status. Die kinderlose Frau wird zur Mutter mit Kind und eine Frau, die z. B. bisher ein Kind hatte, wird zur Mutter mehrerer Kinder. Dieser **kritische Lebensübergang** kann somit gleichzeitig den Verlust einer vertrauten sozialen Lebensposition bedeuten sowie die Herausforderung, neue soziale Rollen und Lebensaufgaben zu meistern (20, 6).

Die **psychoanalytische Perspektive** sieht die Schwangerschaft als Teil der Entwicklungsphase „Generativität oder Stagnation". In diesem Abschnitt ihres Lebenslaufes bewältigt die Frau die Aufgabe der Fortpflanzung, die besondere Bedürfnisse und in gewisser Weise auch eine „Verletzlichkeit" mit sich bringt (49). Dabei akzeptiert die Frau (optimalerweise) ihre Schwangerschaft und das Kind in ihrem Körper; sie löst sich von der eigenen Mutter ab, übernimmt selbst Verantwortung für das Kind und lässt zu, dass sich die Beziehung zu ihrem Partner von einer Zweier- zu einer Dreierbeziehung verändert (69, 67).

Die Schwangerschaft bringt es also mit sich, dass die Schwangere sich auf eine **neue, unbekannte Situation** einlassen muss. Aufgrund einer qualitativen Tagebuch-Studie zum Schwangerschaftserleben beschreiben Lundgren und Wahlberg (37) diese Veränderung sehr treffend als „Übergang zum Unbekannten", „der eigenen Lebenssituation begegnen", „etwas Unausweichlichem begegnen" und „sich auf das Unbekannte vorbereiten".

Veränderung des Körperbildes

Die starken Veränderungen dieses Übergangs werden durch die **Zunahme des Gewichts und Umfangs** der Frau mit durchschnittlich 12 – 18 kg deutlich. Dies kann als eine starke „Verzerrung" ihres Körperbildes erlebt werden, der die Schwangere durch Anpassungsleistungen begegnen muss (53).

Reva Rubin, die die Erforschung der Mutter-Kind-Bindung maßgeblich vorangetrieben hat, hat festgehalten, wie diese Körperveränderungen in den Gedanken der Frau eng mit dem neu entstehenden Leben verknüpft sind (zitiert nach 56). So dienen die Körperveränderungen des ersten Trimenons häufig als Beweis für die Schwangerschaft. Im zweiten Trimenon wird die Zunahme an Appetit und Gewicht wiederum als positives Zeichen dafür gewertet, dass das Kind wächst und es ihm gut geht. Im dritten Trimenon wird sich die Frau durch den großen Bauch bewusst, dass sie „verletzlich" ist. Dies kann sich in Sorge und Ängstlichkeit angesichts der Geburt ausdrücken mit der Frage, ob sie diese ohne Probleme und Verletzungen überstehen wird.

Mithilfe von strukturierten Interviews, die das **Körperbild und Körperveränderungen** während der Schwangerschaft zum Thema hatten, stellte Richardson (56) fest, dass im Durchschnitt 76 % der befragten Schwangeren diese als zufriedenstellend und 24 % als besorgniserregend erlebten. Etwa die Hälfte (51 %) der Körperveränderungen wurden als positiv und 49 % als negativ bewertet. Dabei wurden Veränderungen bzgl. des Gewichts als eher positiv angesehen, während Veränderungen bzgl. der Bewegung und der Stimmung eher negativ eingestuft werden. Umstellungen bzgl. des Appetits wurden sowohl positiv als auch negativ empfunden.

Peggy Richardson (56) stellte vier Phasen fest, in denen sich Köperveränderungen deutlich in die eine oder andere Richtung abzeichnen. **Bis zur 20. SSW** (Abnahmephase) nehmen das Gewicht und die Bewegung durchschnittlich mehr ab und der Appetit zu. Von der **21. bis 26. SSW** (Zunahmephase) nehmen sowohl das Gewicht, der Appetit und die Bewegung zu, aber die Stimmung bezüglich der Körperveränderungen wird überraschenderweise von den Schwangeren als negativer erlebt. In der **27. bis 32. SSW** (Spannungsphase) nimmt das Gewicht erwartungsgemäß weiter zu, die Bewegung wird zunehmend eingeschränkt, aber die Stimmung wird weiterhin als eher negativ empfunden.

Erst **ab der 33. SSW** (Stabilisierungsphase) wird neben der typischen Gewichtszunahme und der weiteren Bewegungseinschränkung auch eine durchschnittlich bessere Stimmung beschrieben. Richardson diskutiert, welche Ursachen die negative Stimmung haben könnte. Während sie in der Zunahmephase u.a. durch Probleme in Beziehungen mit nahestehenden Personen bedingt sein könnte, scheint sie in der Spannungsphase eher damit zusammen zu hängen, dass der Bauch deutlich mehr als erwartet wächst und die schwangere Frau durch die beginnende Bewegungseinschränkung und ihr körperliches Unwohlsein zunehmend frustriert ist (56).

In einer qualitativen Studie von Ayerle, Kethler, Krapp und Lohmann (3) berichten einige der Frauen, mit denen ein ausführliches Gespräch zu ihrem Wohlbefinden in der Schwangerschaft geführt wurde, über verschiedene und zum Teil mehrfache Schwangerschaftsbeschwerden. Überraschenderweise müssen sie aber feststellen, dass das **subjektive Wohlbefinden der Frauen** dadurch häufig nicht oder nur zu einem geringen Grad beeinträchtigt wurde. Diese Aussagen können so interpretiert werden, dass die Körperveränderungen und Beschwerden von vielen schwangeren Frauen deshalb toleriert werden, weil sie als vorübergehend und zur Schwangerschaft gehörend erlebt werden. Die Frauen wissen theoretisch, wie sich ihr Körper verändern wird und erachten dies als „normal". Sie zeigen eine große Toleranz für unangenehme Beschwerden und gleichen somit positive und negative Bewertungen aus. Außerdem berichteten die befragten schwangeren Frauen über eine breite Palette von **Bewältigungsstrategien**, die von Hausmitteln bis hin zu psychosozialen Maßnahmen reichen.

Besorgnis und Ängstlichkeit

In einer Literaturübersicht von Ledermann (33) wird deutlich, dass die Anpassungsleistungen während der Schwangerschaft oftmals mit Besorgnis und Ängstlichkeit einhergehen. **Ängste, die sich auf das Kind und eine mögliche Beeinträchtigung seiner Gesundheit richten**, können als Teil der beschützenden Mutter-Kind-Beziehung gesehen werden. Sie könnten somit indirekt eine hilfreiche psychische Vorbereitung auf die Geburt und das Kind darstellen.

Frauen, die sich im ersten Trimenon **kaum sorgen und ängstigen**, können später körperliche Beschwerden aufweisen und mit erheblichen Anpassungsstörungen während der Schwangerschaft und im Wochenbett zu kämpfen haben. Die Ursache für die anscheinend geringe Sorge können Verleugnungsreaktionen aufgrund früherer emotionaler „Verletzungen" sein. Auch übermäßig große Angst und Sorge können sich unter Umständen negativ oder in Form einer Stressreaktion auswirken (33).

Wenn eine Schwangerschaft festgestellt ist, reagieren viele Frauen nicht nur freudig, sondern mit **Besorgnis**. Diese könnte sich z. B. auf die sehr großen Veränderungen in ihrem Leben richten, die die Schwangerschaft mit sich bringt. Sie erwägen die Vor- und Nachteile und lernen langsam, die Schwangerschaft, ihr Kind und sich selbst als werdende Mutter anzunehmen. Zum Ende des ersten Trimenons nimmt die Ängstlichkeit vielfach ab.

Mit den **ersten Kindsbewegungen** verlagert sich im zweiten Trimenon der emotionale Schwerpunkt immer mehr von sich selbst weg und hin zum Kind. Die Lebenszeichen des Kindes, sein Wohlbefinden, ihre Beziehung zu ihm und die Akzeptanz durch die Familie rücken allmählich immer mehr in den Mittelpunkt ihrer Aufmerksamkeit. In dieser Zeit scheint die schwangere Frau eher zuversichtlich zu sein, dass die Schwangerschaft gut verläuft, und weniger darüber besorgt. Sie scheint ein klareres Bild von sich selbst als zukünftige Mutter und den gemeinsamen Aufgaben mit ihrem Partner zu haben (2, 33).

Laut Moore und Delieu (45) können schwangere Frauen die **normalen Ängste** gut bewältigen. Ganz besonders hilfreich scheint dabei die Unterstützung des Partners, der Familien und des Freundes- und Bekanntenkreises zu sein (63). Weitere positive Einflussfaktoren auf das Wohlbefinden der Schwangeren sind eine positive Mutter-Tochter-Beziehung und die Erfahrung, dass ihre Mutter sie unterstützt. Außerdem wird die Schwangere durch das Gefühl der Selbstbestimmung, eine positive Einstellung zur Schwangerschaft und ihre Zufriedenheit mit ihrer Berufstätigkeit bestärkt (70, 43, 30).

Soziale Unterstützung

Aufgrund einer Literaturübersicht, die die soziale Unterstützung (die emotionale, praktische und informative) in der Schwangerschaft untersucht, kommen Gjerdingen und Mitarbeiterinnen (22) zu der Erkenntnis, dass die **emotionale und praktische Unterstützung** in der Schwangerschaft das psychische Wohlbefinden der Schwangeren positiv zu beeinflussen scheint. Dabei verstehen sie unter emotionaler Unterstützung Intimität, Bindung, Bestärkung, Vertrauen und ein Sich-verlassen-Können. Die praktische Unterstützung zeigt sich in direkter Hilfe, die sich durch Taten, Zuwendungen von Geld und Gegenständen oder Hilfeleistungen im Haushalt auszeichnet.

Einer Person scheint es im Durchschnitt emotional gut bzw. besser zu gehen, wenn ihr **soziales Netz** (einschließlich Nachbarschaft und Vereinen) ausreichend groß ist und sie häufige Kontakte zu ihrem Umfeld hat (34).

In einer skandinavischen Untersuchung von Tarkka und Paunonen (62) berichteten schwangere Frauen von durchschnittlich je sieben Personen, durch die sie sich unterstützt fühlen. Vorrangig ist dabei der Partner. Dabei ist besonders die anfängliche **positive Reaktion des Partners** auf die Schwangerschaft von Bedeutung. Auch durch eine sich entwickelnde Beziehung des Partners zum Kind und sein Interesse am Wohlbefinden seiner Partnerin und des Kindes kann eine schwangere Frau seine emotionale und praktische Unterstützung erleben. Das Gleiche gilt für sein Bemühen, für sie da zu sein und ihr im Haushalt zu helfen. Je mehr die schwangere Frau davon bekommt und je zufriedener sie mit ihrer Partnerschaft ist, umso besser scheint es ihr während der Schwangerschaft und nach der Geburt zu gehen.

Diese Unterstützung fehlt allerdings denjenigen schwangeren Frauen, die sich vom Vater des Kindes getrennt haben oder **allein erziehend** sind. Sie können emotionalen und psychischen Stress und große Unsicherheiten bezüglich ihrer Zukunft erleben und sind häufig ganz auf ihr weiteres soziales Netz angewiesen. Viele versuchen sich darauf vorzubereiten, indem sie frühzeitig Informationen über finanzielle und andere Hilfen einholen und ihr Leben schon vorab so weit wie möglich organisieren (3).

Neben dem Partner gehören **Eltern, Freundinnen, Freunde und Verwandte** zum engeren sozialen Netz (62). Viele schwangere Frauen berichten von einer positiven Bestärkung durch ihre Eltern und/oder Schwiegereltern. Wenn Eltern freudig auf die Nachricht der Schwangerschaft reagieren, kann dadurch das Selbstwertgefühl der schwangeren Frau bekräftigt werden. Bleibt dies jedoch aus, bedeutet es oft eine zusätzliche emotionale Belastung für die Schwangere (3).

Eine wichtige Rolle scheinen **Freundinnen** zu spielen, die gleichzeitig schwanger sind oder bereits ein Kind haben. Sie können die Schwangere mit Informationen unterstützen. Weitere Quellen sind häufig Bücher und Zeitschriften. Allerdings können sie wegen ihrer unterschiedlichen Inhalte auch zur Verunsicherung der Schwangeren beitragen (3).

Sexualität

Es gibt nur wenige aktuelle Studien zur Sexualität in der Schwangerschaft. Eine qualitative Studie von Barcley und MitarbeiterInnen (4) mit drei unterschiedlichen Untersuchungsmethoden zeigte, dass das **sexuelle Interesse** von vielen der befragten Frauen im Verlauf der Schwangerschaft insgesamt abnahm. Dies traf besonders auf das erste und dritte Trimenon zu, im zweiten Trimenon stieg es leicht an. Dagegen blieb das sexuelle Interesse bei anderen Frauen im Verlauf der Schwangerschaft relativ gleich oder nahm zu. Relativ viele schwangere Frauen berichteten über eine erhöhte sexuelle Bereitschaft ihres Körpers (z. B. verstärkte Befeuchtung ihrer Scheide), welche durch eine stärkere Durchblutung der Sexualorgane und des kleinen Beckens in der Schwangerschaft bedingt sein könnte.

Laut Barcley und MitarbeiterInnen (4) erlebten die an der Studie teilnehmenden Paare während der Schwangerschaft alle möglichen Varianten der **Berührung als lustvoll**. Für drei Viertel aller Befragten gehörte die gegenseitige orale Stimulation ihrer Geschlechtsteile zu ihrer Erotik und Liebe. Manche bezogen auch einen Vibrator mit ein. Etwa die Hälfte aller schwangeren Frauen gaben an, vergleichbare Orgasmen wie vor der Schwangerschaft zu haben; je ein Viertel erlebte sie entweder intensiver oder aber schwächer. Überraschenderweise hatten etwa ein Viertel aller männlichen Partner nicht immer einen Orgasmus während der Schwangerschaft der Frau. Es bleibt zu spekulieren, ob die Sorge um das Kind hierbei eine Rolle spielt. Die genauen Gründe hierfür sind noch nicht näher untersucht worden.

Bei Schwangeren kann das eigene **abnehmende sexuelle Interesse** die Besorgnis auslösen, dass sie für ihren Partner nicht mehr attraktiv sein könnten. Jedoch gibt es in der Studie von Barcley und MitarbeiterInnen (4) auch Hinweise darauf, dass viele Paare gemeinsam darauf bedacht sind, dass es zu möglichst wenig Beeinträchtigungen für die schwangere Frau und ihr Kind kommt. Dies ist unter anderem wahrscheinlich der Grund, warum verschiedene Stellungen nicht mehr eingenommen werden und etwa ein Drittel der befragten Frauen während der Schwangerschaft eine andere Position während des Geschlechtsverkehrs einnimmt.

In einer Fragebogenstudie zu **Sexualität, Beschwerden und Informationsquellen** von Bartellas und Mitarbeiterinnen (5), berichteten schwangere Frauen davon, dass das sexuelle Interesse ihres Partners während der Schwangerschaft keineswegs abnimmt, sie aber immer weniger Geschlechtsverkehr mit ihm haben. Dies könnte dadurch zu erklären sein, dass sich eine beträchtliche Anzahl der befragten Frauen von Beginn der Schwangerschaft an Sorgen machte, dass Geschlechtsverkehr zu einer Blutung, Wehen, Verletzung der Fruchtblase oder einer Infektion führen könnte. Etwa die Hälfte aller befragten Frauen vermutete, dass der Geschlechtsverkehr eine Beeinträchtigung der Schwangerschaft darstellen könnte. Sie waren der Ansicht, dass ihre Partner besonders im zweiten und dritten Trimenon besorgt waren, das Kind zu stören.

Im Zusammenhang mit Geschlechtsverkehr klagten einige der Frauen über Brustschmerzen, Veränderungen der vaginalen Befeuchtung, Schmerzen in der Scheide, vaginale Schmierblutungen und Krämpfe der Gebärmutter. Einige gaben auch vaginale Infektionen und Harnverlust an (5).

Arbeit und Berufstätigkeit

Insgesamt scheint die **Berufstätigkeit**, besonders in der Mitte der Schwangerschaft, einen positiven Einfluss auf das psychische Wohlbefinden der schwangeren Frau zu haben (30). Bei einer Befragung in der 18. und 34. SSW fühlten sich besonders die Schwangeren wohler, die mit ihrer Arbeit zufrieden waren. Sie hatten auch

weniger körperliche Beschwerden. Allerdings waren Frauen, die unter großem Zeitdruck oder in Vollzeit arbeiten, ängstlicher als andere. Diejenigen, die vor der Geburt später aufhörten zu arbeiten, hatten relativ häufiger depressive Symptome.

In einer Literaturübersicht zur Berufstätigkeit in der Schwangerschaft von Pattison und Gross (51) berichteten viele Schwangere, durch die Arbeit zwar zu ermüden, aber sie trotzdem gut zu bewältigen. Sie gingen lieber zur Arbeit, anstatt zu Hause zu bleiben. Einige gaben an, durch die Schwangerschaft ruhiger geworden zu sein und sich auf das zu konzentrieren, was für sie am wichtigsten war. Andere erlebten ihre Schwangerschaft als **emotionalen Schutz gegen Stress an der Arbeitsstelle**. Um dem Stress zu begegnen, griffen sie auf verschiedene Bewältigungsformen zurück. Sie sahen ihre Situation durch die Schwangerschaft anders und legten größeren Wert darauf, dass es ihrem Kind gut geht. Oftmals gaben sie sich ihren Tagträumen hin und nahmen verstärkt die Unterstützung ihrer Familie, FreundInnen und Bekannten in Anspruch.

Auch die Unterstützung durch **Vorgesetzte und/oder KollegInnen** kann eine enorme Entlastung für schwangere Frauen darstellen (3).

Gedanken an die bevorstehende Geburt

Wenn die Geburt im achten und neunten Monat zeitlich immer näher rückt, wird der schwangeren Frau zunehmend bewusst, dass sie sich körperlich von ihrem Kind trennen muss. Die Möglichkeit, dass sie oder ihr Kind bei der Geburt Schaden nehmen könnte, löst in vielen Frauen Besorgnis aus (2).

Allerdings gibt es in der Literaturübersicht von Ledermann (33) keine Hinweise darauf, dass **Erstgebärende** generell mehr Angst und Sorge zeigen als Mehrgebärende. Erstgebärende scheinen mehr Angst vor ihrer neuen Verantwortung, dem Wehenschmerz und der Geburt zu haben. **Mehrgebärende** hingegen scheinen sich vor allem um die Familie als Ganzes zu sorgen.

Da Erstgebärende über keine Erfahrung verfügen, was während der Geburt auf sie zukommt, können sie diese ganz aufgeregt erwarten oder aber sich darüber Sorgen machen. Sie sind häufig neugierig auf die Geburt und wollen sich ihr stellen. Auch Mehrgebärende können verunsichert sein, wenn sie aufgrund eines Kaiserschnitts noch keine Eröffnungs- und/oder Presswehen erlebt haben. Die meisten Ängste scheinen sich auf **bestimmte Maßnahmen oder Komplikationen** zu konzentrieren oder aber auf die Befürchtung, dass sie sich bei der Geburt nicht angemessen verhalten könnten. Manche verlassen sich darauf, dass sie im Geburtsvorbereitungskurs bereits verschiedene Positionen und Atemübungen kennen gelernt und den Kreißsaal besichtigt haben (3).

In der Interview- und Fragebogen-Studie von Areskog und MitarbeiterInnen (2) ließen sich drei Gruppen von Schwangeren nach der **Intensität ihrer Gefühle** unterscheiden. Die erste Gruppe mit 77 % aller Frauen spürte beim Gedanken an die bevorstehende Geburt eine normale Unruhe. Die zweite Gruppe mit 17 % hatte eine mäßig starke Angst, die sich aber nicht negativ auf ihr tägliches Leben auswirkte. Im Gegensatz dazu hatten 6 % der Schwangeren eine so **extreme Angst** vor der Geburt, dass ihr subjektives Wohlbefinden außerordentlich behindert wurde. Sie hatten Angst, dass ihr Kind nicht gesund sein könnte und sie sich bei der Geburt Verletzungen zuziehen würden. Außerdem fürchteten sie, sich selbst nicht unter Kontrolle halten zu können und ihre Integrität zu verlieren. Viele dieser Frauen, die diese extremen Ängste berichteten, hatten zuvor schon einmal eine traumatische Geburt erlebt.

Die an einer Fragebogen-Studie teilnehmenden Frauen berichteten, dass sie **Angst vor dem Personal** haben, von dem sie während der Schwangerschaft und Geburt betreut werden (43). Dies traf besonders für Erstgebärende ohne Geburtsvorbereitung zu. Weiterhin fürchteten sie, einen etwaigen Kaiserschnitt zu bekommen und das zukünftige Familienleben nicht meistern zu können. Als Ursache für ihre Ängste gaben sie eine negative Stimmung an, Informationen und Erzählungen anderer Personen, die sie erschreckten, oder auch Erkrankungen. Von Mehrgebärenden wurden traumatische Erfahrungen in einer vorhergehenden Schwangerschaft oder Geburt genannt oder negative Ereignisse bzgl. ihres damaligen Neugeborenen. Vor allem Frauen mit geringer Ausbildung und Industriearbeiterinnen hatten Angstsymptome, die einer negativen Stressreaktion ähnelten.

Soziale Risiken

Es gibt Hinweise darauf, dass das emotionale Wohlbefinden einer schwangeren Frau stark beeinträchtigt sein kann, wenn die **Schwangerschaft unerwünscht** ist oder die Frau aus **schwierigen sozialen und ökonomischen Verhältnissen** kommt. Auch im Falle von Lebenskrisen und traumatischen Ereignissen können Schwangerschaftskonflikte, Aggressivität und psychosomatische Beschwerden zum Vorschein kommen. In den betreffenden Studien zeigten die schwangeren Frauen zum Teil stark erhöhte Stress- und Depressionswerte und eine geringere Nutzung der Schwangerenvorsorge (9, 13, 50).

Laut MacDonald und Mitarbeitern (41) bestand in ihrer quantitativen Studie mit über 1400 Schwangeren ein erhöhtes Risiko für Mutter und Kind, wenn die Schwangere jugendlich oder allein erziehend war, sie oder ihr Partner geistig behindert war, die Familie keinen festen Wohnsitz hatte oder es sich um eine Großfamilie mit gestörten Beziehungen handelte. Im Durchschnitt hatten schwangere Frauen, die unverheiratet waren, ihre Schwangerschaft häufiger nicht geplant. Sie begannen die Schwangerenvorsorge später, nahmen weniger Vorsorgetermine wahr und zeigten eher Risikoverhalten, wie z. B. Rauchen oder Trinken von Alkohol.

Ein höheres Risiko für ein vermindertes fetales Wachstum, die Erkrankung oder den Tod des Kindes kann auch die **Armut der schwangeren Frau** und ihrer Familie mit sich bringen. Diese Frauen nutzen die Schwangerenvorsorge seltener, ihre Ernährung ist insgesamt schlechter und sie leiden häufiger unter Erkrankungen und Stress. Sie trinken eher Alkohol, rauchen und benutzen Drogen. Bei häuslicher Gewalt ist möglicherweise damit zu rechnen, dass diese während der Schwangerschaft eher zu- als abnimmt (13).

Genussmittel

Es gibt zahlreiche Hinweise in der Literatur, dass **Rauchen während der Schwangerschaft** wesentlich häufiger zu folgenden Problemen in der Schwangerschaft und bei der Geburt führt: geringere mütterliche Gewichtszunahme, niedrigerer Folsäurespiegel im Serum, vorzeitiger Blasensprung, vorzeitige Wehen, intrauterine Wachstumsretardierung, Placenta praevia, vorzeitige Plazentalösung und perinataler Tod. Spätere Folgen sind neurologische und soziale Auffälligkeiten des Kindes (60, 41, 65, 46, 58).

In einer groß angelegten, mehrjährigen Studie wurde durch Schmidt und Laucht (61) nachgewiesen, dass Kinder rauchender Schwangerer viermal so häufig unter dem **Zappelphilipp-Syndrom** (mit Unaufmerksamkeit, Impulsivität und Hyperaktivität) leiden als Kinder nicht rauchender Frauen. Außerdem weisen die Kinder einen niedrigeren Intelligenzquotienten auf.

Das Risiko, ein untergewichtiges Neugeborenes zu gebären, scheint abhängig von der **Anzahl der Zigaretten** zu sein. Bei mehr als 20 Zigaretten am Tag ist das Risiko etwa 2,5-mal so groß. Die Studie von Lackmann et al. (32) weist darauf hin, dass auch karzinogene Stoffe des Zigaret-

tenrauchs die Plazenta passieren und das Kind erreichen können.

Problematisch ist die Tatsache, dass schwangere **Frauen**, die aus **schwierigen sozialen Lebensverhältnissen** kommen, das Rauchen nicht so leicht aufgeben können wie sozial besser gestellte Schwangere. Es gibt Vermutungen, dass das Rauchen sozial schlechter gestellten Frauen hilft, Stresssituationen zu bewältigen (40).

In der Studie von England und MitarbeiterInnen (18) mit über 1500 schwangeren Frauen wurde neben der von den Frauen angegebenen täglichen Zigarettenzahl auch der Urin auf ein Abbauprodukt des Nikotins untersucht. Sie fanden Hinweise darauf, dass erst bei einer **Reduzierung der Zigarettenzahl auf unter acht Stück pro Tag** eine leichte Verbesserung bezüglich des Geburtsgewichts des Kindes erzielt werden konnte. Der negative Effekt des Nikotins konnte anscheinend nur dann ganz vermieden werden, wenn die schwangere Frau das Rauchen völlig aufgab.

Zwei weitere groß angelegte Vergleichsstudien kamen zu dem Ergebnis, dass eine **Verminderung der Zigarettenzahl** oder ein Umsteigen auf eine leichtere Sorte eine Minderentwicklung des Kindes aller Wahrscheinlichkeit nach nicht vermeiden kann (58, 44).

Dagegen stellten Davies und MitarbeiterInnen (14) fest, dass bereits nach 48 Stunden der Sauerstoffgehalt im Blut um 8 % ansteigt, auch wenn eine Schwangere erst im 3. Trimenon das Rauchen einstellt. Das bedeutet, dass die Versorgung des Kindes auch in diesem letzten Abschnitt der Schwangerschaft und während der Geburt noch wesentlich verbessert werden kann.

In der Literatur gibt es unterschiedliche Aussagen zum **Risiko des Alkoholkonsums** in der Schwangerschaft. So wird in den USA generell davon abgeraten, während die britischen Behörden einen Alkoholkonsum „in Maßen" für unbedenklich halten. Darunter wird eine Einheit pro Tag (z. B. 0,3 Liter leichtes Bier oder ein kleines Glas Wein) „an 1 bis 2 Tagen pro Woche" verstanden. Sie warnen jedoch einstimmig vor einem Alkoholkonsum, der über diese Menge hinausgeht. Nach der Literaturübersicht von Dunkley (16) ist davon auszugehen, dass der Alkoholgehalt des fetalen Blutes dem der Mutter gleich ist, aber das Kind aufgrund seiner Unreife doppelt so lange braucht, um den Alkohol abzubauen. Folglich kann zu jeder Zeit eine Einschränkung des Alkoholkonsums während der Schwangerschaft die negativen Folgen des fetalen Alkoholsyndroms abschwächen.

Stress

Stress kann als positiv wirkende Energie (= Eustress) betrachtet werden, durch die vorhandene Kräfte mobilisiert werden oder als negativer Stress, der die Funktionstüchtigkeit des Körpers und der Seele beeinträchtigt.

Durch eine experimentelle Studie wurde von Glover (23) gezeigt, dass Stress den Gefäßwiderstand der Arteriae unterinae erhöht (wahrscheinlich durch Noradrenalin) und somit die **Blutzufuhr zur Gebärmutter** drosselt. Außerdem gelangen mütterliche Stresshormone (z. B. Cortisol) in einer beachtlichen Konzentration in den fetalen Kreislauf und beeinflussen auch so das Kind. Das könnte bedeuten: je mehr negativen Stress die schwangere Frau hat, desto gravierender könnten die Auswirkungen auf das Kind sein. Allerdings ist bislang unbekannt, ob diese Folgen überwiegend von akutem oder chronischem negativem Stress oder beidem abhängen.

Weitere Auswirkungen können darin bestehen, dass in einer Stresssituation die **Schwangerschaft nicht mehr im Mittelpunkt der Aufmerksamkeit** steht. Das könnte dazu führen, dass Gesundheitsrisiken oder -probleme entweder nicht erkannt werden oder erst verspätet darauf reagiert wird. Somit können Beeinträchtigungen, die anfangs nur ein geringes Ausmaß

haben, später zu ernsthaften Folgen für Mutter und Kind führen. Häufig halten gestresste Mütter an risikoreichen und gesundheitsschädigenden Verhaltensweisen, wie Rauchen, Alkohol- und Drogengebrauch, fest. Durch übermäßige Arbeit kann es zu weniger Freizeitausgleich kommen. Auch das Selbstwertgefühl der Schwangeren kann durch negativen Stress erheblich in Mitleidenschaft gezogen werden. Sie bekommt eventuell zunehmend Angst und ihr Immunsystem wird möglicherweise durch einen Anstieg der Stresshormone (Katecholamine) gedämpft. Zusätzlich kann negativer Stress die sozialen Beziehungen der schwangeren Frau in Mitleidenschaft ziehen (13).

In ihrer Literaturübersicht stellten Levin und DeFrank (35) fest, dass psychischer Stress aufgrund von **Angst oder Lebensereignissen**, die von der Frau als belastend empfunden wurden, folgende negative Auswirkungen haben kann: Schwangerschaftskomplikationen, eine verkürzte Schwangerschaftsdauer oder ein verringertes Geburtsgewicht.

Norbeck und Tilden (48) erhielten in ihrer Untersuchung Hinweise darauf, dass **erhöhter Lebensstress** im Jahreszeitraum vor und während der Schwangerschaft im Zusammenhang zu stehen scheint mit Komplikationen wie Anämie, SIH/Präeklampsie und Frühgeburt. Die Störung des emotionalen Gleichgewichts scheint zusätzlich negativ davon beeinflusst zu sein, wenn die Frau zur gleichen Zeit keine soziale Unterstützung erfährt.

Auch durch eine Forschungsarbeit in Brasilien mit über 800 Schwangeren und dreimaligen Befragungen im Verlauf der Schwangerschaft werden diese Ergebnisse mit wenigen Ausnahmen bestätigt (57). Es scheint zwar keinen Zusammenhang zwischen psychologischem Stress in der 16. SSW und einer erhöhten **Frühgeburtsrate** zu geben, wohl aber für die Zeit um die 30. SSW – und zwar abhängig von der Stärke des negativen Stresses. Das heißt, je mehr eine schwangere Frau in dieser Zeit negativen Stress erleidet, um so wahrscheinlicher hat sie z. B. vorzeitige Wehen. Frauen, die an der Studie teilnahmen und ein oder mehrere **belastende Lebensereignisse** (wie Tod in der näheren Familie, schwere Krankheit/Unfall, Trennung/Scheidung vom Partner oder Feuer, Gewalt und Ähnliches) während der Schwangerschaft erleben mussten, hatten ein beinahe doppelt so großes Risiko, eine Frühgeburt zu bekommen, als Frauen ohne diese Stressoren (57).

Zu ähnlichen Ergebnissen kamen zwei dänische Studien mit je einer zweimaligen Befragung von über 5000 und 8000 erstmalig Schwangeren. Interessanterweise konnten Hedegaard und Mitarbeiterinnen (26, 27) nur dann Folgen auf den Schwangerschaftsverlauf nachweisen, wenn die belastenden Lebensereignisse von der Person selbst so eingeschätzt wurden. Das bedeutet, dass außenstehenden Personen anscheinend die Art und Anzahl von belastenden Lebensereignissen nicht immer genau einschätzen können.

1.3 Was erwarten schwangere Frauen von der Schwangerenvorsorge?

Oda von Rahden

Eine gute Kenntnis der Bedürfnisse und Wünsche, die schwangere Frauen an die Betreuung während der Schwangerschaft haben, ist Voraussetzung, wenn man eine hohe Zufriedenheit und Wohlbefinden bei den Frauen erreichen möchte.

Bisher wurde dieser Aspekt bei der gängigen ärztlichen Schwangerenvorsorge stark vernachlässigt. Das Sammeln von diversen medizinischen Daten über die Schwangere und ihr Ungeborenes, dient dem Erreichen von möglichst guten Schwangerschaftsoutcomes, wie z. B. Schwangerschaftsdauer, Geburtsgewicht, Apgar- und pH-Werte und Blutverlust. Soziale und emotionale Aspekte der Schwangeren bleiben dabei zu Lasten des Wohlbefindens unberücksichtigt.

Neben den medizinischen Aspekten der Vorsorge sollte jedoch die **soziale und psychische Unterstützung** der Schwangeren einen ebenso großen, wenn nicht gar einen größeren Raum einnehmen, da hierdurch die Eigenkompetenzen der Frau gestärkt werden. Dies könnte langfristig einen positiven Effekt auf den Verlauf weiterer Schwangerschaften haben (19).

Frauen müssen sich heute mit **zwei Strömungen in der Geburtshilfe** auseinander setzen: Zum einen sind dies die Angebote der Medizintechnik, die ein gesundes Kind zu versprechen scheinen und zum anderen das Bestreben, Schwangerschaft und Geburt möglichst bewusst und selbstbestimmt zu erleben. Beides sind gesellschaftlich anerkannte Strömungen, die jedoch fast konträr zueinander stehen, so dass man von zwei Polen sprechen kann.

Die Auseinandersetzung mit diesen beiden Polen bedeutet für viele Schwangere geradezu ein **Dilemma**, da sich ein starker Technikeinsatz nicht oder nur sehr schwer mit einem bewussten Erleben und gutem Körpergefühl verbinden lässt.

Hier muss jede Schwangere ihren eigenen individuellen Weg finden, welche Angebote der Medizintechnik sie in welchem Umfang in Anspruch nehmen möchte. Um dazu in der Lage zu sein, ist sie auf umfassende Informationen und eine Unterstützung, die auf einer vertrauensvollen Beziehung beruht, angewiesen.

Nur wenn diese Voraussetzungen gegeben sind, ist es der Schwangeren möglich, eigenständig Entscheidungen bezüglich ihrer Schwangerschaft und Geburt zu treffen, die auch im Nachhinein für sie noch Bestand haben und somit zu einer hohen Zufriedenheit führen.

Die **Schwangerenbetreuung durch Hebammen** ist optimal dazu geeignet, sowohl diese sozialen und psychischen Aspekte zu berücksichtigen, als auch die medizinischen Bereiche der Vorsorge zu erbringen, so dass neben guten Schwangerschaftsoutcomes auch eine hohe Zufriedenheit der Schwangeren erreicht werden kann.

Natürlich sind die Wünsche und Bedürfnisse der Schwangeren individuell sehr verschieden, trotzdem lassen sich aber **Themenbereiche** erkennen, die für die meisten Schwangeren in irgend einer Form eine Rolle spielen.

Strukturierung und Bestätigung

Die Einbindung in ein soziales und familiäres Netz gab schwangeren Frauen früher **Bestätigung** und einen **schützenden Rahmen**. Heute werden diese Bedürfnisse weitgehend an die Schwangerenvorsorge gerichtet, da in der Regel das familiäre und soziale Netz diese Funktion nicht mehr erfüllt.

Das Wahrnehmen der Schwangerenvorsorge hat so für viele Schwangere eine die Schwangerschaft strukturierende und bestätigende Funktion gewonnen und dient der Rückversicherung (55).

Dieser Umstand verleiht der Vorsorgeuntersuchung einen rituellen Charakter (10). Dies kann erklären, warum es für schwangere Frauen wichtig ist, möglichst früh in der Schwangerschaft, den Kontakt zu ihrer Betreuungsperson herzustellen, auch wenn aus rein medizinischer Sicht zu diesem Zeitpunkt noch kein Betreuungsbedarf vorliegt.

Unterstützung

Was für eine Art von Unterstützung sich schwangere Frauen wünschen, ist sehr unterschiedlich und hängt in sehr starkem Maß von ihrer Lebenssituation und ihrem Bildungsniveau ab.

Grundsätzlich scheinen Schwangere mit dem Wahrnehmen der Schwangerenvorsorge verschiedene Aspekte zu verbinden, die sie in ihrer Schwangerschaft als unterstützend empfinden. In einer Untersuchung von von Rahden (54) fiel auf, dass es eine sehr **unterschiedliche Aufgabenzuweisung zwischen Arzt/Ärztin und Hebamme** zu geben scheint, die sich nicht objektiv begründen lässt. So wurden den Hebammen grundsätzlich eher die psychischen und sozialen Bereiche der Schwangerenvorsorge zugeschrieben und den Ärzten/Ärztinnen die rein medizinischen Bereiche.

Vielen Frauen ist es wichtig, dass es im Verlauf des Schwangerenvorsorgetermins die Möglichkeit zum Gespräch und zum Fragenstellen gibt.

Eine gute **Gesprächsatmosphäre** entsteht, wenn die Betreuungsperson signalisiert, dass genügend Zeit dafür und die Bereitschaft zum Zuhören da ist, sowie dass die Schwangere sich „auf Augenhöhe" mit der Hebamme fühlt (10). In der gängigen ärztlichen Schwangerenvorsorge bleibt dieses Gesprächsbedürfnis, aufgrund des Zeitmangels, meist unberücksichtigt. Daher erstaunt es nicht, dass dieses in sehr starkem Maße mit der Hebammenvorsorge assoziiert wird (54).

Diese Gesprächsbereitschaft ist der Grundstein für eine vertrauensvolle Beziehung zwischen Hebamme und Schwangerer.

Die Hebamme hat sehr gute Möglichkeiten, die **Lebensumstände der Schwangeren** kennen zu lernen, was bei der Begleitung von Komplikationen während der Schwangerschaft von großem Nutzen ist. Da die Vorsorgetermine in der Wohnung der Schwangeren stattfinden können, wird der vertrauensvolle und intime Charakter der Untersuchung verstärkt. Einen vergleichbar positiven Effekt hat es, wenn der Vorsorgetermin in ansprechenden und wohnlichen Räumen einer Praxis stattfindet. Der Schwangeren wiederum erleichtert es diese Vorsorgeatmosphäre, sich bei Sorgen und Problemen an die Hebamme zu wenden (10, 29). Des Weiteren ermöglicht die häusliche Schwangerenvorsorge der Hebamme ein **Einbeziehen des Partners und der Familie.**

Die kontinuierliche Betreuung durch (im Idealfall) eine Hebamme, oder ein der Schwangeren bekanntes Hebammenteam, das nach einheitlichen Kriterien arbeitet, ist eine Grundvoraussetzung für das Entstehen einer vertrauensvollen Beziehung zwischen Schwangerer und Hebamme (66, 68).

Gelingt es nicht, eine gute Beziehung zwischen Schwangerer und Betreuungsperson herzustellen, so wird die Schwangere dazu tendieren, den Erwartungen der Betreuungsperson entsprechen zu wollen und ihre eigenen Bedürfnisse zurückzustellen (10, 36). Eine Stärkung der Eigenkompetenzen der Schwangeren und eine an den Bedürfnissen der Frau orientierte Betreuung ist somit unmöglich.

Medizinische Betreuung

Ein weiteres Bedürfnis, das Schwangere an die Schwangerenvorsorge knüpfen, ist die medizinische Begleitung. Hier wünschen sie sich eine **hohe Kompetenz der Betreuungsperson.** Dieser Bereich wird überraschenderweise kaum von den Hebammen, sondern sehr stark von der ärztlichen Vorsorge erwartet (54).

Das Inanspruchnehmen der medizinischen Kontrollen dient in erster Linie als Rückversicherung und Bestätigung des eigenen Körpergefühls.

Wichtig ist, dass die Schwangere bei körperlichen Untersuchungen als Individuum gesehen wird und ihre Würde gewahrt bleibt (10, 68). Fühlt sich die Schwangere nicht einbezogen und als Persönlichkeit wahrgenommen, so kann sich dies sehr negativ auf ihr Erleben der Vorsorge auswirken.

Die Durchführung einzelner Untersuchungen muss in jedem Falle mit der Schwangeren **ausführlich besprochen** werden, so dass sie selbst entscheiden kann, ob und zu welchem Zeitpunkt sie einzelne Untersuchungen in Anspruch nehmen möchte. Dies gilt in besonderem Maße für alle pränataldiagnostischen Maßnahmen.

Ein starres Vorsorgekonzept, welches vorschreibt, in welcher Schwangerschaftswoche welche Untersuchung stattfindet, ist daher nur schwer mit den unterschiedlichen Bedürfnissen schwangerer Frauen in Einklang zu bringen.

Bei einem Vergleich verschiedener Vorsorgemodelle in England kamen die Autoren zu dem Ergebnis, dass **individuelle Vorsorgemodelle** wesentlich geeigneter seien als starre Konzepte, um den Bedürfnissen der Frauen gerecht zu werden (12).

In Deutschland scheinen schwangere Frauen diesen medizinischen Bereich der Vorsorge dem Aufgabenbereich ihres Gynäkologen/Gynäkologin zuzuweisen, und kaum oder nur selten von Hebammen zu erwarten. Obwohl Hebammen qualifiziert und berechtigt sind, alle medizinischen Untersuchungen (außer Ultraschall) der Vorsorge durchzuführen, wird dies von den Schwangeren derzeit nicht oder kaum wahrgenommen und daher auch nur in sehr geringem Umfang als Erwartung an die Betreuung durch die Hebamme geäußert (54).

Information

Das Bedürfnis nach guter Informationsvermittlung spielt grundsätzlich eine große Rolle und zwar unabhängig davon, ob die Frau das erste Kind bekommt oder bereits eine oder mehrere Schwangerschaften erlebt hat.

Bondas (10) stellt hierzu fest, dass es ein „Zuviel" an Information nicht gäbe. Im Gegenteil, vielen Schwangeren scheint es bisher an einem Zugang zu guten Informationen zu fehlen. Dies legt auch eine Untersuchung aus Österreich (1) nahe, die feststellte, dass 20 % der befragten Schwangeren große Informationslücken hatten.

Dieses **Informationsdefizit** führt unweigerlich dazu, dass Schwangere nur schwer eigenständig Entscheidungen bezüglich ihrer Schwangerschaft und der Geburt treffen können. Die Schwangere muss den Entscheidungen des Arztes/Ärztin oder Hebamme vertrauen, ohne diese nachvollziehen zu können. Vor diesem Hintergrund überrascht es nicht, dass in einer von Neuhaus und Scharkus (47) durchgeführten Untersuchung zu den präpartalen Wünschen und Erwartungen Schwangerer, das Bedürfnis nach der Berücksichtigung eigener Vorstellungen und ein Mitspracherecht postpartal revidiert wurden.

Dieses Informationsdefizit lässt sich jedoch nicht einfach durch die Menge der Information verbessern, vielmehr kommt es auf die hohe **Qualität der Information** an. In einer Befragung (54) äußerten Schwangere den Wunsch, weniger allgemeine Informationen zu Schwangerschaft und Geburt zu bekommen, als vielmehr individuelle Informationen, die sich an dem persönlichen Informationsstand und den Bedürfnissen der Schwangeren orientieren, zu erhalten.

> Schwangere Frauen benötigen verständliche, individuell auf ihre Lebenssituation zugeschnittene Erklärungen (68).

Sicherheitsgefühl

Dem Bedürfnis nach Sicherheit kommt in der Schwangerschaft eine besondere Rolle zu.

> Woraus schwangere Frauen ihr Sicherheitsgefühl schöpfen, ist individuell sehr verschieden, und führt zu unterschiedlichen Bedürfnissen bezogen auf die Schwangerenvorsorge.

Verschiedene Untersuchungen kamen zu dem Ergebnis, dass Schwangere eine **hohe fachliche Qualität** bei der Vorsorge erwarten bzw. diese als selbstverständlich erachten und damit ein hohes Maß an Sicherheit verbinden (1, 10, 68). Ein weiterer, Sicherheit vermittelnder Aspekt ist es, neben einer guten Beziehung, Vertrauen in die fachliche Kompetenz der Betreuungsperson haben zu können (17).

Ebenso kann ein **gutes Körpergefühl** und das **Wahrnehmen von Kindsbewegungen** den Frauen Sicherheit vermitteln (54).

Ob Schwangere in der Lage sind, ihr eigenes Körpergefühl als Sicherheitsquelle zu nutzen, hängt jedoch sehr stark davon ab, wie ausgeprägt ihr **Vertrauen in die Fähigkeiten ihres eigenen Körpers** ist. Leider ist dieses Vertrauen durch die starke medizinische Ausrichtung der gängigen Vorsorge oft kaum entwickelt oder stark beeinträchtigt.

> Hierin scheint ein **großes Dilemma** für die heutige Generation Schwangerer zu liegen. Sie haben den Wunsch, die modernen medizintechnischen Möglichkeiten zu nutzen, da sie sich davon ein Maximum an Sicherheit versprechen und damit die Hoffnung auf ein gesundes Kind verbinden, wollen aber ebenso ein bewusstes Geburtserlebnis.

In einer Untersuchung zu den **Erwartungen junger Eltern an die Entbindungsklinik** (8) äußerten Schwangere das Bedürfnis nach einer technisch perfektionierten Geburt und einem frühen Mutter-Kind-Kontakt. Dies drückt das Bedürfnis aus, nichts ungenutzt zu lassen, um ein gesundes Kind zu bekommen, auf der anderen Seite sich aber durchaus der körperlich-seelischen Komponente von Schwangerschaft und Geburt bewusst zu sein. Auch Ahner et al. (1) stellten fest, dass neben einem Maximum an Sicherheit, welches den medizinischen Möglichkeiten zugeschrieben wird, das Bedürfnis nach einem positiven Erleben von Schwangerschaft und Geburt vorhanden ist.

Sehr deutlich wird diese **Gratwanderung** zwischen der Inanspruchnahme von Medizintechnik und dem Entwickeln bzw. Erhalten des Körpergefühls der Schwangeren beim Ultraschall. Die **Ultraschalluntersuchungen** haben eindeutig einen sehr hohen Stellenwert im Rahmen der Schwangerenvorsorge (25). Kaum eine Schwangere in Deutschland hat zum Zeitpunkt der Geburt lediglich die drei Ultraschalluntersuchungen, die laut Schwangerschaftsrichtlinien vorgesehen sind, erhalten (64). Die darüber hinaus durchgeführten Untersuchungen dienen in der Regel lediglich dem so genannten „Babywatching". Die meisten Schwangeren genießen es, ihr Baby auf dem Bildschirm zu sehen und empfinden, besonders in der Frühschwangerschaft, dadurch ihre Schwangerschaft „realer".

Viele schwangere Frauen nehmen dabei durchaus wahr, dass dieser übertriebene Ultraschalleinsatz ihr Körpergefühl massiv untergräbt (54). So verlieren sie das Zutrauen in ihren Körper als beständige Sicherheitsquelle und geraten in die **Abhängigkeit** des Ultraschalls, das lediglich punktuell, zu den Vorsorgeterminen, ihr Sicherheitsbedürfnis befriedigt. Die Technik tritt so an die Stelle des eigenen Körpergefühls der Schwangeren. Regelmäßige ärztliche Kontrollen und der Einsatz moderner medizinischer Möglichkeiten sind erforderlich, um der Schwangeren Sicherheit zu vermitteln. Das Grundvertrauen in den eigenen Körper und dessen Fähigkeiten geht den Schwangeren dabei mehr und mehr verloren. Als beispielhaft hierfür kann der Verlust des Fantasiebildes vom ungeborenen Kind durch den Einsatz von Ultraschall betrachtet werden (21).

Der **Nutzen der Technik** wird von Schwangeren kontrovers beurteilt. Die Gefahren der Technisierung werden zwar erkannt, aber trotzdem entziehen sich dem nur sehr wenige Schwangere. Es scheint, dass schwangere Frauen bei ihrem Wunsch nach einem gesunden Kind leicht den Machbarkeitsphantasien der Geburtsmediziner erliegen, selbst wenn sie den modernen

medizinischen Methoden gegenüber kritisch eingestellt sind.

Der starke **Einsatz von Ultraschall** in der Schwangerenvorsorge sollte vor diesem Hintergrund diskutiert werden. Darüber hinaus wäre eine kritische Auseinandersetzung und bessere Aufklärung seitens der Frauenärzte/-ärztinnen, die auf die Grenzen und Nachteile des Ultraschalls hinweist, wünschenswert.

Selbstbestimmung

Schwangere Frauen möchten ihre Schwangerschaft aktiv gestalten (1), fühlen sich selbst verantwortlich für ihre Schwangerschaft und möchten eigenständige Entscheidungen treffen. Die Entscheidungsgewalt sehen die Frauen bei sich selbst und nicht bei ihren Betreuungspersonen. Durch den Mangel an Körpergefühl und Zutrauen fühlen sie sich jedoch nicht mehr oder nur begrenzt in der Lage, eigenständig Entscheidungen bezüglich ihrer Schwangerschaft zu treffen (54).

> Die **Entscheidungsfähigkeit** hängt entscheidend davon ab, wie gut die Schwangere sich informiert fühlt, ob ihr verschiedene Wahlmöglichkeiten aufgezeigt werden und ob sie Vertrauen in die Aussagen und Ratschläge ihrer Betreuungsperson hat.

Green, Coupland und Kitzinger (24) fanden bei einer Studie zu den psychologischen Outcomes heraus, dass Information und das Gefühl der Kontrolle über das, was passiert bzw. was mit einem gemacht wird (feeling in control), mit hoher Zufriedenheit assoziiert ist.

Fazit

Die Schwangerschaft stellt für eine Frau eine **Zeit des Übergangs** dar. Insbesondere, wenn eine Frau ihr erstes Kind bekommt, sind mit der Schwangerschaft und der Geburt des Kindes große Veränderungen verbunden. Diese Lebensphase ist daher nicht als rein medizinisches, sondern ebenso als ein **soziales Ereignis** zu betrachten, das mit einem Reifungsprozess für die Frau verbunden ist. In dieser Zeit bedarf es einer vertrauensvollen und kundigen Betreuung, die der Schwangeren Orientierung und Unterstützung anbietet.

Nur wenigen Schwangeren gelingt es heute, ihre Schwangerschaft **selbstbestimmt und eigenständig** zu gestalten. Dies verwundert auf den ersten Blick, da doch die heutige Generation gebärfähiger Frauen durchaus selbstbewusst und souverän in anderen Lebensfragen ihren Weg zu gehen scheint. Auffallend ist, dass Frauen, die sonst selbstsicher im Leben stehen, bei Fragen bezüglich ihrer Schwangerschaft fast hilflos erscheinen. Viele Frauen erfahren heute vom Thema Schwangerschaft und Geburt erst dann etwas, wenn sie selbst ihr erstes Kind erwarten. Sie können nicht auf Erfahrungswissen aus dem Umfeld zurück greifen und finden kaum Vorbilder in ihrem direkten Umfeld. Schindele (59) beschreibt dies als kulturelles Vakuum und stellt weiter fest, dass die Gynäkologie dieses Vakuum in den letzten 25 Jahren besetzt hat.

Die **Gynäkologie** wurde zu einer Instanz, die den Schwangeren Struktur und Orientierung anbot und medizinische Interpretationen für die der Frau unbekannten körperlichen und seelischen Veränderungen lieferte. Eine Versachlichung und Strukturierung der Wahrnehmung dieses weiblichen Lebensereignisses war die Folge. Dies wiederum führte zu einer **zunehmenden Verunsicherung und Entfremdung** für die Schwangere. Die so entstandene Angst verstärkte die Abhängigkeit der Frauen von dem Expertenwissen. Schwangere Frauen wurden zu unmündigen Patientinnen und die Geburt zu einem medizinischen Ereignis, das mit medizinischen Mitteln kontrolliert und gesteuert wurde. Der Risikoblick auf die Schwangerschaft hat zur Folge, dass das an sich natürliche Lebensereignis überwacht und kontrolliert wird und einer zunehmenden Medikalisierung unterliegt (59).

Die jetzige Generation Schwangerer ist jedoch nicht lediglich das Opfer dieses Medikalisierungsprozesses, sondern hat ihn zum Teil selbst hervorgerufen: Schwangere wollen individuelle und überlegte Entscheidungen treffen und aus dem vielfältigen Repertoire angebotener medizinischer Serviceleistungen das für sie Passende auswählen. Ensel (21) vergleicht diese Einstellung mit der auch in anderen Lebensbereichen heute üblichen **Konsumhaltung**. Der Umgang mit dem eigenen Körper hat sich verändert, und Frauen erwarten, dass er reibungslos funktioniert. Die Verantwortung dafür legen sie bereitwillig in die Hände der Medizin. Die Frauen selbst sind es demzufolge, die die Medikalisierung einfordern (31). **Medizintechnologische Maßnahmen** in der Schwangerschaft sind für die meisten Frauen zur Normalität geworden. Die Basis dieser Einstellung zur Technik ist das grundlegende Vertrauen in die technischen Möglichkeiten, das der heutigen Gesellschaft eigen ist (39).

Dennoch ist in vielen Frauen ein **Bewusstsein für das verlorene Körpergefühl** entstanden, so dass sie dem entgegensteuern wollen. Von der Betreuung durch eine Hebamme versprechen sie sich eine Stärkung ihrer Eigenkompetenz und ihres Körpergefühls. Der Wunsch vieler Schwangerer, die Vorsorgen im Wechsel von Arzt/Ärztin und Hebamme durchführen zu lassen, weist darauf hin, dass sie bestrebt sind, sowohl die moderne Medizintechnik zu nutzen, als auch ein bewusstes Verhältnis zu ihrem Körper und dessen Fähigkeiten zu entwickeln, welches die Frauen in stärkerem Maße mit der Vorsorge durch eine Hebamme assoziieren (54).

Die **Schwangerenvorsorge durch eine Hebamme** greift derzeit die Bedürfnisse der Schwangeren auf, die in der ärztlichen Vorsorge unerfüllt bleiben. So suchen Schwangere bei der Hebammenvorsorge in erster Linie eine psychosoziale Unterstützung. Hebammen sollen Zeit haben für Gespräche, Fragen beantworten und Ratschläge bei Beschwerden geben. Als fachkompetente Betreuerin für medizinische Belange werden Hebammen derzeit von den Frauen kaum wahrgenommen, so dass ein großer Teil der Schwangeren sich ein Vorsorgemodell wünscht, bei dem im Wechsel Arzt/Ärztin und Hebamme konsultiert werden.

Die Schwangerenvorsorge durch Hebammen gewährleistet jedoch sowohl den medizinischen Bereich der Vorsorge, als auch die psychosoziale Betreuung von Schwangeren in optimaler Weise.

Hebammen haben die Möglichkeit, eine **vertrauensvolle Beziehung** zu der Schwangeren herzustellen, bei der beide als gleichwertige Partner auf einer Ebene stehen. Das klassische Gefälle zwischen Arzt/Ärztin–Patientin gibt es nicht. Da die Hebamme in der Regel die Lebensumstände gut kennt, kann sie die Schwangere **individuell beraten** und ihr die Informationen liefern, die sie braucht, um eigenständig und verantwortlich Entscheidungen bezüglich der Schwangerschaft und etwaiger Untersuchungen zu treffen. Ein an die Hebammenvorsorge zu stellender Anspruch ist daher, dass Hebammen Frauen während des Entscheidungsprozesses kompetent beraten und ihnen **Wahlmöglichkeiten aufzeigen**. Dies stärkt die Eigenkompetenz und das Zutrauen der Schwangeren in ihren Körper.

Hat die schwangere Frau dieses Zutrauen gewonnen, wird sie in ihrem Sicherheitsbedürfnis vielleicht wieder **unabhängiger von der Medizintechnik**. Denn dass die alleinige Hebammenvorsorge derzeit von Schwangeren nur in sehr geringem Umfang in Anspruch genommen wird, ist unter anderem auf die starke Verunsicherung und das geringe Zutrauen in die Fähigkeiten des eigenen Körpers zurückzuführen, welche durch die oben beschriebene Technisierung der Schwangerschaft hervorgerufen wurde.

Sowohl Gynäkologen/Gynäkologinnen als auch Hebammen bieten Betreuungsaspekte, die den Wünschen und Bedürfnissen der Schwangeren entsprechen. Im Interesse der schwangeren Frauen sollte daher eine Polarisierung und Konkurrenz zwischen beiden Berufsgruppen vermieden und vielmehr eine partnerschaftliche interdisziplinäre Zusammenarbeit angestrebt werden. Dies gäbe schwangeren Frauen die Möglichkeit, ein Betreuungsmodell zu wählen, das ihren persönlichen Bedürfnissen entspricht.

Darüber hinaus wäre ein **Beratungs- und Betreuungskonzept** erstrebenswert, das individuelle Bedürfnisse, Bildungsstand und Schichtzugehörigkeit der Schwangeren berücksichtigt und flexibel zugeschnitten werden kann. Dadurch würde einer Überversorgung des Gesunden, und somit der Medikalisierung, entgegengewirkt und eine Unterversorgung sozial Schwächerer, wie sie am gängigen Vorsorgemodell kritisiert wird (64), vermieden werden.

Literatur

1. Ahner, R., Stokreiter, C., Bikas, D., Kubista, E. & Husslein, P. (1996). Ansprüche an die Geburtshilfe in der Großstadt: Präpartale Erhebung. Geburtshilfe und Frauenheilkunde, 56, 50–54.
2. Areskog, B., Kjessler, B. & Uddenberg, N. (1982). Identification of women with significant fear of childbirth in late pregnancy. Gynecological and Obstetrical Investigation, 13 (2), 98–107.
3. Ayerle, G. M., Kethler, U., Krapp, C., Laupichler K., & Lohmann, S. (2004). Erleben und Bedeutung von subjektivem Wohlbefinden in der Schwangerschaft: Eine qualitative Studie. Zwickau: Wissenschaftliche Scripten.
4. Barcley, L. M., McDonald, P. & O'Loughlin, J. A. (1994). Sexuality and pregnancy: An interview study. Australian and New Zealand Journal of Obstetrics and Gynaecology, 34 (1), 1–7.
5. Bartellas, E., Crane, J. M., Daley, M., Bennett, K. A. & Hutchens, D. (2000). Sexuality and sexual activ-

ity in pregnancy. BJOG: An International Journal of Obstetrics and Gynaecology, 107 (8), 964 – 968.

6. Behrens, J. & Voges, W. (Hrsg.) (1996). Kritische Übergänge: Statuspassagen und sozialpolitische Institutionalisierung. Frankfurt/Main, New York: Campus.

7. Beck, U. & Beck-Gernsheim, E. (1990). Das ganz normale Chaos der Liebe. Frankfurt am Main: Suhrkamp.

8. Bergmann, R., Kamtsiucis, P., Bergmann, K.E., Huber, M. & Dudenhausen, J. W. (2000). Kompetente Eltern. Welche Beratung wünschen junge Eltern in der Schwangerschaft, und was erwarten sie von der Entbindungsklinik ihrer Wahl?. Deutsche Hebammenzeitschrift 9, 577 – 581.

9. Bier-Fleiter, C. (1985). Konflikte in der Schwangerschaft: Eine empirische Untersuchung über das Schwangerschaftserleben werdender Mütter in einem Mütter- und Kleinkinderheim. Frankfurt: Johann Wolfgang Goethe-Universität.

10. Bondas, (2002). Finnish women's experiences of antenatal care. Midwifery 18, 61 – 71.

11. Burkart, G. (1996). Grenzen biographischer Planbarkeit und die Entscheidung zur Elternschaft. In Bundeszentrale für gesundheitliche Aufklärung (Hrsg.), Kontrazeption, Konzeption, Kinder oder keine. Dokumentation einer Expertagung. Bd. 6, Köln.

12. Clement, S., Sikorski, J., Wilson, J., Das, S. & Smeeton, N. (1996). Women's satisfaction with traditional and reduced antenatal visit schedules. Midwifery 12, 120 – 128.

13. Culpepper, L. & Jack, B. (1993). Psychosocial issues in pregnancy. Primary Care, 20, 599 – 619.

14. Davies, J. M., Latto, I. P., Jones, J. G., Veale, A. & Wardrop, C. A. (1979). Effects of stopping smoking for 48 hours on oxygen availability from the blood: A study on pregnant women. British Medical Journal, 2 (6186), 355 – 356.

15. Davies-Osterkamp, S. (1991). Psychologie und Gynäkologie. Weinheim: VCH, Edition Medizin.

16. Dunkley, J. (2003). Gesundheitsförderung und Hebammenpraxis. Göttingen: Hans Huber.

17. Friedrichs, H. & Stemann-Acheampong, S. (1998). Eine unmögliche Entscheidung. Pränataldiagnostik: Ihre psychosozialen Voraussetzungen und Folgen. Berlin: Verlag für Wissenschaft und Bildung.

18. England, L. J., Kendrick, J. S., Wilson, H. G., Merritt, R. K., Gargiullo, P. M. & Zahniser, S. C. (2001). Effects of smoking reduction during pregnancy on the birth weight of term infants. American Journal of Epidemiology, 154 (8), 694 – 701.

19. Enkin, M., Keirse, M., Neilson, J., Crowther, C., Duley, L., Hodnett, E., & Hofmeyr, J. (2000). A guide to effective care in pregnancy and childbirth. Oxford: Oxford University Press.

20. Ensel, A. (2002). Zwischen Selbstbestimmung und Gefährdung: Rituale in der Schwangerenvorsorge. Hebammenforum, 3, 149 – 154.

21. Ensel, A. (1994). Bedeutung und Wandel des „Geburtsterritoriums". Zur Veränderung der Einstellung zu Geburt und Schwangerschaft in unserer Kultur- Aspekte aus einer medizinethnologischen Analyse. Deutsche Hebammenzeitschrift, 6, 233 – 241.

22. Gjerdingen, D. K., Froberg, D. G. & Fontaine, P. (1991). The effects of social support on women's health during pregnancy, labor and delivery, and the post-partum period. Family Medicine, 23, 370 – 375.

23. Glover, V. (1999). Maternal stress or anxiety during pregnancy and the development of the baby. Practising Midwife, 2 (5), 20 – 22.

24. Green, J.M., Coupland, V.A. & Kitzinger, J.V. (1990). Expectations, experiences, and psychological outcomes of childbirth: A prospective study of 825 women. Birth, 17, 15 – 24.

25. Handler, A., Raube, K., Kelley, M. & Giachello, A. (1996). Women's satisfaction with prenatal care settings: A focus group study. Birth 23, 31 – 37.

26. Hedegaard, M. Henriksen, T. B., Sabroe, S. & Secher, N. J. (1993). Psychological distress in pregnancy and preterm delivery. British Medical Journal, 307(6898), 234 – 239.

27. Hedegaard, M. Henriksen, T. B., Secher, N. J., Hatch, M. C. & Sabroe, S. (1996). Do stressful life events affect duration of gestation and risk of preterm delivery? Epidemiology, 7 (4), 339 – 345.

28. Holmgreen, K. & Uddenberg, N. (1993). Ambivalence during early Pregnancy among expectant mothers. Gynaecologic and Obstetric Investigation, 36 (1), 15 – 20.

29. Jewell, D., Sanders, J. & Sharp, D. (2000). The views and anticipated needs of women in early pregnancy. British Journal of Obstetrics and Gynaecology, 107, 1237 – 1240.

30. Kleiverda, G., Steen, A. M., Andersen, I., Everaerd, W. & Treffers, P. E. (1990). Physical and psychological well-being in working nulliparous women during pregnancy. Journal of Psychosomatic Obstetrics and Gynaecology, 11(3), 165 – 184.

31. Kolip, P. (2000). Frauenleben in Ärztehand. 9-30. In P. Kolip (Hrsg.). Weiblichkeit ist keine Krankheit. Weinheim: Juventa.

32. Lackmann, G. M., Salzberger, U., Tollner, U., Chen, M., Carmella, S. G. & Hecht, S. S. (1999). Metabolites of a tobacco-specific carcinogen in urine from newborns. Journal of the National Cancer Institute, 91 (5), 459–465.

33. Ledermann, R. P (1984). Anxiety and conflict in pregnancy: Relationship to maternal health status. Annual Review of Nursing Research, 2, 27–61.

34. Lettner, K., Sölva, M. & Baumann, U. (1996). Die Bedeutung positiver und negativer Aspekte sozialer Beziehungen für das Wohlbefinden. Zeitschrift für Differentielle und Diagnostische Psychologie, 3, 170–186.

35. Levin, J. S. & DeFrank, R. S. (1988). Maternal stress and pregnancy outcomes: Review of the psychosocial literature. Journal of Psychosomatic Obstetrics and Gynaecology, 9, 3–16.

36. Levy, V. (1999). Maintaining equilibrium: a grounded theory study of the processes involved when women make informed choices during pregnancy. Midwifery, 15 (2), 109–119.

37. Lundgren, I. & Wahlberg, V. (1999). The experience of pregnancy: A hermeneutical/ phenomenological study. Journal of Perinatal Education, 8 (3), 12–20.

38. MacDonald, L. D., Peacock, J. L. & Anderson, H. R. (1992). Marital status: Association with social and economic circumstances, psychological state and outcomes of pregnancy. Journal of Public Health Medicine, 14 (1), 26–34.

39. Marraffa, T. (2003). Die Technisierung des Gebärens. Die Hebamme 16, 149–151.

40. Marsh, A. & Mackay, S. (1994). Poor smokers. Report No. 771. Policy Studies Institute. London.

41. McDonald, S. D., Perkins, S. L., Jodouin, C. A. & Walker, M. C. (2002). Folate levels in pregnant women who smoke: An important gene/environment interaction. American Journal of Obstetrics and Gynecology, 187 (3), 620–625.

42. Melender, H. L. (2002). Experiences of fears associated with pregnancy and childbirth: A study of 329 women. Birth, 29 (2), 101–111.

43. Melender, H. L. & Lauri, S. (2001). Security associated with pregnancy and childbirth – experiences of pregnant women. Journal of Psychosomatic Obstetrics and Gynecology, 22 (4), 229–239.

44. Mitchell, E. A., Thompson, J. M. D., Robinson, E., Wild, C. J., Becroft, D. M., Clark, P. M., Glavish, N., Pattison, N. S. & Pryor, J. E. (2002). Smoking, nicotine and tar and risk of small for gestational age babies. Acta Paediatrica, 91 (3), 323–328.

45. Moore, S. & Delieu, J. (1997). Adaptation to pregnancy. In C. Henderson & K. Jones (Eds.), Essential Midwifery (S. 67–98). London: Mosby.

46. Mortensen, J. T., Thulstrup, A. M., Larsen, H., Moller, M. & Sorensen, H. T. (2001). Smoking, sex of the offspring, and risk of placental abruption, placenta previa, and preeclampsia: A population-based cohort study. Acta Obstetrica et Gynecologica Scandinavica, 80 (10), 894–898.

47. Neuhaus, W. & Scharkus, S. (1994). Wünsche, Erwartungen, Ängste – Schwangere Frauen vor der Geburt. Zeitschrift für Geburtshilfe und Perinatologie, 198, 27–32.

48. Norbeck, J. & Tilden, V. (1983). Life stress, social support and emotional complications of pregnancy. Journal of Health and Social Behavior, 24 (1), 30–46.

49. Oates, M. (1989). Normal emotional changes in pregnancy and the puerperium. Baillières Clinical Obstetrics and Gynaecology, 3 (4), 791–804.

50. Orr, S. T. & Miller, C. A. (1997). Unintended pregnancy and the psychosocial well-being of pregnant women. Women's Health Issues, 7 (1), 38–46.

51. Pattison, H. & Gross, H. (1996). Pregnancy, work and women's well-being: A review. Work and Stress, 10 (1), 72–87.

52. Peukert, R. (1996). Familienformen im sozialen Wandel. Opladen: Leske + Budrich.

53. Price, A. (1993). Altered body image in pregnancy and beyond. British Journal of Midwifery, 1 (3), 142–146.

54. Rahden, O. von (2003). Was erwarten Erstgebärende von der Betreuung während Schwangerschaft und Geburt?. Die Hebamme 16, 90–95.

55. Reid, M. & Garcia, J. (1989). Women's views of care during pregnancy and childbirth. 131–142. In I. Chalmers, M. Enkin, M.J.N.C. Keirse (Hrsg.), Effective Care in Pregnancy and Childbirth. Oxford: Oxford University Press.

56. Richardson, P. (1990). Women's experiences of body change during normal pregnancy. Maternal Child Nursing Journal, 19 (2), 93–111.

57. Rondo, P. H., Ferreira, R. F., Nogueira, F., Ribeiro, M. C., Lobert H. & Artes, R. (2003). Maternal psychological stress and distress as predictors of

low birth weight, prematurity and intrauterine growth retardation. European Journal of Clinical Nutrition, 57 (2), 266–272.

58. Savitz, D. A., Dole, N., Terry, J. W., Zhou, H. & Thorp, J. M. (2001). Smoking and pregnancy outcome among African-American and white women in central North Carolina. Epidemiology, 12 (6), 636-642.

59. Schindele, E. (1995). Schwangerschaft. Zwischen guter Hoffnung und medizinischem Risiko. Hamburg: Rasch und Röhring.

60. Secker-Walker, R. H. & Vacek, P. M. (2003). Relationships between cigarette smoking during pregnancy, gestational age, maternal weight gain, and infant birthweight. Addictive Behaviors, 28 (1), 55–66.

61. Schmidt, M. und Laucht, M. (2004). Zappelphilipp-Syndrom durch Rauchen in der Schwangerschaft. Redaktion Gallileus.

62. Tarkka, M.-T. & Paunonen, M. (1996). Social support and its impact on mothers' experience of childbirth. Journal of Advanced Nursing, 23, 70–75.

63. Thorpe, K.J., Dragonas, T. & Golding, J. (1992). The effects of psychosocial factors on the emotional well-being of women during pregnancy: A cross-cultural study of Britain and Greece. Journal of Reproductive and Infant Psychology, 10 (4), 191–204.

64. Urbschat, I. (2001). Die Medikalisierung schwangerer Frauen. Eine Auswertung der niedersächsischen Perinataldaten von 1992 bis 1996. Hebammenforum 3, 155–162.

65. Wakschlag, L. S., Pickett, K. E., Cook, E., Benowitz, N. L. & Leventhal, B. L. (2002). Maternal smoking during pregnancy and severe antisocial behavior in offspring: A review. American Journal of Public Health, 92 (6), 966–974.

66. Waldenström, U.(1998). Continuity of carer and satisfaction. Midwifery, 14, 207–213.

67. Waldenström, U. (1997). Das Geburtserleben der Frau – ein verheimlichtes Ergebnis. Deutsche Hebammenzeitschrift, 8, 378–383.

68. Wimmer-Puchinger, B. (1994). Erwartungen an die Geburtshilfe aus Sicht der Frauen. Gynäkologisches Geburtshilfliches Rundschreiben 1994, 117–122.

69. Wimmer-Puchinger, B. (1992). Schwangerschaft als Krise: psychosoziale Bedingungen von Schwangerschaftskomplikationen. Berlin: Springer.

70. Zachariah, R. (1994). Mother-daughter and husband-wife attachment as predictors of psychological well-being during pregnancy. Clinical Nursing Research, 3 (4), 371–92.

Evidenzbasiertes Arbeiten in der Schwangerenvorsorge

Katja Stahl

2.1 Das Konzept des evidenzbasierten Arbeitens

Das Konzept des evidenzbasierten Arbeitens ist Teil der Philosophie, die diesem Buch zu Grunde liegt und ist für die Hebammenarbeit von großer Bedeutung.

> Evidenzen stellen eine der Grundlagen dar, mit deren Hilfe Entscheidungen im Rahmen der Betreuung von schwangeren Frauen getroffen werden.
> Im engeren Sinne handelt es sich bei Evidenzen um Ergebnisse aus wissenschaftlichen Studien, weshalb hier auch von wissenschaftlicher Evidenz gesprochen wird.

Wissenschaftliche Studienergebnisse geben mehr oder weniger gute Antworten auf Fragen aus der klinischen Praxis. Wie gut sie sind, hängt dabei sehr stark von der Qualität der Studie ab. So gibt es z. B. gute wissenschaftliche Evidenzen dafür, dass die Gabe von Acetylsalicylsäure an Frauen mit einem erhöhten Risiko für eine Präeklampsie nach der 20. SSW das Auftreten dieser Erkrankung verringert (3).

Darüber hinaus werden jedoch immer noch **weitere Kriterien** bei Entscheidungen für oder gegen bestimmte Betreuungsmaßnahmen herangezogen. Hierzu zählen die eigene klinische Erfahrung, die klinische Untersuchung, die Anamnese, die persönlichen Ansichten und Wertvorstellungen der Hebamme und der Frau sowie die Wünsche und Ansichten der Frau.

Auch hier wird von Evidenzen gesprochen, allerdings nicht von wissenschaftlichen Evidenzen.

> Ganz grundsätzlich lässt sich sagen, dass es das Ziel des evidenzbasierten Arbeitens ist, eine Betreuung zu ermöglichen, die für die Frau und ihre Familie mehr positive als negative Auswirkungen hat.

In diesem Zusammenhang geht es nicht nur um statistische Werte wie perinatale Mortalität und Morbidität, Apgar-Score oder den pH-Wert aus dem Nabelschnurblut. Vielmehr sind das emotionale Wohlbefinden sowie die persönliche Würde und Integrität der Frau gleichermaßen Kriterien, an denen der Nutzen bzw. Schaden einer Betreuungsmaßnahme gemessen wird. Erreicht werden soll dieses Ziel, indem bei Entscheidungen im Rahmen der Betreuung die **verschiedenen Evidenzen** (wissenschaftliche und andere) sorgfältig gegeneinander abgewogen und zusammengeführt werden.

> Im Mittelpunkt der Entscheidungen stehen drei Aspekte:
> * der klinische Sachverstand und das Erfahrungswissen der Hebamme
> * die besten verfügbaren wissenschaftlichen Evidenzen
> * die Wünsche und Ansichten der Frau.

Zu betonen ist, dass es bei evidenzbasiertem Arbeiten immer um eine **Integration dieser Aspekte** geht. Bei der Entscheidung sollen nicht nur die besten verfügbaren wissenschaftlichen Evidenzen, sondern gleichermaßen das Erfahrungswissen der Hebamme sowie die individuelle Situation der Frau und ihrer Familie Berücksichtigung finden.

Erfahrung, die in der täglichen Arbeit mit Schwangeren, Gebärenden und Wöchnerinnen gewonnen wird, ist eine wichtige Quelle, aus der Hebammen Wissen erlangen. Die Fähigkeit, bestimmte Regelmäßigkeiten und Muster zu erkennen, auf andere Situationen zu übertragen und Vorhersagen auf Grund von Beobachtungen zu machen, ist eine der zentralen Fähigkeiten des menschlichen Gehirns. Im Rahmen des evidenzbasierten Arbeitens ist das Erfahrungswissen und auch der klinische Sachverstand unverzichtbar. Gleichzeitig ist dieses Wissen z. B. dadurch begrenzt, dass eine Hebamme überwiegend in einem bestimmten Bereich wie der klinischen oder außerklinischen Geburtshilfe, der Geburtsvorbereitung, der Schwangerenvorsorge, der Nachsorge etc. tätig ist, oder auch einfach dadurch, dass sie noch nicht lange im Beruf ist. Das Erfahrungswissen wird darüber hinaus durch andere Faktoren beeinflusst, z. B. die persönliche Lebenserfahrung oder den kulturellen Kontext.

> Erfahrung wird nicht in systematischer Form gewonnen und ist selten umfassend genug, um auf ihrer Grundlage fundierte Aussagen über die Auswirkungen einer bestimmten Betreuungsmaßnahme machen zu können. Aus diesem Grund ist das Erfahrungswissen der Hebamme als alleinige Grundlage für eine evidenzbasierte Entscheidung nicht ausreichend.

Wissenschaftliche Evidenzen stellen ein Wissen dar, das durch wissenschaftliche Studien in systematischer Form gewonnen wird. Bei diesen Studien wird versucht, Fehlerquellen, die die Ergebnisse beeinflussen können, auszuschalten. Die Kenntnis entsprechend relevanter Studien ist für eine qualitativ hochwertige Betreuung ebenfalls unverzichtbar.

Ein **berühmtes Beispiel** ist die Kortikoidgabe bei Frühgeburtsbestrebungen. Bereits 1972 war durch eine gute randomisierte, kontrollierte Studie belegt worden, dass ein solches Vorgehen effektiv zur Senkung der perinatalen Mortalität beitragen kann (6). Weitere vergleichbare Studien folgten und dennoch wurde sie zwanzig Jahre nach der ersten Studie lediglich bei etwa einem Drittel der Frauen und ihren ungeborenen Kindern angewandt, die davon hätten profitieren können (9), weil sich das Wissen um den Nutzen nicht ausreichend verbreitet hatte.

Nicht immer hat das Wissen um wissenschaftliche Evidenzen so gravierende Auswirkungen wie im Falle der Kortikoidgabe bei Frühgeburtsbestrebungen. Das bedeutet jedoch nicht, dass es für die Betreuung der Frauen nicht wichtig ist. Die Empfehlungen, die routinemäßige Rückenlage zur Geburt, den routinemäßigen Dammschnitt oder auch die Vorbereitung der Brust in der Schwangerschaft auf das Stillen aufzugeben (1), sind hier nur drei Beispiele.

Die besten verfügbaren wissenschaftlichen Evidenzen zu kennen und sie als **alleiniges Kriterium** für eine Entscheidung heranzuziehen wird dennoch in den seltensten Fällen zu einer Entscheidung führen, die den im Allgemeinen komplexen Anforderungen in der Realität sowie den Wünschen und Bedürfnissen der Frauen und ihrer Familien Rechnung trägt.

> Selbst die beste verfügbare wissenschaftliche Evidenz ist unter Umständen bei einer bestimmten Frau nicht umsetzbar oder möglicherweise einfach ungeeignet. Das heißt, dass auch die besten verfügbaren wissenschaftlichen Evidenzen **allein** für ein evidenzbasiertes Arbeiten nicht ausreichen.

Dass sich die „Begründer" des Konzepts darüber sehr wohl im Klaren waren, kommt in ihrer Forderung nach einer „**überlegten und gewissenhaften**" Anwendung der besten verfügbaren wissenschaftlichen Evidenzen zum Ausdruck (12).

Evidenzbasiertes Arbeiten beginnt in der Praxis bei der **individuellen Frau und ihrer Familie**. Die Interaktion zwischen ihr und der Hebamme sowie die zu treffenden Entscheidungen werden nicht von den besten verfügbaren wissenschaftlichen Evidenzen diktiert. Sie werden vielmehr bestimmt durch Integration dieser Evidenzen mit dem Erfahrungswissen der Hebamme und den Wünschen und Ansichten der Frau in ihrer jeweiligen Situation.

Ein Beispiel: An Hand der verfügbaren wissenschaftlichen Evidenzen wird von einer routinemäßigen vaginalen Untersuchung (bzw. sonografischen Zervixlängenmessung) als Screening auf Frühgeburtsbestrebungen abgeraten (1). Nun ist es aber vorstellbar, dass eine Schwangere große Angst vor einer vorzeitigen Öffnung des Muttermundes hat, z. B. weil sie dies gerade bei einer Freundin erlebt hat. Sie bittet die Hebamme deswegen um eine vaginale Untersuchung, obwohl sie vielleicht selbst gar keine Kontraktionen gespürt hat und auch sonst kein erhöhtes Risiko für eine Frühgeburt aufweist. Kann der Frau die Angst durch ein Gespräch nicht wirklich genommen werden, kann es durchaus sinnvoll sein, in diesem Fall eine vaginale Untersuchung vorzunehmen, auch wenn die wissenschaftlichen Evidenzen in eine andere Richtung weisen. In diesem Fall werden die Erfahrung der Hebamme sowie der Wunsch der Frau den Ausschlag für die Entscheidung geben.

2.2 Evidenzbasiertes Arbeiten in der Hebammenarbeit

Für die einzelne Hebamme bedeutet evidenzbasiertes Arbeiten zunächst einmal anzuerkennen, dass ihre Ansichten falsch sein können. Es bedeutet zu akzeptieren, dass die Betreuung, ungeachtet der zu Grunde liegenden guten Absicht, für die Frau nicht nur positive, sondern auch negative Folgen haben kann. Es kann sein, dass lieb gewonnene Überzeugungen und Gewohnheiten durch wissenschaftliche Evidenzen widerlegt werden.

Evidenzbasiertes Arbeiten fordert möglicherweise von der einzelnen Hebamme ein grundlegendes Überdenken ihrer eigenen Haltung, denn es bedeutet, die Frau aktiv an den **Entscheidungen** über ihre Betreuung zu beteiligen und sie **gemeinsam** mit ihr zu **treffen**. Dabei werden die verfügbaren wissenschaftlichen Evidenzen, die Erfahrung der Hebamme sowie die Wünsche der Frau und ihrer Familie berücksichtigt.

Bei einer solchen Form der Entscheidungsfindung liegen Macht und Kontrolle über Struktur und Inhalt der Betreuung nicht mehr allein in der Hand der Hebamme (11). Möglicherweise werden Betreuungsmaßnahmen von den Frauen hinterfragt oder abgelehnt. Für die einzelne Hebamme heißt dies, ihre Vorgehensweise in verständlicher Form fundiert begründen zu können und möglicherweise auch Entscheidungen der Frau zu akzeptieren, die ihren eigenen Ansichten nicht entsprechen. Es kann auch sein, dass eine Frau nicht an der Entscheidungsfindung beteiligt werden möchte – dies sollte dann aber eine aktive Entscheidung der Frau sein.

Evidenzbasiertes Arbeiten bedeutet für die einzelne Hebamme darüber hinaus, **mit Unsicherheiten umzugehen**, da es längst nicht auf alle Fragen in der beruflichen Praxis Antworten aus wissenschaftlichen Studien gibt. Entsprechend wird es immer wieder zu Situationen kommen, in denen andere Evidenzen, die weniger verlässlich sind als wissenschaftliche Evidenzen aus qualitativ guten Studien, herangezogen werden müssen.

Schließlich erfordert evidenzbasiertes Arbeiten die **Bereitschaft** der einzelnen Hebamme, sich kontinuierlich weiterzubilden und über den aktuellen Stand der Forschung auf dem Laufenden zu halten.

Angesichts der Entstehungsgeschwindigkeit und Anzahl neuer Studien ist es offensichtlich, dass keine Hebamme im Rahmen ihres Arbeitsalltages im Hinblick auf die einzelnen Studien auf dem Laufenden bleiben kann. Mittlerweile gibt es aber zunehmend **Quellen**, die es sich zur Aufgabe gemacht haben, die Sichtung, Bewertung und Zusammenfassung der aktuellen Entwicklungen zu übernehmen und der Öffentlichkeit zugänglich zu machen. Hierzu gehören z. B. das Buch Effektive Betreuung während Schwangerschaft und Geburt (2), die geburtshilflichen Kapitel des jährlich erscheinenden Kompendium evidenzbasierte Medizin (8), die Cochrane Library, die neben anderen eine Datenbank ausschließlich mit qualitativ guten Zusammenfassungen von Studien zu einem Thema anbietet und deren Abstracts frei zugänglich sind (www.cochrane.de), die vierteljährlich erscheinende Fachzeitschrift MIDIRS (in Englisch) oder auch der Hebammenliteraturdienst, der halbjährlich in allen deutschsprachigen Hebammenzeitschriften erscheint. Und nicht zuletzt will auch dieses Buch auf dem Gebiet der Schwangerenvorsorge hierzu einen Beitrag leisten.

Schließlich erfordert evidenzbasiertes Arbeiten von der einzelnen Hebamme die Bereitschaft, ihr **eigenes Tun und Wissen** und das anderer **kritisch zu hinterfragen** und zu reflektieren. Das bedeutet nicht, dass nun jede Hebamme in der Lage sein muss, bei Zweifeln oder Fragen selbst eine Studie durchzuführen. Es bedeutet jedoch durchaus, dass sie über ein gewisses Grundwissen verfügen muss, wie wissenschaftliche Evidenzen zu finden und zu beurteilen sind. Dafür können die Arbeiten von Sackett et al. (12), Kunz et al. (5) oder Greenhalgh (4) empfohlen werden. Ein Kurzeinstieg in das Thema findet sich in Fachzeitschriften (7, 13, 14). Das German Center for Evidence-Based Nursing (www.ebn-zentrum.de) bietet jährlich einen Workshop an, in dessen Rahmen die Literaturrecherche sowie die kritische Beurteilung von Studien in Kleingruppen unter erfahrener Anleitung erlernt werden kann.

Das **konkrete Vorgehen** bei evidenzbasiertem Arbeiten lässt sich in fünf Schritte unterteilen (10):

1. Abklären der Präferenzen und Wünsche der Frau und ihrer Familie
2. Anamneseerhebung und körperliche Untersuchung
3. Suche nach verfügbaren wissenschaftlichen Evidenzen, Beurteilung der Evidenzen
4. Diskussion der verfügbaren Informationen mit der Frau und ihrer Familie
5. Entscheidungsfindung unter Berücksichtigung der verfügbaren wissenschaftlichen Evidenzen, der Erfahrung der Hebamme und den Präferenzen der Frau und ihrer Familie

Es werden also für die jeweilige Fragestellung zunächst grundlegende Informationen zu der Situation der Frau zusammengetragen. Anschließend wird nach den entsprechenden verfügbaren Evidenzen gesucht und diese, falls vorhanden, kritisch beurteilt. Die Ergebnisse werden dann mit der Frau und ihrer Familie besprochen. Hierbei gilt es zu berücksichtigen, wie genau die Frau informiert werden möchte und darauf zu achten, die Informationen in verständlicher Form darzustellen. Im letzten Schritt wird dann unter Berücksichtigung aller relevanten Kriterien eine Entscheidung getroffen.

Es ist offensichtlich, dass diese Schritte **im Alltag** nicht immer in der geeigneten Ruhe und Ausführlichkeit durchlaufen werden können. Dennoch bietet gerade die **Schwangerenvorsorge**, in der im Allgemeinen Zeit für Gespräche vorhanden ist und Entscheidungen nicht so häufig ad hoc getroffen werden müssen, einen guten Rahmen für dieses Vorgehen. Darüber hinaus werden sich Fragestellungen wiederholen, so dass der (wahrscheinlich zeitaufwändigste) dritte Schritt nicht bei jeder Frau erneut durchlaufen werden muss bzw. es ab einem bestimmten Punkt nur noch darum geht, vorhandenes Wissen zu aktualisieren.

Die Begründung der eigenen Handlungen an Hand des aktuellen Kenntnisstandes ist ein zentrales Erfordernis des selbstständigen und verantwortlichen Arbeitens.

Das bedeutet, dass **evidenzbasiertes Arbeiten** nicht nur einen Weg zur bestmöglichen Betreuung der Frauen und ihrer Familien anbieten kann. Es kann darüber hinaus dazu beitragen, die Entwicklung des Berufsstandes der Hebammen voranzubringen und in der Schwangerenvorsorge ein eigenständiges wissenschaftlich fundiertes Modell anzubieten, das sich nicht länger in Abgrenzung zur ärztlichen Schwangerenvorsorge definieren muss.

Literatur

1. Enkin M, Keirse MJNC, Neilson J, Crowther C, Duley L, Hodnett E, Hofmeyr J 2000 A guide to effective care in pregnancy and childbirth. 3rd ed., Oxford University Press: Oxford
2. Enkin M, Keirse MJNC, Neilson J, Crowther C, Duley L, Hodnett E, Hofmeyr J 2000 Effektive Betreuung während Schwangerschaft und Geburt. Ein evidenzbasiertes Handbuch für Hebammen und GeburtshelferInnen, 2. Aufl., Dtsch. Ausgabe herausgegeben von M. Groß und J. Dudenhausen. Bern: Hans Huber Verlag
3. Godlee F (Hrsg) 2000 Clinical Evidence – Die besten Studien für die beste klinische Praxis. Bern: Hans Huber Verlag
4. Greenhalgh T 2003 Einführung in die Evidence-Based Medicine. Kritische Beurteilung klinischer Studien als Basis einer rationalen Medizin. Bern: Hans Huber Verlag
5. Kunz R, Ollenschläger G, Raspe H, Jonitz G, Kolkmann FW 2001 Lehrbuch Evidenzbasierte Medizin in Klinik und Praxis. Köln: Deutscher Ärzte-Verlag
6. Liggins GC, Howie RN 1972 A controlled trial of antepartum glucocorticoid treatment for prevention of the respiratory distress syndrome in premature infants. Pediatrics 50:515 – 25
7. Loytved C 2004 Literaturrecherche im Internet: Anleitung und Praxistipps. Die Hebamme 17; 123 – 8
8. Ollenschläger G, Bucher HC, Donner-Banzhoff N, Forster J, Gaebel W, Kunz R, Müller OA, Steurer J (Hrsg) 2002 Kompendium evidenzbasierte Medizin. Bern: Hans Huber Verlag
9. Osiris Collaborative Group 1992 Early versus delayed neonatal administration of a synthetic surfactant. Lancet 340:1363 – 9
10. Page LA 2000 The New Midwifery. Science and sensitivity in practice. New York: Churchill Livingstone
11. Page LA 1997 Evidence-based maternity care: science and sensitivity in practice. MIDIRS 8: 144 – 146
12. Sackett D, Richardson W, Rosenberg W, Haynes R 1997 Evidenzbasierte Medizin. EBM-Umsetzung und Vermittlung. Deutsche Ausgabe: Kunz R, Fritsche L. München: W. Zuckschwerdt Verlag
13. Stahl K 2004 Die eigene Arbeit voranbringen: Recherchieren in einer Datenbank. Hebammenforum 3; 170 – 6
14. Stahl K 2004 Die eigene Arbeit voranbringen: Kritische Beurteilung von Studien. Hebammenforum 3; 240 – 7

Grundsätze der Schwangerenvorsorge durch Hebammen

Oda von Rahden und Gertrud M. Ayerle

Schwangerschaft ist ein wichtiger Lebensabschnitt

Die Schwangerschaft ist ein „besonderer Abschnitt im Leben einer Frau, der mit körperlichen, psychischen und sozialen Veränderungen einhergeht. In dieser sensiblen Phase brauchen Frauen, Paare und Familien einfühlsame und professionelle Begleitung" (3).

Die Hebamme begleitet Schwangere, die das erste Kind erwarten, während des Übergangs von der Kinderlosigkeit zur Elternschaft. Für die Frau bzw. das Paar bedeutet diese Lebensphase starke Veränderungen bezogen auf ihr Selbstverständnis, ihre Paarbeziehung und ihr Rollenverständnis. Auch für Frauen, die bereits ein oder mehrere Kinder haben, bedeutet eine weitere Schwangerschaft eine erneute Umstellung. Die fachkundige Begleitung durch die Hebamme kann diese Umbruchphase unterstützen.

Schwangerschaft ist ein natürlicher und gesunder Vorgang

Die Schwangerenvorsorge durch Hebammen basiert auf der Erkenntnis, dass Schwangerschaft ein natürlicher und gesunder Lebensvorgang ist, der zugleich fachkundiger Begleitung bedarf (1).

Grundlage der Arbeit der Hebamme ist eine Philosophie, die der Medikalisierung und Pathologisierung von Schwangerschaft und Geburt entgegenwirkt, da die Arbeit der Hebamme ganzheitlich ausgerichtet ist und sich an den Kriterien für evidenzbasiertes Arbeiten orientiert. Hebammen begleiten schwangere Frauen, um optimale Bedingungen für die Schwangerschaft zu fördern und die Anpassung des Körpers effektiv zu unterstützen.

Förderung der Gesundheit von Mutter und Kind

Die Gesundheit und das Wohlergehen von Frauen und Kindern sowie die Förderung der Mutter-Kind-Beziehung sind die wesentlichen Ziele der Hebammenarbeit.

So kommen Hebammen einem gesellschaftlichen Auftrag nach (1), der gesundheitsförderndes und präventives Handeln umfasst. Dabei führen sie alle notwendigen Vorsorgemaßnahmen durch, die der Begleitung der Schwangerschaft, der Überprüfung der physiologischen Vorgänge und der Erkennung von möglichen Problemen dienen, und unterstützen die Schwangere mit fachkundigem Rat und Maßnahmen.

Die **Förderung der Mutter-Kind-Beziehung** beginnt bereits in der Schwangerschaft und bildet die Grundlage für die Beziehung zwischen Mutter und Kind nach der Geburt.

Beachtung der Menschenwürde und der Rechte der schwangeren Frau

Die Achtung der Menschenwürde und der Rechte der Frau ist ein wesentlicher Maßstab des

Handelns von Hebammen (1). In der fachlichen Begleitung während der Schwangerschaft achtet die Hebamme insbesondere das **Selbstbestimmungsrecht der schwangeren Frau** (1). Durch umfassende Informationen und ausreichend Zeit soll der Schwangeren ermöglicht werden, nach eigenem Abwägen Entscheidungen zu treffen, die ihren Werten, Neigungen und ihrer individuellen Situation entsprechen. Die schwangere Frau soll so befähigt werden, eigenständige Entscheidungen zu fällen, die auch im Nachhinein Bestand haben (5).

Evidenzbasierte Betreuung

Die Schwangerenvorsorge der Hebamme orientiert sich an den Kriterien der evidenzbasierten Betreuung. Dabei stehen „die Integration von professioneller Erfahrung, Sensibilität und Sachverstand der Hebamme, die besten verfügbaren wissenschaftlichen Evidencen, sowie die Wünsche und Bedürfnisse der Frau" im Mittelpunkt der Entscheidungen (3).

Auf dieser Grundlage wird die Arbeit der Hebamme der Frau und ihrem Kind den bestmöglichen Nutzen bringen und sie vor körperlichem und seelischem Schaden bewahren.

Untersuchungen, naturheilkundliche Maßnahmen oder Überweisungen an Fachärzte/-ärztinnen sind vorbeugender oder gesundheitsfördernder Natur.

Außerdem führt sie alle notwendigen Vorsorgemaßnahmen zur Überprüfung der physiologischen Vorgänge und zur Erkennung von Risiken durch. Hierbei werden die Empfehlungen des Berufsverbandes berücksichtigt.

Partnerschaftliche Beziehung zwischen schwangerer Frau und Hebamme

Eine positive, vertrauensvolle Beziehung zwischen der Frau und der Hebamme bildet die Basis für eine wohltuende und gesundheitsförderliche Schwangerenbegleitung. Die Beziehung sollte „auf Augenhöhe" und durch gegenseitiges Vertrauen gekennzeichnet sein. Die Entwicklung einer vertrauensvollen Beziehung wird durch eine sowohl personelle als auch inhaltliche Kontinuität begünstigt. Daher ist es anzustreben, dass die Schwangere kontinuierlich von einer Hebamme oder einem kleinen bekannten Hebammenteam betreut wird (4).

Im Falle eines Hebammenteams sollte darauf geachtet werden, dass alle Hebammen nach den gleichen Richtlinien arbeiten, so dass im Falle von Vertretungen oder einem Hebammenwechsel sichergestellt ist, dass die Schwangere, bezogen auf die Inhalte der Vorsorge, die gleiche Betreuung erhält.

Interdisziplinäre Zusammenarbeit

Zur Förderung des Wohlbefindens und zur Vermeidung von psychosozialen und gesundheitlichen Beeinträchtigungen der Frau bemüht sich die Hebamme um eine gute interdisziplinäre Zusammenarbeit, sowohl mit Kolleginnen als auch mit anderen Berufsgruppen.
* Dies bedeutet zum einen, dass Hebammen sich gegenseitig unterstützen und zum anderen, dass sie mit anderen Berufsgruppen zusammenarbeiten bzw. diese beratend hinzuziehen. Sie überweisen die Schwangere an die jeweils zuständige Berufsgruppe, so wie es die Situation erfordert (2).

Literatur

1. Bund Deutscher Hebammen (1992). Grundsät-
    ze einer Ethik für Hebammen. Karlsruhe: Bund
    Deutscher Hebammen e.V.
2. Bund Deutscher Hebammen (Hrsg.) (1998). Infor-
    miert Entscheiden. Informationsreihe. Karlsruhe:
    Bund Deutscher Hebammen e. V.
3. Bund Deutscher Hebammen (2003). Hebammen-
    standpunkt Schwangerenvorsorge. Karlsruhe:
    Bund Deutscher Hebammen e.V.
4. Hodnett, E. D. (2003). Continuity of caregivers for
    care during pregnancy and childbirth (Cochrane
    Review). In The Cochrane Library, Issue 4. Chi-
    chester, UK: John Wiliey & Sons, Ltd.
5. MIDIRS (2003). The Informed Choice Initiative.
    Bristol: MIDIRS

Praxis

Anamneseerhebung

Peggy Seehafer

Die Erhebung einer ausführlichen Anamnese (griech. Erinnerung) ist eines der zentralen Elemente in der Schwangerenvorsorge. Das Erfassen der Vorgeschichte mit ihren Ressourcen und Belastungen ist kein Selbstzweck, sondern dient dazu, sich ein Bild von der Situation der Frau zu verschaffen und frühzeitig Risiken zu erkennen, die zu einer Belastung der Schwangerschaft führen können (**sekundäre Prävention** in der Vorsorge).

- Die Anamneseerhebung versorgt die Hebamme nicht nur mit Informationen zur Krankengeschichte einer Schwangeren, sondern ist zugleich ein **Einstieg in ein Gespräch**, welches eine ausführliche Betreuung der Schwangeren nach sich ziehen kann (Kooperationsaspekt).
- Die **gezielt erfragten Informationen** bilden die Grundlage für die Auswahl der notwendigen diagnostischen und therapeutischen Maßnahmen (Informationsaspekt). Für den Fall einer Abweichung vom normalen Schwangerschaftsverlauf muss die Frau auf die auftretenden Komplikationen und die damit verbundenen Risiken hingewiesen werden. Dies geschieht auch, wenn sich die Abweichung nicht mit der Selbstwahrnehmung der Frau deckt. Dafür ist es nötig, dass die Hebamme versteht, welche Folgen die erhobenen Befunde nach sich ziehen können und wie diese zu managen sind. Die Konsequenz kann eine intensivere Überwachung des Verlaufs, eine Behandlung oder beim Auftreten von Pathologien eine Überweisung an den Gynäkologen bzw. einen anderen Spezialisten sein.

- Letztlich hat die Anamneseerhebung auch eine mehr oder weniger deutliche **therapeutische Funktion**, indem die Schwangere mit der Hebamme über ein ihr möglicherweise rätselhaftes, unbekanntes körperliches und/oder seelisches Geschehen spricht, für das die Hebamme Erklärungen anbieten kann (therapeutischer Aspekt).
- Diese drei Aspekte sind eng miteinander verflochten. Inwieweit die Erarbeitung der Anamnese eine tragfähige Kooperation begründen und therapeutische Wirkung entfalten kann, wird zu großen Teilen davon abhängen, welche Fragen die Hebamme der Schwangeren stellt und wie sie dies tut. Vieles hängt dabei von einer guten Gesprächsführung ab, einer Fertigkeit, die man als Hebamme genauso erlernen kann/muss, wie das Tasten der Kindslage in utero.

Die Anamnese unterliegt stärker als andere Methoden zahlreichen **subjektiven Einflüssen**, sowohl auf Seiten der Schwangeren als auch auf Seiten der Hebamme.

Auf Seiten der Hebamme ist hier neben allgemeinen Beobachtungsfehlern vor allem an eine systematisch verzerrte Wahrnehmung aufgrund der eigenen Erfahrungsbereiche oder Spezialisierungen zu denken. Problematisch ist eine solche déformation professionelle dann, wenn sie dazu führt, dass bereits zu einem sehr frühen Zeitpunkt, z. B. bereits im Anamnesegespräch, die Hypothese der Hebamme über die vermuteten Ursachen der Beschwerden das weitere Vorgehen (weitere Fragen, weitere Maßnahmen) bestimmt. So wird möglicherweise zu lange ein falscher Weg verfolgt, weil der Hebamme alternative Ursachen weniger präsent sind.

Ganz vermeiden lässt sich dieses Problem vermutlich nicht, aber man sollte versuchen, durch ein **quasi standardisiertes Vorgehen** eine zu frühe Einengung des eigenen Blickwinkels zu vermeiden. Mit standardisiertem Vorgehen ist jedoch nicht gemeint, ausschließlich vorformulierte Fragenkataloge oder Anamnesebögen zu verwenden. Zu einer ausführlichen Anamnese gehört auch ein Überblick über die psychosoziale Situation der Schwangeren.

Von Seiten der Schwangeren gibt es verschiedene Gründe, Teile der eigenen Vorgeschichte zu betonen bzw. wegzulassen. Sie sind einerseits von emotionalen und kognitiven Einflüssen und andererseits von dem eigenen Wissen um Gesundheit und Krankheit, dem subjektiven Befinden und Erleben innerhalb ihres Kontextes abhängig. Dazu gehören beispielsweise:
- Wohlbefinden, Handlungsvermögen, Symptomwahrnehmung
- die eigene Körperwahrnehmung (Wahrnehmung des Körpers im Raum, der inneren Organe und Schmerzwahrnehmung)
- gesundheitsbezogene Lebensqualität; implizite Krankheitstheorien (subjektives Wissen um Gesundheit und Krankheit)
- persönliche Vorgeschichte der Partnerbeziehung (u. a. Adoptionsfreigabe eines früher geborenen Kindes aus sozialer Indikation; Suizidversuch; Schwangerschaftsabbruch aus einer anderen Beziehung etc.)
- Anwesenheit von Familienangehörigen und/oder dem Partner bei der Anamneseerhebung
- Angst vor Stigmatisierung
- Wünsche und Hoffnungen an das reaktive Verhalten des Gegenüber (wenn ich nicht erzähle, dass ich schon einige Aborte hatte, bin ich keine Risikoschwangere bzw. wenn ich sage, dass ich schon viele Aborte wegen meiner schweren Arbeit hatte, werde ich krankgeschrieben.)

Die Ergebnisse der Anamnese müssen wie die erhobenen **Befunde genau dokumentiert** werden (siehe Kap. 15). Eine Anamnese muss so lange als unvollständig betrachtet werden, solange ein bestimmter Standard an Information noch nicht erreicht und dokumentiert ist. Dennoch wird es immer ein falscher Anspruch sein, eine vollständige Anamnese erheben zu können (5).

Der erste Hebamme-Frau-Kontakt sollte gerade bei Schwangeren mit einem Gespräch beginnen und nicht mit einer Untersuchung.

Es ist einleuchtend, dass ein so wichtiges Gespräch wie die Anamnese einen **störungsfreien und diskreten Rahmen** braucht. Eine entspannte Atmosphäre schafft das Gefühl der gleichberechtigten Gesprächspartnerschaft als Voraussetzung für eine optimale Betreuung.

Um die Schwangere möglichst aktiv am Gespräch zu beteiligen und Vertrauen zu schaffen, hat sich ein „**klientengeleitetes Vorgehen**" bewährt, das bedeutet die Gesprächsinitiative möglichst lange der Schwangeren zu überlassen, Nachfragen an ihren Äußerungen zu orientieren und sich mit eigenen Hypothesen zunächst zurückzuhalten.

Da die Schwangerschaft per se keine krankhafte Veränderung des menschlichen Organismus darstellt, empfiehlt es sich, auch mit gezielten Fragen die Tradition der sozialen Schwangerenfürsorge wiederaufzunehmen. Neben Krankheiten und deren Verläufen spielt bei Schwangeren vor allem das **soziale Umfeld** (Partnerschaft, Familie, Arbeitsplatz) eine nicht zu unterschätzende Rolle für die Akzeptanz der eigenen Rolle als werdende Mutter.

Für den Verlauf des Gesprächs ist neben situativen, krankheitsspezifischen und persönlichkeitsbezogenen Faktoren der Schwangeren die **Fragetechnik der Hebamme** von entscheidender Bedeutung. Formal können offene und geschlossene Fragen unterschieden werden.

- Bei **offenen Fragen** kann die Antwort frei gestaltet werden. Sie regen die Schwangere zur selbstständigen Schilderung an, motivieren sie, sich aktiv am Gespräch zu beteiligen, geben ihr Gelegenheit, ihr persönliches Erleben zu schildern, können in kurzer Zeit viele Daten liefern. Aber sie verführen die Schwangere evtl. auch dazu vom Hundertsten ins Tausendste zu kommen.
- **Geschlossene Fragen** sind nur mit Ja oder Nein zu beantworten. Sie liefern der Hebamme gezielt benötigte Informationen und hindern die Schwangere daran, ausschweifend zu antworten, aber sie schränken sie in ihren Antwortmöglichkeiten stark ein. Sie können zur Passivität der Schwangeren führen und nötigen die Hebamme somit zu immer neuen Fragen. Geschlossene Fragen können erwünschte oder pseudopräzise Antworten liefern und bei der Frau das Gefühl hervorrufen, dass sie ausgefragt und bewertet wird. Es empfiehlt sich in solchen Fällen, den Frauen kurz zu erklären, warum diese oder jene Frage relevant für die weitere Betreuung ist.

Zu Beginn des Gespräches kommen vor allem offene Fragen sowie „klientengeleitetes" Nachfragen zum Einsatz, gegen Ende wird man ohne geschlossene Fragen und gezielte, wissensgeleitete Exploration vermutlich nicht auskommen.

Eine Schwangerschaft ist ein Entwicklungsprozess, der den weiblichen Organismus anatomisch und funktionell stark verändert, was sich auch auf das physische und psychische Leistungsvermögen auswirkt. Eine Reihe von anamnestischen Belastungen kann den physiologischen Schwangerschaftsverlauf beeinträchtigen. Deren Erhebung ist daher für die **Risikoabschätzung** unabdingbar (siehe Kap. 10).

Der **Umfang der Anamnese** hängt von verschiedenen Faktoren ab. Zeitdruck darf keiner davon sein! In der Frühschwangerschaft ist eine ausführlichere Anamnese als im letzten Trimenon nötig. Vorausgegangene Laboruntersuchungen mit Nachweisen, z. B. von Röteln- oder Toxo-

plasmoseimmunität, erübrigen die Fragen danach. Die Erhebung der Anamnese in einem fortgeschrittenen Schwangerschaftsstadium muss den bisherigen Verlauf beinhalten (z. B. Hyperemesis gravidarum).

Bei **Sprachbarrieren** muss das Minimum an verbalen Informationen besonders gut durch sichtbare oder tastbare Befunde ergänzt werden (alte Striae gravidarum, Sectionarben, etc.).

4.1 Familienanamnese

Die Vorgeschichte der Familie ist sowohl mütterlicherseits und väterlicherseits, als auch von Seiten des Kindesvaters von Bedeutung. Besonders wichtig sind bekannte **Erbkrankheiten** und **Fehlbildungen** für die Abklärung eines evtl. bestehenden genetischen Risikos. Daneben können auch **Nervenleiden**, **Krebserkrankungen**, **Tuberkulose**, **chronische Erkrankungen** wie **Hypertonie** und **Diabetes mellitus**, aber auch das Auftreten von Mehrlingsgeburten in der Familie für diese Schwangerschaft bedeutungsvoll sein. Auch für den Schwangerschaftsverlauf **relevante Infektionskrankheiten** (HIV, Hepatitis, Röteln, Windpocken etc.) im näheren Umkreis sollten wegen der Ansteckungsgefahr erfragt werden.

Es gibt jedoch keine wissenschaftliche Literatur über Ähnlichkeiten in Geburtsverläufen bei Schwestern bzw. Mutter und Tochter.

4.2 Eigenanamnese

Die Eigenanamnese soll über **präexistente Erkrankungen**, insbesondere über vorausgegangene Operationen und Klinikaufenthalte informieren. Frühere Krankheiten können entweder eine lebenslange Immunität (Infektions-/Kinderkrankheiten), aber auch Restschäden hinterlassen haben, die zu einer eingeschränkten Belastbarkeit führen. Zu ihnen gehören

- **Skelett- und Gelenkerkrankungen** (Beckenfrakturen, Skoliose) und -**fehlbildungen** (plattrachitisches Becken, Hüftdysplasie): Degenerative Veränderungen an der Wirbelsäule, Wachstums- oder Heilungsstörungen am Knochensystem oder anlagebedingte Beckenanomalien können zu Verformungen des Beckens führen, wodurch der Geburtsvorgang erschwert oder auf vaginalem Wege unmöglich ist.
- **Krebserkrankungen**
- **Thrombosen/Embolien**
- Bauchoperationen, z. B. **Appendektomie**
- **Chronische Erkrankungen** wie **Asthma**, **Morbus Crohn** oder **Struma** bedürfen häufig einer Dauermedikation, die möglicherweise in der Schwangerschaft neu eingestellt werden muss (Nichtzulassung bestimmter Medikamente, höhere oder geringere Dosierung etc.).
- Frauen mit präexistenten Krankheiten wie **Herz-Kreislauf-** und **Nierenerkrankungen** (Pyelonephritis), **Lebererkrankungen** (Hepatitis) und **Diabetes mellitus** sind besonders gefährdet, im Verlauf der Schwangerschaft eine Gestose, Präeklampsie oder ein HELLP-Syndrom zu entwickeln. Sie bedürfen der besonderen Überwachung in der Schwangerschaft (siehe Kap. 10).
- **Psychische Vorerkrankungen**, wie Depressionen und Traumaerfahrungen bergen ein hohes Risiko für eine postpartale Depression oder eine posttraumatische Belastungsstörung im Wochenbett (8).
- Entzündliche **Zahnerkrankungen** führen zu einer vermehrten Produktion von Prostaglandin und dem so genannten Tumornekrosefaktor. Studienergebnisse (8) deuten darauf hin, dass diese beiden Substanzen Frühgeburten auslösen können. Eine rechtzeitige Behandlung der Zahnerkrankung vermindert diese Gefährdung.
- Die zunehmende Zahl **plastischer Operationen**, z. B. Brustimplantate oder Fettreduktionen, erfordert eine neue Auseinandersetzung mit der Selbstwahrnehmung der Frauen und den daraus resultierenden Befindlichkeiten. Die möglichen Probleme im Zusammenhang mit Silikon-Brustimplantaten werden durch die erwiesenen Vorteile des Stillens überwogen (38).
- Bekannte allergene Stoffe (z. B. bestimmte Medikamente, Kosmetika, Nahrungsmittel), die bei der Schwangeren, dem Kindsvater oder eigenen Kindern **Allergien** auslösen, sollten vermieden werden, um einen eventuellen Allergieschub oder eine mögliche intrauterine Sensibilisierung des Ungeborenen zu vermeiden (34).

Bei der Eigenanamnese geht es vor allem um die wechselseitige Beeinflussung von früheren oder aktuellen Erkrankungen der Schwangeren und Schwangerschaft/Geburt.

Die regelmäßige oder spontane **Einnahme von Medikamenten** ist unbedingt zu erfragen, da jene unterschiedlich starke, toxische Wirkungen zeigen können. Das Ungeborene reagiert sensibler auf viele Medikamente, die für Erwachsene kaum unerwünschte Nebenwirkungen haben. Durch Medikamente und Chemikalien können Aborte ausgelöst werden (z. B. starke Abführmittel, Wehenmittel, Acetylsalicylsäure, bestimmte Entzündungshemmer) oder es kann zu Embryo- bzw. Fetopathien kommen (z. B. Marcumar, Zytostatika, Thyreostatika, Androgene, bestimmte Antibiotika) (18). Dabei ist neben der Art und dem Ausmaß der Noxe der Zeitpunkt der Einwirkung entscheidend.

4.3 Geburtshilflich-gynäkologische Anamnese

- Für die prognostische Beurteilung der bestehenden Schwangerschaft ist vor allem die geburtshilflich-gynäkologische Anamnese von Bedeutung.

- Dazu werden der **Regelzyklus**, die letzte Menstruation, **Aborte/Abbrüche** und **Geburten** mit Verlauf erfragt.
- Zu den Risiken, die den Schwangerschafts- oder Geburtsverlauf negativ beeinflussen können, zählen vorausgegangene **Laparotomien**, insbesondere **Operationen am Uterus** (Myome, Sectio, Konisation etc.) (3, 24) und **sexuell übertragbare Erkrankungen** wie Lues, Gonorrhö und HIV. (CAVE: Immer Laborscreening, fragen allein genügt nicht!)
- **Infektionen des Genitaltraktes** und vorzeitiger Blasensprung evozieren ursächlich 20 – 25 % aller Frühgeburten (4, 25).
- Wenn der jetzigen Schwangerschaft eine ungewollte Kinderlosigkeit vorausging, die durch operative Eingriffe am Uterus oder den Eileitern behoben wurde, ist die Gefahr einer Fehlgeburt oder Extrauterinschwangerschaft erhöht (24). Nach hormonellen **Sterilitätsbehandlungen** treten gehäuft Mehrlingsschwangerschaften auf.

Die **Anzahl und der Verlauf früherer Schwangerschaften, Fehlgeburten, Geburten** und **Wochenbetten** liefern vielfältige Informationen, die für den Verlauf der jetzigen Schwangerschaft und Geburt relevant werden können.

- **Abortneigung** (ursächlich evtl. Uterus bicornis, Zervixinsuffizienz, Myome, Infektionen u. a.) (24)
- (**Drohende**) **Frühgeburt** (hohes Wiederholungsrisiko, siehe Kap. 10 (25).
- **Juckreiz** während einer früheren Schwangerschaft kann das Anzeichen eines idiopathischen Schwangerschaftsikterus oder eines schweren Schwangerschaftspruritus sein.
- **Schwangerschaftsinduzierter Hypertonus/ Präeklampsie** (5 – 40 % Wiederholungsrisiko, siehe Kap. 10) (17).
- **Wehenschwäche** (Wiederholungsrisiko für den Schwangerschaftsverlauf nicht relevant,

aber vielleicht für die Entscheidungsfindung Hausgeburt versus Klinikgeburt)

- **Operative Eingriffe** (z. B. Vakuumextraktion, Forceps, Sectio, manuelle Plazentalösung)
- **Blutungen** (z. B. vorzeitige Lösung, Placenta praevia), auch in der Nachgeburtsperiode (Plazentaretention, Atonie, Rissverletzungen, etc.)
- **Geburtsverletzungen** (Dammriss, Episiotomie – daraus resultierende Beschwerden z. B. beim Sex)
- **Seelische Erschütterungen** (posttraumatisches Stresssyndrom pp., Wochenbettdepressionen etc.) (8)
- **Schwangerschaftsfolge:** Frauen, die ihr Kind im Abstand von unter einem Jahr bekommen, sind oft im Stress. Daraus können Probleme für die Schwangerschaft erwachsen.
- Außerdem ist es wesentlich, ob die **Kinder gesund** sind und **gestillt** wurden. Kranke Kinder können z. B. ein Hinweis auf Erbkrankheiten und/oder eine große psychische Belastung sein.

Zustand nach Kürettage nach Abort/Abruptio/Plazentaretention

Eine Kürettage am schwangeren Uterus kann unter Umständen Verletzungen an der Decidua basalis (Endometrium) verursachen (24). **Folgekomplikationen** sind:

- mangelhafter Aufbau der Decidua functionalis für nachfolgende Schwangerschaften (sekundäre Sterilität)
- Durchblutungsprobleme der richtig sitzenden Plazenta mit Mangelversorgung des Feten
- Abortneigung
- Placenta praevia
- Placenta accreta/increta mit der Gefahr verstärkter Nachblutung

Zustand nach Sectio

Die Sectio-Rate hat sich in den letzten Jahren vervielfacht. Das führt dazu, dass Hebammen zunehmend mit Schwangeren konfrontiert werden, die bereits einmal oder mehrfach durch Sectio entbunden wurden. Unbestritten hat die Schnittentbindung heute eine sehr niedrige Komplikations- und Müttersterberate erreicht. Dennoch ist die Sectiomortalität gegenüber der bei Spontangeburt um den Faktor 4 höher (4).

Der Zustand nach Sectio birgt einige **Risiken für die Folgeschwangerschaften**:
- Gefahr der Uterusruptur an der alten Naht; Narbendehiszenz in 0,06 – 2,2 % der Fälle (3, 4)
- Placenta praevia totalis/partialis. Dieses Risiko steigt exponentiell mit jeder weiteren Schnittentbindung (25)
- vorzeitige Plazentalösung (25)
- häufiger Extrauteringravidität (25)

4.4   Jetzige Schwangerschaft

Bei Fragen zum Verlauf der Schwangerschaft bis zum Zeitpunkt des Erstkontaktes mit der Hebamme ist der zeitnahe Blick in den **Mutterpass** der Schwangeren unbedingt vonnöten. Einerseits erübrigen sich einige Fragen und Untersuchungen, z. B. wenn schon Laborbefunde vorliegen, auch um das Budget der Krankenkassen nicht unnötig zu strapazieren. Andererseits tauchen nicht selten von den Schwangeren „vergessene" anamnestische Befunde auf, die für die weitere Betreuung bedeutsam sein können (siehe Kap. 9 – 11).

Aus dem Bericht der Schwangeren über den **bisherigen Verlauf** kann die Hebamme neben den körperlichen vor allem die mentalen Veränderungen verfolgen (z. B. Gedanken über Pränataldiagnostik), die nicht selten Auskünfte über die psychosoziale Situation der Frau und ihre Erwartungshaltungen gegenüber der Geburt, dem Kind und ihrer Familiensituation geben.

Alter der Mutter

Das **optimale Gebäralter** wird zwischen dem 25. und 29. Lebensjahr der Mutter angegeben (24, 26). Diese Lebensphase ist mit dem geringsten körperlichen Risiko für Mutter und Kind belastet. Eine Aussage über die seelische Verarbeitung einer Schwangerschaft ist darin nicht enthalten.

Bei **stärkeren Abweichungen** vom idealen Gebäralter nach oben (> 35 Jahre) und unten (< 20 Jahre) nimmt die Gefährdung für die Kinder zu (z. B. Chromosomenanomalien, Dystrophie) (18, 19). Eine Disposition zu Komplikationen, welche die Mutter in der Schwangerschaft, durch Unreife oder Alterung der Reproduktionsorgane beeinträchtigen (z. B. HELLP-Syndrom), ist aber nicht definitiv nachgewiesen.

Das Alter einer Schwangeren ist für die Hebamme eine fixe Größe, deren Einfluss auf den Schwangerschafts- und Geburtsverlauf nicht isoliert, sondern im Zusammenhang mit dem sozio-ökonomischen Status betrachtet werden muss.

Nach den Mutterschafts-Richtlinien gelten **Schwangere über 35 Jahre** als Risikoschwangere. Die Grundlage dafür bilden Untersuchungen, die sich auf das fetal outcome beziehen. Die meisten Arbeiten belegen, dass das Schwangerschafts- und Geburtsrisiko in der Gruppe der Frauen über 35 kaum erhöht ist. Die Wahrscheinlichkeit, dass das Kind eine Chromosomenstörung hat ist jedoch höher (11, 20).

Auch das Alter von **Schwangeren über 40 Jahre** stellt nicht primär einen Risikofaktor dar. Der Parität kommt in diesem Zusammenhang die größere Bedeutung zu. Ältere Mehrgebärende unterscheiden sich nicht signifikant in Verlauf, Ausgang der Schwangerschaft und fetal outcome (14).

Erstgebärende über 40 Jahre hingegen zeigen trotz höherer Sectiofrequenz ein insgesamt schlechteres fetal outcome. Hinzu kommt das erhöhte Sicherheitsbedürfnis dieser Frauen als psychische Belastung, die den geburtshilflichen Spielraum deutlich einschränken (20).

Wie häufig sind es aber die multifaktoriellen Geschehen, die eine Schwangerschaft in eine Risikogruppe einordnen. So finden sich z. B. unter den älteren Frauen deutlich mehr adipöse Frauen mit Hypertonus, mit Zustand nach Sterilitätsbehandlung, so dass diese Frauen primär nicht durch das Alter, sondern durch die Begleitumstände in die Risikogruppen fallen (20).

Auch **Teenager** zählen nach den Mutterschafts-Richtlinien zu einer Risikogruppe. 2006 bekamen in Deutschland 4337 minderjährige Frauen ihr Baby (29). Schwangerschaft und Geburt stellen nicht per se durch die Jugend der Mutter eine Gefährdung dar. Die meisten Frauen entbinden problemlos, gehäufte Geburtskomplikationen sind nicht beschrieben. Probleme entstehen möglicherweise erst dadurch, dass junge Mädchen ihre Schwangerschaft häufig sehr lange verdrängen oder verheimlichen, wodurch sie erst spät in die Schwangerenfürsorge eingebettet und mit sozialen Hilfsangeboten versorgt werden können (1). Weitere Infos z. B. unter www.schwanger-unter-20.de.

Zehn Prozent aller **Schwangerschaftsabbrüche** in der Welt werden bei 15- bis 19-jährigen vorgenommen. Abruptiones sind bei Jugendlichen besonders gefährlich, da der Abbruch häufig erst vorgenommen wird, wenn die Schwangerschaft bereits weit fortgeschritten ist. Oft müssen sie dann auch zu sehr gefährlichen Methoden oder zu illegalen Abtreibungen greifen (37).

Die **Gründe für die frühe Mutterschaft** sind vielschichtig. Perspektivlosigkeit, mangelndes Selbstwertgefühl und das fehlende Wissen um Verhütung einerseits und die Konsequenzen durch Mutterschaft andererseits scheinen Hauptrisiken für Teenagerschwangerschaften zu sein. Es ist auffällig, dass viele Teenager-Mütter selbst unter schwierigen sozialen Bedingungen groß geworden sind. Sehr junge Mütter brauchen besonders viel Zuwendung. Sie sind einem besonderen psycho-sozialen Druck ausgesetzt, weil sie gar keine elterliche Fürsorge im Sinne des Gesetzes für das eigene Kind haben. Auf der einen Seite verhindert dies das tatsächliche Verantwortungsgefühl. Auf der anderen Seite baut sich bei Schwierigkeiten schnell eine Angst vor Eingriffen von außen auf, die dazu führt, dass diese Frauen bestehende Hilfsangebote zu wenig oder gar nicht nutzen. An dieser Stelle muss dann auch die sekundäre Präventionsarbeit der Hebamme ansetzen.

Das gleiche Modell des multifaktoriellen Geschehens gilt für sehr junge Frauen. Sie sind häufiger untergewichtig und haben teilweise eine verzerrte Selbstwahrnehmung.

Parität

Die geringste Gefährdung für Mutter und Kind besteht in der zweiten Schwangerschaft. Eine vorausgegangene normale Geburt eines reifen Kindes schließt Beckenanomalien ernsteren Ausmaßes aus. Die Häufigkeit von Spontangeburten nimmt deutlich mit der Geburtenfolge zu (24, 30).

Erstgebärende können in 63,9 %, Zweitgebärende in 79,9 % und Mehrgebärende in 84 % mit einer Spontangeburt rechnen.

Mit zunehmender Parität steigt das Risiko von
- Wehenschwäche
- atonischen Nachblutungen
- Placenta praevia
- regelwidrige Lagen des Kindes
- SIH (schwangerschaftsinduzierter Hypertonus)
- Pyelonephritis gravidarum

Die niedrigste perinatale Mortalität ist nach Geburtenabständen von 2–3 Jahren zu erwarten. Zeitintervalle > 7 Jahre oder < 2 Jahre stellen eine Belastung für die körperlichen Veränderungen des schwangeren Organismus dar.

4.5 Psychosoziale Situation

Die Anpassung an eine Schwangerschaft erfordert eine **körperliche und seelische Entwicklungsarbeit**, die individuell sehr verschieden erfahren wird. Dazu gehört das Erleben der Schwangerschaft, körperliche Veränderungen, Befindlichkeiten, Familie und Partnerschaft, Sexualität, soziales Umfeld, Rollenerwartungen, Körperpflege, Belastung und Entlastung, Lebensführung, Beruf, Finanzen, Ernährung, Religiosität, Ängste (siehe Kap. 11).

Entscheidend für die seelische Verarbeitung psychischer Stressoren ist auch die **Einstellung zum Kind**. Ein Wunschkind wird erwartungsgemäß weniger subjektive Beschwerden hervorrufen, als eine abgelehnte Schwangerschaft. Ambivalente Gefühle gegenüber der Schwangerschaft und dem Kind hingegen sind nicht verwerflich, sondern normal. Allerdings gibt es Hinweise, dass mit ihnen auch das Risiko für Spontanaborte steigen kann (10).

Unter den Faktoren, die den Reifeprozess einer Schwangerschaft störend beeinflussen können, unterscheidet man zwischen **subjektiven, persönlichkeitsbedingten Faktoren** (z. B. Ängstlichkeit, Selbstunsicherheit, Erwartung von Problemen) und **objektiven Faktoren** (z. B. gestörte Partnerschaft, ungünstige Wohnverhältnisse, dogmatische Religiosität (27).

Die Erwartung der Schwangeren hinsichtlich der Veränderungen oder Erkrankungen spielen eine sehr große Rolle. Frauen mit komplizierten Schwangerschaften schätzen ihre Gefährdung ungleich höher ein als die anderen Frauen. Der wirkliche Risikostatus, ihre Ängste und der Stress können nachfolgend tatsächlich zu einem niedrigeren Geburtsgewicht und zu vermehrten Frühgeburten führen. Daher sollten die **Befürchtungen der Frau** elementarer Bestandteil des Beratungsgespräches sein (10).

Das Erleben der Schwangerschaft ist ein individuelles Geschehen. Schon intrauterin besteht eine psychosomatische Wechselwirkung zwischen Mutter und Fetus. Schwangerschaften, die durch sozialen oder psychischen Stress und Ängste belastet sind, stellen ein deutliches somatisches Risiko für Mutter und Kind dar.

Sozialstatus/Berufstätigkeit

Der Einfluss der **sozialen Schicht** auf den Schwangerschafts- und Geburtsverlauf ist trotz der allgemein verbesserten Lebensbedingungen bis heute nicht aufgehoben.

Die perinatale Mortalität steigt mit der Abnahme des Sozialstatus fast auf das Doppelte an, die Neugeborenentodesfälle sogar auf das Dreifache (37).

Ursache der erhöhten Sterblichkeit ist die deutlich höhere Frühgeburtenrate und der größere Anteil an hypotrophen Neugeborenen. Diese mit dem Sozialstatus gekoppelten Unterschiede sind in allen Nationalitätsgruppen unabhängig vom Familienstand nachweisbar (siehe Kap. 11).

Statt des **Familienstandes** bietet sich die Frage nach der **partnerschaftlichen Situation** an, so dass z. B. auch Frauen mit einer homosexuellen Partnerschaft eingeschlossen sind. Der Familienstand spiegelt nicht in jedem Fall die Lebensumstände wider. Zum Verständnis der Einflüsse auf die Schwangerschaft ist vor allem die reell existierende Lebenssituation der Frauen von

Bedeutung und nicht ihr juristischer Status, der aber auch durchaus ein psychosomatischer Problemfaktor sein kann (z. B. schwangere, unverheiratete Muslimin). Obwohl der Einfluss des Ehestatus in den letzten dreißig Jahren zunehmend geringer wurde, haben alleinstehende Mütter und ihre nichtehelich geborenen Kinder auch heute noch eine vergleichsweise schlechtere Geburtsprognose. Die Ursache für die höhere mütterliche und kindliche Mortalität ist die höhere Frühgeburtenrate (24).

Die gewohnte **berufliche Tätigkeit** kann während der Schwangerschaft weiter ausgeführt werden, außer wenn sie durch das Mutterschutzgesetz untersagt ist. Allerdings ist die Frühgeburtenrate bei Berufstätigen signifikant erhöht, besonders bei Frauen mit schwerer körperlicher Arbeit im Stehen und bei besonderer seelischer Anspannung (siehe Kap. 11) (4, 11).

Die Bedeutung der **Mehrfachbelastung** durch Beruf, Haushalt und Familie ist nicht eindeutig belegt.

Die Erhebung des sozio-ökonomischen Status im Rahmen der Anamnese ist vor allem für die Beratung über die entsprechenden sozialen Hilfsangebote relevant.

Verdrängte Schwangerschaft

Gar nicht so selten kommen Frauen in die Vorsorge, die den Beginn ihrer Schwangerschaft nicht wahrgenommen haben. Etwa jede 400. Schwangere kontaktiert erst nach der 20. SSW einen Gynäkologen oder eine Hebamme. Bei jeder 2500. Geburt werden die Frauen von der Tatsache der Schwangerschaft überrascht. Dabei muss zwischen Verheimlichung, Nichtwahrnehmung und iatrogener Mitbeteiligung durch behandelnde Ärzte, Heilpraktiker usw. unterschieden werden.

Früher vermutete prädisponierende **Risikofaktoren** wie soziale Isolierung, niedrige Intelligenz, fehlende Partnerschaft, geringer sozialer Status, junges Alter, voreheliche Konzeption und Unwissenheit über Fortpflanzung sind nach ausführlichen Studien nicht länger haltbar (36).

Es gibt keinen fest umrissenen Typus der „Schwangerschaftsverdrängerin".

Zu 40 % beschreiben diese Frauen weiterhin mentruationsähnliche Blutungen, fehlende Gewichtszunahme und keine Veränderungen der äußeren Körperform. Der verdrängten Schwangerschaft liegt zumeist eine **spezifische Psychodynamik** zugrunde, die unter Umständen betreuungsbedürftig ist („Ich hatte viele gute Gründe nicht schwanger zu sein!"). Die Frauen sind praktisch immer schwer verunsichert und machen sich größte Vorwürfe hinsichtlich ihres bisherigen Lebenswandels (Rauchen, Ernährung, Medikamentenkonsum) und dass sie nicht alles für ihr Kind getan haben (fehlende Vorbereitungen, keine Liebe zum Kind gefühlt zu haben).

Das neonatale Outcome ist bei Kindern nach einer **spät begonnenen oder fehlenden Schwangerenvorsorge** deutlich schlechter als zur betreuten Vergleichsgruppe. Die **Risiken** sind:
- hohe neoanatale Mortalität (7–11 %)
- hohe Frühgeburtenrate (10–26 %),
- dystrophe Neugeborene

Wichtig für die Betreuung solcher Schwangeren ist die verständnisvolle und vorwurfsfreie Annahme der Situation durch die Hebamme und die anderen BetreuerInnen. Die Vermittlung von psychotherapeutischer Begleitung oder sozialpädagogischer Begleitung (Familienhilfe, Familienberatung, Familienhebammen usw.) kann im Einzelfall sinnvoll sein (19).

4.6 Ernährungsgewohnheiten

Der Ernährungszustand der werdenden Mutter hat nicht nur Auswirkungen auf ihre eigene Gesundheit, sondern auch auf die des Kindes. Er wird sowohl durch die aktuelle als auch prägravide Versorgung mit Makro- und Mikronährstoffen beeinflusst (33). Ein normales Ausgangsgewicht für Schwangere liegt bei einem BMI zwischen 20 und 25 kg/m².

Das **Ernährungsverhalten** und der -zustand sind durch externe Faktoren bedingt:
* Alter der Mutter
* Parität der Mutter
* soziale Situation
* körperliche Aktivität
* Raucherstatus
* Konsum von Genussmitteln und Drogen
* Vor- und Begleiterkrankungen

Kulturelle Unterschiede und Essgewohnheiten spielen eine nicht zu unterschätzende Rolle, deshalb ist in der Anamneseerhebung auf Besonderheiten wie vegane, vegetarische oder makrobiotische Ernährung zu achten. Einseitige Ernährung, z. B. ohne tierisches Eiweiß, birgt die Gefahr einer Eisenmangelanämie (siehe Kap. 11) (2).

4.7 Besonderheiten bei Migrantinnen und in der Entwicklungshilfe

17 % der im Jahr 2000 in Deutschland geborenen Kinder hat ausländische Eltern oder eine ausländische Mutter (29).

In Deutschland leben derzeit etwa **1,7 Millionen ausländische Frauen im gebärfähigen Alter** (8,1 % aller Frauen zwischen 15 und 40 Jahren), wobei in den Großstädten wie Berlin und Hamburg, 13,0 % bzw. 15,1 % der Bevölkerung aus dem Ausland stammt. Die größten Gruppen der MigrantInnen kommen mit 25,4 % aus der Türkei, mit 11,7 % aus den Balkanstaaten (Jugoslawien/Bosnien/Herzegowina/Kroatien/Mazedonien/Slowenien) und aus Italien (7,8 %); Frauen und Männer etwa zu gleichen Teilen (29).

Der Anteil an MigrantInnen aus den **afrikanischen Staaten** liegt offiziell bei 4,0 %. Zusätzlich lebt eine nicht zu unterschätzende Zahl an Frauen mit ungesichertem Aufenthaltsstatus in Deutschland. Dieses Leben in der Illegalität ist geprägt von unsicheren, meist schlechten Arbeits- und Lebensbedingungen und der Angst entdeckt zu werden.

Die Zahl der Geburten von Migrantinnen und ihr Anteil an der Gesamtgeburtenzahl (17 % im Jahr 2006) in Deutschland nimmt seit den 90er Jahren wieder deutlich zu.

> Sowohl die Säuglingssterblichkeit als auch die perinatale Mortalität ist bei Migrantinnen unabhängig vom Alter der Mutter und ihrer Parität erhöht (18).

Ausschlaggebend dafür dürfte die **höhere Frühgeburtenrate** und der **niedrigere soziale Status** sein. Es herrschen besonders unter Migrantinnen ohne gesicherten Aufenthalt sprachliche Verständigungsschwierigkeiten und demzufolge Unkenntnis über spezifische Angebote.

Besonders schwierig ist die Situation für **schwangere Frauen in der Illegalität**, deren Schwangerschaft in dieser Lebenssituation per se als Risikoschwangerschaft gilt und die weder Mutterschutz genießen noch Zugang zu regelmäßigen Vorsorgeuntersuchungen und Kliniken für die Entbindung haben. Selbst wenn sie adäquat behandelt werden, bleibt das Problem der Kostenübernahme und die drohende Gefahr der Abschiebung (6, 7).

Frauen ohne Krankenversicherung haben in Deutschland nur im Krankheitsfall Anspruch auf medizinische Hilfe. Das führt dazu, dass deshalb jede dieser Frauen eine „Pathologie" aufweist, um die Arbeitsleistung des Arztes erstattet zu bekommen, womit sich nach den ersten Studien der Migrantenstatus per se als Risikofaktor etablierte. Dieses „Risiko" ist also im Einzelfall genau zu betrachten und anamnestisch zu erheben (18).

Außerhalb Deutschlands führt die mangelnde Versorgung von Schwangeren durch kompetente Helferinnen, Hebammen oder Ärzte in vielen Ländern der Welt zu einer hohen mütterlichen und kindlichen Morbidität und Mortalität. Nur bei der Hälfte der Geburten in Entwicklungsländern sind ausgebildete Geburtshelferinnen anwesend. In einigen Ländern Asiens und Afrikas gibt es nur eine Hebamme für 300 000 Menschen, das bedeutet durchschnittlich eine Hebamme für 15 000 Geburten. Nur 65 % der Frauen in Entwicklungsländern erhalten eine Geburtsvorsorge, weniger als 30 % eine Geburtsnachsorge (32).

Weltweit sterben jeden Tag 1600 Frauen durch Komplikationen während der Schwangerschaft oder bei der Geburt ihres Kindes, das sind jährlich rund 600 000 Frauen. 99 % dieser Sterbefälle treten in den **Entwicklungsländern** auf. Damit gehören Schwangerschaft und Geburt in den Entwicklungsländern weiterhin zu den Hauptbodesursachen bei Frauen im gebärfähigen Alter. Zusätzlich leiden über 50 Millionen Frauen unter chronischen Beschwerden nach der Schwangerschaft oder Geburt (37).

80 % der Todesfälle lassen sich nach WHO-Angaben auf **fünf Ursachen** zurückführen:

- Blutungen
- Infektionskrankheiten
- Hypertonie
- Überarbeitung, körperliche Erschöpfung
- Unsachgemäß durchgeführte Schwangerschaftsabbrüche

Familiäre Sorgen, beruflicher Stress, finanzielle Notlagen und Probleme bei der Eingliederung in eine neue Kulturgemeinschaft sind Lebensumstände, die sich auf den Verlauf einer Schwangerschaft negativ auswirken können.

Hebammen, die in Schwellenländern oder mit Migrantinnen arbeiten, müssen zusätzlich zu dem medizinischen Wissen ein hohes Maß an multikulturellem Verständnis erwerben.

- Dazu gehört auch das Wissen um Unterschiede bei endemischen und epidemischen Krankheiten, z. B. die häufigere Belastung mit Infektionskrankheiten wie Tuberkulose, Hepatitis, Malaria und HIV.
  Hepatitis: In Südostasien und im tropischen Afrika sind bis zu 20 % der Bevölkerung Träger der Hepatitis-B-Viren (Industrieländer 0,1 %). **Tuberkulose** steht mit **AIDS** und **Malaria** an der Spitze der tödlichen Infektionskrankheiten. Besonders dramatisch ist die Entwicklung in Osteuropa, wo sich die Todes- und Ansteckungsrate seit 1995 verdoppelt hat. An der Tropenkrankheit Malaria erkranken jährlich 300 bis 500 Millionen Menschen; 1,5 bis 2,7 Millionen Menschen sterben.
- Wie auch in Deutschland findet sich ein signifikanter Zusammenhang zwischen **niedrigem sozio-ökonomischen Status und Frühgeburten.** Die Frühgeburtenrate in Schwellenländern liegt bei 11 – 22 %. Die höchste Rate ist bei Teenagern zu verzeichnen (32).
- In vielen Kulturen werden junge Mädchen schon sehr früh verheiratet, häufig ohne einen Schulabschluss oder eine Berufsausbildung abzuwarten. Zu ihren ehelichen Pflichten gehört von Anfang an das Austragen von Schwangerschaften, damit erklärt sich die hohe Rate an **Teenagerschwangerschaften.**
- **Vergewaltigung und sexueller Missbrauch**: In vielen Ländern Lateinamerikas, Asiens und Afrikas arbeiten Tausende von Mädchen schon in jungen Jahren mehrere Stunden täglich in fremden Haushalten. Dienstmädchen sind oftmals auch sexuellen Über-

griffen ihrer „Herren" ausgesetzt. Werden sie dann schwanger, setzen ihre Arbeitgeber sie meist vor die Tür. Außerdem werden Tausende von Mädchen jedes Jahr gegen ihren Willen aus ihren Dörfern in Bordelle gebracht. Wenn diese Mädchen schwanger werden, leiden sie überdurchschnittlich häufig an vorgeburtlichen Krankheiten und Beschwerden. Die Müttersterblichkeit ist in dieser Bevölkerungsgruppe besonders hoch (32).

- Traumatisierung von **Frauen in Kriegsgebieten:** Sexualisierte Gewalt ist ein häufiger Bestandteil von Folter und Kriegshandlungen. Neben den tiefen Spuren in der Persönlichkeit der Betroffenen entstehen überdurchschnittlich häufig Schwangerschaften aus Vergewaltigungen. Der adäquate Umgang mit Frauen und deren Scham, die mit den Gewalterlebnissen gekoppelt ist, erfordert eine besondere Sensibilität (35, 42).

- **Hunger führt zu Frühgeburten.** Ein schlechter Gesundheits- und Ernährungszustand der Mütter führt häufig zu Fehl- oder Frühgeburten bzw. zu einem niedrigen Geburtsgewicht der Kinder. Jedes Jahr werden 20 Millionen Babys mit Untergewicht geboren und durch kurze Stillzeiten sind diese Kinder besonders anfällig für Krankheiten und Infektionen (32, 42).

- **Sehr frühe bzw. sehr späte und zu rasch aufeinanderfolgende Geburten** erhöhen erheblich die Gesundheitsgefährdung für Mütter und Kinder. Häufige Schwangerschaften zehren nicht nur an den Kräften einer Frau, auch der Gesundheitszustand ihrer anderen Kinder verschlechtert sich erfahrungsgemäß mit wachsender Kinderzahl. Wenn eine Mutter bei der Geburt stirbt, ist das Sterblichkeitsrisiko für ihre überlebenden Kinder zehnmal höher als bei Kindern, die mit ihrer Mutter aufwachsen (37).

- Die ungleiche Behandlung von Mädchen und Jungen hat zur Folge, dass viele **Mädchen** in Entwicklungsländern mangelernährt und in **einer schlechten gesundheitlichen Verfassung** sind. Eine Schwangerschaft belastet ihren ohnehin geschwächten Körper, zumal meist

mehrere Schwangerschaften in kurzen Abständen aufeinander folgen. In den Entwicklungsländern leiden über 50 % der Schwangeren an Eisenmangel. Die darauf folgende **Anämie** ist für Schwangere und Neugeborene oft lebensbedrohlich. Sie erhöht die Müttersterblichkeit bei der Geburt und hemmt Wachstum und Entwicklung der Kinder. Eisenmangel ist ein Hauptgrund dafür, dass nach Schätzungen von UNICEF jährlich über 24 Millionen Babys mit einem Geburtsgewicht unter 2500 g geboren werden, 95 % davon in Entwicklungsländern (32).

- Rituale sind in allen Bereichen jeder Gesellschaft – und nicht nur in der Religion – zu finden. Rituale sind stereotype und häufig wiederholte Verhaltensweisen, die für alle Betroffenen eine bestimmte Bedeutung haben. **Machtvolle Rituale** finden sich vor allem bei den in vielen Kulturen als problematisch eingeschätzten Statusübergängen im Verlauf eines menschlichen Lebens, z. B. bei Schwangerschaft und Geburt und Beschneidung. Die meist als Feiern inszenierten Rituale kanalisieren die Gefühle, indem sie die Ängste mindern und Sicherheit geben. Körperliche Missempfindungen während der Schwangerschaft, aber auch moralische Konflikte können durch Zwänge und Rituale religiös überlagert sein. Nicht alle Praktiken sind für unsere westlichen Vorstellungen akzeptabel, aber es ist dringend notwendig sie zu respektieren, solange sie nicht gegen die Menschenrechte verstoßen.

Eine Hebamme sollte allen Schwangeren, Gebärenden, Wöchnerinnen und Neugeborenen, für die ihr Beistand gefordert wird, ohne Unterschied des Standes, des Vermögens und der Herkunft Hilfe leisten. Die Kenntnis der jeweiligen Kultur einer Migrantin kann sich vorteilhaft auf den Verlauf der Schwangerschaft und Geburt auswirken.

Genitale Beschneidung von Frauen

Weltweit sind etwa 130 Millionen Frauen beschnitten und jährlich kommen 2 Millionen hinzu. FGM (female genital mutilation) wird in 28 afrikanischen Ländern, auf der arabischen Halbinsel und in Teilen Asiens praktiziert. Ausführende sind zumeist Hebammen, Geburtshelferinnen und Heilerinnen (40).

Mit der zunehmenden Migration afrikanischer Frauen breitet sich die Beschneidung auch nach Europa aus. Die Beschneidung der weiblichen Genitalien ist eine körperliche, seelische und sexuelle Verletzung, die ihre Opfer für den Rest des Lebens belastet. Zusätzlich ist sie mit dem Tabu des Schweigens belegt.

Die Personalunion von „Beschneiderin" und Hebamme in der Heimat überschattet natürlich unsere Arbeit als Hebammen hier in Deutschland. Zusätzlich führt das Unwissen des hiesigen medizinischen Personals nicht unbedingt zu einem vertrauensvollen und sensiblen Umgang mit den Frauen, wodurch den bestehenden Verletzungen ungewollt weitere hinzugefügt werden.

Der Grad der Zirkumzision beeinflusst das Ausmaß der zu erwartenden **geburtshilflichen Komplikationen**:
- Rissverletzungen
- Verstärkte Blutungen
- Wunddehiszenzen (klaffende Wunden)
- Protrahierte Geburtsverläufe
- Extreme Belastung des Beckenbodens
- Belastung des Kindes unter der Geburt
- Visikovaginale und rektovaginale Fistelbildung

Für die betreuende Hebamme ist eine ausführliche Information über den sozio-kulturellen Hintergrund, die Beachtung der sprachlichen Termini (weibliche Beschneidung, nicht Verstümmelung) und äußerste Vorsicht bei vaginalen Untersuchungen unerlässlich.

4.8 Mütterliche Erkrankungen und ihre Bedeutung für die Schwangerenvorsorge

Erbkrankheiten

Eine kausale Behandlung und damit Heilung genetischer Krankheiten ist bisher nicht, eine symptomatische Therapie nur bei einigen Störungen möglich.

In diesem Fall können die Familien daran interessiert sein, die Höhe des Risikos für das Auftreten weiterer Krankheitsfälle zu erfahren, um sich so gut wie möglich auf die Behinderung des betroffenen Familienmitgliedes einzustellen. Für einige Erbleiden lässt sich das **Wiederholungsrisiko** genau berechnen (monogene Erbleiden, chromosomale Störungen), für andere (polygene Erbleiden) sind derartige Angaben nicht möglich. Das Risiko muss aus Erfahrungswerten ermittelt werden, die aus statistischen Untersuchungen in ganzen Bevölkerungsgruppen gewonnen wurden. Die Häufigkeit polygen oder multifaktoriell bedingter Leiden (> 15 % der Lebendgeborenen) ist deutlich höher als bei monogenen Erbleiden (19).

Neumutationen können auch in Abhängigkeit vom Geschlecht der Eltern auftreten. Während bei Vätern über 40 Jahren das Risiko für eine Achondroplasie (Zwergwuchs) in der Folgegeneration um das Fünffache ansteigt, findet sich bei Müttern über 35 Jahre ein exponentieller

Anstieg im Risiko für ein Down-Syndrom (Trisomie 21) bei ihren Kindern (19).

Schwangeren mit einem anamnestischen Risiko sollte eine genetische Familienberatung und evtl. eine pränatale Diagnostik (s. Kap. 9) empfohlen werden. Voraussetzung dafür ist die freiwillige Inanspruchnahme und eine konkrete Belastungssituation (erhöhtes Alter der Eltern, bekannte Erbkrankheiten in der Familie, Verwandtenehe).

Kinderkrankheiten

Alle Infektionen während der Schwangerschaft können, unabhängig vom Erreger, entweder zur Erkrankung der Mutter, zur Erkrankung des Feten oder zur Erkrankung beider führen.

Infektionskrankheiten nehmen wegen der veränderten Immunreaktionslage und der verminderten Abwehrkräfte der Schwangeren oft einen schwereren Verlauf und gefährden in einigen Fällen das Leben des Feten.

▪ Röteln

Bei einer im ersten Trimenon sicher festgestellten Rötelninfektion der Mutter muss mit einer **Infektion des Feten** gerechnet werden. In 25–30 % der Fälle treten Embryopathien auf, die als Röteln- (Gregg-) Syndrom bezeichnet werden. Dazu gehören:
- Herzfehler
- Schwerhörigkeit bis Innenohrtaubheit
- schwere Augenfehler
- psychische Störungen

Wegen der hohen kindlichen Fehlbildungsrate wird immer eine serologische Kontrolle des Immunstatus der Schwangeren empfohlen.

Das **Fehlbildungsrisiko** von Lebendimpfungen in der Frühschwangerschaft oder in den drei Monaten vor einer Schwangerschaft ist vernachlässigbar gering (23, 25).

Für alle anderen Virusinfektionen wie **Masern**, **Varizellen**, **Mumps**, **Hepatitis**, **Grippe**, **Herpes**, **Poliomyelitis**, **Pocken** etc. ist kein erhöhtes Fehlbildungsrisiko bekannt (22).

▪ Ringelröteln

Diese seltene, vom Parvovirus B19 verursachte Kinderkrankheit gilt als wenig ansteckend und verläuft in der Regel harmlos. 40–60 % aller Erwachsenen sind Virusträger und damit nicht mehr gefährdet. Eine Infektion in der Schwangerschaft führt in einem Drittel der Fälle zu einer Ansteckung des Feten. Als Folge der Infektion werden bei 10 % der Kinder eine fetale Anämie, Aszitis, ein Hydrops, Herzprobleme bis hin zum Kindstod beschrieben (23).

▪ Windpocken

Eine Infektion mit dem Varizellen-Zoster-Virus tritt in der Schwangerschaft selten auf, weil bis zur Pubertät 90–95 % der Bevölkerung eine Infektion durchgemacht haben. Bei einer **Erstinfektion in der Frühschwangerschaft** kann es zu einem Abort oder vereinzelt zu einem „kongenitalen Varizellensyndrom" mit Hautdefekten, Extremitätenhypoplasien, Augen- und Hirnschäden und psychosomatischen Retardierungen kommen.

Zwischen der 24. und 38. SSW sind keine kindlichen Schäden zu erwarten. Eine peripartale Infektion der Mutter hat in 25–30 % eine Infektion des Kindes zur Folge, die für das Neugeborene lebensbedrohlich ist. Bis zu einem Drittel der Kinder stirbt innerhalb weniger Tage an den Folgen der Infektion (13, 34).

◾ Mumps

Wegen der hohen Rate an Mumpsinfektionen in der frühen Kindheit sind 96 % aller schwangeren Frauen immun. Im seltenen Fall einer Infektion in der Schwangerschaft kann es zu einem Spontanabort oder intrauterinen Fruchttod kommen (24, 34).

◾ Masern

Bei 98 % aller Frauen im gebärfähigen Alter besteht eine Immunität infolge einer Infektion oder Impfung. Damit ist eine Infektion in der Schwangerschaft ein ausgesprochen seltenes Ereignis. Im Fall der Infektion wird ein häufigeres Auftreten des intrauterinen Fruchttods beschrieben (24, 34).

◾ Scharlach

Scharlach gehört zu den bakteriellen Kinderkrankheiten, die keine lebenslange Immunität hinterlassen und somit auch Schwangere betreffen können. Spezifische Störungen oder Komplikationen bei einer Infektion während der Schwangerschaft und Auswirkungen auf das Neugeborene sind nicht beschrieben (24, 34).

◾ Keuchhusten/Pertussis

Pertussis ist eine bakterielle Infektionskrankheit, die mit z. T. langanhaltenden, erschöpfenden Hustenanfällen einhergeht, aber eine Immunität hinterlässt, die mit den Jahrzehnten abnimmt, so dass es zu einer Neuinfektion im Erwachsenenalter kommen kann. Für die Schwangerschaft ist Keuchhusten unbedenklich, Beeinträchtigungen des Feten sind nicht zu erwarten.

Gefährlich ist aber die Infektion um den Entbindungstermin wegen der Ansteckungsgefahr des Kindes, weil Pertussis bei **Neugeborenen** sehr schwer verläuft und bei 1 – 2 % der erkrankten Kinder zum Tod führen kann (24, 34).

Durchgemachte Infektionskrankheiten der Mutter, die eine lebenslange Immunität hervorrufen, mindern die Gefahr von Fehl-, Früh- und Totgeburten und entfallen als potenzielle Schwangerschaftskomplikation.

Andere Infektionskrankheiten

◾ Toxoplasmose

Eine Toxoplasmose ist nur dann bedeutsam, wenn die Infektion während der Schwangerschaft erfolgt und zur Ansteckung des Feten führt. Im ersten und zweiten Trimenon führt ein Infektion zumeist zum Absterben des Kindes. Im letzten Trimenon werden bis zu 80 % schwere Gehirn- und Augenschädigungen beobachtet.

Ist die Infektionszeit lang genug vor der Geburt des Kindes, bildet die Mutter Antikörper aus, die ebenfalls auf den Feten übergehen und in ihm eine Infektion verhindern können (24, 34).

◾ Herpes simplex

Eine Infektion mit **Lippen- bzw. Gesichtsherpes** (HSV 1) führt in der Schwangerschaft nicht zu einer Virusausbreitung im Körper und stellt somit keine Gefahr für den Feten dar. Eine Ansteckung kann aber für ein Neugeborenes lebensbedrohlich werden (24, 34).

Die Abort- und Frühgeburtenrate ist bei einem **aktiven Genitalherpes** (HSV 2) signifikant erhöht. Bei der vaginalen Geburt besteht jedoch die Gefahr der Ansteckung des Kindes. Die Ansteckungsrate liegt bei 50 % bei einer Erstinfektion, bei Rezidiven bei 5 – 10 %. Die Infektion verursacht beim Neugeborenen neben den typischen Bläschen Schäden an Augen, Lunge, Leber, ZNS und anderen Organen bis hin zu einer generalisierten Sepsis. Für 60 % der infizierten Neugeborenen endet diese Infektion tödlich, so dass der Geburtsmodus der Wahl bei aktivem

Genitalherpes die primäre Sectio sein muss (34).

■ Tuberkulose

Die Tuberkulose (Schwindsucht) ist eine weltweit verbreitete bakterielle Infektionskrankheit mit chronischem Verlauf. Sie wird durch Mangelernährung, schlechte soziale und hygienische Verhältnisse und ein geschwächtes Immunsystem begünstigt. In Deutschland gibt es immer weniger Neuerkrankungen (jährlich 0,3 ‰). Aber in einigen so genannten Schwellenländern (Asien, Ozeanien und Afrika) schwankt die jährliche Neuerkrankungsrate um 2 ‰. Daher ist vor allem bei **Migrantinnen** aus diesen Ländern bzw. bei Auslandeinsätzen in diesen Gebieten an eine Tuberkulose zu denken.

Die Schwangerschaft wird durch das Auftreten der Tuberkulose nicht negativ beeinflusst, wenn die Mutter ausreichend mit Tuberkulostatika behandelt wird. Liegt eine aktive Tuberkulose vor, darf das Kind nicht gestillt werden, es muss ein Mundschutz getragen werden und unter Umständen ist neben der Antibiotikagabe die Trennung von Mutter und Kind sinnvoll. Eine Indikation zum Abbruch der Schwangerschaft liegt nur bei schwerer Einschränkung der mütterlichen Lungenfunktion vor (24).

■ Malaria

Malaria (Sumpffieber) gehört zu der am weitesten verbreiteten Infektionskrankheit der warmen, vor allem tropischen Länder, die mit charakteristischen Fieberanfällen einhergeht. Jährlich erkranken 100 Millionen Menschen, 3000 Menschen sterben täglich an Malaria. Durch die verstärkte Migration wird diese Krankheit zunehmend nach Europa importiert.

Malaria hat in der Schwangerschaft ein **hohes Gefährdungspotenzial** für Mutter und Kind! Die Plazenta ist ein bevorzugter Ort für die von Plasmodien befallenen Erythrozyten. Für die therapeutischen Entscheidungen muss zwischen einer akuten und der chronischen Situation unterschieden werden (24).

Malariabedingte Komplikationen während der Schwangerschaft sind:
* Abort
* Totgeburt
* hohe postnatale Mortalität
* intrauterine Wachstumsretardierung
* konnatale Malaria
* zerebrale Malaria
* massive Hämolyse
* akutes Nierenversagen

■ Hepatitis B

Unter den Ursachen des Ikterus in der Schwangerschaft ist die Virushepatitis B bei weitem die häufigste. 50 % der Hepatitisfälle verlaufen ohne Ikterus und werden durch das serologische Screening bestätigt. Jährlich werden in Deutschland 850 infizierte Kinder geboren, wobei der Anteil deutscher Kinder mit Hepatitis B < 20 % beträgt. Das Verhältnis von schwangeren Migrantinnen zu deutschen Schwangeren mit Hepatitis B liegt bei 14 : 1 (0,8 % aller Schwangeren).

Der Krankheitsverlauf und die Häufigkeit der Erkrankung in der Gravidität ist mit der der Nichtschwangeren vergleichbar. Die **mütterliche Prognose** ist relativ günstig, wenn sich die Schwangere in einem guten Ernährungszustand befindet. Das Neugeborene muss bei einer HBs-Ag-positiven Mutter oder anderen erkrankten, engen Angehörigen kurz nach der Geburt geimpft werden. Es braucht dann nicht isoliert und kann voll gestillt werden.

Gefahren für die Schwangerschaft:
* Fehlbildungen
* Abort
* Meningitis, Enzephalitis
* Frühgeburt
* dystrophes Neugeborenes
* konnatale Hepatitis

Wegen der enorm großen Ansteckungsgefahr sind beim Umgang mit Körperflüssigkeiten Hepatitis-B-infizierter Frauen besondere hygienische Richtlinien bindend.

■ HIV und AIDS

Die durch neuro- und lymphotrope Viren (HIV 1 und HIV 2) ausgelöste Erkrankung geht mit der Entwicklung eines Immundefekts, der Verminderung der zellulären Immunität und einer Verringerung der T-Helferzellen einher. Bis heute gibt es noch keine Impfung. AIDS (Acquired Immunodeficiency Syndrome) ist nicht heilbar, durch die verbesserte medikamentöse Therapie in den Industrieländern konnten die Sterbefälle aber deutlich reduziert werden. Von den rund 50 000 HIV-Positiven in Deutschland sind rund 75 % in einem fortpflanzungsfähigen Alter.

HIV-positiven Frauen sollte von einer Schwangerschaft abgeraten werden. Ist eine Schwangere HIV-positiv und gewillt diese Schwangerschaft auszutragen, ist ihr in dieser Situation zu helfen, ohne dass sie sich permanent für ihre Entscheidung rechtfertigen muss.

> Unterbleibt jede HIV-Therapie bei einer Schwangeren, trägt das Kind ein Risiko zwischen 15 und 25 %, das Virus von der Mutter zu übernehmen.

In den westlichen Ländern erhält die HIV-infizierte Schwangere in aller Regel eine Kombinationstherapie gegen den Erreger (39). Pränatale Diagnostik ist wie alle anderen invasiven Maßnahmen wegen der hohen Ansteckungsgefahr des Feten zu vermeiden. Diesen Frauen sollte die Entbindung in einer Schwerpunktklinik angeraten werden. Das Kind sollte **per Sectio** entbunden werden, um die Infektionswahrscheinlichkeit während der Geburt zu verringern.

Damit schließlich das Virus nicht später mit der Muttermilch während des Stillens übertragen wird, muss künstliche Nahrung gefüttert werden. Die **neugeborenen Kinder** erhalten zusätz-

lich für 2 bis 6 Wochen ein HIV-Medikament. Durch diese Maßnahme ist in Deutschland die Übertragungsrate von der Mutter zum Kind auf unter 2 % gesunken.

Ganz anders liegt dagegen der Fall in **Schwellenländern**. Wird hier nicht gegen eine Infektion interveniert, liegt das Übertragungsrisiko für die Kinder mit 25 bis 35 % besonders hoch. Das bedeutet, dass jedes Jahr rund 800 000 HIV-infizierte Babys auf die Welt kommen. Bei der Umsetzung der Geburt per Kaiserschnitt bestehen ernste Defizite, da die Operation nur in Krankenhäusern durchgeführt werden kann, in denen entsprechende hygienische Bedingungen herrschen – was in jenen Ländern die Ausnahme ist.

Neben der schlechteren Versorgung spielt der **Mangel an Medikamenten** und Kombinationstherapien eine erhebliche Rolle. Wird das Kind vaginal geboren, erhält es eine Kleinstdosis des bei der Mutter verwendeten Medikaments, wodurch das Infektionsrisiko halbiert werden kann. Weil die Ansteckung zu einem Drittel der Fälle im letzten Monat vor der Geburt, zu einem weiteren Drittel während der Geburt und bei dem Rest immer noch über das Stillen geschieht, wird der so erzielte Erfolg durch das mütterliche Stillen oft wieder zunichte gemacht. Allerdings steht sauberes Wasser in vielen Gegenden Afrikas nicht zur Verfügung und die Alternative der künstlichen Babynahrung entfällt aufgrund drohender, ebenfalls lebensgefährlicher Durchfallerkrankungen.

Wegen der Ansteckungsgefahr sind beim Umgang mit Körperflüssigkeiten HIV-positiver Frauen **besondere hygienische Richtlinien**, ähnlich Hepatitis B, bindend.

■ Pyelonephritis

Die bakterielle Infektion der oberen Harnwege ist die häufigste Nierenerkrankung und betrifft 2 – 3-mal häufiger Frauen als Männer. In der Schwangerschaft sind 3 – 8 % der Frauen betroffen (4), 70 % davon erst in der zweiten Schwangerschaftshälfte (16). Durch die Schwangerschaftshormone (Gestagen) kommt es zu einer Weitstellung der Urethra und zu einem herabgesetzten Tonus von Nierenbecken und Ureteren.

Komplikationen für die Schwangerschaft sind:
- Vorzeitige Wehen
- Propfgestose in 50 % der Fälle
- Übergang in eine chronische Form (30 % der Fälle)

Bei rechtzeitiger und gezielter Therapie entsteht keine Gefährdung von Mutter und Kind.

Internistische Erkrankungen

■ Asthma bronchiale

Asthma ist mit einem Auftreten bei 0,5 – 1,5 % aller Schwangeren die häufigste internistische Krankheit. Die Zahlen steigen weltweit an. Die Erkrankung kann erstmalig in der Schwangerschaft auftreten (15).

Bei einem Drittel der asthmakranken Schwangeren verbessert sich der Zustand während der Schwangerschaft, bei einem Drittel bleibt er konstant und bei einem Drittel verschlechtert sich der Zustand der Krankheit.

Ausgeprägtes Asthma kann zu **Atemproblemen** während der Wehen und unter der Geburt führen.

Die beschriebenen **Risiken** sind:
- Akute Plazentainsuffizienz durch Störungen der Atmung
- Präeklampsie
- erhöhte Frühgeburtenrate
- dystrophe Kinder
- erhöhte perinatale Mortalität

■ Morbus Crohn und Colitis ulcerosa

Die Häufigkeit chronisch-entzündlicher Darmerkrankungen hat in den letzten 30 Jahren in Europa deutlich zugenommen. In Deutschland leiden etwa 0,4 % der Bevölkerung an Morbus Crohn oder Colitis ulcerosa. Am häufigsten treten diese Darmerkrankungen im 3. Lebensjahrzehnt auf (31).

Bei erkrankten Schwangeren, deren Krankheit wenig aktiv war, wurde in 85 % der Fälle ein unkomplizierter Verlauf beobachtet.
- Je stärker die Entzündung zu Beginn der Schwangerschaft aufflammt, desto wahrscheinlicher ist ein Abort bzw. intrauteriner Fruchttod.
- Auch ein akuter Entzündungsschub im Verlauf der Schwangerschaft erhöht die Gefahr eines Abortes, einer Frühgeburt bzw. des intrauterinen Fruchttodes (Wahrscheinlichkeit für IUFT bei Morbus Crohn bis 60 %, bei schwerer Colitis ulcerosa 18 – 40 %).
- Eine notwendige Episiotomie stellt kein signifikant erhöhtes Risiko für eine verstärkte Fistelbildung im Perianalbereich dar.
- Bei einem liegenden Anus praeter (künstlicher Darmausgang) kann die Frau vaginal entbinden, sollte aber nicht zu stark pressen, um einen Prolaps des künstlichen Darmausganges zu vermeiden.
- Die Mutter darf ihr Kind stillen. CAVE: Bestimmte Medikamente!

■ Thrombose

Jede 1000 – 2000ste Schwangerschaft geht mit einer nicht immer erkannten Thrombose einher (25). Neben der verringerten Fertilitätsrate werden vor allem habituelle Aborte beobachtet. Bei familiären Häufungen ist von einer genetischen Disposition (gehäuft bei Afrikanerinnen) auszugehen.

Frauen mit einem thrombotischen Geschehen in der Anamnese haben ein 5–6fach erhöhtes Risiko in der Schwangerschaft, eine Thrombose zu bekommen, welches mit zunehmender Schwangerschaftsdauer ansteigt und seinen Höhepunkt im Wochenbett hat.

Die größte Gefahr dabei stellt die Thromboembolie dar. Als Prophylaxe werden je nach Gradeinteilung Gymnastik, Thrombosestrümpfe und niedrigmolekulare Heparine nur im Wochenbett oder über die gesamte Zeit der Schwangerschaft empfohlen. Von einer primären Sectio wird wegen des nachfolgend erhöhten Risikos abgeraten.

■ Hypotonie

Mit 8,4 % aller Schwangeren ist eine Hypotonie (RR ≤ 100/60) relativ häufig. Ab dem zweiten Trimenon kommt es durch die hormonellen Veränderungen zu einer verstärkten venösen Dehnbarkeit und damit zu einem Versacken des Blutes in den Beinvenen (2). Beobachtete Komplikationen sind:
• deutliches Krankheitsgefühl in der Schwangerschaft durch permanente Müdigkeit/ Schlappheit
• orthostatische Dysregulation (Ohrensausen, Schwindelgefühl, Kollapsneigung)
• Bei starken Schmerzen und verstärkten Nachblutungen während der Geburt ist eher mit einem Kreislaufversagen zu rechnen.

Durch die **Mangeldurchblutung der Plazenta** kann es zu nachhaltigen Schädigungen des Feten kommen.
• Intrauterine Wachstumsretardierung (5-mal häufiger)
• Plazentainsuffizient
• Erhöhte perinatale Mortalität (8-mal häufiger)
• Erhöhte Operative Geburtsbeendigungs-/Sectiorate

Es hat sich aber noch nicht endgültig beweisen lassen, dass eine Hypotonie während der Schwangerschaft ein Risiko für Mutter oder Kind darstellt. Die Behandlungsindikation ist umstritten, der Behandlungseffekt nicht überzeugend.

■ Hypertonie

Von einer Hypertonie spricht man bei einem wiederholt hohen Blutdruck (> 140/90). Die möglichen Folgen für den Verlauf der Schwangerschaft und die Geburt sind sehr viel schwerwiegender als bei einer Hypotonie:
• Intrauterine Wachstumsretardierung
• Frühgeburt
• Intrauterine Fruchttod
• Präeklampsie
• HELLP-Syndrom

(siehe auch Kap. 10)

■ Sichelzellenanämie

Die Sichelzellenanämie kommt fast ausschließlich bei dunkelhäutigen Menschen (Afrika und Mittelmeerländer) vor. Diese erbliche Blutarmut ist durch sichelförmige, vorzeitig zerfallende Erythrozyten bedingt, die durch eine Strukturanomalie des Hämoglobins verursacht wird (Anteil der hypochromen Erythrozyen im Blutbild > 5 %). Der Schutz vor Malaria auf der einen Seite hat bei homozygotem Vorkommen eine starke Anämie auf der anderen Seite zur Folge (19, 23).

Frauen mit einer Sichelzellenanämie zeigen infolge der schlechteren Sauerstoffversorgung eine höhere Rate an **Komplikationen während der Schwangerschaft und der Geburt**. Beschrieben werden häufigere
• vorzeitige Wehen
• Frühgeburten
• fetale Wachstumsretardierung

Eine gesicherte Auskunft über ein größeres Ausmaß an intrauterinem Fruchttod und einer höheren perinatalen Mortalität kann aufgrund der kleinen Studienanzahl nicht gegeben werden.

Neurologische und psychiatrische Erkrankungen

Ein Kausalzusammenhang zwischen Schwangerschaft und der Entstehung von psychiatrischen oder neurologischen Erkrankungen ist selten. Häufiger wird ein präexistentes Leiden durch die Schwangerschaft und Geburt akzentuiert (2).

Daher ist die Erfassung der Vorgeschichte vor allem für die Prävention postpartaler Erkrankungen wichtig (28). Wie auch bei anderen Erkrankungen ist die Entstehung psychischer Leiden ein multifaktorielles Geschehen, was sowohl durch körperliche als auch durch das sozio-ökonomische Umfeld beeinflusst wird.

Depressionen in der Anamnese gelten neben einer familiären Belastung als Hauptrisikofaktor für eine postpartale Depression (22).

Posttraumatische Belastungsstörungen treten nach der Geburt eines Kindes häufiger auf, wenn die Frauen bereits traumatisiert waren (Kriegserfahrungen, sexueller Missbrauch) oder psychiatrische Erkrankungen aufweisen (8).

Endogene Psychosen (manisch-depressive Leiden, Schizophrenien) verlaufen in der Regel von der Schwangerschaft unbeeinflusst. Die Zeitpunkte der einsetzenden Schübe sind zufällig. Suizidversuche sind bei psychotischen Schwangeren nicht häufiger als bei Nichtschwangeren (8).

Zerebrale Anfallsleiden müssen in der Schwangerschaft weiter medikamentös behandelt werden. Durch Reduzierung oder Absetzen der Medikamente steigt das Risiko der Anfallshäufung. Durch die anfallsbedingten Kreislaufveränderungen sind Schwangere und Fetus gefährdet.

Werden Frauen mit **Epilepsie** schwanger, verläuft die Gravidität meist völlig normal. Der Fetus wird nur bei langandauernden und sich in kurzen Abständen wiederholenden Anfällen gefährdet. Die übliche Medikation sollte auf eine Monotherapie umgestellt werden, um die damit einhergehende Fehlbildungsrate so gering wie möglich zu halten. Zusätzlich wird ab ca. 12 Wochen vor Eintritt der Schwangerschaft bis zum Ende des ersten Trimenon die hochdosierte Einnahme von Folsäure (5 mg/d) empfohlen. Epilepsie ist per se keine Sectio-Indikation.

Mit **Lähmungen** einhergehende Krankheiten (z. B. Querschnittslähmung, Poliomyelitis, Multiple Sklerose) können sich durch die zunehmende statische Belastung in der Schwangerschaft verschlechtern. Im Wochenbett ist aber mit einer Rückbildung zu rechnen, so dass nach einiger Zeit der vor der Gravidität vorhandene Zustand wieder erreicht ist.

Ist eine **Subarachnoidalblutung** (Hirnblutung) oder die OP eines **Hirntumors** der Schwangerschaft vorausgegangen, ist eine sorgfältige geburtshilfliche und neurologische Überwachung der Schwangerschaft nötig. Die Geburt sollte so schonend wie möglich geleitet werden, stärkeres Pressen muss vermieden werden. Damit bietet sich die primäre Sectio als Geburtsmodus der Wahl an.

Krebs und Schwangerschaft

Die Diagnose „Krebs" während einer Schwangerschaft führt BetreuerInnen und Schwangere in eine schwierige Konfliktsituation, da mütterliches und kindliches Leben oft gleichermaßen bedroht sind. In einem solchen **medizinisch-ethischen Dilemma** begründete Entscheidungen zu treffen, ist nur eingeschränkt möglich, da einerseits sich die bisherigen Kenntnisse über die Folgen der Tumortherapie nur auf Einzelfallberichte und kleine Fallserien stützen und sich andererseits durch die gewählte Tumortherapie mütterliche und kindliche Prognosen oft in einer diametralen Beziehung zueinander verhalten (21).

Es liegen nur begrenzt Erkenntnisse darüber vor, welchen Einfluss die Schwangerschaft per se auf das biologische Verhalten des Tumors und umgekehrt hat.

Somit gibt es für die Diagnose „Krebs bei Schwangerschaft" **keine Standardtherapie**. Das Für und Wider der therapeutischen Verfahren mit Berücksichtigung von Erfolgsaussicht und Toxizität muss mit der Patientin und ihren Angehörigen eingehend besprochen werden. Als bindende Grundlage für jedwede Therapieentscheidung gilt, soweit wie möglich das Wohl von Mutter und Kind zu maximieren und die Therapienebenwirkungen für die Mutter, aber vor allem für das Kind so gering wie möglich zu halten. Nur ein multidimensionales Kompetenzteam ist in der Lage, eine adäquate Beratung und optimale Therapiebedingungen für die Schwangere und ihr Kind sowie für ihre Angehörigen zu schaffen.

Literatur

1 Berg CJ et al: (1996) Pregnancy-related mortality in the United States 1987-1990, Obstet. Gynecol 88, S. 161-7

2 Bilek/Rothe/Ruckhäberle/Schlegel: (1985) Lehrbuch der Geburtshilfe für Hebammen; J. A. Barth, Leipzig

3 Deutsche Gesellschaft für Gynäkologie und Geburtshilfe, Arbeitsgemeinschaft für maternofetale Medizin, Empfehlung zur Geburtsleitung bei Zustand nach Kaiserschnitt, AWMF-Leitlinien-Register Nr. 015/021

4 Enkin M et al: (2000) A Guide to effective Care in Pregnancy and Childbirth, Overview of results of the best available research about effects of specific maternity practices, Oxford University Press

5 Fabry G: (2003) Vorlesung Medizinische Psychologie, Kommunikation im ärztlichen Alltag I: Anamnese; http://wwwmedpsych.uni-freiburg.de/vorlesung.php, 7.8.2003

6 Garay N: (1998) Analyse zum stand der gesundheitlichen Versorgung von Migranten und Migrantinnen im Stadtbezirk Friedrichshain, Arbeiterwohlfahrt

7 Gesundheit und Migration: (1995) Der Beauftragteder Bundesregierung für die Belange der Ausländer (HG.), Bonn

8 Gröhe F: (2009) Psychische Erkrankungen nach der Geburt, Die Hebamme 22, S. 6-12

9 Günay H: (2000) Zahn- und Mundgesundheit in der Schwangerschaft, Prophylaxe Dialog 1, S. 1-4

10 Gupton A, Heaman M, Cheung LWK: (2001) Complicated and uncomplicated pregnancies: women's perception of risk, Journal of Obstetric, Gynecologic and Neonatal Nursing 30, S. 192-201

11 Hebisch G: (2001) Die ärztliche Betreuung „später" Schwangerer, Gynäkologie 2/2001

12 Henriksen, TB: (1995) Standing and walking for >5 hours per work day increased the risk for preterm delivery, Evidence Based Medicine ,Vol 1/1; Nov/Dec, S. 28

13 Koren G: (1995) Chickenpox during pregnancy: small but real risk, Canadian Family Physician - vol 41, 9/95, S. 1447-1478

14 Langford JO: (1992) 35 and at risk?, New generation, Nr. 11, S. 4-5

15 Liu S et al: (2001) Maternal asthma and pregnancy outcomes: a retrospective cohort study, Amercian Journal of Obstetrics and Gynecology, Nr. 184, S. 90-96

16 Lopatkin NA, Schabad LA, Kotkin LJ.: (1987) Prevention of acute and recurrent pyelonephritis in pregnancy Urol Nephrol Nr. 80(1) S. 17-23

17 McDonagh RJ, Ray JG, Burrows RF, Burrows EA, Vermeulen MJ: (2001) Platelet count may predict abnormal bleeding time among pregnant women with hypertension and preeclampsia. Can J Anaesth. Jun;48(6), S. 563ff.

18 Müller A: (1995) Das neue Asylbewerberleistungsgesetz und seine Auswirkungen auf die Gesundheitssituation und die Gesundheitsversorgung von Flüchtlingen, Berlin

19 Murken J, Cleve H: (1994) Humangenetik, Enke Verlag Stuttgart

20 Newcomb W et al: (1991) Reproduction in the older gravida. A literature review, J. reprod. Medicin Nr. 36, S. 839-845

21 Oduncu FS, Hepp H, Emmerich B: (2002) Krebs und Schwangerschaft - Ethik der Entscheidung, Der Onkologe, Nr.8, S. 1281-1293

22 O'Hara MW: (1995) Postpartum Depression. Causes and Consequences, Springer, NY

23 Pschyrembel: (1994) Klinisches Wörterbuch, 257. Auflage, Vlg. de Gruyter Berlin, New York

24 Rabe Th: (1990) Gynäkologie und Geburtshilfe, VCH Verlag Weinheim

25 Rabe Th: (1991) Memorix Geburtshilfe, VCH Verlag Weinheim

26 Runge M: (1903) Lehrbuch der Geburtshülfe, Springer Verlag Berlin

27 Singla AK et al: (2001) Are women who are Jehovah's Witnesses at risk of maternal death?, Amercian Journal of Obstetrics and Gynecology, Nr. 185: S. 893-895

28 Stadlmayr W et al: (2009) Screening-Instrumente zur Erfassung von Befindlichkeitsstörungen nach der Geburt, Die Hebamme 1/09, S. 13-19

29 Statistisches Bundesamt: (2007) Jahrbuch, Bevölkerung

30 Stoeckel W: (1941) Lehrbuch der Geburtshilfe, G. Fischer Verlag, Jena

31 Tirpitz C.v, Reinshagen M: (2002) Chronisch-entzündliche Darmerkrankungen und Schwangerschaft, Blackwell- Verlag Ulm

32 UNICEF-Information zum Thema Müttersterblichkeit: Todesursache - Schwangerschaft und Geburt

33 Viehweg, B: (2000) Mütterliches und kindliches Risiko bei adipösen Schwangeren, Die Hebamme 3/00, S. 149-154

34 de Wall S, Glaubitz M: (1997) Schwangerenvorsorge, Enke Verlag Stuttgart

35 Wenk-Ansohn M: Traumatisierung von Frauen durch Folter und Gewalt in Kriegen und Bürgerkriegen (www.folteropfer.de)

36 Wessel, J: (1998) Die nicht wahrgenommene (verdrängte) Schwangerschaft, eine prospektive Untersuchung aus geburtsmedizinischer Sicht unter Berücksichtigung endokrinologischer, psychosomatischer und epidemiologischer Aspekte, Habilschrift an der Charité der Humboldt-Universität Berlin

37 WHO/Unicef: (1989) Maternal anthropometry and pregnancy outcomes, A WHO collaborative study, Bull WHO 73 (Suppl. 1995)

38 Williams AF: (1994) Silicone breast implants, breast feeding, and scleroderma, Lancet Vol 343, Nr. 894, S. 1043-1044

39 Winkelheide M: (2002) Chance für die „Würmchen", Bericht von der 14. Welt-AIDS-Konferenz in Barcelona

40 www.intact-ev.de, genitale Beschneidung von Frauen

41 www.schwanger-unter-20.de, Seite der Bundeszentrale für gesundheitliche Aufklärung BzgA für schwangere Teenager

42 Zapata, CB: (1992) The influence of social and political violence on the risk of pregnancy complications

Erstuntersuchung

Ute Lange, Renate Egelkraut, Susanne Teuerle

Abhängig von regionalen Gegebenheiten und dem psychosozialen Milieu der Schwangeren ist die Akzeptanz und Bekanntheit von **Hebammenvorsorge** unterschiedlich entwickelt. Es ist zurzeit nicht selbstverständlich, dass sich die Frauen zu Beginn der Schwangerschaft an die Hebamme wenden, häufig wechseln sie erst im Verlauf der Schwangerschaft aus vielfältigen Gründen von der ärztlichen in die Hebammenvorsorge. Entsprechend weit ist die Spannbreite der Bedingungen und Fragestellungen des ersten Kontaktes. Das Spektrum reicht von der Frau, die die Hebamme als primäre Vertrauens- und Betreuungsperson wählt und bereits kurz nach dem Ausbleiben der Periode zu ihr kommt, bis zu der Schwangeren, die bereits viele ÄrztInnen und eventuell Hebammen konsultiert hat und sich nun mit einer Vielfalt von Erfahrungen im fortgeschrittenen Schwangerschaftsalter vorstellt.

> **Der erste Termin** dient unter anderem der Klärung von Bedürfnissen und Wünschen der Frau.

Schwangerenvorsorge durch die Hebamme bedeutet individuelle Begleitung der Schwangeren und ihre Integration in alle Maßnahmen und die Struktur der Vorsorge. Dies setzt voraus, dass beide, Schwangere und Hebamme, ihre Möglichkeiten und Grenzen soweit erforderlich äußern.

> **Mögliche Themen des ersten Kontakts:**
> * Erwartungen der Schwangeren an die Hebammenvorsorge
> * Betreuungsspektrum und Grenzen der Hebammenvorsorge allgemein
> * Welche Untersuchungen bietet die jeweilige Hebamme an, welche nicht (Labor? CTG? etc.)
> * Voruntersuchungen bereits gemacht? Mutterpass vorhanden?
> * Zusammenarbeit mit ÄrztIn gewünscht/ notwendig? Wenn ja wer? Bewährte Kooperationen?
> * Ort (als Hausbesuch/in Praxis) und Rhythmus der Vorsorgeuntersuchungen
> * Erreichbarkeit der Hebamme bei Problemen/Vertretungsregelungen mit Kolleginnen
> * Weitergehende Hebammenbetreuung (Kurs/Geburt/Nachsorge) möglich/ gewünscht? Gegebenenfalls Vermittlung an Kollegin
> * Anamneseerhebung (siehe Kap. 4)

Die im Folgenden aufgeführten Untersuchungen müssen nicht immer Bestandteil des ersten Kontaktes sein. Oft ist es vorrangig, vor körperlichen Untersuchungen ein **Basisvertrauen** und eine **Beziehung** aufzubauen. Oft nehmen Schwangere gerade deshalb Kontakt zur Hebamme auf, weil sie medizinlastige invasive Vorsorge ablehnen und/oder schlechte Erfahrungen gemacht haben.

Vaginale Untersuchungen z. B., in der allgemeinen Routine oft nicht mehr als problematisch wahrgenommen, bedürfen einer klaren Indikation und dem Einverständnis der Schwangeren. Nutzen oder auch Vermeidbarkeit von Untersuchungen sind mit der Frau abzuwägen.

Mit einem respektvollen, empathischen Grundverständnis ist es möglich, auf die Wünsche, die „wunden Punkte" oder Vorbehalte der Frau Rücksicht zu nehmen, ohne auf wichtige Diagnostik verzichten zu müssen. Dem ersten Gespräch und der ersten körperlichen Untersuchung kommen dabei besondere Bedeutung zu, da sie einen prägenden Einfluss auf die weitere Betreuung und die Beziehung von Schwangerer und Hebamme haben.

Im Zweifelsfall lassen sich Untersuchungen oder auch Fragen auf einen späteren Termin verschieben, wenn die professionelle Beziehung gefestigter ist.

5.1 Schwangerschaftsnachweis

Ute Lange

Die Bestätigung der Schwangerschaft beginnt stets mit einer sorgfältigen Zyklusanamnese und dem Erfragen der subjektiven Einschätzungen der Frau.

Eine Frau, die sich für die Bestätigung der Schwangerschaft an eine Hebamme wendet, hat meist ein gutes Vertrauen in ihre Selbstwahrnehmung. Ergibt die Erhebung der Anamnese klare Indizien für eine Schwangerschaft, können Sie auf weitere Tests verzichten. Sie bestätigen damit die Eigenwahrnehmung der Frau und signalisieren, dass sie dieser eine zu objektivierbaren Befunden gleichwertige Aussagekraft beimessen. Eine Ausnahme bilden anamnestische Risiken (z. B. Extrauteringravidität), akute Beschwerden sowie Grunderkrankungen der Frau.

Falls Sie oder die Frau in ihrer **Diagnose unsicher** sind, kann auf handelsübliche hormonelle Schwangerschaftstests zurückgegriffen, das Beta-HCG im Labor bestimmt oder zur Ultraschalluntersuchung überwiesen werden.

Die modernen Methoden wie Ultraschall und hormonelle Schwangerschaftstests konkretisieren die Gefühle der Frau zur Schwangerschaft zu einem Zeitpunkt, an dem ein relativ hohes Fehlgeburtsrisiko besteht. Manche Frauen entscheiden sich dafür, in ihrem eigenen Tempo in die Gewissheit des Schwangerseins hineinzuwachsen. Ein abwartendes Vorgehen setzt selbstverständlich das Einverständnis und die entsprechende Grundhaltung der Frau voraus. Heutzutage ist diese Haltung nicht allzu populär, die meisten Frauen wünschen „objektive" Befunde.

Zyklusanamnese

Das Ausbleiben der Menstruation ist für die Frau meist der deutlichste Anhaltspunkt für die Vermutung, schwanger zu sein. Im Gespräch klären Sie, ob andere Gründe als eine Schwangerschaft für das Ausbleiben der Periode verantwortlich sein können.

Folgende Faktoren können ebenfalls zu einem Ausbleiben der Regel führen:
• Stress
• Schlafmangel
• Psychische Belastung/punktuell traumatische Erlebnisse
• Reisen und Klimawechsel
• Hormonelle Störungen
• Stillen

Die Zyklusanamnese dient neben der Diagnose einer Schwangerschaft der Bestimmung des voraussichtlichen Geburtstermins. Sie umfasst:
• **Erfragen des 1. Tages der letzten Periode:** Der 1. Tag der letzten Periode ist eine wichtige Grundlage zur Bestimmung des errechneten Geburtstermins, da er häufiger als der Konzeptionstermin angegeben werden kann.

- **Dauer und Stärke der letzten Periode im Vergleich zu den vorausgegangenen Menstruationsblutungen:**
  Nicht selten haben Frauen während der Frühschwangerschaft schwache, relativ kurze „Scheinperiodenblutungen" (Diapedese-Blutungen zur Zeit der fälligen Menstruation, 1 – 3 %) (4).
  Eine ungewöhnlich schwache letzte Periode kann ein Indiz dafür sein, dass die Frau bereits länger schwanger ist, als sie vermutet.
- **Regelmäßigkeit des Zyklus:**
  Viele Frauen menstruieren unregelmäßig. Um eine möglichst genaue Terminbestimmung zu erhalten, bedarf es in diesem Fall weitergehender Fragestellungen oder Untersuchungen, der erste Tag der letzten Perio-

denblutung ist dann nur begrenzt innerhalb der Schwankungsbreite verwertbar.
Hat die Frau bis vor kurzem hormonelle Antikonzeptiva eingenommen, ist die Angabe über Regelmäßigkeit und Zykluslänge bedeutungslos, da der Rhythmus medikamentös bestimmt war und nun mit verspäteten Ovulationen zu rechnen ist.

- **Übliche Zykluslänge:**
  Viele Methoden zur Bestimmung des voraussichtlichen Geburtstermins gehen von einem 28-tägigen Zyklus aus. Bei einer abweichenden Zykluslänge müssen die entsprechenden Tage abgezogen bzw. hinzugezählt werden.

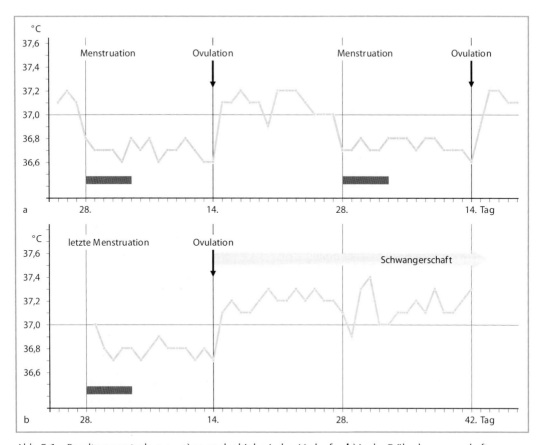

Abb. 5.**1**   Basaltemperaturkurve   **a**) normaler biphasischer Verlauf.   **b**) in der Frühschwangerschaft.

Basaltemperaturkurve

Eine Basaltemperaturkurve lässt relativ sichere Aussagen über das Vorliegen einer Schwangerschaft, den Zeitpunkt der Konzeption und damit auch über den voraussichtlichen Geburtstermin des Kindes zu und ist somit ein wichtiges Instrument der Schwangerschaftsdiagnostik.

Die Basaltemperatur entspricht der morgens vor dem Aufstehen rektal gemessenen Temperatur. Zum Zeitpunkt der Ovulation steigt die Temperatur um durchschnittlich 0,4–0,6 Grad an, um dann zur Menstruation wieder abzufallen. Bleibt die Hyperthermie als Wirkung des Gelbkörperhormons länger als 16 Tage bestehen, ist die Frau mit großer Wahrscheinlichkeit schwanger.

Eine lückenlos geführte Basaltemperaturkurve ist eine der aussagekräftigsten Grundlagen für die Terminbestimmung.

Unsichere, wahrscheinliche und sichere Schwangerschaftszeichen

Die Bedeutung der klassischen Schwangerschaftszeichen hat sich gewandelt, da heute in der Regel genauere Methoden zur Diagnosestellung verfügbar sind. Da sie jedoch viele Symptome zusammenfassen, die im inneren Erleben der Frau eine Rolle spielen und im ersten Kontakt geäußert werden, haben sie einen Stellenwert als Gesprächsgrundlage und als **Unterstützung der subjektiven Wahrnehmung der Schwangeren**.

Die unsicheren Zeichen gehen vom Organismus der Frau aus. Die wahrscheinlichen Schwangerschaftszeichen sind an den Geschlechtsorganen der Frau wahrnehmbar und nur durch eine Untersuchung festzustellen. Die sicheren Zeichen gehen primär vom Ungeborenen aus.

Unsichere Schwangerschaftszeichen:
- Morgendliche Übelkeit und Erbrechen
- Ungewöhnliche Essensgelüste
- Schwindelgefühle, Kreislaufbeschwerden
- Müdigkeit
- Vermehrter Speichelfluss (Ptyalismus)
- Häufiger Harndrang (Pollakisurie)
- Obstipation
- Psychische Veränderungen

Wahrscheinliche Schwangerschaftszeichen
- Lividität von Scheideneingang , Scheide und Muttermund
- Leichtere Dehnbarkeit der Scheide
- Samtartige Oberfläche der Scheidenwände
- Vergrößerung und Auflockerung der Gebärmutter
- Konsistenzwechsel der Gebärmutter bei der bimanuellen Untersuchung
- Vergrößerte druckempfindliche Brüste, Vormilch

Sichere Zeichen
- Hormoneller Schwangerschaftstest positiv
- Ultraschalluntersuchung
- Hyperthermie in der 2. Zyklushälfte über 16 Tage (Basaltemperaturkurve)
- Nachweis der kindlichen Herztöne
- Tasten von Kindsteilen
- Kindsbewegungen

Hormoneller Schwangerschaftstest

Moderne Schwangerschaftstests reagieren auf das **humane Chorion-Gonadotropin** (**hCG**) im Urin der Schwangeren. Dieses Hormon wird von der Plazenta gebildet. Bereits 7–10 Tage nach der Konzeption werden Hormonkonzentrationen im Urin erreicht, die den Nachweis einer Schwangerschaft ermöglichen. Ein positiver Test schließt das Vorliegen einer Extrauteringravidität nicht aus.

Bei einem **negativen Test** muss berücksichtigt werden, dass die Hormonkonzentration möglicherweise noch unter der Nachweisgrenze liegt, die Wiederholung zu einem späteren Zeitpunkt sollte dann in Erwägung gezogen werden.

Der **Morgenurin** enthält gewöhnlich die höchste Konzentration von hCG und eignet sich daher bevorzugt zum Nachweis einer Schwangerschaft. Jedoch können auch Urinproben verwendet werden, die zu einem anderen Zeitpunkt gewonnen wurden. Weitere Details sind dem Beipackzettel zu entnehmen.

Einzelne Tests können über die Apotheke erworben werden. Schwangerschaftstests werden gewöhnlich bei Raumtemperatur (15 – 28 Grad) gelagert und sind ungefähr 18 Monate lang haltbar. Die Krankenkassen übernehmen die Kosten nicht.

Frühultraschall

Hebammen führen in Deutschland regulär keine Ultraschalluntersuchungen durch. Dennoch werden sie im Rahmen ihrer beratenden Tätigkeit immer wieder mit dieser Untersuchungsmethode konfrontiert (zur Effektivität und Problematik des Routine-Ultraschalls siehe auch Kap. 9).

Im Rahmen der Mutterschaftsrichtlinien ist die **erste Ultraschalluntersuchung in der 9. – 12. SSW** vorgesehen. Folgende Fragestellungen sind Gegenstand dieses Ultraschalltermins:
- Intrauteriner Sitz ja/nein
- Embryo darstellbar ja/nein
- V. a. Mehrlingsgravidität ja/nein
- Herzaktion ja/nein
- Biometrie I (ein Maß): Scheitel-Steiß-Länge (SSL) oder biparietaler Durchmesser (BPD), daraus ergibt sich
- Zeitgerechte Entwicklung ja/nein/kontrollbedürftig
- Auffälligkeiten ja/nein/kontrollbedürftig
- Weiterführende Untersuchung veranlasst: ja/nein

Das routinemäßige Ultraschall-Screening wird von den Schwangeren häufig als obligatorisch hingenommen, mittlerweile sogar eingefordert und gewünscht, obwohl der allgemeine Nutzen

durchaus kritisch zu bewerten ist (3). Hebammen können den Kontakt in der Schwangerenvorsorge nutzen, um die Mütter / Eltern bezüglich Ultraschalluntersuchungen zu beraten und aufzuklären und so die Voraussetzung für informierte Entscheidungen ermöglichen.

> Bei **Verdacht auf Anomalien** (z. B. Blasenmole, Extrauteringravidität) oder **Mehrlinge** wird die Hebamme gezielt zum frühen Ultraschall überweisen.

Uterine Schwangerschaftszeichen

In Lehrbüchern wird eine große Zahl verschiedenster Uteruszeichen beschrieben, die das Vorliegen einer Schwangerschaft nahe legen. Sie werden alle durch eine vaginale bimanuelle Untersuchung ermittelt. Die Blase sollte während der Untersuchung leer sein. Der Uterus einer Erstgravida ist in der Regel kleiner als der einer Multigravida in vergleichbarem Schwangerschaftsalter. Bei retroflektiertem Uterus ist die Größenbeurteilung erschwert.

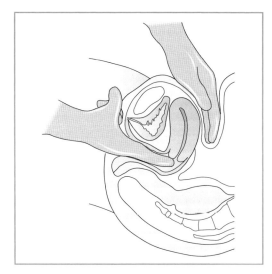

Abb. 5.**2**   Bimanuelle Untersuchung.

Die Uteruszeichen haben heute durch die modernen Testverfahren ihre Bedeutung verloren. Sie setzen außerdem für die Interpretation eine Erfahrung im Untersuchen von Frühschwangeren voraus, die heute nicht mehr gesammelt werden kann und muss. Da Hebammen selten nichtschwangere Frauen vaginal untersuchen fehlt ihnen zusätzlich der Vergleich zwischen einem schwangeren und nichtschwangeren Uterus.

Im ersten Trimenon sind alle gynäkologischen Befunde und die daraus abgeleiteten Diagnosen zum Bestätigen einer Schwangerschaft unter Vorbehalt zu sehen, sowohl in Bezug auf eine intakte als auch eine möglicherweise gestörte Schwangerschaft. Fehlinterpretationen waren auch zu Zeiten, in denen mangels diagnostischer Alternativen noch mehr Erfahrung in der Beurteilung gesammelt werden konnte, häufig (6).

Unter Arbeitsbedingungen, in denen die Hebamme allein auf ihre Hände angewiesen ist und auf keine modernen Tests oder Ultraschall zurückgreifen kann, stützen die Uteruszeichen mit den erwähnten Einschränkungen die Diagnose einer Schwangerschaft.

Uterine Schwangerschaftszeichen:
* **Lividität des Scheideneingangs:** besonders zwischen Klitoris und Harnröhre sowie direkt unterhalb der Harnröhre, Lividität der gesamten Scheide
* **Osiander'sches Arterienzeichen:** Die Pulsation des ab- bzw. aufsteigenden Astes der Arteria uterina ist durch Betasten der Kanten der Zervix deutlich zu spüren.
* **„Stock-Tuch-Zeichen" nach Pschyrembel:** Die Portio ist, wird sie leicht zwischen zwei Fingern zusammengedrückt, als ein derber Zylinder zu tasten, der von einem weichen Gewebe umgeben ist.
* **Gauß'sche Wackelportio:** Bei der bimanuellen Untersuchung ist festzustellen, dass die Portio sich leicht durch die untersuchenden Finger verschieben lässt, während der Fundus unbeweglich bleibt.

Bei der **Beurteilung der Uterusgröße** gelten folgende orientierende Kriterien:
* am Ende der 4. SSW: Uterus nicht oder nur unwesentlich vergrößert
* am Ende der 6. SSW: nur wenig oder gar nicht vergrößert, aber aufgelockert
* am Ende der 8. SSW: Uterus etwa gänseeigroß
* am Ende der 12. SSW: Uterus etwa mannsfaustgroß, am Oberrand der Symphyse tastbar.

hCG- Bestimmung

Die hCG-Werte im Blut erreichen zwischen der 9. und 11. SSW ihren Höhepunkt und sinken im weiteren Verlauf wieder.

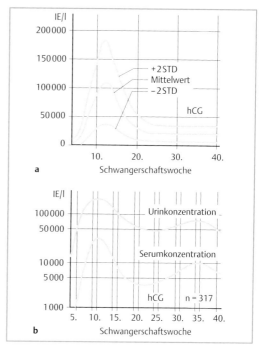

Abb. 5.3 Verlaufskurven der Urinkonzentration (**a**) von β-hCG während der Schwangerschaft in IE/l mit 2facher Standardabweichung (STD) und der Serumkonzentration (**b**).
Die höchsten Konzentrationen werden um die 12. SSW erreicht. Die Konzentration im Urin beträgt annähernd das 3fache der Serumkonzentration..

Nur bei begründeter Sorge, dass die Schwangerschaft nicht intakt ist, sollte das hCG im mütterlichen Blut bestimmt werden, da die Untersuchung sehr teuer ist. Das Labor verschickt mit dem Ergebnis die zu erwartenden **Normalwerte**. Diese entwickeln sich in den ersten Wochen rasant. Innerhalb von 2 Tagen sollte sich der Wert verdoppelt haben, ein einzelner Wert ist aufgrund der großen Spannbreite der Normvariantenwerte nicht interpretierbar (Abb. 5.**3**).

Abweichungen weisen auf eine gestörte Schwangerschaft oder eine Extrauteringravidität hin. In diesem Fall muss eine Abklärung durch Ultraschall erfolgen.

5.2 Bestimmung des voraussichtlichen Geburtstermins

Ute Lange

Der möglichst genauen Bestimmung des voraussichtlichen Geburtstermins wird in der Regel eine große Bedeutung beigemessen. Er ist wichtig zur Beurteilung einer zeitgerechten Entwicklung des Kindes, wird bei der Entscheidung für oder gegen eine Einleitung wegen Terminüberschreitung herangezogen und bildet die Grundlage zur Bestimmung des gesetzlichen Mutterschutzes.

Die Bestimmung des voraussichtlichen Geburtstermins sollte **möglichst früh** erfolgen, bei nachfolgenden Vorsorgen können die Befunde mit dem Termin abgeglichen und dieser bei Bedarf korrigiert werden. Bei den Ermittlungen des Geburtstermins handelt es sich stets nur um eine **möglichst wirklichkeitsnahe Schätzung**. Selbst bei genauesten Angaben über den Befruchtungstermin oder relativ exakte objektivierbare Befunde, wie sie durch den Frühultraschall erreicht werden können, ist die individuelle Schwangerschaftsdauer zu breit gefächert, um

genaue Angaben über den tatsächlichen Tag der Geburt des Kindes zu machen.

Als zeitgerecht gilt eine Geburt zwischen der vollendeten 37. und der vollendeten 42. SSW / 37 + 0 und 42 + 0 SSW.

Auch wenn die Schwangere erst in einer fortgeschrittenen Schwangerschaftswoche erstmalig zu Ihnen in die Vorsorge kommt und bereits ein Termin festgelegt wurde, lohnt sich eine **Überprüfung der vorausgegangenen Befunde** bzw. der Zyklusanamnese. In günstigen Fällen steht zur Berechnung des Geburtstermins der Zeitpunkt der Befruchtung bzw. der des Eisprungs zur Verfügung. Die Frauen können dann das Datum des Geschlechtsverkehrs angeben, der zur Befruchtung geführt hat, oder sie haben eine Basaltemperaturkurve geführt, die den Termin des Eisprungs anzeigt. Auch Angaben über den so genannten Mittelschmerz, den manche Frauen beim Eisprung wahrnehmen, können berücksichtigt werden.

Einige Frauen haben intuitiv „gespürt", wann sie schwanger geworden sind, diese sehr subtilen Einschätzungen sollten in die Terminbestimmung einfließen, müssen dann aber durch weitere Schwangerschaftszeichen bestätigt werden.

In den meisten Fällen wird zur Berechnung nur das Datum der letzten Periode zur Verfügung stehen. Die „**echte Schwangerschaftsdauer**" (ausgehend vom Tag der Befruchtung) beträgt 267 Tage. Die Naegele-Regel geht vom 1. Tag der letzten Periode aus und legt somit eine fiktive Schwangerschaftsdauer von 281 Tagen zugrunde, basierend auf einem 28-tägigen Zyklus.

Naegele-Regel

Franz Naegele (1777 – 1851), Gynäkologe aus Heidelberg, hat die nach ihm benannte Regel zur Bestimmung des Geburtstermins entwickelt.

Sie ist in nicht abgewandelter Form nur bei einem regelmäßigen 28-tägigen Zyklus gültig.

Naegele-Regel: (orientiert an Periodenblutung alle 28 Tage)
1. Tag der letzten Periode + 7 Tage – 3 Monate + 1 Jahr = errechneter Geburtstermin.

Ist die Periode im Durchschnitt länger oder kürzer als 28 Tage, wird die Zahl der abweichenden Tage (X) hinzugezählt bzw. abgezogen. Der Zeitraum zwischen Eisprung und Periode ist mit 14 Tagen durch hormonelle Regelprozesse weitgehend gleich, es variiert die präovulatorische Phase. Bei einem unregelmäßigen Zyklus kann als Termin nur ein ungefährer Zeitraum angegeben werden.

Erweiterte Naegele-Regel (bei Zyklen, die vom 28-Tage-Rhythmus abweichen):
1. Tag der letzten Periode + 7 Tage – 3 Monate +/– X Tage + 1 Jahr = errechneter Geburtstermin

Bei bekanntem Eisprung oder Befruchtungszeitpunkt wird der Termin post conceptionem in Anlehnung an die Naegele'sche Regel bestimmt:

Terminbestimmung post conceptionem:
Konzeptionstermin (Eisprung) – 7 Tage – 3 Monate + 1 Jahr = errechneter Geburtstermin

Beispiel:
Die Schwangere hat einen regelmäßigen Menstruationszyklus von 31 Tagen. Der Beginn der letzten Periode war der 27. 1. 2005.

Bestimmung des errechneten Geburtstermins:

27. 1. 2005 + 7 Tage – 3 Monate + 3 Tage + 1 Jahr = 6. 11. 2005

Gravidarium

In der Praxis hat sich der Gebrauch eines Gravidariums bewährt. Gravidarien erlauben während der gesamten Schwangerschaft eine schnelle Bestimmung der Schwangerschaftswoche und enthalten häufig zusätzliche Informationen über Uterusgröße, Größe des Kindes etc., so dass eine unkomplizierte Orientierung ermöglicht wird (Abb. 5.**4**).

Terminbestimmung mithilfe des Computers

Abrechnungsprogramme für Hebammen ermöglichen eine Errechnung des voraussichtlichen Entbindungstermins. Es kann, falls erwünscht, ein Zeitplan ausgedruckt werden, der die an den Mutterschaftsrichtlinien orientierten Untersuchungen und Eckdaten der Betreuung bis zum Entbindungstermin aufzeigt

Im **Internet** errechnen mehrere Homepages den Entbindungstermin, es genügt, die entsprechenden Stichworte in die Suchmaschinen einzugeben. Bei dem ständig wachsenden Angebot muss jede Hebamme konkret prüfen, ob die ermittelten Daten brauchbar sind.

Wie bei allen Berechnungsmethoden ist auch am Computer der letzte Tag der Periode und die Zykluslänge oder der Konzeptionstermin Grundlage der Terminbestimmung.

Erste Kindsbewegungen

Nach den gängigen Lehrbüchern erkennen Erstgebärende die Kindsbewegungen ab der 20.–22. SSW, Mehrgebärende ab der 18.–20. SSW. In der Praxis gibt es jedoch **große Abweichungen** von dieser Regel. Viele Frauen spüren ihr Kind ab der 15. SSW, manche noch früher. Allerdings setzt dies voraus, dass die Schwangere die Bewegungen wahrnehmen darf, d. h. ihrer Wahrnehmung Glauben geschenkt

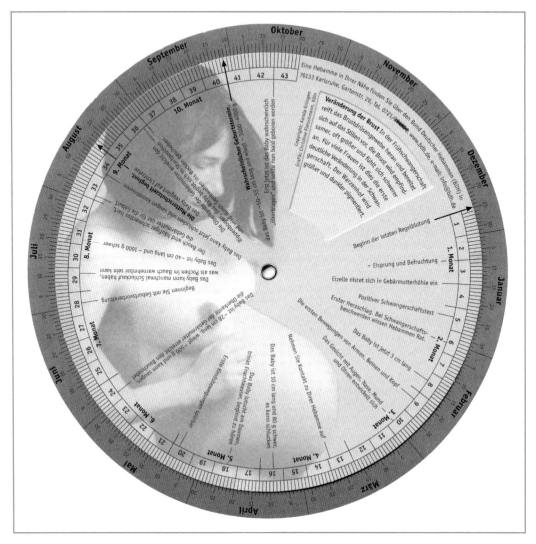

Abb. 5.**4** Schwangerschafts-Still-Kalendarium des DHV.

wird. In der Hebammenvorsorge, die der Selbsteinschätzung der Frau große Bedeutung beimisst und fördert, sind die üblichen Wochenangaben für die 1. Kindsbewegungen nicht haltbar, sie müssten nach unten korrigiert werden (siehe auch Kap. 6, S. 100).

Manche Frauen spüren die Kindsbewegungen allerdings später als erwartet. Neben einem hektischen Alltag, der die Aufmerksamkeit vom Körper ablenkt, und Ambivalenzen in der Akzeptanz der Schwangerschaft kann eine Vorder-

wandplazenta für diesen Umstand verantwortlich sein. Gerade Frauen, die in einer vorherigen Schwangerschaft früh Bewegungen wahrgenommen haben, sind dann irritiert und sollten entsprechend aufgeklärt werden.

Das Wahrnehmen der ersten Kindsbewegungen stabilisiert das Vertrauen der Frau in ihre Schwangerschaft. Zur Errechnung des voraussichtlichen Geburtstermins unter heutigen Ansprüchen sind diese Angaben allerdings nicht verwertbar.

Ultraschall

Eine Terminbestimmung durch Ultraschall ist am genauesten, wenn sie **früh** in der Schwangerschaft durchgeführt wird. Etwa ab der 16. SSW gelten die Befunde als ungenau, da die Kinder dann entsprechend ihren individuellen Voraussetzungen wachsen, schließlich gibt es am Termin leichte und schwere Neugeborene.

Eine exaktere Terminbestimmung gehört zu den wesentlichen Effekten eines Ultraschallscreenings im ersten Trimenon. Während in klinischen Studien dadurch die Häufigkeit der Geburtseinleitungen um bis zu 40 % gesenkt werden konnte, ist ein solcher Rückgang in der geburtshilflichen Praxis in Deutschland als Folge eines routinemäßiger Früh-Ultraschalls nicht zu beobachten (3).

Uterusgröße

Die ungefähre Größe des Uterus im 1. Trimenon ist auf S. 58 angegeben. Sobald die Gebärmutter über der Symphyse zu tasten ist, ist die Kontrolle des Wachstums und eine Bestätigung oder Bestimmung des Geburtstermins durch die Verlaufskurve leichter möglich. Die zu erwartenden Höhenstände der Gebärmutter sind auf S. 95 zu finden.

5.3 Beckendiagnostik

Ute Lange

Um die Form des Beckens zu beurteilen, werden verschiedene Beckenpunkte mithilfe spezieller Handgriffe oder eines Beckenzirkels gemessen. Die inneren Beckenmaße sind nicht direkt feststellbar, die äußeren Beckenmaße lassen aber Rückschlüsse auf die geburtsrelevanten knöchernen Anteile des inneren Beckens zu.

Weder die röntgenologische noch die klinische Beckenmessung ist jedoch ausreichend genau, um die Vorhersage eines relativen Missverhältnisses und einen elektiven Kaiserschnitt auf der Grundlage dieser Messergebnisse bei Schädellage zu rechtfertigen (2).

Die Interpretation der Beckendiagnostik bedarf daher einer sensiblen Wortwahl und sollte nicht zu Prognosen bezüglich des Geburtsverlaufs führen.

Eine **Ausnahme** bildet die bisweilen durch die Anamnese bereits ersichtliche, grobe Abweichung der Beckenform (z. B. nach Beckenbruch). Die objektive Beckenproblematik sollte dann offen angesprochen und eventuell eine weitere Diagnostik durchgeführt werden. Meist sind diese Frauen schon in ärztlicher Betreuung. Viele in der Literatur dargestellten Beckenanomalien, z. B. das rachitische Becken, spielen in den Industrieländern heute so gut wie keine Rolle mehr.

Die Ermittlung der Beckenmaße kann bei der Schwangeren fälschlicherweise die Einschätzung entstehen lassen, dass die Geburt primär durch den knöchernen „Geburtskanal" bestimmt wird. Unberücksichtigt bleiben bei dieser Sichtweise die Anpassungsfähigkeiten des Kindes und des mütterlichen Beckenringes, die Bedeutung der mütterlichen Weichteile für den Geburtsvorgang und die komplexen, vielschichtigen Faktoren, die die Geburt auf oft eindrucksvolle Weise beeinflussen. Geburt als dynamischer, lebendiger Prozess lässt sich nicht durch Maße und Werte erfassen oder vorhersagen. Auch die Bedeutung der Geburtsstellung für den Weg des Kindes wird durch die Beckenmessung nicht erfasst.

Andererseits ist gerade durch das Messen, Erfühlen und das Gespräch über die Beckenform ein **Zugang zu diesen Themen** und die **Chance der Aufklärung** gegeben. Die Beckendiagnostik kann Vertrauen in die Kräfte der Geburt vermitteln. Viele Schwangere schätzen die intensive taktile Aufmerksamkeit, die die Hebamme ihrem Becken widmet, und nutzen die Chance, Ängste und „innere Bilder" zu Geburt und „Gebärfähigkeit" zu äußern.

> Jede Hebamme muss selber entscheiden, ob sie den Verfahren der Beckenmessung eine positive Wirkung auf den Betreuungsprozess zutraut. Wenn ihre negative Grundeinstellung überwiegt, sollte keine Beckenmessung erfolgen.

Eine Untersuchung, die zusätzlich zu den Messmethoden die **gesamte Körperhaltung der Frau** berücksichtigt, kann die Diagnose bestimmter Schwangerschaftsbeschwerden erleichtern (z. B. Rückenschmerzen, Symphysenschmerzen). So können therapeutische oder auch prophylaktische Maßnahmen eingeleitet und der Blick für den weiteren Verlauf der Schwangerschaft geschärft werden.

Als **wirkungsvolle Therapien** bei Asymmetrien des Beckens oder Haltungsfehlern haben sich unter anderem die Cranio- Sacral-Therapie, Osteopathie und Haptonomie bewährt. Es empfiehlt sich, die Angebote vor Ort zu kennen und die Frauen, sofern die vorsorgende Hebamme nicht selber über entsprechende Ausbildungen verfügt, zu entsprechenden TherapeutInnen oder Kolleginnen zu vermitteln.

Methoden der äußeren Beckenmessung

■ Spreizhandgriff

Der Spreizhandgriff soll klären, ob der Abstand der vorderen oberen Darmbeinstachel normal oder verkürzt ist.

Bei maximal gespreizter Hand wird der Daumen auf einen Darmbeinstachel gelegt, der kleine Finger sollte den anderen Darmbeinstachel nicht erreichen können. Zugrunde gelegt wird eine durchschnittliche Spreizung von 20 cm.

■ Baumm'scher Handgriff

Der Baumm'sche Handgriff ermöglicht einen Eindruck von den Beckenverhältnissen, wenn kein Beckenzirkel zur Verfügung steht.

Die Daumen werden auf die vorderen oberen Darmbeinstachel gelegt, Zeige- und Mittelfinger ertasten mit leichtem Druck die Rundung von Darmbeinstachel und Darmbeinkamm. Die Darmbeinstachel sollten im Verhältnis zu den Kämmen deutlich näher zusammenstehen.

■ Michaeli'sche Raute

Die Michaeli'sche Raute stellt sich normalerweise als eine symmetrische, auf der Spitze stehende Raute dar. Der obere Punkt wird durch eine Vertiefung über dem Dornfortsatz des 4. Lendenwirbels, die seitlichen Punkte durch je ein Grübchen über den Spinae iliacae posteriores superiores (obere hintere Darmbeinstachel), der untere Punkt durch den Beginn der Analfalte gebildet.

Die Michaelis-Raute ist am leichtesten bei seitlich einfallendem Licht zu beurteilen (Abb. 5.**5**). Abweichungen von der beschriebenen Form lassen auf Verziehungen des Beckens schließen.

■ Äußere Beckenmaße

Mit dem Beckenzirkel lassen sich die äußeren Beckenmaße bestimmen.

Quermaße:
- **Distantia spinarum:**
  Abstand zwischen den Darmbeinstacheln, soll 25 – 26 cm betragen
- **Distantia cristarum:**
  Abstand zwischen den Darmbeinkämmen, im Normalfall 28 – 29 cm
- **Distantia trochanterica:**
  Abstand zwischen den Rollhügeln der Oberschenkelknochen, beträgt 31 – 32 cm.
  Die Abstände zwischen den einzelnen Quermaßen betragen beim normal geformten Becken jeweils 3 cm.

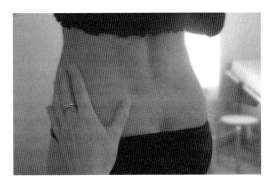

Abb. 5.**5**   Michaelis-Raute.

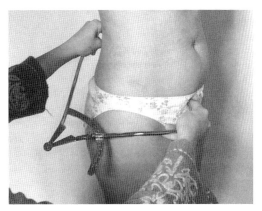

Abb. 5.**7**   Äußere Beckenmessung mit dem Becken-zirkel.

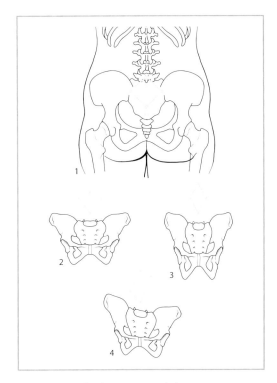

Abb. 5.**6**   Michaelis-Raute am Skelett
1. Michaelis-Raute am Skelett bei normalem Becken
   (**a** Dornfortsatz des 3. oder 4. Lendenwirbels,
   b oberster Punkt der Analfurche,
   c und **d** Grübchen der Spinae iliacae post. sup. [hin-tere obere Darmbeinstachel])
2. Michaelis-Raute bei einem plattrachitischen Becken
3. Michaelis-Raute bei einem allgemein verengten Becken
4. Michaelis-Raute bei einem schräg verengten Becken.

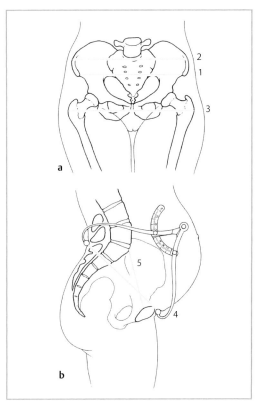

Abb. 5.**8**   Äußere Beckenmessung
a) 1   Distantia spinarum (25–26 cm)
    2   Distantia cristarum (28–29 cm)
    3   Distantia trochanterica (31–32 cm)
b) 4   Conjugata externa (ca. 20 cm)
    5   Conjugata vera (nicht äußerlich messbar).

- **Conjugata externa:**
  In Seitenlage wird vom oberen Rand der Symphyse bis zum obersten Punkt der Michaelis-Raute gemessen, der Abstand sollte 19–20 cm sein.
  Rückschlüsse auf die Conjugata vera beim Abzug von 8–9 cm sind sehr ungenau.

Innere Untersuchung des Beckens

Für die innere Untersuchung des Beckens gelten die gleichen Vorbehalte wie für die äußere Untersuchung, die Beurteilung setzt Erfahrung voraus.

Die Hebamme kann sich durch eine vorsichtige Austastung einen Eindruck von der Geräumigkeit des Beckens verschaffen. Das Steißbein sollte frei beweglich, das Promontorium nicht erreichbar sein. Die Spinae ossis ischii sollten nicht in den Beckenraum einspringen.

Retroflektierter Uterus

10 % aller Frauen haben eine retroflektierte Gebärmutter. Die Abknickung des Uterus Richtung Kreuzbein bei erhaltener Beweglichkeit stellt eine **physiologische Variante** dar und hat in der Regel keine Konsequenzen. Die meisten Schwangeren sind durch vorausgegangene gynäkologische Untersuchungen über ihre anatomische Besonderheit informiert und teilen bei der Anamneseerhebung mit, dass sie eine „nach hinten gerichtete Gebärmutter" haben.

In den meisten Fällen richtet sich die Gebärmutter während des 1. Triminons ohne Hilfe in das große Becken auf, ab der 18. SSW kann sie nicht mehr in das kleine Becken „zurückfallen". Kommt dieser Mechanismus nicht in Gang, klemmt der Uterus ein. Dies führt primär zu Symptomen an der Blase, zu Harnverhalt und erschwerter Harnentleerung.

Der sich nicht aufrichtende Uterus bedarf zur Vermeidung der Inkarzeration einer baldigen Behandlung mittels manueller Aufrichtung und eventuell dem Einlegen eines Pessars durch Frauenarzt/-ärztin.

Schwangere mit einem retroflektierten Uterus sollten über die Frühsymptome einer ausbleibenden Aufrichtung informiert werden.

5.4 Blutdruckmessung

Siehe Kap. 6.3.

5.5 Urinuntersuchung auf Bakterien

Susanne Teuerle

Bei ca. 3–8 % aller Schwangeren liegt eine asymptomatische Bakteriurie (signifikante Keimzahl im Urin) vor. 15–45 % der betroffenen Frauen (das sind ca. 1 % aller Schwangeren) entwickeln eine akute, symptomatische Blasen- oder Nierenentzündung (Zystitis oder Pyelonephritis). Die **Harnwegsinfektion** gehört somit zu den häufigsten Komplikationen in der Schwangerschaft. Das Vorliegen einer Bakteriurie erhöht weiterhin das Risiko einer Frühgeburt und eines niedrigeren Geburtsgewichts, wobei nicht geklärt ist, wieso das so ist.

Aus allen diesen Gründen wird eine Untersuchung auf Bakteriurie mittels Urinkultur möglichst beim ersten Vorsorgetermin empfohlen (NICE 2006, Enkin 2008).

Die Identifizierung einer Bakteriurie gelingt am sichersten durch eine **Urinkultur** mit **Mittelstrahlurin**. Obwohl diese Untersuchung deutlich teurer und aufwändiger ist als beispielsweise die Untersuchung des Urinsediments oder des Urins per Stix auf Nitrit, ist sie diesen Verfahren unbedingt vorzuziehen, da sie sicherere Ergebnisse liefert und direkt eine Bestimmung der Erreger ermöglicht.

Der Urin-Stix auf Nitrit, der in der Hebammenvorsorge recht verbreitet ist, hat lediglich eine Sensitivität zwischen 8 und 50 %, wodurch bestenfalls die Hälfte aller Frauen mit einer asymptomatischen Bakteriurie ermittelt werden.

■ **Praktische Durchführung**

Das genaue Vorgehen bei Entnahme und Transport der Urinprobe muss mit dem untersuchenden Labor abgestimmt werden. Zuverlässige Ergebnisse sind nur dann zu erwarten, wenn Uringewinnung, Transport und evtl. Aufbewahrung genau nach Vorschrift durchgeführt werden.

Die Vorgehensweise ist der Schwangeren zu erklären, falls sie die Urinprobe zum ersten Mal durchführt.
• Evtl. sollte die Frau zuvor etwas zu trinken erhalten, falls die Blase nicht ausreichend gefüllt ist. Wenn ein Urinsammelbehälter verwendet wird, Deckel öffnen und Innenseite nach außen legen.
• Zunächst eine kleine Urinmenge in die Toilette ablassen, anschließend den Urin im Behälter auffangen, halb füllen, den Rest in die Toilette geben. Prinzipiell sollte immer der Mittelstrahlurin und möglichst mindestens 20–50 ml aufgefangen werden (knapp ein halber Becher voll). So ist der Urin nicht zu stark konzentriert, was sich auch auf das Ergebnis auswirken kann. Behälter sofort verschließen, gekühlt und so rasch wie möglich (in der Regel spätestens nach 6 Stunden) mit dem Auftrag, eine Urinkultur anzulegen, dem Labor übermitteln.
• Wie bei allen Entnahmen wird die Probe mit Datum und Uhrzeit der Entnahme sowie Name und Geburtsdatum der Schwangeren beschriftet. Ergebnisse sind etwa 24 Stunden nach Anlegen der Kultur zu erwarten.

■ **Positiver Befund**

Bei einem positiven Befund (Keimzahl > 10^5/ml ist die Schwangere zur Therapie an die Hausärztin/Gynäkologin zu überweisen.

Es empfiehlt sich zunächst eine einmalige **Antibiotikagabe** entsprechend dem ermittelten Erreger mit anschließenden Kontrollen. Schlägt die Therapie nicht an oder kommt es zu Rückfällen, muss die Behandlung wiederholt werden. Besteht eine rezidivierende Infektion, sollte eine kontinuierliche Antibiotikatherapie für den Rest der Schwangerschaft und nach der Schwangerschaft eine gründliche Ursachenforschung erwogen werden (2).

5.6 Body-Mass-Index (BMI)

Ute Lange

Bei der Erstuntersuchung (möglichst bis zur 12. SSW) kann der Body-Mass-Index der Frau als Ausgangswert bestimmt werden.

Bei Frauen in der Altersgruppe der Schwangeren gilt ein BMI von 20–25 als normal, von Adipositas spricht man bei einem BMI über 30.

Der BMI kann helfen, den subjektiven Eindruck der Hebamme vom möglichen Über- bzw. Untergewicht der Schwangeren zu objektivieren. Bei Frauen an der Grenze zu Gewichtsproblemen ist unsere Einschätzung stark von Kleidung und Körperhaltung des Gegenübers abhängig. Der BMI erleichtert eine fundierte Aussage über **echte Abweichungen vom Normalgewicht**.

Die Meinungen über die **erstrebenswerte Gewichtszunahme** in der Schwangerschaft variieren stark. Sie werden auch von kulturell geprägten Vorstellungen beeinflusst. In unserer Gesellschaft sind schlanke bis magere Frauen als

Schönheitsideal allgegenwärtig. Schwanger sein im Sinne von „Fraulich-Werden" wird häufig als problembesetzt empfunden. Gewichtskontrollen können verunsichernd auf Frauen wirken, die eine Essstörung in der Anamnese haben, nicht selten kommt es dann zu Rückfällen.

Regelmäßige Gewichtskontrollen werden in der HebGV ausdrücklich als Leistung der Schwangerenvorsorge erwähnt, obwohl der Nutzen nicht nachgewiesen ist.

Es gilt, die Aspekte der Gewichtskontrolle beim ersten Vorsorgetermin zu thematisieren. Die Themen **„Essgewohnheiten"** und **„Gewichts-**

ideal" berühren äußerst private Bereiche der Schwangeren. Kulturelle und religiöse Themen sowie der Umgang mit Körperlichkeit, Sexualität und Zugehörigkeit zu einer gesellschaftlichen Schicht schwingen mit, auch wenn sie nicht ausdrücklich angesprochen werden. Entsprechend offen und sensibel sollte die Gesprächsführung zu diesem Thema sein.

Falls die betreuende Hebamme trotz mangelnder Evidenzen nicht auf die Werte verzichten will, kann sie anregen, dass die Schwangere sich selber wiegt (zu Hause, Apotheke), der Kontrollcharakter kann dadurch gemindert werden. Es kann auch lediglich die Gewichtsdiffe-

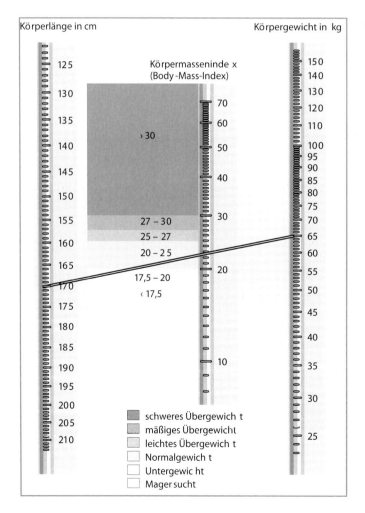

Abb. 5.**9**
Ermittlung des Body-Mass-Index.

renz zur letzten Vorsorge ohne das absolute Gewicht notiert werden.

Sehr plötzlich auftretende massive Ödeme, die als mögliche Vorboten einer Präeklampsie ernst genommen werden sollten, können auch ohne routinemäßige Gewichtskontrollen diagnostiziert und sekundär durch eine engmaschige Gewichtsbestimmung bestätigt werden.

Hat die Schwangere im ersten Trimenon einen **BMI von größer/gleich > 30 oder unter 18**, sollte dies in der allgemeinen Beratung über Ernährung und Lebensführung berücksichtigt werden. Die Notwendigkeit und der Nutzen weitergehender Untersuchungen oder Beratungen wird im Einzelfall unterschiedlich sein.

> Der BMI errechnet sich nach folgender Formel:
> $$\frac{\text{Körpergewicht (kg)}}{(\text{Körperlänge [m]})^2}$$

Beispiel:
Eine Frau hat bei der ersten Untersuchung ein Gewicht von 64 kg. Sie ist 1,62 m groß.

Rechnung:
64 : (1,62 × 1,62) = BMI 24,4.

Wiederholte Gewichtsmessungen während der Schwangerschaft sollten nur dann erfolgen, wenn sich daraus eine medizinische Konsequenz ergeben könnte.

5.7 Blutuntersuchungen

Renate Egelkraut

Zusammenarbeit mit dem Labor

Die sicherste und schnellste Art ein Labor zu finden, mit dem Sie in der Schwangerenvorsorge zusammenarbeiten können, ist es, sich mit erfahrenen Kolleginnen auszutauschen. Sollte es in Ihrer Gegend nicht möglich sein ein Labor zu gewinnen, können Sie sich auch bundesweit ein Labor suchen. Eine mögliche Adresse ist: Prof. Enders & Partner, Rosenbergstr. 85, 70190 Stuttgart, Tel. 07 11/6 35 70

Der Laborbedarf wird komplett vom Labor gestellt!

Welche Röhrchen für Vollblut/Serum, für EDTA-Blut oder Citrat-Blut gebraucht werden, ist von Labor zu Labor verschieden und wird Ihnen gänzlich von dem zuständigen Labor vermittelt! Das Gleiche gilt für Abstriche (z. B. für Streptokokken B).

Die **Kosten** für das Material werden den Krankenkassen oder Privatversicherten in Rechnung gestellt.

Sie selbst müssten sich einen
- Stauschlauch
- Tupfer
- Hautdesinfektionsmittel
- Pflaster
- Handschuhe

Tab. 5.**1**   Übersicht über die wichtigsten Blutuntersuchungen in der Schwangerschaft.

Schwangerschaftswoche	Röteln, HIV, LSR, HBsAg	Antikörpersuchtest	Kleines Blutbild
8.–17. SSW	✓	✓	✓
24.–27. SSW		✓	✓
32.–38. SSW	✓		

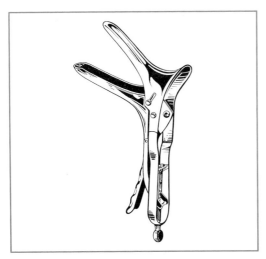

Abb. 5.**10**   Entenschnabel-Spekulum (selbsthaltendes Spekulum)

- Für Abstriche einen sog. Entenschnabel (Spekulum für eine Person zu bedienen) besorgen (Abb. 5.**10**).

■ Untersuchungsauftrag

Hebammen schreiben an das Labor **keine** Überweisung (dies ist eine ärztliche Tätigkeit und wird bei Hebammen vom Laborarzt/ärztin an die Kassenärztliche Vereinigung übernommen), sondern füllen einen Untersuchungsauftrag aus! Das Formular wird vom Labor gestellt.

Wichtig bei Privat- und Kassenpatienten gleichermaßen ist die vollständige Adresse und das Geburtsdatum.

Bei Kassenpatienten müssen zusätzlich Namen und Nummer der Krankenkasse plus Mitgliedsnummer der Schwangeren vermerkt sein. Ferner sollte das **Entnahmedatum** und die **Uhrzeit** eingetragen werden. Die Daten auf den Röhrchen müssen mit dem Begleitschreiben übereinstimmen. Der Untersuchungsauftrag beinhaltet ferner, welche Parameter vom Labor bestimmt werden sollen (z. B. kleines Blutbild, Lues-Test).

Außerdem
- den Stempel der Hebamme,
- manche Labore fordern auch die IK-Nummer,
- die Festnetzrufnummer,
- bei eiligen Ergebnissen (z. B. HES-Labor) auch die Mobilfunk-Nummer

■ Versand/Transport

Das Untersuchungsmaterial sollte nach der Entnahme **möglichst schnell (2–12 Stunden nach der Entnahme)** entweder durch die
- Schwangere/das Paar selbst,
- durch die Hebamme
- oder durch einen Boten/Kurierdienst (Absprachen mit dem Labor, wann dieser seine Runde fährt) ins Labor gebracht werden.

Ein Versand durch die Post ist ebenfalls möglich. Für den **Postversand** bestehen gesetzliche Vorschriften. Die Versandhülle soll den Hinweis „Medizinisches Untersuchungsgut" tragen und als Brief versendet werden. Das gesamte Porto wird vom Labor getragen.

Das Blut muss vor Kälte, Hitze oder Sonnenbestrahlung geschützt werden. Die Transporttemperatur sollte zwischen 1 °C und + 18 °C liegen. Unter 0 °C kommt es zum Gefrieren des Untersuchungsgutes mit Zellzerstörung.

■ Befundübermittlung und -bewertung

Die Befunde werden durch Boten, durch die Post, Telefon, Fax oder als E-Mail übermittelt. Eine telefonische Ergebnisvermittlung ist nur bei eiligen Befunden notwendig!

Die Befunde werden häufig auf Aufkleber gedruckt, die man in den Mutterpass einkleben kann. Außerdem werden die Befunde schriftlich ausgeführt. Sie enthalten die Grenzwerte des jeweiligen Labors, Beurteilungen (z. B. Immunität anzunehmen) und teilweise auch Empfehlungen für das weitere Vorgehen (z. B. in 6 Wochen Kontrollbefund empfohlen).

Wenn ein Befund fragwürdig ist, sollte zügig Kontakt mit dem Laborärzteteam aufgenommen werden, um den Befund mit den daraus folgenden Konsequenzen zu besprechen.

■ **Abrechnung**

Bei Kassenpatienten rechnet der Laborarzt mit der Kassenärztlichen Versicherung ab, bei Privatpatienten entsprechend den jeweiligen gültigen Gebührensätzen der GOÄ, mit der Schwangeren. Auf die Hebamme kommen keine Laborkosten zu. Sie kann als Gebührenpunkt die „Entnahmen von Körpermaterial" in Rechnung stellen.

■ **Dokumentation**

In den eigenen Unterlagen sollte vermerkt werden
- welche Laborparameter bestimmt wurden
- wann die Laborbefunde vorlagen
- die Untersuchungsergebnisse
- welche Konsequenzen daraus gezogen wurden

Tab. 5.**2**   Relative Häufigkeit der Antikörperbildung (Immunogenität).

Name	System	Immunogenität
D	Rhesus	70 %
K	Kell	10 %
c	Rhesus	4 %
E	Rhesus	3,3 %
k	Kell	1,5 %
e	Rhesus	1,1 %
Fya	Duffy	0,5 %
C	Rhesus	0,2 %
Ika	Kidd	0,1 %
S	MNS	0,06 %
Ikb	Kidd	0,03 %

- und wie und wann sie die Befunde an die Schwangere weitergegeben haben.

Blutgruppe und Rhesus-Faktor

Ein **Blutgruppenmerkmal** kommt auf einem roten Blutkörperchen nicht einmal sondern bis zu hunderttausende Male vor (z. B.: A-Merkmal ca. 1 000 000-mal, Rhesus D ca. 20 000-mal pro rotem Blutkörperchen). Die Blutgruppenmerkmale haben vor allem deshalb Bedeutung, weil sie als Antigen wirken und weil man gegen die Blutgruppenmerkmale, die man nicht selbst besitzt, Antikörper hat oder bilden kann. So hat jeder Mensch mit Blutgruppe 0 Antikörper gegen die Blutgruppen A und B. Ein Mensch mit Blutgruppe A hat Antikörper gegen B, und einer mit Blutgruppe B besitzt Antikörper gegen A. Menschen mit AB haben normalerweise keine Antikörper im **AB0-System**.

Beim **Rhesus-Faktor** ist dies anders! Normalerweise hat ein Rhesus-negativer Mensch keine Antikörper gegen das Merkmal Rhesus D (= positiv). Hat er aber einmal Rhesus-positives Blut bekommen oder ein Rhesus-positives Kind geboren, können Rhesus-Antikörper gebildet werden.

Tab. 5.**3**   Häufigkeit einzelner Blutgruppenmerkmale in Deutschland.

Blutgruppen-merkmale	Antiköperbildung (Häufigkeit)
A	43 %
0	39 %
B	13 %
AB	5 %
Rh positiv	83 %
Rh negativ	17 %
Kell negativ	91 %
Kell positiv	9 %

Auch gegen das Merkmal **K (Kell)** besitzt man normalerweise keine Antikörper, kann aber nach der Transfusion von kellpositivem Blut oder bei einer kellpositiven Schwangerschaft Antikörper entwickeln. Deswegen bestimmt man neben **AB0** und **Rhesus** auch meist noch den **Kell**faktor.

Einen Krankheitswert an sich hat die Antikörperbildung gegen fremde rote Blutkörperchen nicht. Im Gegenteil, sie ist eine Leistung unseres Immunsystems.

Antikörpersuchtest

Beim Antikörpersuchtest wird nach **irregulären Antikörpern** gesucht. Normalerweise hat man außer im AB0-System keine gegen Erythrozyten gerichtete Antikörper im Blut. Der Normalbefund ist daher negativ. Wenn im Antikörpersuchtest Antikörper gegen rote Blutkörperchen (Erythrozyten) gefunden werden, müssen diese Antikörper identifiziert werden.

Nach den **Mutterschaftsrichtlinien** werden in der Schwangerschaft zweimal Antikörper bestimmt: zu Beginn des ersten Trimenons und in der 24.–27. SSW bei allen Schwangeren.

Testverfahren
- Der **Antiglobulin-Test:** In der ersten Phase werden die Erythrozyten mit inkompletten Antikörpern sensibilisiert und anschließend gewaschen. In der 2. Phase werden die Zellen durch Zugabe eines gegen menschliche Immunglobuline gerichteten Antiserums (meist vom Kaninchen) sichtbar gemacht.
- **Direkter Coombstest:** Nachweis von an Erythrozyten gebundenen Antikörpern
- **Indirekter Coombstest:** Nachweis von freien, ungebundenen Antikörpern im Serum

■ **Interpretation der Befunde und praktische Konsequenzen**

Ist der AK-Suchtest positiv – Titer zwischen 1 : 8 – 1 : 32 (laborabhängig) – sollte noch einmal nach zwei Wochen kontrolliert werden. Ist der Titer bei der Kontrolle um mindestens zwei Titerstufen angestiegen, spricht dies für Kontakt und Auseinandersetzung des mütterlichen Körpers mit kindlichen Erythrozyten.

In diesem Fall tragen die roten Blutkörperchen des Kindes das Merkmal, gegen das die Antikörper der Mutter gerichtet sind.
- Die mütterlichen Antikörper führen zur Zerstörung von roten Blutkörperchen des Kindes. Passiert dies in größerem Ausmaß, entsteht noch im Mutterleib der sog. **Morbus haemolyticus fetalis** oder beim Neugeborenen der **Morbus haemolyticus neonatorum** (MHN). Regelmäßige Untersuchungen während der Schwangerschaft und spezielle Behandlungen haben dazu geführt, dass schwere Fälle heute glücklicherweise sehr selten geworden sind.
  Zum Morbus haemolyticus neonatorum können insbesondere **Anti-D-Antikörper** bei Rhesus-Faktor-negativen Müttern oder Anti-c- (sprich „Anti-klein-c") Antikörper führen. Andere Antikörper (z. B. Anti-E, Anti-C, immun-Anti-A, immun-Anti-B, Anti-K [Kell] und Anti-anti-Fy^a/Fy^b [Duffy]) führen seltener zu einem Morbus haemolyticus neonatorum, der dann auch meist milder verläuft.
- Bei einem **Antikörpernachweis** sollte die Schwangere zum Gynäkologen/zur Gynäkologin überwiesen werden! Je nach Fall muss eine Amniozentese zur Bestimmung des Bilirubingehalts im Fruchtwasser durchgeführt werden (= Delta-E-Wert). Es wird eine Wiederholung alle 3 Wochen angeraten. Ein Antikörpersuchtest und Ultraschalluntersuchungen sollten im Abstand von 1–2 Wochen stattfinden.

- Hat eine Schwangere eine **belastende Anamnese**, sollte alle vier Wochen ein Antikörpersuchtest erfolgen.
- Ist eine Frau **Rhesus-negativ** und sind beim 2. Antikörpersuchtest keine Antikörper nachweisbar, wird zwischen der 28. bis 32. SSW eine Standarddosis Anti-D-Immunglobuline intramuskulär gespritzt (Rhesogam®, Partobolin®).
- Ist der **Kindsvater Rh-negativ**, ist aufgrund des rezessiven Erbgangs auch das Kind zu 100 % Rh-negativ, d. h. eine Antikörperbildung im Rh-System ist ausgeschlossen und die Rh-negative Mutter braucht keine Prophylaxe mit Anti-D-Immunglobulinen.

Dabei empfiehlt sich folgendes Vorgehen:
- Klären Sie die Mutter über den möglichen Verzicht auf die Anti-D-Prophylaxe im Falle eines Rh-negativen Kindsvaters auf!
- Sprechen Sie mit der Schwangeren unter vier Augen! Nur dann kann sie ungehindert äußern, ob als Kindsvater ein anderer Mann als der Partner in Frage kommen könnte.
- Lassen Sie sich die Blutgruppe des Kindsvaters immer durch einen Blutspendeausweis oder ein vergleichbares Dokument bestätigen und dokumentieren Sie das Vorgehen genau. Ist die Blutgruppe nur „aus dem Gedächtnis" verfügbar, sollten Sie zu der Anti-D-Prophylaxe raten.

Anti-D kann nur von einem Arzt/ einer Ärztin verschrieben werden. Es sollte in der ärztlichen Praxis verabreicht werden, da es dabei auch zu einem anaphylaktischen Schock kommen kann!

Die Menge beträgt 300 µg, dies entspricht 1,5 ml. Beide Medikamente sind auf Hepatitis und HIV getestet, ein geringes Infektionsrisiko bleibt dennoch bestehen, worüber die Betroffene aufgeklärt werden sollte.

Zu beachten ist, dass Anti-D bei Rhesus-negativen Frauen auch nach Amnionzentese, nach Blutungen in der Frühschwangerschaft und nach Traumata (z. B. Stürzen) verabreicht werden sollte.

Das **Anti-D** bewirkt die Eliminierung kindlicher Erythrozyten im mütterlichen Organismus und verhindert somit die aktive Antikörperbildung der Mutter im Falle eines Kontaktes mit kindlichem Blut. Es ist plazentagängig und normalerweise 12 Wochen lang nachweisbar. Entsprechend können bei einer späteren Gabe positive Antikörperbefunde beim Neugeborenen auftreten.

Rötelntiter

Die Bestimmung des Rötelntiters gehört zu den in den Mutterschaftsrichtlinien empfohlenen serologischen Untersuchungen im ersten Trimenon.

Röteln gehören zu der am meisten gefürchteten Infektion während der Schwangerschaft, weil sie mit einer hohen Wahrscheinlichkeit zu Fehlbildungen des Kindes führen. Zurzeit rechnet man in Deutschland mit ca. 50 Rötelnembryopathien jährlich (ca. 1 : 16 000 Neugeborenen). Obwohl bei uns eine Meldepflicht für Rötelnembryopathie besteht, werden längst nicht alle Fälle erfasst, besonders nicht solche mit isolierten Hörschäden, die meist erst in der Mitte des ersten Lebensjahres auffallen.

■ Praktisches Vorgehen

Zu Beginn der Schwangerschaft sollte der Röteln-Titer bestimmt werden, sofern er nicht bekannt ist oder durch Impfung erworben wurde oder die letzte Bestimmung länger als 3 Jahre zurückliegt. Dafür wird ein **H**ämagglutinations**h**emmtest (HAH) benutzt.

▪ Interpretation der Befunde

- Liegt der Titer bei 1 : 32, besteht ein ausreichender Immunschutz.
- Liegt der Titer nur bei 1 : 8 oder 1 : 16 (Grenzwerte sind laborabhängig), sollte der empfindlichere **Hämolyse-In-Gel-Test (HIG)** benutzt werden. Es sollten immer IgM und IgG bestimmt werden, wenn kein ausreichender Immunschutz vorhanden ist.
- Liegt kein Immunschutz vor, sollte zwischen der 16. und 17. SSW erneut kontrolliert werden.
- Liegt der Titer bei 1 : 256 und höher, muss geklärt werden, ob eine akute Infektion besteht. Dies geschieht durch eine Röteln-IgM-Bestimmung. Steigt der Titer weiterhin an und kann IgM nachgewiesen werden, ist der Verdacht bestätigt.

Ab der 15. bis 17. SSW besteht die Möglichkeit eines **Antikörpernachweises im fetalen Blut**. Wenn beim Feten IgM gegen Rötelnviren nachgewiesen werden kann, bedeutet dies, dass das Ungeborene erkrankt ist, denn die mütterlichen IgM sind nicht plazentagängig.

Die vorgeburtliche, invasive Diagnostik ist bei Neuinfektionen der Mutter zwischen der 1. und 17. SSW anzuraten. Auch beim Nachweis von mütterlichen IgM-Antikörpern sollte das Ungeborene in einem Zentrum für pränatale Diagnostik untersucht werden.

Bei der pränatalen Diagnostik wird neben einer Fein-Ultraschalluntersuchung versucht, Virusmaterial zu gewinnen. Dies erfolgt mithilfe einer Punktion der Plazenta, des Fruchtwassers oder der Nabelschnur. Das jeweilige Vorgehen richtet sich nach dem Alter der Schwangerschaft.

Wenn eine Rötelninfektion beim Feten nach der 17. SSW auftritt, bleibt sie in der Regel ohne Folgen.

▪ Infektionsübertragung

Röteln werden beim Niesen, Husten oder Sprechen übertragen. Sie verbreiten sich also durch Tröpfchen in der Atemluft (Tröpfcheninfektion). Die Viren gelangen in Mund, Nase und Hals, wo sie über die Schleimhaut aufgenommen werden. Von dort breiten sie sich im ganzen Körper aus.

Zwischen Infektion und Ausbruch der Krankheit (**Inkubationszeit**) liegen zwei bis drei Wochen. Röteln sind fünf Tage vor Erscheinen des Ausschlags bis sieben Tage danach ansteckend. Sie lassen sich besonders leicht während der Blüte der Krankheit übertragen.

▪ Krankheitsbild

Zu Beginn der Erkrankung zeigen sich die Symptome einer Erkältung: Husten, Schnupfen, manchmal auch eine Bindehautentzündung mit geröteten Augen. Oft bleiben dies auch die einzigen Symptome. Die Diagnose „Röteln" wird dann meistens nicht gestellt.

In den typischen Fällen schwellen die Lymphknoten im Nacken und hinter den Ohren an und schmerzen. Ein bis zwei Tage später beginnt der Ausschlag (zuerst im Gesicht, dann am Rumpf) in Form etwa linsengroßer, wenig erhabener und nicht zusammenfließender rosaroter Flecken, unter Umständen mit einem hellen anämischen Hof. Das Exanthem ist besonders am Rücken und den Streckseiten der Arme sichtbar. Es breitet sich auf Gesicht, Hals, Arme, Beine und dann innerhalb kurzer Zeit auf den gesamten Körper aus. Leichtes Fieber und Juckreiz treten nur leicht oder überhaupt nicht auf. Der Ausschlag verschwindet nach zwei bis drei Tagen.

■ Immunglobulin-Prophylaxe

Hatte eine Schwangere ohne Immunschutz vor der 17. SSW Kontakt – oder fraglichen Kontakt – mit einer an Röteln erkrankten Person, besteht die Möglichkeit der passiven Prophylaxe mit Immunglobulinen. Dies macht jedoch nur Sinn, wenn die Gabe bis zum 8. Tag nach dem Kontakt erfolgt.

Durch die **Gabe von Immunglobulinen** kann der Infektionsbeginn oft aber nicht verhindert werden. Werden die Immunglobuline nach dem 8. Tag verabreicht, können sie die Infektion verzögern, so dass die kritische Zeit eventuell überstanden ist.

Ist **am 11. Tag nach dem Kontakt** mit einer infizierten Person kein IgM nachweisbar, so kann davon ausgegangen werden, dass keine Ansteckung stattfand. Somit kann von weiteren Untersuchungen abgesehen werden.

Da Rötelninfektionen häufig ohne Symptome verlaufen, kann man keine wirksame Expositionsprophylaxe durchführen, d. h. den Umgang mit potenziell infizierten Personen vorsätzlich meiden.

Bei **seronegativen Frauen**, die auf Grund ihres Berufes vermehrt mit den Viren in Kontakt kommen (z. B. Kindergärtnerinnen, Lehrerinnen), kann in der Frühschwangerschaft eine mehrmalige Immunglobulingabe angezeigt sein.

Bei **fraglich positiven oder niedrigen Rötelntitern** (HAH 1 : 8 oder 1 : 16) ist eine vorbeugende Immunglobulingabe nicht indiziert, jedoch eine Antikörperkontrolle in der 17. SSW anzuraten.

Im Fall einer versehentlichen **Rötelnimpfung bei noch nicht bekannter Schwangerschaft** oder kurz davor wurden keine Organauswirkungen beim Kind beobachtet.

■ Gefahren für das Kind

Kommt es zu einer akuten Infektion der werdenden Mutter, breitet sich das Virus nach der Inkubationszeit über die Blutbahnen im gesamten Organismus aus (Virämie). Die Erreger können dabei über die Plazenta auch zum Kind gelangen. An der Plazenta kann das Virus lokal die Eihäute infizieren und sich über die Blutgefäße bis zum kindlichen Endokard (Herz–Innenschicht) ausbreiten – und von dort über den kindlichen Blutkreislauf im gesamten Organismus des Ungeborenen.

Nicht jede Infektion der Mutter führt zwangsläufig zu einer Schädigung des Kindes.

Bei der Erstinfektion der Mutter kurz vor dem Eintreten der Schwangerschaft, in der Zeit zwischen letzter Regel und neuerlichem Eisprung, sind keine schädigenden Auswirkungen auf das Kind zu erwarten.

Bei einer Infektion der Mutter in der Frühschwangerschaft kommt es mit einer Wahrscheinlichkeit von ca. 54 bis 90 % auch zu einer kindlichen Infektion. Die Rate an Fehlbildungen ist bei einer Ansteckung in den ersten sieben Schwangerschaftswochen mit über 50 % am höchsten und sinkt mit zunehmendem Alter der Schwangerschaft. In den ersten 12 Wochen bilden sich die inneren Organe; deshalb führen schädigende Einflüsse von außen zu Organstörungen.

Mögliche Folgen sind:
- Herzfehler
- Augen- und Ohrdefekte
- Körperliche Entwicklungsstörungen
- Motorische und geistige Entwicklungsverzögerungen
- Wachstumsverzögerung in der Gebärmutter
- Schwellung der Leber und Milz
- Abfall der Blutplättchen (Blutungsrisiko)
- Entzündungen des Gehirns
- Entzündungen der Lunge
- Knochenfehlbildungen
- Tod des Kindes (ca. 30 % der Fälle).

Infektionen zwischen der 13. und 17. SSW werden vor allem von kindlichen Innenohrstörungen begleitet. Das Ausmaß der Schädigung wird geringer, je später die Infektion erfolgt.

Bei Kindern, deren Mütter während der Schwangerschaft eine Rötelninfektion durchmachen, ist im weiteren Leben vermehrt mit **Spätfolgen** – wie Hörschäden, Diabetes, Hormonstörungen, Beeinträchtigungen des Gehirns und Krampfleiden – zu rechnen.

Die mütterliche **Infektion zum Zeitpunkt der Geburt** oder kurz zuvor kann eine Rötelnerkrankung beim Neugeborenen nach sich ziehen. Werden nach der Geburt beim Kind Viren nachgewiesen, können gravierende Symptome wie Wachstumsstörungen, Hautveränderungen, wiederholte Lungenentzündungen, Durchfälle und Gefäßentzündungen auftreten. Dieses Krankheitsbild geht mit einer hohen Gefährdung des Kindes einher.

In Verdachtsfällen werden nach der Geburt zum Ausschluss bzw. zur Bestätigung einer Schädigung durch eine Rötelninfektion oder bei einer manifesten Erkrankung des Neugeborenen IgG-, IgM- und IgA-Antikörper kontrolliert. Findet man IgM-Antikörper gegen Röteln im kindlichen Blut, liegt eine Infektion im Mutterleib vor. Zudem kann der Virusnachweis in Rachensekret, Urin, Blut und Gehirnwasser gelingen.

■ Rötelnimpfung

Geimpft werden sollten Mädchen im Alter zwischen 10 und 12 Jahren sowie seronegative Frauen vor bzw. nach einer Schwangerschaft. Ausgenommen davon sind Rhesus-negative Frauen, die eine Rhesus-Prophylaxe benötigen.

Frauen mit niedrigem Antikörper-Titer (1 : 16) können vorsorglich vor dem Eintritt einer Schwangerschaft oder im Wochenbett nachgeimpft werden. Impfungen können die fruchtschädigende Wirkung von Rötelnviren reduzieren, gewährleisten jedoch keinen hundertprozentigen Schutz.

Chlamydiennachweis

Die genitale Chlamydieninfektion ist wahrscheinlich die häufigste sexuell übertragbare Erkrankung in den Industrieländern. Sie ist nicht meldepflichtig.

In den USA werden pro Jahr ca. 4 Millionen genitale Infektionen mit Chlamydia trachomatis festgestellt. Für Deutschland liegen keine genauen Daten vor. Nach Hochrechnungen ist jedoch mit weit über 100 000 Neuinfektionen pro Jahr zu rechnen. In einer repräsentativen Stichprobe der weiblichen Berliner Bevölkerung aus dem Jahre 1996 wurde bei 3,6 % der 20 – 40-jährigen Frauen eine Chlamydieninfektion nachgewiesen. Bei einer 1996 in Freiburg an asymptomatischen Paaren durchgeführten Untersuchung wurden bei 2,5 % der Frauen und 3,7 % ihrer männlichen Partner Chlamydien festgestellt.

Chlamydien sind sehr kleine Bakterien, die sich in den Zellen der Schleimhäute vermehren. In Europa werden genitale Chlamydieninfektionen üblicherweise durch Chlamydia trachomatis des Serotyps D–K verursacht. Genitale Chlamydieninfektionen sind die häufigste Ursache erworbener Unfruchtbarkeit in den westlichen Industrieländern.

■ Infektionsübertragung

Chlamydien befallen ebenso wie die Erreger der Gonorrhö nur Schleimhäute. Zu einer Ansteckung ist ein direkter Kontakt der empfänglichen Schleimhaut mit dem infektiösen Sekret erforderlich. Eine Ansteckung ist deshalb bei allen sexuellen Praktiken möglich, bei denen Schleimhaut mit Schleimhaut Kontakt hat:
• vaginal,
• anal – genital,

- oral – genital,
- oral – anal

Beim chronischen Verlauf der Infektion ist die Infektiosität jedoch sehr wechselnd, so dass bei weitem nicht jeder Kontakt zu einer Ansteckung führt.

Neugeborene können sich beim Durchtritt durch die mütterliche Scheide unter der Geburt anstecken.

■ Krankheitsbild

Die Infektion breitet sich entlang der **Schleimhäute** aus. Das bedeutet: Bei Frauen kommt es zunächst zu einer Entzündung des Muttermundes und/oder der Harnröhre. Im weiteren Verlauf breitet sich die Infektion über die Gebärmutterschleimhaut in die Eileiter und von dort in die umgebende Bauchhöhle aus. Dies kann eine Bauchfellentzündung nach sich ziehen, besonders häufig in der Umgebung des Blinddarmes. Nicht selten tritt auch eine Entzündung des Bauchfellüberzuges der Leber auf.

Bleibt die Infektion unbehandelt, verkleben die feinen entzündeten Schleimhäute miteinander bzw. mit den umgebenden Organen (Verwachsungen). Hiervon sind u. a. Eileiter, Eierstöcke und das sie umgebende Bauchfell betroffen. Neben chronischen Unterleibsschmerzen sind die bedrohlichsten Folgen der genitalen Chlamydieninfektion Unfruchtbarkeit und ein hohes Risiko für Eileiterschwangerschaften durch Verklebung der Eileiter. All diese Komplikationen können auftreten, ohne dass jemals heftige Symptome bemerkt werden.

Die durch Chlamydien verursachte Schleimhautentzündung, vor allem an Muttermund und Harnröhre, erhöht das Risiko, sich mit HIV anzustecken oder eine HIV-Infektion weiterzugeben, erheblich. Je nach Sexualpraxis können die Chlamydien auch die Schleimhaut des Enddarmes oder die Rachenschleimhaut befallen. Durch Schmierinfektion ist auch bei Erwachsenen ein Befall der Augenbindehaut möglich. Hier kommt es dann ebenfalls zu einer eitrigen Entzündung. Als Reaktion auf die Infektion können auch Gelenkentzündungen auftreten, oft ohne dass vorher andere Symptome bemerkt wurden.

Eine unbehandelte Chlamydieninfektion **in der Schwangerschaft** kann zu vorzeitigem Wehenbeginn und damit zu Fehl- und Frühgeburten führen.

Eine **Ansteckung unter der Geburt** verursacht nicht nur Bindehautentzündungen, sondern auch schwere Lungenentzündungen beim Neugeborenen, die oft erst ab der dritten Lebenswoche Symptome zeigen.

In der Mehrzahl der Fälle verläuft eine Infektion mit Chlamydia trachomatis **ohne deutliche Symptome**. Ähnlich der Gonorrhö kommt es zu einer Entzündung der betroffenen Organe mit eitriger Sekretion. Die Schleimhäute sind leicht verletzlich und können auf Berührung bluten. Die Entzündungszeichen und Schmerzen sind jedoch oft nur sehr schwach und treten meist erst Wochen nach der Ansteckung auf. Sie sind von wechselnder Intensität und verschwinden teilweise spontan wieder. Selbst wenn innere Organe betroffen sind, ist Fieber selten. Aus diesem Grund werden die Zeichen einer Chlamydieninfektion von Patienten ebenso wie von Ärzten oft nicht ernst genommen oder übersehen.

Grundsätzlich sind folgende, teilweise sehr allgemeine Beschwerden **Hinweise auf eine Chlamydieninfektion:**
- **Harnröhre:** Brennen, Schmerzen beim Urinlassen, milchiges, wässriges oder eitriges Sekret , Reizblase
- **Muttermund:** eitriger Ausfluss, Blutung nach Geschlechtsverkehr, Zwischenblutung, Blutung nach Abstrich vom Muttermund
- **Gebärmutter:** verlängerte Menstruation, Zwischenblutung

- **Eileiter und Bauchhöhle:** Ziehen im Unterbauch, Schmerzen bei oder nach dem Geschlechtsverkehr, tiefe Rückenschmerzen
- **Bauchraum:** Blähbauchgefühl, Fieber, Verstopfung, Schmerzen im rechten Oberbauch
- **Enddarm:** Schmerzen beim Stuhlgang
- **Rachen:** Rötung, evtl. Heiserkeit , evtl. Halsschmerzen
- **Gelenke:** Schwellung, Schmerzen

Als **Risikofaktoren** für eine mögliche Chlamydia-trachomatis-Infektion gelten:
- Alter unter 24 Jahren
- mehrere Sexualpartner im vergangenen Jahr
- neuer Sexualpartner in den letzten 6 Monaten

■ Praktisches Vorgehen

Die **Mutterschaftsrichtlinien** (in der Fassung vom 10. Dezember 1985, zuletzt geändert am 23. April 2009) empfehlen die **Untersuchung einer Urinprobe** auf eine genitale Infektion mit Chlamydia trachomatis. Die Urinprobe wird im Labor mit Nukleinsäureamplifizierenden Tests (NAT) untersucht.

Der **serologische Nachweis von Antikörpern** im Blut ist möglich, aber nicht zum Nachweis einer akuten Infektion sinnvoll. Er hat den Nachteil, dass nicht zwischen den verschiedenen Chlamydientypen unterschieden werden kann und der Infektionsort nicht deutlich wird. Neben der Sterilitätsdiagnostik wird er bei unklaren Krankheitsbildern eingesetzt, wenn trotz negativem Direktnachweis eine Chlamydieninfektion vermutet wird.

■ Therapie

Auch wenn vermutet wird, dass trotz fehlender Behandlung bei einem Teil der Infizierten die Chlamydieninfektion möglicherweise spontan ausheilt, ist nach gesicherter Diagnose angesichts der erheblichen Folgen der Infektion eine Behandlung **unbedingt erforderlich**.

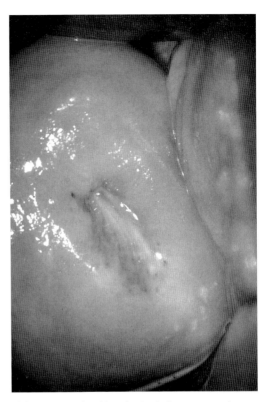

Abb. 5.**11**   Befund bei der Spekulumuntersuchung des Muttermunds: diskrete Zervizitis durch Chlamydien.

Sie erfolgt mit einem chlamydienwirksamen **Antibiotikum**, in den meisten Fällen in Tablettenform. In der Schwangerschaft sollte bei einem positiven Test möglichst bald, aber **nicht** vor der 14. Schwangerschaftswoche, eine Behandlung mit Erythromycin (Monomycin®), 4 × 500 mg/Tag als Therapie der Wahl über 10 Tage durchgeführt werden. Damit wird über die Sanierung der Geburtswege eine Infektion des Kindes unter der Geburt sicher verhindert.

Wichtig ist vor allem die **ausreichende Dosis** sowie je nach Antibiotikum auch die **Dauer der Einnahme**. Seit einigen Jahren ist die Behandlung auch durch eine hohe einmalige Dosis eines speziellen Antibiotikums möglich.

Wenn klinische Zeichen einen **dringenden Verdacht** auf eine Chlamydieninfektion nahe legen, sollte die Behandlung unmittelbar einsetzen, ohne den Labornachweis abzuwarten. Bei Anzeichen einer aufsteigenden Entzündung (PID) sind Bettruhe, evtl. eine Krankenhausaufnahme und eine intravenöse Antibiotikagabe erforderlich, um Komplikationen vorzubeugen. Durch rechtzeitige Diagnostik und Therapie sind Folgeerkrankungen vermeidbar.

Bei allen **Sexualpartnern der letzten 6 Monate** sollte eine Chlamydiendiagnostik und anschließende Behandlung veranlasst werden. Da nicht immer eine zuverlässige Diagnostik sichergestellt werden kann, wird von manchen Ärzten gefordert, auch bei einem negativen Befund den/die Partner zu behandeln. Bis zum Nachweis der Ausheilung müssen Kondome benutzt werden.

Es ist strittig und wird auch sicher kaum eindeutig zu klären sein, ob nach einer adäquaten Therapie Chlamydieninfektionen fortbestehen können. Häufig handelt es sich dabei um Re-Infektionen. Um Infektionen durch nicht oder nicht ausreichend behandelte oder erneut angesteckte Partner.

■ Prophylaxe

Lediglich Kondome oder Femidome bieten einen verlässlichen Schutz. Von zentraler Bedeutung für die Prävention ist die Verbreitung von insgesamt mehr Information.

■ Gefahren für das Kind

Ein besonderes Problem stellt die **Chlamydieninfektion in der Schwangerschaft** dar. Neben dem durch eine Chlamydieninfektion erhöhten Risiko für eine Frühgeburt ist besonders die mögliche Infektion des Kindes von Bedeutung, die bei der Passage durch den infizierten Geburtskanal entsteht und zu einer Bindehautentzündung der Augen, einer Lungenentzündung sowie Wachstumsstörungen des Kindes führen kann.

Bei rechtzeitig durchgeführter Diagnostik und Therapie kann die mütterliche Infektion als Hauptgefahr für das Kind beseitigt werden. Der in den Mutterschaftsrichtlinien geforderte Suchtest auf Chlamydien soll zu einer optimalen Therapie der Mutter führen und damit kindlichen Schäden wirksam vorbeugen.

Luessuchreaktion

Lues (Syphilis) ist eine meldepflichtige, sexuell übertragbare Krankheit.

Man unterscheidet klinisch zwischen der erworbenen (Syphilis aquisita) und der so genannten angeborenen Syphilis (Syphilis connata). Erreger ist das Bakterium Treponema pallidum ssp. pallidum.

Syphilis, in früheren Jahrhunderten eine Epidemie mit verheerenden Auswirkungen, war noch in den 60er Jahren auch in Deutschland keine seltene Erkrankung. Die Etablierung von Safer-Sex-Praktiken führte ab Mitte der 80er Jahre in allen westlichen Industriestaaten zu einem starken Rückgang der Neuerkrankungen.

Seit etwa zwei Jahren stecken sich jedoch auch hier wieder zunehmend mehr Menschen an einer Syphilis an. Zurückzuführen ist dies auf die hohe Mobilität von Menschen in und aus Regionen mit hohem Verbreitungsgrad sowie auf nachlassendes Präventionsverhalten gerade in Gruppen mit hohem Ansteckungsrisiko.

Mit geeigneten **Antibiotika** kann die Syphilis heute sicher und effektiv behandelt und geheilt werden. Dennoch werden auch heute noch viele Menschen mit einer Syphilis nicht ausreichend behandelt. Dies hat mehrere Gründe: Da die frühen Symptome der Syphilis häufig recht harmlos oder irreführend sind, wird oft kein Arzt aufgesucht. Nicht selten wird auch die bereits begonnene Behandlung abgebrochen, wenn die Symptome verschwunden sind.

Von wachsender Bedeutung ist die Tatsache, dass Syphilis die Gefahr der Übertragung und das Risiko einer Ansteckung mit dem HI-Virus erhöht.

■ Infektionsübertragung

Übertragungsweg ist hauptsächlich der **Geschlechtsverkehr**. Eine Ausnahme ist die Übertragung von Treponema pallidum bei Hautkontakt mit infektiösen Primärläsionen.

Syphilisbakterien finden sich in großer Zahl in dem kurz nach der Ansteckung entstehenden Geschwür und auf den Schleimhautveränderungen des zweiten Erkrankungsstadiums. Bei engem Haut- oder Schleimhautkontakt können sie durch winzige Verletzungen in den Körper anderer Menschen eindringen. Prinzipiell kann dies an jeder Stelle der Haut oder Schleimhaut stattfinden.

Das Syphilis-Bakterium ist allerdings wie alle Erreger sexuell übertragbarer Infektionen sehr empfindlich gegen Kälte und Austrocknung und stirbt außerhalb des Körpers rasch ab.

Weitere mögliche Infektionswege sind:
• Übertragung während der Schwangerschaft oder unter der Geburt auf das ungeborene Kind bzw. das Neugeborene
• durch Blut- oder Blutprodukte, die von einer infizierten Person stammen (in Deutschland durch verpflichtende Untersuchung der Spender ausgeschlossen)
• durch Gebrauch von Spritzbestecken und stechenden oder schneidenden ähnlichen Utensilien (Rasierklinge, Tätowiernadeln etc.) gemeinsam mit einer infizierten Person

■ Klinisches Bild

Die Syphilis ist eine zyklische Infektionskrankheit mit Generalisation, die ein vielfältiges Erscheinungsbild zeigt. Sie verläuft in verschiedenen Stadien, mit zwischendurch klinisch unauffälligen Latenzphasen.

Die ersten zwei Krankheitsstadien (**Primärsyphilis, Sekundärsyphilis**) dauern normalerweise ein bis zwei Jahre. In dieser Zeit kann eine unbehandelte Person andere Menschen anstecken.

Das erste Symptom der **Primärsyphilis** ist ein schmerzloses hartes Geschwür, das auch „harter Schanker" genannt wird. Das Geschwür tritt innerhalb von 10 Tagen bis 3 Monaten nach Ansteckung auf, im Allgemeinen innerhalb von 2 bis 6 Wochen.

Weil das Geschwür schmerzlos ist und sich auch an äußerlich nicht einsehbaren Stellen befinden kann, besteht die Möglichkeit, dass es unbemerkt bleibt. Es findet sich normalerweise an den Körperstellen, die mit einem Geschwür eines Sexualpartners am ehesten Kontakt haben.

Je nach Sexualpraktik sind **häufige Orte der Erstinfektion**:
• Schamlippen,
• Muttermund,
• Scheide,
• Mund,
• Zunge,
• Lippen,
• After,
• Brustwarze.

Aus diesem Grund stellt auch der korrekte Kondomgebrauch keinen völlig ausreichenden Schutz dar.

Das Geschwür verschwindet innerhalb einiger Wochen, unabhängig davon, ob die angesteckte Person behandelt wird oder nicht. Wenn während des **Primärstadiums** keine Behandlung eingeleitet wird, schreitet die Infektion bei mindestens einem Drittel der Infizierten bis zu chronischen Stadien fort.

Häufigstes Symptom der **Sekundärsyphilis** ist ein Hautausschlag, der innerhalb von 3 bis 6 Wochen nach dem Geschwür auftritt. Er kann am ganzen Körper oder nur an einzelnen Stellen erscheinen und sehr unterschiedlich aussehen.

Rötlich-braune Flecken bis zur Größe eines 20-Cent-Stückes oder ein masernähnlicher Ausschlag treten besonders häufig auf. Auf Handflächen und Fußsohlen finden sich meist kleine rötliche Warzen.

Weitere Symptome der **Sekundärsyphilis** sind
* nässende Warzen im Genitalbereich,
* fleckförmiger Haarausfall,
* Sehstörungen,
* auch Fieber,
* Anschwellen der Lymphknoten und allgemeines Krankheitsgefühl.

Weil in offenen Hautveränderungen und im Blut jetzt zahlreiche aktive Bakterien vorhanden sind, kann in diesem Stadium bei direktem Kontakt – sexuell oder nicht sexuell – mit Wunden, Blut oder Wundsekret die Infektion relativ leicht weitergegeben werden.

Alle Zeichen der **Sekundärsyphilis** können wie das Primärgeschwür unauffällig sein. Auch ohne Behandlung verschwinden sie normalerweise innerhalb einiger Wochen oder Monate, können über die folgenden ein bis zwei Jahre jedoch auch wiederholt auftreten. Es ist durchaus möglich, dass in diesem Stadium die Erkrankung auch ohne Behandlung noch folgenlos ausheilt.

Bei ungefähr einem Drittel der Erkrankten geht die Syphilis jedoch in das sog. **Latenzstadium** über, das Jahre oder sogar Jahrzehnte andauern kann. In dieser Zeit bestehen keine Symptome mehr, und die Krankheit ist nicht mehr ansteckend. Durch Immunreaktionen des Körpers auf die Syphiliserreger entwickeln sich jedoch **Spätkomplikationen**, die praktisch jedes Organsystem schwer schädigen können (Herz, Hauptschlagader, Augen, Gehirn oder Rückenmark, Knochen etc.). Im Endstadium der **Spät- oder Tertiärsyphilis** treten deswegen Geisteskrankheiten, Blindheit, andere neurologische Probleme und schwere Krankheiten der inneren Organe auf.

Besonders gefährlich ist ein Eindringen des Syphilis-Bakteriums in das zentrale Nervensystem, was bei ungefähr 3 – 7 % der unbehandelten Patienten bereits während der frühen Stadien (bis zu 20 Monate nach der Ansteckung) geschieht. Symptome einer **Neurosyphilis** sind u. a. Kopfschmerzen, Sehstörungen, Nackensteife und Fieber. Bei Menschen mit einer HIV-Infektion tritt eine Neurosyphilis nicht nur rascher, sondern auch häufiger auf als bei nicht HIV-infizierten Menschen. Eine Neurosyphilis muss mit sehr hohen Penicillindosen behandelt werden.

■ Diagnosestellung

Syphilis wird manchmal „der große Imitator" oder auch das „Chamäleon unter den Geschlechtskrankheiten" genannt, weil die frühen Symptome denen vieler anderer Krankheiten ähneln. Sexuell aktive Frauen, besonders solche, die Sex mit mehreren Partnern haben, sollten bei einer **Wunde im genitalen Bereich** oder bei unklarem Hautausschlag auf jeden Fall einen Arzt aufsuchen. Menschen, die riskanten Sex hatten und wegen einer anderen sexuell übertragbaren Erkrankung, z. B. Gonorrhö, behandelt worden sind, sollten nach Rücksprache mit dem Arzt auch eine Blutuntersuchung zum Ausschluss einer Syphilis durchführen lassen. Dies gilt ganz besonders für Menschen mit einer HIV-Infektion, da eine Syphilis bei gleichzeitig bestehender HIV-Infektion oft rascher und schwerer verläuft.

Es gibt grundsätzlich zwei Möglichkeiten, eine Syphilis zu diagnostizieren:
* Mikroskopischer Nachweis des Syphilis-Bakteriums aus einem **Abstrich** vom Geschwür oder einer offenen Hautveränderung (in den frühen Stadien) Der direkte Nachweis des Bakteriums ist nur mit einem speziellen Mikroskop möglich und kann selbst erfahrenen Ärzten Schwierigkeiten bereiten.

- In der Schwangerschaft üblich ist die **Untersuchung einer Blutprobe auf Antikörper** (in allen Stadien).
  - Die Diagnose einer Syphilisinfektion erfolgt primär über die Bestimmung von humoralen Antikörpern im TPHA, FTA-ABS-Test und dem VDRL.
  - Erst dann folgt eine weiterführende serologische Diagnostik, wie FTA-ABS-IgM-Test und/oder Tp IgM-ELISA.

■ Interpretation der Befunde

Die Interpretation der Blutuntersuchung kann in manchen Fällen schwierig sein. Dies hat mehrere Gründe:

- Zum **Zeitpunkt des Primärgeschwürs** sind oft noch keine Antikörper nachweisbar, da deren Bildung bis zu drei Monate nach der Ansteckung in Anspruch nehmen kann.
- Die **einmal gebildeten Antikörper** bleiben auch nach einer ausreichend behandelten Syphilis lebenslang im Blut nachweisbar, schützen jedoch nicht vor einer erneuten Ansteckung.
- Die **verschiedenen Antikörpertests** haben unterschiedliche, einander ergänzende Aussagekraft. So zeigt ein Testverfahren (VDRL-Test) zwar sicher die Behandlungsbedürftigkeit an, ist jedoch unspezifisch und reagiert gelegentlich auch bei ganz anderen Erkrankungen positiv. Ein anderes Testverfahren (TPHA-Test) ist hinsichtlich der Syphilis spezifischer, sagt jedoch nichts über die Behandlungsbedürftigkeit aus.

Deswegen müssen normalerweise mehrere unterschiedliche Testverfahren miteinander kombiniert werden, um eine sichere Aussage über das Vorliegen einer behandlungsbedürftigen Syphilisinfektion treffen zu können. Nicht selten sind wiederholte Tests notwendig, um die Diagnose zu sichern.

Besonders in den latenten oder späten Stadien oder bei einer gleichzeitigen HIV-Infektion wird durch Punktion **Liquor zur Untersuchung auf Bakterien** entnommen, um eine Neurosyphilis auszuschließen.

■ Therapie

Es besteht Behandlungspflicht! Syphilis wird normalerweise mit Penicillinspritzen behandelt. Die Dauer der Behandlung (mindestens eine, oft drei Wochen) richtet sich nach dem Erkrankungsstadium.

Wichtig ist, dass über eine längere Zeit ein gleich bleibend hoher Penicillinspiegel im Blut aufrechterhalten wird. In Deutschland geschieht dies üblicherweise durch die tägliche Verabreichung je einer Penicillinspritze.

In anderen Ländern werden meist sog. Depotpenicilline eingesetzt. Dadurch wird trotz nur einmaliger Injektion die Penicillinwirkung über einen längeren Zeitraum gesichert. Normalerweise ist ein Mensch mit einer Syphilis 24 Stunden nach Beginn einer Penicillinbehandlung nicht mehr ansteckend.

Andere Antibiotika sind gegen die Syphiliserreger wirkungslos (die Bakterien sind dagegen resistent). Sie sollten deswegen nur in Ausnahmefällen und unter strikter ärztlicher Kontrolle bei Patienten mit einer Penicillinallergie eingesetzt werden.

Manche Syphilispatienten reagieren nicht auf die üblichen Penicillin-Dosen. Deshalb sind nach einer Behandlung immer wiederholte Blutuntersuchungen erforderlich, um sicherzustellen, dass keine ansteckungsfähigen Bakterien mehr vorhanden sind und die Erkrankung nicht weiter fortschreitet. Insbesondere Menschen mit Neurosyphilis müssen bis zu 2 Jahre nach der Behandlung erneut getestet werden.

In allen Stadien der Syphilis wird bei korrekter Behandlung die Infektion **geheilt**. Die einmal eingetretenen Organschäden der späten Stadien können jedoch nicht wieder rückgängig gemacht werden.

■ Gefahren für das Kind

Eine schwangere Frau mit unbehandelter Syphilis überträgt mit hoher Wahrscheinlichkeit die Infektion auf ihr Kind. Je nach dem Zeitpunkt des Übertrittes der Erreger durch die Plazenta führt dies zu einer Totgeburt, dem Tod des Neugeborenen oder zu einer angeborenen Syphilisinfektion.

Kinder mit **angeborener Syphilis** können bereits bei der Geburt Symptome aufweisen, oft entwickeln sich die Symptome jedoch erst Wochen bis Monate später. Wenn angesteckte Kinder älter werden, können sich alle Symptome der Spätstadien der Syphilis, einschließlich Schäden von Knochen, Zähnen, Augen, Ohren und des Gehirns, entwickeln.

Wird eine aktive Syphilis jedoch während der Schwangerschaft festgestellt und **ausreichend behandelt**, sind die Aussichten gut, dass das Kind ohne Schädigung zur Welt kommt.

■ Vorbeugung

Während der aktiven Stadien der Infektion sind die Syphilisbakterien in Geschwüren, offenen Hautstellen, Wundsekret und Blut der erkrankten Person in großer Menge vorhanden. Ein direkter Kontakt mit Wunden, Blut und Wundsekret muss deswegen vermieden werden.

Bei sexuellen Kontakten stellen Kondome bei jeglicher Art der Penetration (oral, vaginal, anal) einen wichtigen, allerdings nicht völlig ausreichenden Schutz dar.

Wenn sich das Primärgeschwür z. B. im Mund befindet, können von dort bei intensivem Küssen oder Beißen die Erreger an praktisch jede Stelle des Körpers des Partners/der Partne-

rin übertragen werden. Umgekehrt kann eine syphilitische Hautveränderung z. B. an Hoden oder Schamlippen durch Küssen oder Lecken zu einer Ansteckung im Mund führen.

■ Meldepflicht

Syphilis ist wie HIV in Deutschland **nicht namentlich meldepflichtig**. Nach dem neuen Infektionsschutzgesetz erfolgt die Erhebung von Daten zur Epidemiologie der Syphilis durch eine Laborberichtspflicht analog HIV. Es werden damit von den Labors anonym Testresultate gemeldet, die sicher eine frische unbehandelte Syphilis anzeigen. Davon erhofft man sich bessere Informationen für eine gezielte Prävention.

Im Mutterpass muss nur dokumentiert werden, dass die Luessuchreaktion bestimmt wurde, nicht das Ergebnis!

HIV (Humanes Immundefizienzvirus) und Schwangerschaft

Ute Lange

■ HIV und Schwangerschaft in Deutschland

Die Gesamtzahl der in Deutschland lebenden HIV-positiven Menschen beziffert das Robert-Koch-Institut (RKI) in Berlin auf ca. 63 500 (Ende 2008). Der **Frauenanteil** HIV-positiver Menschen beträgt in Deutschland ca. 18 %, 70 % dieser Frauen sind im gebärfähigen Alter. Pro Jahr werden in den deutschen Zentren mit HIV-Schwerpunkt ca. 200 bis 300 HIV-infizierte Schwangere betreut. Die Infektion der betreuten HIV-positiven Schwangeren wurde zu etwa 60 % im Rahmen der Schwangerenvorsorge erkannt. Bemerkenswert ist, dass die Hälfte der betroffenen Frauen keiner Risikogruppe zuzuordnen ist. Die HIV-Infektion findet sich heute in allen Altersgruppen und Gesellschaftsschichten.

■ Praktische Durchführung

Die **Mutterschaftsrichtlinien** legen fest, dass jeder Schwangeren nach entsprechender Aufklärung ein HIV-Test angeboten werden soll. Dazu wird zu einem möglichst frühen Zeitpunkt eine Blutprobe eingeschickt und der Suchtest (ELISA) und ggf. der Bestätigungstest (Western Blot) durchgeführt.

Der HIV-Test wird ungefähr 10 - 12 Wochen nach einer möglichen Infektion positiv. Weil falsch positive Ergebnisse möglich sind, muss ein solcher immer durch einen **2. Test** bestätigt werden. Nur in seltenen Fällen werden Antikörper erst später als drei Monate nach einer Infektion gebildet. Ein kurzer Abstand zwischen einer möglichen Infektion und dem HIV-Test kann zu einem falsch negativen Ergebnis führen. Ein positiver HIV-Test sagt nichts darüber aus, wann ein Mensch an Aids erkranken wird.

Der Test darf nicht ohne das Wissen und die ausdrückliche Zustimmung der schwangeren Frau durchgeführt werden.

Jeder, der den Test im Zuge der Vorsorgeuntersuchung veranlasst, muss damit rechnen, ein **positives Testergebnis** übermitteln zu müssen. Da Hebammen in der Regel nicht für solche Gespräche geschult wurden, empfiehlt es sich, dazu eine Mitarbeiterin der AIDS-Beratungsstellen oder eine andere versierte Person hinzuzuziehen.

Auf keinen Fall sollte die Hebamme aus Angst, sie könne einer solchen Situation nicht gewachsen sein, das Thema HIV ignorieren. Gegebenenfalls kann sie der Schwangeren raten, sich in einer Arztpraxis oder beim Gesundheitsamt testen zu lassen. In Deutschland wird den Schwangeren oftmals weder eine HIV-Aufklärung noch eine Testung angeboten oder der HIV-Test ohne Aufklärung und ohne das Einverständnis der Schwangeren durchgeführt. Beide Vorgehensweisen können forensische Schritte nach sich ziehen.

Ein positives Testergebnis bedeutet, dass Antikörper gegen das HI-Virus im Blut gefunden wurden (HIV positiv). Zu einem früheren Zeitpunkt hat eine Ansteckung mit dem HI-Virus stattgefunden.

Die HIV-Untersuchung darf laut Mutterschaftsrichtlinien **nicht im Mutterpass dokumentiert** werden. Lediglich die Durchführung des Beratungsgesprächs wird vermerkt. Diese Regelung trägt dem Umstand Rechnung, dass ein Mutterpass oftmals von vielen Personen eingesehen wird und die Frau damit die Veröffentlichung der Diagnose nicht steuern kann. Andererseits handelt es sich bei HIV um eine für die Schwangerschaft gravierende Infektion, von der die betreuenden Berufsgruppen wissen sollten. Als Lösung wurde vorgeschlagen, dem Mutterpass einen an den behandelnden Kreißsaalarzt/die betreuende Hebamme adressierten, verschlossenen Briefumschlag mit dem Befund beizulegen.

■ Ärztliche Betreuung einer HIV-positiven Schwangeren

Falls die HIV-Infektion unbekannt ist und keine Maßnahmen ergriffen werden, beträgt das kindliche Infektionsrisiko während Schwangerschaft, Geburt und Stillzeit bis zu 40 %.

Kurz vor oder während der Geburt wird das HI-Virus mit einer Wahrscheinlichkeit von etwa 18 % übertragen, beim Stillen in etwa 15 % der Fälle.

Bei rechtzeitiger Diagnosestellung sollte die Schwangere entsprechend den **„Deutsch-Österreichischen Richtlinien zur HIV-Therapie in der Schwangerschaft"** betreut werden. Unter Umsetzung dieser Empfehlungen konnte in den deutschen Zentren mit HIV-Schwerpunkt die Rate an Mutter-Kind-Übertragungen auf unter 2 % gesenkt werden. Heute werden HIV-positive Frauen zum Austragen einer Schwangerschaft ermutigt.

Das verminderte Infektionsrisiko wird vor allem durch eine intensive ärztliche Betreuung mit der Gabe hochwirksamer antiretrovirale Medikamente, der Kontrolle der Geburtssituation und dem Verzicht aufs Stillen erreicht. Die Schwangere sollte sowohl von einem **Schwerpunktzentrums für HIV und Aids** als auch einem ortsansässigen Frauenarzt/einer Frauenärztin versorgt werden.

Zur **ärztlichen Vorsorge bei HIV-positiven Schwangeren** gehören neben den gängigen Routineuntersuchungen auch regelmäßige Laborkontrollen bezogen auf die verabreichten Medikamente, die konsequente Diagnose und Behandlung weiterer Infektionen, der Ausschluss eines Gestationsdiabetes und die Vermeidung vorzeitiger Wehen. Alle Maßnahmen bedürfen der Mitarbeit der Schwangeren, bei Sprachproblemen sollte daher ein Dolmetscher hinzugezogen werden. Unter bestimmten Umständen ist eine vaginale Geburt möglich.

■ Hebammenbetreuung HIV-positiver Frauen in der Schwangerschaft

Wie bei anderen Frauen auch sind die Erwartungen HIV-positiver Schwangerer an die Hebamme individuell unterschiedlich. Die Hebamme unterstützt die Frau im psychosozialen Bereich und bereitet sie auf die Geburtssituation sowie auf die Zeit des Wochenbetts vor. Sie erklärt medizinische Maßnahmen und gibt Informationen. In die Vorsorgeuntersuchungen ist die Hebamme nur dann begleitend eingebunden, wenn sie in enger Kooperation mit einem Frauenarzt/einer Frauenärztin arbeitet. In den Feldern der Beratung, Geburtsvorbereitung und Hilfen bei Beschwerden haben HIV-positive Frauen oftmals einen hohen Bedarf.

Die Hebamme kann sich als **Gesprächspartnerin** zur Verfügung stellen, falls eine Schwangere einem HIV-Test skeptisch gegenübersteht.

Meist braucht die Frau dann einen externen Gesprächspartner zur Reflexion diffuser Ängste. Auch ein Mangel an Informationen kann eine fundierte Entscheidung erschweren. Auf jeden Fall sollte der Schwangeren zum HIV- Test geraten werden.

Der Hebamme stehen verschiedene Medien zur Verfügung, um die **Bedeutung des Tests** zu erklären. Die aktuellen Mutterschaftsrichtlinien enthalten in der Anlage 4 (zu Abschnitt A Nr. 1) eine ausführliche Information für die Frau. Die Deutsche Aids Hilfe (DAH) hat ebenfalls ein **Merkblatt für Schwangere** zusammengestellt.

HIV-positive Schwangere bekommen mit Hilfe der „Lifeboat"-CD mutmachende Orientierungen und können sich Fallgeschichten anderer betroffener Frauen anhören (info@projektlifeboat.de)

Unterschiedliche **mehrsprachige Informationsschriften** der Deutschen Aidshilfe helfen der Frau bei ihren dringenden Themen und der Hebamme, die Fragen entsprechend dem neuesten Wissensstand zu beantworten (www.aidshilfe.de).

5.8 Abstrich zur Krebsvorsorge

Ute Lange

GynäkologInnen empfehlen einen Krebsfrüherkennungsabstrich aus der Zervix zu Beginn der Schwangerschaft, wenn die letzte Untersuchung länger als 6 Monate zurück liegt.

Die **Häufigkeit des Zervixkarzinoms** hat durch die Einführung der Früherkennungsmaßnahmen in den Industrienationen drastisch abgenommen. Bei Schwangeren schwankt die Auftretungshäufigkeit zwischen 1 auf 2200 bzw. 1 auf 4077 Schwangerschaften. Die Ätiologie spricht für eine Infektion mit dem Papillomavirus HPV als einem der wesentlichsten auslösenden Faktoren. Auch andere Infektionen, Einflüsse der allgemeinen Lebensführung und genetische sowie immunologische Dispositionen gelten als mögliche Ursachen.

Das Zervixkarzinom verläuft **häufig asymptomatisch**, im Frühstadium treten Ausfluss und Blutungen (die in der Schwangerschaft leicht fehlinterpretiert werden können), später Schmerzen, Beinödeme und übel riechender Ausfluss auf.

Die **Diagnose** wird durch einen Zervixabstrich und eventuell eine zusätzliche Kolposkopie gestellt, weitergehende Eingriffe wie eine Konisation werden in Abstimmung mit der Konsequenz für die Schwangerschaft durchgeführt. Die Empfehlungen für Therapie und das Vorgehen in der Schwangerschaft, z. B. eine frühzeitige Sectio, sind abhängig vom Stadium der Erkrankung und der Schwangerschaftswoche (8).

* Bei der Untersuchung handelt es sich um eine **primär gynäkologische Aufgabe.** Hebammen würden Verantwortung für einen Bereich, der mit ihrem originären Aufgabenfeld nichts zu tun hat und für den sie in der Regel nicht ausgebildet wurden, Verantwortung übernehmen.
* Krebsfrüherkennung wird mit einem ärztlichen Auftrag in Verbindung gebracht und irritiert gleich zu Beginn der Schwangerschaft die Intention, weshalb die Frau Hebammenvorsorge gewählt hat.
* Sollte sich die Hebamme durch besondere Umstände für den Krebsabstrich zuständig fühlen, ist eine praktische Einführung in die **richtige Technik** erforderlich, um seriöse Ergebnisse zu erzielen. Der Abstrich unterscheidet sich von den üblichen in der Schwangerschaft durchgeführten Abstriche (z. B. Streptokokken).

Die **Ergebnisse des Krebsabstriches** werden in PAP-Stufen eingeteilt: (7)

* **PAP 1:** Alle Zellen sind unauffällig.
* **PAP 2:** Die Zellen sind normal, zeigen jedoch Zeichen von Entzündungen.
* **PAP 3:** Zellveränderungen
  Ursache: Entzündungen oder leichte Fehlbildungen (Dysplasien), d. h. einige Zellen haben größere Zellkerne
* **PAP 3D:** Leichte bis mittlere Zellfehlbildungen. Betroffen sind die oberen und mittleren Zellschichten. Weitere Beobachtung, Kontrolle nach 3 – 6 Monaten
* **PAP 4A:** Schwere Zellfehlbildungen der oberen, mittleren und unteren Schicht. Die Schichtung der Zellen ist noch erkennbar. Zur Abklärung wird die Untersuchung einer Gewebeprobe (Konisation) zur Befundbestätigung empfohlen.
* **PAP 4B:** Schwere Dysplasien, eine Schichtung der Zellen ist nicht mehr zu erkennen, wird auch „Carcinoma in situ" genannt und gilt als Vorstufe von Krebs.
* **PAP 5:** Es sind Krebszellen, d. h. in die Tiefe wachsende Zellen, nachweisbar.

Literatur

1. BZgA: Stillen und Muttermilchernährung. Köln 2001
2. Enkin, Murray W.: Effektive Betreuung während Schwangerschaft und Geburt. Wiesbaden 1998
3. Jahn, A.: Ultraschall- Screening i. d. Schwangerschaft: Evidenz und Versorgungswirklichkeit. Zeitschrift für ärztliche Fortbildung und Qualitätssicherung 2002
4. Lippens, Frauke: Schwangerenvorsorge, eine Arbeitshilfe für Hebammen. Hamburg 2003
5. Mändle, Christine u. a.: Das Hebammenbuch. Stuttgart; New York 1995
6. Rockenschaub, Alfred: Gebären ohne Aberglauben. Wien 2001
7. Schindele, Eva: Pfusch an der Frau. Frankfurt a. M. 1997
8. Schmailzl, Kurt J.G. & Hackelöer, B.-Joachim (Hrsg.): Schwangerschaft und Krankheit. Berlin; Wien 2002

9. Viehweg, Brigitte u. a.: Schwangerenvorsorge. Köln 2000

10. Enders G. Infektionen und Impfungen in der Schwangerschaft. München: Urban & Schwarzenberg, 1991

11. Petersen EE. Infektionen in Gynäkologie und Geburtshilfe Stuttgart: Thieme Verlag, 1997

12. Robert-Koch-Institut. HIV/AIDS – Eckdaten und Trends. Epidemiologische Kurzinformationen des AIDS-Zentrums im Robert-Koch-Institut. Dezember 2001

13. Deutsch-Österreichische Richtlinien zur antiretroviralen Therapie der HIV-Infektion. Robert-Koch-Institut, 1998

14. Lothar Thomas L. Labor und Diagnose. TH-Books 2000

15. Hofbauer G. Laborwerte Südwest-Verlag 2002

16. Riegel, Pietsch, Mross. Vademecum Labormedizin. 7 Auflage. Berlin Springer 2003

17. Martius G, Breckwoldt M, Pfleiderer A: Lehrbuch der Gynäkologie und Geburtshilfe. 2., verb. Aufl. –Stuttgart; New York: Thieme, 1996

18. Jung EG: Dermatologie. 3. Aufl. – Stuttgart: Hippokrates-Verlag, 1995

19. Robert Koch Institut Infektionsepidemiologisches Handbuch meldepflichtiger Krankheiten für 2001

20. Gesundheitsamt Köln Informationsschrift der Beratungsstelle zu sexuell übertragbaren Erkrankungen einschließlich AIDS

Routineuntersuchungen

Susanne Teuerle

Zwischen evidenzbasierten Empfehlungen für die Schwangerenvorsorge (z. B. NICE, Enkin et al.) und den in Deutschland etablierten Mutterschaftsrichtlinien gibt es Unterschiede. In der Gebührenverordnung (Vertrag über die Versorgung mit Hebammenhilfe) ist für Hebammen festgelegt, dass sie die Schwangerenvorsorgeuntersuchungen **nach den Mutterschaftsrichtlinien**, also den Richtlinien des gemeinsamen Bundesausschusses für die ärztliche Betreuung, durchführen sollen. Somit müssen Hebammen nunmehr unter Umständen wissenschaftliche und forensische Argumente gegeneinander abwägen, um Sicherheit in der Schwangerenvorsorge sowohl für Mutter und Kind, als auch für sich selbst zu gewinnen.

Der Übersicht halber sind in Tabelle 6.1 vergleichend die wesentlichen Empfehlungen zu den Routineuntersuchungen in der Schwangerenvorsorge des National Institute of Clinical Excellence (NICE) aus Großbritannien und des deutschen Bundesausschusses aufgeführt.

> Die Betonung liegt dabei auf „Routine"! Bei Auffälligkeiten bzw. Risikoschwangerschaften empfehlen beide Institutionen weitergehende Untersuchungen.

Interessant hierbei ist, dass NICE in seinen Empfehlungen großen Wert darauf legt, dass sämtliche Untersuchungen **Angebote** sind, für die die Schwangere sich entscheiden kann und deren Sinn und Möglichkeiten sowie die Ergebnisse den Schwangeren erklärt und evtl. nahe gelegt werden sollten. Zu jeder Routineuntersuchung gehören demnach also unbedingt **Aufklärung und Beratung**! Dahingegen erwähnen die Mutterschaftsrichtlinien lediglich bei der Untersuchung auf HIV, dass dies ein freiwilliges Screening sei.

> Richtig ist aber, dass die gesamte Schwangerenvorsorge wie alle Formen der medizinischen Betreuung Angebote sind, die außer in Notfällen nicht ohne die Zustimmung der Betroffenen durchgeführt werden dürfen. Zustimmung erfordert Information, so dass auch bei Routineuntersuchungen vor deren Durchführung eine entsprechende Aufklärung erfolgen sollte.

In diesem Kapitel werden die von NICE empfohlenen Routineuntersuchungen besprochen. Die möglicherweise darüber hinaus gehenden Untersuchungen sind in den Kapiteln 7 und 10 zu finden. Die beim Ersttermin anfallenden Untersuchungen werden gesondert in Kapitel 5 behandelt.

6.1 Beurteilung von Wachstum und Lage des Kindes durch äußere Untersuchung

Die äußere Untersuchung der Schwangeren durch **Abtasten des Bauches** ist eine traditionelle Hebammentätigkeit, sie gehört zu jedem Vorsorgetermin. Durch das regelmäßige Abtasten lassen sich das kindliche Wachstum und die augenblickliche Lage des Kindes erkennen.

Tab. 6.**1**   Vergleich der empfohlenen Routineuntersuchungen des National Institute of Clinical Excellence (NICE) aus Großbritannien mit den deutschen Mutterschaftsrichtlinien (MuSch-Richtlinien).

Untersuchung	MuSch-Richtlinien	NICE
Blutgruppenbestimmung (Kap. 5)	bei Erstuntersuchung	bei Erstuntersuchung
Ak-Suchtest (Kap. 5)	bei Erstuntersuchung und 24.–27. SSW	bei Erstuntersuchung und ca. 28. SSW
Röteln (Kap. 5)	bei Erstuntersuchung	bei Erstuntersuchung
Lues (Kap. 5)	bei Erstuntersuchung	bei Erstuntersuchung
HIV (Kap. 5)	bei Erstuntersuchung	bei Erstuntersuchung
Hb (Kap. 7) und falls Hb < 11,2 mg% Zählung der Erythrozyten	bei Erstuntersuchung und ab 6. Monat bei jedem Vorsorgetermin	Bei Erstuntersuchung und ca. 28. SSW
Ultraschall (Kap. 7 + 9)	3 Untersuchungen empfohlen: 9.–12. SSW, 19.–22. SSW, 29.–32. SSW	2–3 Untersuchungen angeboten: vor 16. SSW (bei Erstuntersuchung zur ET-Bestimmung), 14.–20. SSW (Down-Syndrom-Screening), falls nicht mit 2. Screening zusammengefallen: 18.–20. SSW
Gewicht (Kap. 7)	bei jedem Termin	nur bei Erstuntersuchung zur Bestimmung des BMI
Größe (Kap. 7)	bei Erstuntersuchung	bei Erstuntersuchung
Proteinurie (Kap. 6)	bei jedem Termin	bei jedem Termin
Glukosurie (Kap. 7)	bei jedem Termin	nicht empfohlen
Bakteriurie (Kap. 5)	Sedimentuntersuchung bei jedem Termin	bei Erstuntersuchung Urinkultur
RR (Kap.6)	bei jedem Termin	bei jedem Termin
Vaginaler pH (Kap. 7)	bei Erstuntersuchung	nicht empfohlen
Vaginose (Kap. 7)	bei Erstuntersuchung	nicht empfohlen
Vaginale Untersuchung (Kap. 7)	bei Erstuntersuchung	nicht empfohlen
Chlamydien (Kap. 7)	bei Erstuntersuchung	nicht empfohlen
HBsAg (Kap. 6)	ca. 32. SSW	bei Erstuntersuchung
Anti-D-Prophylaxe (Kap. 11)	bei Rh-neg. 28.–30. SSW	bei Rh-neg. ca. 28. SSW
Blutzucker/Gestationsdiabetes (Kap. 10)	nicht empfohlen	nicht empfohlen

Tab. 6.**1**   (Fortsetzung).

Untersuchung	MuSch-Richtlinien	NICE
Fundusstand (Kap. 6)	Tasten der Fundushöhe bei jedem Termin	Messung des Symphysen-Fundus-Abstands bei jedem Termin
Lage des Kindes (Kap. 6)	bei jedem Termin	ca. 36. SSW
Kindliche Herztöne (Kap. 6)	bei jedem Termin	nicht empfohlen
CTG (Kap. 7)	nicht empfohlen	nicht empfohlen
Toxoplasmose (Kap. 7 + 11)	nicht empfohlen	nicht empfohlen
Zytomegalie (Kap. 7)	nicht empfohlen	nicht empfohlen
Brust	stets bei Erstuntersuchung	nicht empfohlen

Nach bislang vorliegenden Evidenzen macht die **Lagebestimmung** allerdings erst ab der 36. SSW wirklich Sinn, da allein die äußere Wendung nachweislich Erfolg bei der Drehung einer BEL in die Schädellage hat und diese sollte sinnvollerweise erst etwa in der 37. SSW durchgeführt werden. Andere Methoden zur sog. „sanften Wendung", wie Moxibustion und indische Brücke (siehe Kap. 12), die schon vor der 36. SSW angewendet werden können, sind nicht ausreichend hinsichtlich ihrer Wirksamkeit untersucht. Wenn die Schwangere jedoch diese Möglichkeiten gerne ausschöpfen würde, ist die Lagebestimmung bereits zu einem früheren Zeitpunkt (32.–34. SSW) sinnvoll.

Eine Lagebestimmung des Feten vor der 36. SSW ist nur dann sinnvoll, wenn im Falle einer BEL hinsichtlich ihrer Erfolgsrate nicht ausreichend untersuchte Verfahren zur sog. „Sanften Wendung" von der Schwangeren gewünscht werden.

Weiterhin kann die Bestimmung der kindlichen Lage Körpergefühl und Selbstbewusstsein der Schwangeren stärken, wenn sie zum einen ihre eigenen Beobachtungen der kindlichen Lage bestätigt sieht, und andererseits durch „gemeinsames" Tasten mit der Hebamme eine weitere Erfahrungsmöglichkeit für sich selbst erschließt.

Die **Beurteilung des kindlichen Wachstums** ist einer der wichtigsten Aspekte in der Schwangerenvorsorge. Hierbei muss allerdings zwischen dem „Wachstum", welches ein Prozess ist, und der „kindlichen Größe", welche einen bestimmten Moment beschreibt, unterschieden werden.

Die ermittelte bzw. geschätzte Größe des Kindes wird in der Regel mit den der Schwangerschaftswoche entsprechenden **Normwerten** verglichen. Dies sagt zunächst einmal nichts über den Wachstumsverlauf aus. Hierfür sind mehrere Messungen über einen Zeitraum hinweg erforderlich. Hierzu ein Zitat: „Ein Fetus, dessen Gewicht innerhalb kurzer Zeit von der 90sten zur 30sten Perzentile abfällt, ist mit an Sicherheit grenzender Wahrscheinlichkeit in größerer Gefahr als ein Fetus, der kontinuierlich entlang der fünften Perzentile wächst" (Enkin et al, 2006). Der im Zitat erstgenannte Fetus wäre vermutlich bei einer bloßen momentanen Größenermittlung kaum aufgefallen.

Um das Wachstum eines Feten beurteilen zu können, muss seine Größe zu mehreren Zeitpunkten ermittelt werden, um seine individuelle Wachstumskurve erkennen und Abweichungen bemerken zu können.

Abweichungen vom Kurvenverlauf können verschiedene Ursachen haben und sollten ggf.

durch weitere Untersuchungen in kürzeren Abständen und/oder weitere Untersuchungsverfahren, z. B. Ultraschall und CTG, abgeklärt werden:

Uterus größer als erwartet:
- Fehler bei der Terminbestimmmung
- Mehrlingsschwangerschaft
- großes Kind (Diabetes mellitus)
- Hydramnion
- kindliche Fehlbildungen

Uterus kleiner als erwartet:
- Fehler bei der Terminbestimmung
- Intrauterine Mangelentwicklung (Plazentainsuffizienz?)
- kindliche Fehlbildung
- Oligo- oder Anhydramnie
- intrauteriner Fruchttod

Messung des Symphysen-Fundus-Abstandes

Zur Beurteilung des kindlichen Wachstums ist das bloße Abtasten allein nicht ausreichend genau. Die Messung des Symphysen-Fundus-Abstandes (SFA) ist weitaus genauer und aussagekräftiger und sollte daher vorrangig erfolgen.

Die Messung des Symphysen-Fundus-Abstandes dient der **Bestimmung der Uterusgröße**. Hierbei

wird mit einem Maßband die Länge des Abstandes von der Mitte der Symphysenoberkante entlang der Längsachse des Kindes bis zum höchsten Stand des Uterus gemessen (Abb. 6.**1**).

Um vergleichbare Werte zu erhalten, sind einige **Voraussetzungen** zu beachten:
- Vor der Messung sollte die Schwangere die Blase entleeren
- Die Messung wird im Liegen in Rückenlage vorgenommen
- Der Uterus darf nicht kontrahiert sein
- Die Messung erfolgt in der Längsachse des Kindes, von der Symphysenoberkante bis zum höchsten Stand des Fundus uteri
- Der Wert wird sofort in der Dokumentation vermerkt

Zur Beurteilung des kindlichen Wachstums im Verlauf der Schwangerschaft ist es ausgesprochen hilfreich, die jeweiligen Messergebnisse nicht nur mit den durchschnittlichen Normwerten für die betroffene Schwangerschaftswoche zu vergleichen, sondern in einen **Kurvenverlauf** einzutragen, um so eine Abweichung von der individuellen Perzentile erkennen zu können (ähnlich der US-Befundung). Optimalerweise sollte hierbei die Kurve die durchschnittlichen Normwerte bereits darstellen, so dass ein unmittelbarer Vergleich möglich ist (Abb. 6.**2**).

Werden alle aufgeführten Kriterien berücksichtigt, kann die Hebamme im Schwangerschafts-

Tab. 6.**2**   Symphysen-Fundus-Abstand. Mittelwerte nach Westin und Håkansson.

SSW	Durchschnittswerte nach Westin	nach Håkansson
20. SSW	18 cm	19 cm
24. SSW	22 cm	23 cm
28. SSW	26 cm	27 cm
32. SSW	29,5 cm	30,5 cm
36. SSW	33 cm	33,5 cm
40. SSW	35,5 cm	35,5 cm

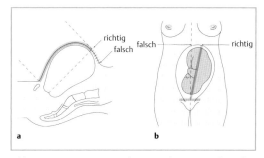

Abb. 6.**1**   Bestimmung des Symphysen-Fundus-Abstandes (SFA): Illustration der regelrechten und der falschen Messtechnik.

Symphysen-Fundus-Messung

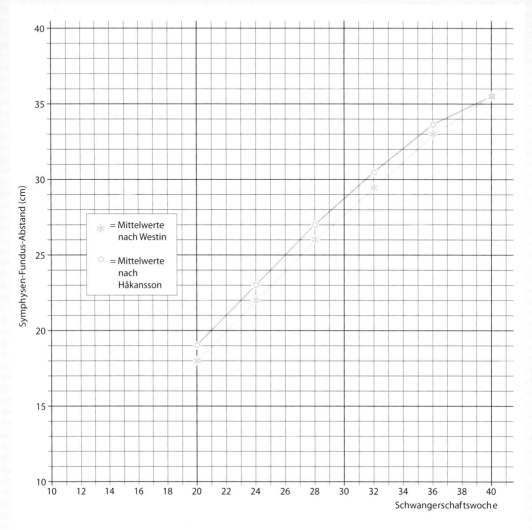

Abb. 6.2 Kopiervorlage für die Symphysen-Fundus-Messung.
Als Orientierungshilfe sind die Mittelwerte nach Westin und nach Håkansson eingezeichnet

verlauf mithilfe der SFA-Messung das Wachsen der Gebärmutter gut beobachten. Obwohl es noch keine ausreichenden Evidenzen gibt, die die Effektivität der SFA-Messung belegen, wäre es nicht sinnvoll, diese Maßnahme aufzugeben, solange ihre Effektivität nicht durch eine groß-angelegte, qualitativ hochwertige randomisierte, kontrollierte Studie widerlegt ist. Die SFA-Messung gehört zu den kostengünstigsten Untersuchungen in der Schwangerschaft, die mit minimalem Aufwand, minimaler Ausrüstung und minimalem Training durchgeführt werden kann.

In einer kontrollierten Studie wurden zwei Formen des Screenings auf fetale Wachstumsstörungen verglichen:
1. Messung des SFA und Dokumentation der Ergebnisse in Wachstumsverlaufskurven, in denen Größe und Gewicht der Mutter, Parität und ethnische Zugehörigkeit mit berücksichtigt wurden.
2. Messung des Fundusstandes durch den 1. Leopold'schen Handgriff und Dokumentation im Standard-Chart.

In der ersten Gruppe wurden signifikant mehr SGA-Kinder (small for gestational age) entdeckt.

> Die derzeitige Datenlage weist darauf hin, dass die Messung des SFA die am besten geeignete Form der Kontrolle des fetalen Wachstums ist.
> Zusätzlich hilfreiche Parameter sind die Messung des Leibesumfangs und die Ermittlung des Fundusstandes. Endgültige Evidenzen stehen allerdings noch aus.

Messung des Leibesumfanges

Neben der Messung des Symphysen-Fundus-Abstandes (SFA) kann eine Messung des Leibesumfanges (LU) erfolgen, um einen zusätzlichen Parameter zur Beurteilung der Größenzunahme des Uterus zu erhalten. Hierzu sind immer **Vergleichsmessungen** erforderlich, da der Leibesumfang von Frau zu Frau konstitutionell bedingt wesentlich unterschiedlicher ist als der SFA und nicht so gut mit Normwerten verglichen werden kann.

■ **Praktische Durchführung**
- Die Messung des LU erfolgt immer **im Liegen** und in Rückenlage. Gemessen wird mit einem Zentimeter-Maßband.
- Der Leibesumfang wird **in Nabelhöhe** bestimmt und in der Dokumentation notiert.
- Die erste Messung sollte ab der 20.–24. SSW. erfolgen, da dann der Fundus ungefähr Nabelhöhe erreicht. Erst danach sind die LU-Werte von Interesse für die Beobachtung der Größenentwicklung des Uterus.

Der **Leibesumfang am Termin** bei einem normal großen Kind und normaler Fruchtwassermenge kann bei ca. 100–105 cm liegen. Dabei ist die Konstitution der Frau zu berücksichtigen, deutliche Abweichungen sind durchaus möglich.

Ermittlung des Höhenstandes des Fundus uteri

Die Feststellung des Höhenstandes erfolgt mit dem 1. Leopold'schen Handgriff.

Orientierungspunkte für die Angabe des Höhenstandes sind:
- der Symphysenoberrand (S)
- der Nabel (N)
- der Rippenbogen (Rb)

Der Befund wird in Anzahl der Querfinger (QF) ober- bzw. unterhalb oder am jeweiligen Orientierungspunkt angegeben, z. B. „am N" (oder „N"), „2 QF über N" (oder „2QF/N" oder „N+2QF"), „1QF unter Rb" (oder „Rb/1QF" oder „Rb-1QF"). Oft wird bei der Angabe im Mutterpass auch das Kürzel „QF" weggelassen, also: „3/S" oder „Rb/2-3" (Tab. 6.**3**).

Tab. 6.**3**   Höhenstand des Fundus uteri.

Ende der Schwanger-schaftswoche:	Höhenstand des Fundus:
16. SSW	3QF/S
20. SSW	N/2 – 3QF
24. SSW	N
28. SSW	2 – 3QF/N
32. SSW	N/Rb (Mitte der Strecke Nabel – Sternum)
36. SSW	Rb
40. SSW	Rb/1 – 2QF

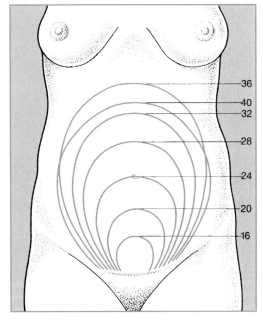

Abb. 6.**3**   Höhenstand des Fundus uteri in den verschiedenen Schwangerschaftswochen.

Entspricht der Höhenstand der Gebärmutter dem erwarteten Höhenstand der berechneten jeweiligen Schwangerschaftswoche, spricht dies für ein regelrechtes Wachstum des Kindes, für eine normale Fruchtwassermenge und das Vorliegen einer Einlingsschwangerschaft.

Bei der Ermittlung des Höhenstandes des Uterusfundus können durchaus **Abweichungen** von den oben aufgeführten Befunden auftreten, die die Hebamme nicht verunsichern sollten. Führt sie die Ermittlung der Fundushöhe kontinuierlich durch, kann sie in Verbindung mit der Messung des Symphysen-Fundus-Abstandes eine gute Orientierung für eine regelrechte Entwicklung erhalten. Abweichungen können entstehen durch die Größe der Frau, eine unterschiedliche Länge zwischen Bauch und Brustkorb, schmalem Beckenbau und andere körperliche Besonderheiten der Schwangeren.

Am Übergang in die **37. SSW** senkt sich der Uterusfundus etwas ab. Von der Senkung des Leibes an gerechnet, dauert es bis zur Geburt in der Regel noch ca. 3 – 4 Wochen. Verursacht werden diese Vorgänge durch hormonelle Einflüsse, die das Gewebe zur Vorbereitung auf die Geburt noch weicher werden lassen.

Gewichtsschätzung

Eine Gewichtsschätzung kann man mit den **Leopold'schen Handgriffen** versuchen, sollte prinzipiell aber mit Gewichtsangaben bzw. -aussagen sehr vorsichtig sein. Eine Schätzung erfordert viel Erfahrung und selbst dann weicht sie allzu oft vom tatsächlichen kindlichen Gewicht ab. Vor allem dann, wenn unterschiedliche Untersucherinnen den Bauch abtasten, gibt es fast immer abweichende Aussagen.

Das Gleiche gilt übrigens auch für **Ultraschalluntersuchungen**: auch hier weicht die Schätzung in Abhängigkeit von der Erfahrung der Untersucherin ähnlich stark vom tatsächlichen Gewicht ab.

Leopold'sche Handgriffe

Die Leopold'schen Handgriffe ermöglichen

- das Auffinden des Fundus und damit die Bestimmung der Fundushöhe bzw. des Symphysen-Fundus-Abstands
- eine Lagebestimmung des Feten
- die Beurteilung der Fruchtwassermenge
- das Auffinden von Mehrlingen
- sowie eine Beurteilung des Höhenstandes des vorangehenden Teils.

Der Höhenstand des vorangehenden Teils kann in Terminnähe wichtig sein, wenn man der Schwangeren Empfehlungen für ihr Verhalten bei einem vorzeitigen Blasensprung geben möchte (in Deutschland ist bei einem nicht festsitzenden Kopf bzw. bei BEL die Empfehlung zum Liegendtransport gängig, auch wenn nicht geklärt ist, ob dieses Vorgehen tatsächlich Vorteile bringt).

Die **Genauigkeit der Untersuchungsergebnisse** hängt sehr stark von der Erfahrung der Anwenderin ab. Es macht also Sinn, sich hier anfangs über einen längeren Zeitraum durch eine erfahrene Untersucherin anleiten zu lassen. In nichtexperimentellen Studien hat sich gezeigt, dass mit den Leopold-Handgriffen 53 % der Lageanomalien festgestellt werden konnten, wobei ein klarer Zusammenhang zwischen der „Trefferquote" und der klinischen Erfahrung der Untersucherin bestand.

Eine deskriptive Untersuchung hat ergeben, dass einige Frauen die Untersuchung unangenehm und wenig informativ fanden. Bei dieser Form der Untersuchung mit dem dazugehörigen Körperkontakt sollte die Hebamme also **respektvoll und sensibel** vorgehen und auch hier wieder den Sinn der Untersuchung und die Aussagekraft der Untersuchungsergebnisse erläutern.

Schwierigkeiten bei der Durchführung der Leopold'schen Handgriffe können entstehen bei Frauen mit einer Adipositas, bei einer Schwangerschaft mit einer erhöhten Fruchtwassermenge und bei Mehrlingsschwangerschaft.

■ **Praktische Durchführung**

- Vor Beginn der äußeren Untersuchung sollte die Schwangere die Blase entleert haben.
- Zur Durchführung der äußeren Untersuchung wird die Schwangere in Rückenlage auf einer Untersuchungsliege gelagert, ein Kissen unter den Kopf und zur bequemeren Rückenlage evtl. ein Lagerungskissen unter die Kniekehlen. Die Bauchdecke ist dadurch etwas entspannter, so dass sich die Untersuchung leichter durchführen lässt.
- Die untersuchende Hebamme sollte wegen der Möglichkeit eines Vena-cava-Syndroms in der Rückenlage auf das Befinden der Schwangeren aufmerksam achten.
- Zu Anfang ist zu prüfen, ob die Bauchdecke weich und entspannt ist. Eine mögliche Kontraktion muss abgewartet werden, da die Untersuchung sonst möglicherweise als schmerzhaft empfunden wird und kein korrektes Abtasten durchzuführen ist.
- Das Abtasten ist mit gleichmäßigen, sanften und ruhigen Handbewegungen durchzuführen. Die Schwangere sollte ermuntert werden, Bescheid zu geben, falls ihr etwas weh tut oder sie Zeit zum Entspannen braucht.
- Leopold 1 – 3 wird seitlich von der Frau stehend oder sitzend und ihr zugewendet, der 4. Handgriff seitlich von der Frau und ihr den Rücken zuwendend durchgeführt.

1. Leopold-Handgriff: Ermittlung des Höhenstandes des Fundus

Die Untersuchende senkt beide Hände mit ihrer ulnaren Kante so in die Bauchdecke, dass sie dabei den Fundus uteri voll umfassen.

Der 1. Leopold-Handgriff kann auch bei der **Beurteilung der Poleinstellung** helfen: Lässt sich der kindliche Kopf im Fundus tasten (vgl. 3. Leopold)? Hierzu wird der im Uterusfundus befindliche kindliche Teil erfasst und hin und her

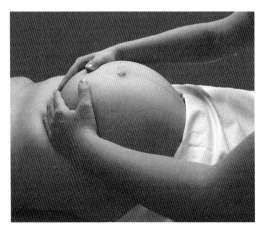

Abb. 6.**4**   1. Leopold-Handgriff.

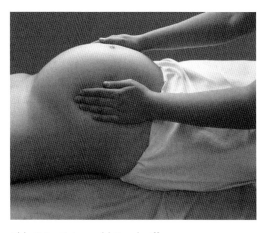

Abb. 6.**5**   2. Leopold-Handgriff.

bewegt. Ein **Köpfchen** macht diese Bewegung leichter und beweglicher mit (Ballottement), ein **Beckenende** ist nicht frei beweglich.

Befindet sich die Frau schon nach der 36. SSW, sollte der Verdacht einer BEL über eine Ultraschalluntersuchung entweder bestätigt oder ausgeräumt werden.

2. Leopold-Handgriff: Ermittlung der Stellung des kindlichen Rückens

Beide Hände gleiten vom Fundus rechts und links an den Bauchseiten herab und werden parallel zueinander etwa in Nabelhöhe seitlich an die Bauchdecke gelegt. Eine der beiden Hände hält mit leichtem Gegendruck das Kind und die andere Hand tastet auf der Gegenseite entlang.

Der **Rücken** ist als gleichmäßig großer und langer Teil fühlbar, die Bauchseite des Kindes mit den kleinen Teilen hat mehr Unebenheiten. Die Kindsbewegungen sind hier besonders zu tasten.

3. Leopold-Handgriff: Ermittlung des vorangehenden Teils und dessen Höhenstand

Der noch über dem Becken stehende vorangehende Teil wird zwischen dem Daumen und den Fingern in einer Art Zangengriff gefasst und fast schüttelnd hin und her bewegt, um ein sog. **Ballottement** (Mitschwingen/Pendeln) festzustellen. Falls der vorangehende Teil ballottiert, handelt es sich um das Köpfchen, der Steiß würde dieser Manipulation nur steif und träge folgen, weil er gegen den Rumpf unverschieblich ist.

Bei **tief sitzendem Köpfchen** lässt sich auch hier allerdings kein Ballottement auslösen und man kann versuchen, mithilfe des 4. Leopold den im Fundus liegenden Teil zu identifizieren oder sich durch eine vaginale Untersuchung Gewissheit zu verschaffen.

3 Fragen werden geklärt:
• In welchem Verhältnis stehen Kopf/Steiß zum Beckeneingang?
• Welches ist der vorangehende Teil?
• Wird überhaupt ein vorangehender Teil gefühlt?

Wird **kein vorangehender Teil gefühlt**, kann eine Quer- oder Schräglage vorliegen oder der Kopf steht schon tief im Beckeneingang.

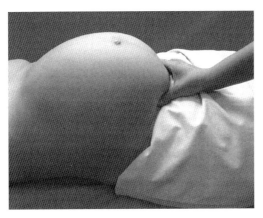

Abb. 6.**6**   3. Leopold-Handgriff.

4. Leopold-Handgriff: Ermittlung der Beziehung des vorangehenden Teils zum Becken

Die Hebamme steht mit dem Rücken zur Frau. Beide Hände werden seitlich oberhalb der Symphyse aufgesetzt und die Fingerspitzen von den Leisten her vorsichtig in die Tiefe geschoben. Wenn die Bauchdeckenspannung nachlässt, können die Hände durch vorsichtige ruckende Bewegungen so tief eindringen, dass der Höhenstand feststellbar ist.

Dieser Handgriff hilft bei der Klärung der Fragen:
* Wie steht der Kopf in Beziehung zum Beckeneingang?
* Wie viel ist vom Kopf noch zu fühlen?

Mit diesem Handgriff kann man von außen das Tiefertreten des Kopfes in das Becken verfolgen und beurteilen, ob das Köpfchen fest im Beckeneingang sitzt.

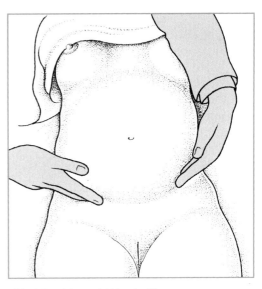

Abb. 6.**7**   4. Leopold-Handgriff.

6.2 Kontrolle des kindlichen Wohlbefindens

Kontrolle der kindlichen Herztöne

In dem Krankenkassen-Gebührenrecht der Hebamme steht unter „A. Leistungen der Mutterschaftsvorsorge und Schwangerenbetreuung" Nr. 2 Vorsorgeuntersuchungen der Schwangeren u. a. die Kontrolle der kindlichen Herztöne. Nach den vorliegenden Evidenzen ist es bei einem unauffälligem Schwangerschaftsverlauf nicht notwendig, die Herztöne zu kontrollieren (NICE 2008). Das Vorhandensein kindlicher Herztöne bestätigt, dass das Ungeborene am Leben ist, was allerdings auch die Kindsbewegungen anzeigen.

Die Hebamme in der Schwangerenvorsorge muss entscheiden, inwieweit ein Grund bei der Schwangeren vorliegt, der die Kontrolle der kindlichen Herztöne notwendig macht. **Gründe** dafür könnten sein, dass die Schwangere über fehlende Kindsbewegungen berichtet oder auch einfach, dass die Schwangere und/oder ihre Familie das Hören der Herztöne im Rahmen der Schwangerenvorsorge schön findet und es ihr Sicherheit vermittelt.

> Wichtig ist in jedem Fall, die Schwangere darüber aufzuklären, dass die Auskultation lediglich eine Momentbestimmung ist und ihre eigenen Beobachtungen der Kindsbewegungen eine größere Aussagekraft hinsichtlich des Wohlbefindens des Kindes haben.

Entscheidet sich die Hebamme für die Kontrolle, muss sie den Befund dokumentieren. Es ist ihr überlassen, welche Methode sie dazu verwendet: das Herztonrohr nach Pinard, das Doptone, Sonicaid® oder die Kardiotokographie. (CTG-Kontrollen in der Schwangerenvorsorge: siehe Kap. 7.9)

■ **Frühester Zeitpunkt**

Erstmalig hörbar sind die Herztöne **zwischen der ca. 12. und 20. SSW**, abhängig von der Erfahrung der Hebamme, dem Gerät, das verwendet wird, und den Umständen, die zum Zeitpunkt der Untersuchung vorliegen, z. B. Stellung des kindlichen Rückens zur Bauchdecke, Abstand des kindlichen Herzens von der Bauchdecke, Bauchdeckendicke, Fruchtwassermenge.

Mit dem Herztonrohr nach Pinard sind die Herztöne mit einiger Übung etwa ab der 20. SSW eindeutig zu hören. Verwendet die Hebamme ein Sonicaid® oder einen Fetal-Taschendoppler (kleine US-Geräte zur KHT-Kontrolle) so kann sie die Herztöne manchmal bereits ca. in der 12. SSW hören.

■ **Geeignete Stelle**

- In der **12.–13. SSW** sind die kindlichen Herztöne am besten am oberen Symphysenrand bis ca. 2 Querfinger darüber im Verlauf der Mittellinie zu hören.
- **Bis zur ca. 24. SSW** sind sie am deutlichsten in der Mittellinie zwischen Symphysenrand und

Nabel bzw. über der stärksten Vorwölbung der Bauchdecke aufzufinden.
- **Danach bis zum Ende der Schwangerschaft** wird die beste Stelle zum Hören der Herztöne mit dem 2. Leopold'schen Handgriff gesucht, nämlich über der Position des kindlichen Rückens. Man hört die Herztöne stets an der Stelle am besten, an der der Rücken des Kindes der Uteruswand anliegt.

Umgekehrt geben die deutlichsten KHT einen Hinweis auf die Stellung des Rückens. Bei einer Schädellage hört man in der ca. 36. SSW in der Regel die Herztöne an der Rückenseite unterhalb, bei einer BEL etwas oberhalb der Nabelhöhe.

Sind die **Herztöne nur undeutlich zu hören**, muss der Rücken des Kindes unter Umständen dichter an die Uterusinnenwand herangebracht werden. Das erreicht man, indem man mit der flachen Hand den Fetus an der Seite, an die der kleinen Teile liegen, weiter rüber auf die Seite des Rückens schiebt.

■ **Nichthören der kindlichen Herztöne**

Das Nichthören der Herztöne lässt den Tod des Kindes vermuten, ist dafür aber **kein sicherer Beweis**. Daher sollte auch aus diesem Grund abgewogen werden, ob die Auskultation der Herztöne in der Schwangerenvorsorge erfolgen sollte, weil die Schwangere sich unter Umständen in einer solchen Situation unbegründet große Sorgen machen könnte.

- Können in der Schwangerenvorsorge die **Herztöne nicht aufgefunden** werden, so sollte die Hebamme zunächst die Schwangere über ihre Beobachtung der **Kindsbewegungen** befragen. Es sollte versucht werden, Kindsbewegungen auszulösen: z. B. durch Schütteln des Uterus, kräftiges Händeklatschen in Nähe des kindlichen Kopfes, auch ein laut geschmatzter Kuss des Partners auf den Bauch der Schwangeren in Köpfchennähe oder das Stupsen des Köpfchens bei der vaginalen Untersuchung haben schon Erfolg gebracht. Bewegt sich das Kind, so weiß man erstens, dass es lebt und kann zweitens nun vielleicht auch die KHT finden.

- **Lassen sich keine Kindsbewegungen auslösen**, so sollte der eigene Befund rasch überprüft werden: Funktion des Gerätes prüfen – Batteriewechsel bei Sonicaid®/Fetal-Doppler, Kabel und Stecker überprüfen, evtl. ein anderes Gerät einsetzen, falls eine Kollegin oder andere Fachkundige erreichbar sind, können diese um Befundüberprüfung gebeten werden.
- **Lassen sich weiterhin keine Herztöne oder Kindsbewegungen finden**, sollte die Schwangere zur Abklärung per Ultraschall überwiesen werden. In einer solchen Situation sollte die Schwangere nicht allein gelassen werden. Gegebenenfalls sollte sich die Hebamme darum kümmern, eine Begleitperson für die Schwangere zu erreichen.

Eine routinemäßge Kontrolle der kindlichen Herztöne bei einem gesunden Schwangerschaftsverlauf ist nach vorliegenden Evidenzen nicht erforderlich. Sie wird aber im Rahmen der Mutterschaftsrichtlinien gefordert und in der Regel von der Schwangeren gewünscht und erwartet.

Beobachtung der Kindsbewegungen

Der Zeitpunkt des ersten Spürens von Kindsbewegungen wird manchmal bei Terminunklarheiten erfragt und zur Eingrenzung des wahrscheinlichen ET herangezogen. Dies kann aber nur ein Parameter unter vielen sein (Zyklusanamnese, vermutliche Konzeption, Größe des Uterus/des Kindes, Senkung u. a.), da der **Zeitpunkt sehr unterschiedlich** und daher wenig aussagekräftig ist.

In der Literatur wird das Auftreten der ersten Kindsbewegungen zwischen der 18. – 22. SSW. angegeben. Befragt man aber die Frauen danach, erhält die Hebamme häufig ganz andere Zeiten,

z. B. manchmal schon in der 13./14./15. SSW oder auch erst in der 23./24. SSW. Mehrgebärende spüren die Kindsbewegungen häufig früher als Erstgebärende. Die Position der Plazenta spielt dabei auch eine Rolle: bei einer Vorderwandplazenta werden die Kindsbewegungen oft erst später gespürt, ebenso bei einer erhöhten Fruchtwassermenge.

In der Schwangerenvorsorge kann die Hebamme sich über die **Häufigkeit und Art der Kindsbewegungen** berichten lassen, um einen Eindruck von der Vitalität des Kindes im Verlauf der Schwangerschaft zu erhalten. Beschreibungsmerkmale sind dabei z. B.: Intensität, Lokalisation, Reaktionen (auf Geräusche, Berührungen oder Gefühlsmomente wie Schreck, Fröhlichkeit), Tageszeitabhängigkeit.

Bei der Durchführung der Leopold'schen Handgriffe und dem Hören der kindlichen Herztöne kann in der Vorsorge unter Umständen die Art der Kindsbewegungen und die Reaktion des Kindes direkt beobachtet werden.

Ein entsprechender Vermerk über die Existenz der Kindsbewegungen, entweder über das eigene Ertasten oder über den Bericht der Frau sollte in der **Dokumentation** erfolgen.

Die **Stärke der äußerlich tastbaren Kindsbewegungen** ist abhängig vom Alter der Schwangerschaft, von der Menge des Fruchtwassers, der Lage der Plazenta (eine Vorderwandplazenta lässt die Kindsbewegungen schlecht tasten), der Dicke der Bauchdecke und sicherlich auch vom Temperament des Kindes.

Das **Zählen der Kindsbewegungen** ist der Mutter nicht zu empfehlen (Manche fragen danach, weil sie es von anderen Frauen hören).

Zwei randomisierte und kontrollierte Studien, bei denen insgesamt mehr als 68 000 Frauen erfasst wurden, konnten die Frage, ob das Zählen der Kindsbewegungen das Auftreten eines intrauterinen Fruchttodes vorhersagbar und damit vermeidbar macht, nicht bestätigen. Manchmal geht diesem keine Verringerung der Kindsbewegungen voraus. In anderen Fällen gab es nicht genügend Zeit, um einzugreifen. Die Ursachen für den späten Fetaltod sind in den meisten Fällen nicht bekannt und sind nicht vorhersehbar.

> Das Zählen der Kindsbewegungen trägt weder zur Verringerung der Angst der Mutter bei, noch kann sie davon profitieren.

6.3 Kontrolle des Blutdrucks

Die Kontrolle des Blutdruckes ist eine Standarduntersuchung bei jedem Vorsorgetermin und ein wichtiger Bestandteil des Präeklampsie- und SIH-(schwangerschaftsinduzierte Hypertonie-)Screenings (siehe Kap. 10). SIH und Präeklampsie erhöhen das Risiko für SFA-Kinder, Eklampsie und Totgeburten.

Zur optimalen Häufigkeit und zum optimalen Zeitpunkt der Blutdruckmessung gibt es keine Evidenzen. Allerdings zeigten sich in einem Cochrane review, dass bei einer geringeren Anzahl von Vorsorgeterminen verglichen mit der Standardanzahl (10–14) keine Unterschiede hinsichtlich der Häufigkeit des Auftretens einer Präeklampsie bestanden.

> **Das Screening ist sinnvoll**, da SIH/Präeklampsie mit einem hohen Risiko für Mutter und Kind verbunden ist, die meisten Frauen mit einer Hypertonie asymptomatisch sind, die Hypertonie häufig das einzige Frühsymptom ist, das einer ernsthaften Erkrankung vorangeht, und weil auf eine schwangerschaftsinduzierte Hypertonie bzw. Präeklampsie reagiert werden kann.

Der Blutdruck eines gesunden Erwachsenen ist **normalen Schwankungen** unterlegen, abhängig von z. B. Alter, Konstitution, Psyche, Tätigkeitszustand des Organismus und von der Umwelt.

Weitere beeinflussende Faktoren sind die Parität der Frau, die Tageszeit (morgens eher niedriger als am Abend), das Ausmaß der Bewegung (z. B. Treppensteigen), ihr Gefühlszustand (besondere Aufregung z. B. beim 1. Termin!) und ihre Körperhaltung während der Messung.

Die ermittelten Blutdruckwerte fallen (bedingt durch die Aufregung der Schwangeren) in der Praxis oder wenn eine fremde Person misst mitunter höher aus, als wenn sie zu Hause allein gemessen werden. Deshalb kann in einem solchen Falle auch erwogen werden, dass die Schwangere die Blutdruckkontrollen zu Hause selbst vornimmt.

■ Physiologische Veränderungen des Blutdrucks in der Schwangerschaft

Durch die Wirkung des Hormons Progesteron während der Schwangerschaft kommt es zu einer Abnahme des peripheren Gefäßwiderstandes. Der Blutdruck würde absinken, wenn nicht gleichzeitig das Blutvolumen und das Herzminutenvolumen ansteigen würden. Somit kommt es zu Beginn der Schwangerschaft oft zu einem Abfall des Blutdrucks, der sich ab der 12.–16. SSW dann in der Regel auf die individuell üblichen oder auf leicht erhöhte Werte einpendelt. Es ist wahrscheinlich günstig, dass es zu einem leichten Anstieg des Blutdruckes in der Schwangerschaft kommt, um wegen des erniedrigten vaskulären Widerstands den Perfusionsdruck aufrechtzuerhalten.

> **Normalwerte in der Schwangerschaft:**
> systolischer Wert von 100 bis 140 mmHg
> diastolischer Wert von 60 bis 85 mmHg

■ Hinweise zur korrekten Durchführung der Blutdruckkontrollen

* Die Manschette muss fest und direkt am Arm anliegen, keine Kleidungsstücke dazwischen
* Richtige Manschettengröße beachten (mindestens 33 × 15 cm), bei einer zu großen Man-

schette treten weniger Fehler auf als bei zu kleiner Manschette

Armumfang 33 – 41 cm → Manschette > 33 cm
Armumfang > 41 cm → Oberschenkelmanschette

- Stauungen über eine längere Zeit verändern die Werte und sind für die Frau unangenehm
- Die 1. Messung sollte erst nach einer Ruhepause von mind. 10 Min. durchgeführt werden
- Die Messung sollte in sitzender oder halbsitzender Position durchgeführt werden. Der zu messende Arm sollte in Herzhöhe sein (Seitenlage und Messung am obenliegenden Arm führt zu falsch niedrigen Werten)
- Sind zwei Messungen erforderlich, sollte der Durchschnittswert beider Messungen genommen werden und nicht nur der niedrigere (um zu vermeiden, dass der Grenzwert gemieden wird).
- Vor einer 2. Messung muss die Manschette ganz entleert sein.
- Bei emotioneller Blutdrucksteigerung (z. B. Arztbesuch, allgemein aufregender Besuch, Treppe steigen) ist eine Nachkontrolle nach ca. 15 – 30 Min. notwendig
- Die Blutdruckkontrolle sollte im Laufe des Gespräches oder zum Ende hin durchgeführt werden, um in einem möglichst entspannten Moment zu messen.

Automatische RR-Geräte messen bei gesunden Schwangeren hinreichend genau, bei Frauen mit Präeklampsie messen sie allerdings mit klinisch relevanter Häufigkeit zu niedrige Werte.

Die RR-Kontrolle erfolgt routinemäßig bei jeder Vorsorgeuntersuchung. Der Befund ist im Mutterpass und den eigenen Unterlagen zu **dokumentieren**.

■ **Hypertonie**

(Siehe auch Kapitel 10)

Wenn die Schwangere ein Leihgerät erhält, um **zu Hause** den Blutdruck selbständig zu kontrollieren, ist eine genaue Aufklärung über die Problematik und über mögliche Alarmsignale notwendig. Das Leihgerät sollte geeicht und einfach in der Handhabung, mit einer Oberarmmanschette und für Einhandbedienung ausgestattet sein. Die Schwangere muss in die Bedienung des Gerätes eingewiesen werden und sollte einen **Dokumentationsbogen** anlegen, in den sie neben den Werten auch weitere Notizen über Begleitumstände und Begleitsymptomatik eintragen kann.

Bei der **Aufklärung der Schwangeren** ist darauf zu achten, sie zwar über das Krankheitsbild und dessen Risiken zu informieren, ihr dabei aber möglichst keine Angst zu machen, was den Blutdruck sonst möglicherweise auch bei der Eigenmessung erhöht. Eine echte Präeklampsie entwickeln schließlich „nur" 2 – 4 % aller Schwangeren, eine Eklampsie 0,5 ‰.

■ **Hypotonie**

Eine Hypotonie liegt vor, wenn der systolische Druck dauernd unter 100 mmHg und der diastolische Druck unter 60 mmHg liegt.

In der Schwangerschaft tritt eine **hypotonische Regulationsstörung** oft im ersten Trimenon, der sog. Anpassungsphase, auf. Da der Blutdruck zu Beginn der Schwangerschaft häufig aufgrund des abnehmenden Gefäßwiderstandes (Progesteronwirkung) sinkt, um sich dann später durch das erhöhte Blut- und Herzminutenvolumen zu stabilisieren, ist eine in der Frühschwangerschaft auftretende Hypotonie häufig nur temporär.

Mögliche Hilfen: siehe Kap. 12, S. 239.

Tab. 6.**4** Handlungsempfehlungen bei auffälligen Blutdruckwerten.

Befund	Begleitsymptome	Weiteres Vorgehen
RR erhöht, aber < 140/90	keine	keine Besonderheiten
RR erhöht, aber < 140/90	Ja, z. B. Proteinurie, plötzliche Ödeme, Kopfschmerz, Übelkeit, Augenflimmern, Oberbauchbeschwerden	• Je nach dem Ausmaß der Begleitsymptomatik spätestens nach einer Woche RR- und Urinkontrolle, • Die Schwangere sollte über Alarmsignale aufgeklärt werden mit der Empfehlung, sich bei deren Auftreten frühzeitig zur Kontrolle zu melden!
RR > 85 diast. oder > 140 syst.	keine	• RR-Kontrolle am gleichen Tag, aber frühestens 4 h nach der 1. Messung (möglichst allein zu Hause, um „Aufregungs-Hypertonie" auszuschließen), • Bleibt Befund erhalten → Gynäkologin
RR > 85 diast. oder > 140 syst.	Ja	• Sofort → Gynäkologin, • Je nach Ausmaß der Begleitsymptomatik und/oder Höhe des RR → Klinik

6.4 Urinuntersuchungen

Als routinemäßig zu empfehlende Urinuntersuchung gibt es nach der derzeit vorliegenden Datenlage (NICE 2008, Enkin 2006) in der Schwangerenvorsorge nur die Untersuchung auf Proteinurie per Stix bei jedem Termin

Die **Mutterschaftsrichtlinien** empfehlen weiterhin die Untersuchung auf Glukosurie per Stix als Gestationsdiabetes-Screening (siehe auch Kap. 10), was sich mittlerweile wegen seiner hohen Zahl an falsch positiven und falsch negativen Ergebnissen allerdings als dafür ungeeignetes Verfahren herausgestellt hat (im Verdachtsfall sollte ein oGTT erfolgen), sowie die Untersuchung des Urinsediments als Bakteriurie-Screening, das dafür aber weniger geeignet ist als die Urinkultur.

Untersuchung auf Proteinurie per Stix

Während der Schwangerschaft gibt es in den harnableitenden Organen typische Veränderungen: Nierenkelche, Nierenbecken und Harnleiter sind etwa ab der 10. SSW deutlich erweitert. Die Ursache liegt wohl vor allem in der Wirkung des Progesterons.

Da in der Schwangerschaft die Eiweißausscheidung physiologisch ansteigt, wird eine Proteinurie zur Zeit erst dann als **pathologisch** angesehen, wenn sie 300 mg in 24 Std. überschreitet (siehe Kap. 10). Mittlerweile gibt es Hinweise, dass ein Grenzwert von ≥ 500 mg Eiweiß/24 h eine bessere prognostische Aussagekraft hat, genaue Evidenzen sind hierzu allerdings dringend erforderlich.

Da die Proteinurie ein spätes Zeichen der schwangerschaftbedingten Hypertonie ist, sollte die Untersuchung auf Proteinurie immer mit einer **Blutdruckkontrolle** einhergehen.

■ Praktische Durchführung

Die physiologische Proteinurie tritt **intermittierend im Tagesablauf** auf. Der Morgenurin zeigt eine normale Eiweißausscheidung. Ab Mittag bis ca. 16.00 Uhr liegt sie am höchsten (bis zu 30 mg/dl), um dann bis zum Abend auf < 10 mg/dl abzusinken. Bei Schwangeren sind die angegebenen Normwerte erhöht, es gibt allerdings keine klaren Angaben, um wie viel.

Aus diesem Grund sollte der **Morgenurin wiederholt** zur Kontrolle verwendet werden, um eine pathologische Proteinurie zu erkennen.
• Der Teststreifen kann sofort nach der Abgabe von Mittelstrahlurin für ca. 1 Sek. eingetaucht werden. Zur Entfernung des Restharns wird die seitliche Kante des Teststreifens am Gefäßrand gestreift.
• Nach 60 Sek. vergleicht man die Reaktionsfarben auf den Testfeldern mit der Farbskala auf dem Etikett.

Die Urinuntersuchung sollte spätestens nach 2 Stunden durchgeführt sein. Die Probe sollte Zimmertemperatur haben, falls sie zwischenzeitlich im Kühlschrank aufbewahrt wurde. Sie darf nicht versehentlich im Sonnenlicht stehen.

Reste von Reinigungsmittel oder Desinfektionsmittel verfälschen das Ergebnis. Deshalb ist es besser, Einwegmaterial zu benutzen.

■ Positiver Befund

Das Proteintestfeld auf dem Teststreifen enthält ein Puffergemisch und einen Indikator, der in Gegenwart von Eiweißkörpern einen Farbumschlag zeigt. Der Indikator reagiert besonders auf Albulmin, das bei Nierenschäden ausgeschieden wird.

Der **Referenzbereich** beträgt für Gesamteiweiß < 10 mg/dl.

Ein positiver Befund wird folgendermaßen **dokumentiert:**
~ 30 mg/dl: + oder 1+
~ 100 mg/dl: ++ oder 2+
~ 500 mg/dl: +++ oder 3+

Das Screening auf Proteinurie ist ein Teil des **Präeklampsiescreenings** und wird in der Regel mit dem Urinstix durchgeführt. Zu beachten ist allerdings, dass bis zu 25 % der Untersuchungen falsch positive Ergebnisse mit Nachweis einer Spur von Eiweiß ergeben und 6 % eine einfach-positive Reaktion als falsches positives Ergebnis.

Auf Grund der nicht zu unterschätzenden Rate an Ablesefehlern wurde vom britischen Royal College of Obstetricians and Gynaecologists ein Ablesen mit automatischen Ablesegeräten empfohlen, wodurch die Rate an falsch positiven und falsch negativen Ergebnissen signifikant gesenkt werden konnte.

RR-Werte **über** 140/85 sind **unabhängig** von einer Proteinurie kontroll- und behandlungsbedürftig!

Zusätzlich zu den Untersuchungen von Blutdruck und Urin sollte die Schwangere informiert werden, dass folgende Symptome **Anzeichen einer Erkrankung** sein könnten und sie zum Aufsuchen ihrer Hebammen oder Gynäkologin veranlassen sollten:
• Heftige Kopfschmerzen
• Sehprobleme (Flimmern, Blitze)
• Oberbauchschmerzen
• Übelkeit
• Plötzliche Ödembildung in Gesicht, an Händen oder Füßen

6.5 Untersuchung auf Ödeme und Varizen

Siehe Kap. 12.9 und 12.17.

Tab. 6.**5**   Handlungsempfehlung bei positiven Befunden.

Befund	Blutdruck	Weiteres Vorgehen
+	unauffällig	Keine Besonderheiten
+	deutlich erhöht, aber unter 145/90 (> 140/85 s. Tab. 6.4)	• 2 – 3 weitere Kontrollen von RR und Urin in der folgenden Woche. • Verschlechtert sich der Befund → Gynäkologin/-e. • Bleibt er gleich → kein besonderes Vorgehen
++	unauffällig oder deutlich erhöht, aber unter 145/90 (> 140/85 s. Tab. 6.4)	• 2 – 3 weitere Kontrollen von RR und Urin in der folgenden Woche. • Bleibt der Befund erhalten oder verschlechtert er sich → Gynäkologin/-e zur Abklärung einer Nierenerkrankung (z. B. Pyelonephritis) und einer SIH
+++	unauffällig	• Eine weitere Kontrolle von RR und Urin nach 2 – 3 Tagen. • Bleibt Befund erhalten oder verschlechtert er sich → Gynäkologin/-e zur Abklärung Nierenerkrankung
+++	deutlich erhöht	Sofortige Überweisung zur Gynäkologin zu einer Abklärung SIH

6.6 Untersuchung auf Hepatitis B (HBsAg)

Das Screening auf Hepatitis-B-Antigene bei allen Schwangeren gehört zu den sinnvollen Routineuntersuchungen. Seit 1994 wird im Rahmen der Schwangerenfürsorge nach den Mutterschaftsrichtlinien eine Untersuchung schwangerer Frauen nach der 32. SSW auf HBs-Antigen empfohlen.

Durch eine **Hepatitis-B-Simultanprophylaxe bei Neugeborenen** von Hepatitis-B-infizierten Müttern kann in über 95 % eine Infektion des Neugeborenen vermieden werden. Sie stellt somit eine wirksame Maßnahme dar, chronische Infektionen zu verhindern. Bei unbekanntem HBsAg-Status zum Zeitpunkt der Entbindung werden die unverzügliche aktive Impfung des Neugeborenen sowie eine Nachtestung der Mutter empfohlen. Ausgehend von der **Häufigkeit** der HBV-infizierten Personen in Deutschland (0,4 – 0,8 %),

ist bei einer Zahl von 750 000 Geburten pro Jahr davon auszugehen, dass zwischen 3000 und 6000 Kinder von HBV-infizierten Müttern geboren werden. Die Meldedaten weisen aus, dass vertikale Transmissionen in Einzelfällen noch stattfinden (Robert-Koch-Institut 2004). Um solche Infektionen zu verhindern, müssen alle schwangeren Hepatitis-B-infizierten Frauen identifiziert werden. 95 % der Infektionen von Neugeborenen durch ihre Mütter können durch die Gabe von Impfstoff und Immunglobulin bei der Geburt verhindert werden.

Eine **Infektion mit Hepatitis B in der Schwangerschaft** läuft ohne embryonale oder fetale Schädigung ab. Ein Schwangerschaftsabbruch ist nicht indiziert. Das Risiko einer kindlichen Infektion besteht bei Müttern mit chronischem, infektiösem Trägerstatus oder mit akuter Hepatitis-B-Infektion. Die Infektion des Kindes erfolgt über den Blutweg während der Geburt durch Druck auf die Plazentagefäße. Es spielt keine Rolle, ob das Kind vaginal oder per Kaiserschnitt zur Welt kommt.

Da die Hepatitis B auch symptomlos und chronisch verlaufen kann, sollte die Hebamme in der Schwangerenvorsorge bei der Schwangeren in der Zeit **zwischen der 32.–40. SSW** eine Blutuntersuchung auf Hepatitis B vorschlagen und das Ergebnis im Mutterpass dokumentieren. Im Rahmen des Beratungsgespräches hat die Hebamme die Aufgabe, die Frau über das Ergebnis der Untersuchung aufzuklären, im Besonderen bei einem positivem Befund über weitere Maßnahmen, z. B. weitere Blutkontrollen oder einer notwendigen Überweisung an den Haus- oder Facharzt.

Die Diagnostik erfolgt über Entnahme einer Blutprobe zur Feststellung der Immunitätslage der Schwangeren auf HBsAg.

Das Serumscreening auf Hepatitis-B-Antigene (HBsAg) sollte der Schwangeren im Rahmen der Vorsorgeuntersuchungen empfohlen werden, damit eine effektive postnatale Intervention zur Vermeidung der Ansteckung des Neugeborenen erfolgen kann.

Literatur

1. National Collaborating Centre for Women's and Childrens's Health commissioned by National Institute of Clinical Excellence (NICE), Antenatal Care: routine care for the healthy pregnant women, clinical guidelines, www.nice.org.uk, 03/2008
2. Enkin et al.; Effektive Betreuung während Schwangerschaft und Geburt, Verlag Hans Huber, 2006
3. Geist et al., Hebammenkunde, de Gruyter, 1998
4. Pschyrembel und Dudenhausen, Praktische Geburtshilfe mit geburtshilflichen Operationen, de Gruyter, 15. Auflage, 1986
5. de Wall und Glaubitz, Schwangerenvorsorge, Hippokrates-Verlag, 2. Auflage
6. Schettler, Innere Medizin Band 1 und 2, Thieme Verlag
7. Silbernagl und Despopoulus, Taschenatlas der Physiologie, Thieme Verlag, 5. Auflage 2001
8. AG Gestose-Frauen e.V., Gestose-Rundbrief Nr. 74, 09/2003
9. Berufsverband der Frauenärzte e.V., Veröffentlichung Folge 214, 05/2002
10. Merkel, Hebammenliteraturdienst Ausgabe 2 10/1993; Zeitschrift für Geburtshilfe und Frauenheilkunde, Thieme, 1993
11. Pschyrembel, Klinisches Wörterbuch, de Gruyter, 259. Auflage, 2002
12. Hohenberger und Kimling, Compendium Urinanalysis, Harnanalytik mit Teststreifen, Firmenbroschüre Roche Diagnostics 2000

Tipp: Eine Broschüre über die **Arbeit der Hebamme** gibt es bei der Geschäftsstelle des DHV in Deutsch, Türkisch, Griechisch, Englisch, Französisch, Polnisch, Spanisch und Portugiesisch.

Schwangerenvorsorge

Liebe Schwangere,

Herzlichen Glückwunsch zu Ihrer Schwangerschaft!

Sie haben sich entschieden, in der Schwangerschaft Vorsorgeuntersuchungen vornehmen zu lassen, um den regelrechten und gesunden Verlauf beurteilen zu können. Hierzu haben Sie eine Hebamme aufgesucht, zu deren Kompetenzbereich die Schwangerenvorsorge ebenso gehört wie Geburtshilfe, Wochenbettbetreuung und Stillberatung.

In der Schwangerenvorsorge durch die Hebamme geht es um folgende Inhalte:
1. Beobachtung und Beurteilung des regelrechten Verlaufs der Schwangerschaft, also Ihrer und Ihres Kindes Gesundheit.
2. Information über möglicherweise auftretende, schwangerschaftsbedingte Veränderungen.
3. Empfehlungen zur Lebensführung in der Schwangerschaft
4. Aufklärung und Beratung zu den empfohlenen Routineuntersuchungen in der Schwangerenvorsorge.
5. Beratung und Hilfe bei dem Auftreten von Beschwerden.
6. Information und Aufklärung zu weitergehenden Untersuchungen über die Routineuntersuchungen hinaus.
7. Informationen und Beratung zu im Rahmen von Schwangerschaft, Geburt und Wochenbett möglichen Vorbereitungen, Terminen, finanziellen Hilfen, Behördensachen usw.
8. Beratung und Hilfe bei Ihren weiteren Anliegen und Fragen.

Bei den regelmäßigen Untersuchungen z. B. Ihres Blutes, Urins, Blutdrucks und des Größenwachstums Ihrer Gebärmutter geht es darum, den Gesundheitszustand von Ihnen und Ihrem Kind zu erfassen und mögliche Abweichungen und Unregelmäßigkeiten frühzeitig festzustellen. Sollten Unregelmäßigkeiten auftreten, wird die Hebamme Sie hierüber genau informieren und aufklären. Möglicherweise wird sie Sie dann zu weitergehenden Untersuchungen oder Maßnahmen zu Ihrer/-m Gynäkologin/-en überweisen.

Zur Beurteilung des Schwangerschaftsverlaufs und dem Erfolg der Vorsorge können Sie beitragen, indem Sie Veränderungen und Entwicklungen in der Schwangerschaft beobachten und bei den Vorsorgeterminen davon erzählen. Sie können einen Zettel vorbereiten, auf dem Sie Besonderheiten und Fragen notieren und den Sie zu den Terminen mitbringen, damit nichts vergessen wird.

Und falls zwischen den Terminen ein dringendes Anliegen auftaucht, rufen Sie einfach an.

Alles Gute für Sie und Ihr Kind!

Zusätzliche Untersuchungen

Christiane Schwarz

Einige der in diesem Kapitel beschriebenen Untersuchungen gehören zu den im **Leistungsverzeichnis der Hebammen-Vergütungsvereinbarungen** (§ 134a SGB V) genannten Untersuchungen, obwohl sie im internationalen Konsens der evidenzbasierten Medizin nicht zu den Maßnahmen gehören, die sinnvollerweise routinemäßig an gesunden Schwangeren durchgeführt werden sollten (7, 8, 22).

Im Leistungsverzeichnis werden unter Punkt 030 explizit folgende Leistungen genannt, die durch die Hebamme erbracht werden sollen:
- Gewichtskontrolle*
- Blutdruckmessung
- Urinuntersuchung auf Eiweiß und Zucker*
- Kontrolle des Standes der Gebärmutter
- Feststellung der Lage, Stellung und Haltung des Kindes*
- Kontrolle der kindlichen Herztöne
- Allgemeine Beratung der Schwangeren
- Dokumentation im Mutterpass des Gemeinsamen Bundesausschusses in der jeweils geltenden Fassung.

Grundsätzlich sollte eine routinemäßig durchgeführte Suche nach Krankheitszeichen immer folgende Bedingungen erfüllen, um als sinnvolles Screening zu gelten:
- die Störung, nach der gesucht wird, muss ein wichtiges Gesundheitsproblem sein
- der Screening-Test muss sicher und akzeptabel sein
- die Genese der gesuchten Störung ist bekannt
- frühe Entdeckung und Behandlung ist vorteilhaft im Vergleich zu einer späteren Entdeckung und Behandlung
- der Test ist aussagekräftig und zuverlässig
- es gibt angemessene Möglichkeiten und Ressourcen für die Behandlung
- die Ergebnisse rechtfertigen die Kosten (8).

In jedem Fall ist es immer das Recht der schwangeren Frau, über die diagnostischen Möglichkeiten und ihren Sinn oder ihre Aussagekraft sorgfältig aufgeklärt zu werden.

Im Rahmen der Schwangerenvorsorge kann die Hebamme die Frauen umfassend über den Stand der Forschung informieren und die Durchführung dieser Untersuchungen anbieten. Für diese Beratung kann gutes Informationsmaterial genutzt und auch der Schwangeren mitgegeben werden. So kann sie in Ruhe zu Hause nachlesen und ihre Entscheidung „aus dem Bauch heraus" treffen. Das Gespräch ist jedoch nicht zu ersetzen, die Hebamme sollte sich Zeit dafür nehmen.

---

* Diese drei Untersuchungen werden nach den Kriterien der evidenzbasierten Medizin nicht oder nur eingeschränkt als Routineuntersuchung an gesunden Schwangeren empfohlen.

7.1 Mütterliche Gewichtskontrollen

Über **„normale" oder wünschenswerte Gewichtszunahmen** von Schwangeren existieren verschiedene Meinungen. Frauen, die Kinder zwischen 3 und 4 kg Geburtsgewicht am Termin gebären, nehmen durchschnittlich zwischen 7 und 18 kg während der Schwangerschaft zu.

Eine Gewichtszunahme, die von diesem bereits weit gefächerten Bereich abweicht, hat jedoch **keine klinischen Konsequenzen**.

Zur Entdeckung von **Ödemen** braucht eine Hebamme die Waage nicht; diese sind in der Regel gut sichtbar. Davon abgesehen hat auch die Feststellung von Ödemen keine Aussagekraft; eine eventuelle Präeklampsie macht sich durch Proteinurie und/oder einen Blutdruckanstieg bemerkbar (s.a. Kap. 6.3 und 10.7). Um einen Eindruck vom Gewichtsstatus der schwangeren Frau zu erhalten, scheint es sinnvoller, bei der **Erstuntersuchung** den Body-Mass-Index zu errechnen und zu dokumentieren. Ein BMI < 19 zu Beginn der Schwangerschaft wird mit einer kürzerer Schwangerschaftsdauer in Verbindung gebracht; ein BMI > 25 mit einer erhöhten Wahrscheinlichkeit von „Gestationsdiabetes" und weiteren Komplikationen.

Eine **diätetische Beeinflussung** dieser Ausgangslage während der Schwangerschaft ist jedoch nicht sinnvoll (s. auch Kap. 11.4).

> Gewichtskontrollen sind in der Schwangerenvorsorge nicht erforderlich. Allerdings werden sie in den Mutterschaftsrichtlinien in der derzeit gültigen Fassung vom 22.1.2009 noch immer ausdrücklich als Leistung der Schwangerenvorsorge aufgeführt. Sie können aber schwangere Frauen verunsichern, ohne dabei positive Effekte zu haben.

7.2 Untersuchung der Brust

In den zum Thema Untersuchung der Brust vorliegenden Studien wurden Brustschalen und Brustwarzenstimulation zur Vorbereitung von Flach-, Schlupf- und Hohlwarzen auf die bessere Stillfähigkeit untersucht. Keine dieser Maßnahmen veränderte die Stillfähigkeit der Frauen im Vergleich zu den Kontrollgruppen, die keine Behandlung der Brustwarzen vornahmen.

Ein Ergebnis dieser Studien war die Feststellung, dass Frauen mit flachen oder hohlen Brustwarzen durchaus stillen können. Dieser Hinweis kann für Frauen mit dieser anatomischen Besonderheit unter Umständen hilfreicher sein, als die Manipulation mit Hilfsmitteln.

> Die Untersuchung der Brust ist in der Schwangerenvorsorge nicht erforderlich. Es ergeben sich keine relevanten Hinweise auf die spätere Stillfähigkeit. Auch die Behandlung von Hohl- oder Schlupfwarzen in der Schwangerschaft verbessert die Stillfähigkeit nicht.

7.3 Hämoglobinkontrollen

In der Schwangerschaft verändert sich die Blutzusammensetzung. Das Plasmavolumen erhöht sich um 30 – 50 % und das Erythrozytenvolumen um 20 – 30 %, das Maximum der Erhöhung wird in der 34. – 36. SSW erreicht.

Diese **physiologischen Veränderungen** der Blutzusammensetzung in der Schwangerschaft geben scheinbare Hinweise auf einen Eisenmangel der schwangeren Frauen, sind aber ein notwendiger Anpassungsvorgang, der das Ziel hat, durch die verbesserte Perfusion die Versorgung des Kindes sicherzustellen.

Während durch die Verdünnung des Blutes die Hämoglobin- sowie die Serumferritin-Konzentration abnimmt, steigt aber gleichzeitig die Resorptionsfähigkeit des schwangeren Organismus für **Eisen**. Eisen ist das wichtigste Spurenelement und muss mit der Nahrung aufgenommen werden. Es ist zu ca. ⅔ an Hämoglobin (Hb) gebunden. Der Rest sind Speichereisen (Serumferritin) und Funktionseisen (z. B. Myoglobin).

Solange keine klinischen Anzeichen für eine Anämie (extreme Erschöpfung, Infektanfälligkeit [MCV]) vorliegen, sind weder Mutter noch Kind gefährdet.

Eine **reale Anämie** lässt sich nicht allein durch die Bestimmung von Hämoglobin diagnostizieren; das Plasmavolumen (HK) und das mittlere Zellvolumen (MCV) sollten in die Beurteilung mit einbezogen werden. Die Messung des Serum-Ferritins gilt als zuverlässiger Test. Der Eisenspeicher sollte über 30 Mikrogramm pro Liter betragen (3). Normalwerte für Schwangere werden in der Literatur unterschiedlich angegeben; neuere Studien legen folgende Grenzwerte nahe (Tab. 7.**1**).

In der Schwangerschaft sind lediglich zwei Hämoglobinkontrollen bei gesunden Schwangeren indiziert. Die erste Untersuchung sollte dabei beim Erstkontakt und die zweite um die 28. SSW stattfinden (3, 7, 8).

In den Industrieländern führt der relative Eisenmangel in der Schwangerschaft in der Regel nicht zu ernsthaften Komplikationen. Es gibt Hinweise darauf, dass die **Zufuhr von Eisenpräparaten** zwar die Hämoglobinwerte von Schwangeren auf den Wert von Nicht-Schwangeren anheben kann; dies führt jedoch zu keiner Veränderung des Outcome. Niedrige Hb-Werte führen weder zu einem niedrigen Geburtsgewicht, noch zu Frühgeburtlichkeit oder anderen Morbiditätsrisiken.

Frauen, die regelmäßig Eisenpräparate einnehmen, leiden entsprechend häufiger an Nebenwirkungen. Ein selten bedachtes Phänomen ist das Risiko von Vergiftungen mit Eisenpräparaten bei Kleinkindern, wenn Eisentabletten (die

Tab. 7.**1**

Unterer Grenzwert	Hb	HK	MCV
12. SSW	11,0 g/dl	33 %	83 f/l
28. SSW	10,5 g/dl	32 %	83 f/l

oft wie Bonbons aussehen) im Haushalt leicht zugänglich aufbewahrt werden (1).

Eine routinemäßige Eisensubstitution in der Schwangerschaft ist nicht sinnvoll.

7.4 Screening auf vaginale Infektionen zur Verhinderung von Frühgeburten

Frühgeburten sind noch immer die Hauptursache von Tod und Behinderung in der Perinatalperiode. Die Rate an Frühgeburten hat sich in den letzten 50 Jahren in den Industrieländern nur wenig verändert, obwohl viele medizinische Interventionen eingeführt wurden, einschließlich der Tokolyse. Allerdings hat sich die Überlebensrate der Frühgeborenen unter intensivmedizinischen Maßnahmen deutlich verbessert.

Ein großes Problem bei der Bekämpfung der Frühgeburtlichkeit ist, dass die **Ursachen** nach wie vor nicht restlos geklärt und dass zahlreiche mögliche Ursachen unvermeidbar sind, z. B. die vorzeitige Plazentalösung, spontane Wehentätigkeit ohne Infektion.

Ein Zusammenhang zwischen **Frühgeburt und Infektionen** lässt sich bei einem Teil der Betroffenen feststellen. Der Gedanke erscheint daher nahe liegend, über ein Infektions-Screening und die Behandlung von lokalen oder systemischen Entzündungen die Frühgeburtenrate zu senken.

Leider funktioniert dieses Vorgehen in der Praxis nur unzulänglich und muss teilweise mit körperlichen (Antibiotikaresistenz) und seelischen (Angst) Nebenwirkungen erkauft werden.

Kontrolle des vaginalen pH-Wertes

> Der pH-Wert behält bei einem gesunden Scheidenmilieu unverändert einen Wert zwischen 3,8 – 4,2/4,5.

Durch die Kontrolle des vaginalen pH-Wertes wird lediglich der **Säuregrad der Vaginalflüssigkeit** getestet. Der Test liefert keine Aussagen darüber, ob Keime vorhanden sind, und wenn ja, um welche Keime es sich handelt und wie stark der Keimbefall ist.

Vaginale Infektionen, z. B. durch Gonorrhö, genitale Mykoplasmen, Chlamydien oder B-Streptokokken, erfordern andere Untersuchungen, sie können so nicht entdeckt werden, da sie anfangs vielfach asymptomatisch sind. In den vergangenen Jahren sind einige Einzelstudien zur Frage der routinemäßigen pH-Wert-Messung veröffentlicht worden. Diese werden kontrovers diskutiert.

Je nach Befund und Beschwerdebild muss die Hebamme in der Vorsorge mit der Schwangeren gemeinsam entscheiden, ob sie weitere Untersuchungen veranlasst, z. B. eine Kultur mit Antibiogramm. Dies kann die Hebamme selbst mit vom Labor gestellten Abstrichröhrchen vornehmen, oder sie überweist die Schwangere zum Facharzt.

Hintergrund der Untersuchung ist der **Ausschluss einer bakteriellen Vaginose**. Dabei besteht in der Scheide ein relativer Mangel an Laktobazillen, die normalerweise ein saures Milieu erzeugen. Ein relativer Überschuss an anaeroben Bakterien (Gardnerella, Mykoplasmen und anderen Erregern) führt zu einem Anstieg des Scheiden-pH-Wertes. Dabei bildet sich häufig ein übel riechender vaginaler Fluor; allerdings sind 50 % der betroffenen Frauen asymptomatisch. Warum sich die Anaerobier (die bis zu einem gewissen Grad immer in der Scheidenflora vorhanden sind) so vermehren, ist nicht geklärt.

Es besteht ein statistisch signifikanter Zusammenhang zwischen einer bakteriellen Vaginose und der **Frühgeburt**. Das erhöhte Frühgeburtsrisiko von Frauen mit bakterieller Vaginose in der Frühschwangerschaft bleibt bestehen, auch wenn die bakterielle Vaginose in der Spätschwangerschaft spontan abklingt (s. Kap. 10, S. 172).

■ Durchführung

Soll eine Messung des vaginalen pH-Wertes vorgenommen werden, kann folgendermaßen vorgegangen werden:

- **Verwendung eines Indikatorstäbchens**
  Das Stäbchen wird entweder in das aufgefangene Sekret eingetaucht oder vorsichtig in die Scheide eingebracht. Das Testpapier sollte dann kurze Zeit Feuchtigkeit aufnehmen können und danach abgelesen werden.
- **Verwendung eines Testhandschuhes**
  Der Handschuh wird mit dem Testpapier auf der Fingerkuppe des Zeigefingers vorsichtig ca. 3 cm tief in die Vagina eingebracht. pH-Werte über 4,7 liegen außerhalb des normalen Bereichs. Ist dies einmal der Fall, sollte der Test einige Zeit später noch einmal durchgeführt werden (Abb. 7.**1**).

Diese Testmöglichkeit versetzt auch die Schwangere in die Lage, selbstverantwortlich zu Hause den Test durchzuführen; manche Schwangeren fragen in der Vorsorge danach.

Wie bei allen Tests mit Indikatorstäbchen sind allerdings **falsch positive** wie auch **falsch negative Testergebnisse** möglich. Möchte die Schwangere eine Selbstkontrolle durchführen, sollte sie im Vorgespräch von der Hebamme darauf hin-

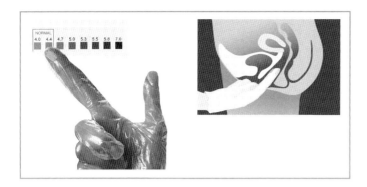

Abb. 7.**1**   Messung des vaginalen pH-Werts.

gewiesen werden. Wenn keine Besonderheiten vorliegen, ist eine Kontrolle nicht notwendig.

Naturheilkundliche Möglichkeiten, den vaginalen Säurehaushalt zu beeinflussen, sind durch lokale Behandlungen mit Milchsäurebakterien, Knoblauch oder Teebaumöl beschrieben worden. Eine ausreichende wissenschaftliche Bewertung des Nutzens liegt nicht vor. Die bisher vorhandenen Studien sind jedoch vielversprechend.

> Eine routinemäßige Messung des vaginalen pH-Wertes kann zurzeit nicht als sinnvoll empfohlen werden.
> Wenn Symptome einer Infektion vorliegen, sollte eine Kultur angelegt werden. Die Behandlung einer bakteriellen symptomatischen Vaginose sollte durch einen Arzt erfolgen.

Routinemäßige vaginale Untersuchungen, um die Zervixlänge und –beschaffenheit zu überprüfen, sind ineffektiv und nicht zu empfehlen. In den meisten europäischen Ländern sind sie kein Bestandheit der normalen Schwangerenvorsorge (7, 22).

Screening auf Pilzerkrankungen

In der Schwangerschaft ist die Infektion mit **Candida albicans**, einem Sprosspilz (Soormykose) relativ häufig. Unter Einhaltung bestimmter Bedingungen ist er in der Lage, Sporen zu bil-

den. Er tritt vor allem bei einer herabgesetzten Resistenzlage auf. Das Vorhandensein von Zucker im Vaginalsekret lässt ihn gedeihen. Der Pilz gehört zur normalen Darmflora und kann so in die Vagina übertragen werden. Als Hefepilz gelangt er vorwiegend durch Geschlechtsverkehr in die Scheide. Es gib keine Hinweise auf ernsthafte gesundheitliche Gefahren für das ungeborene Kind durch Hefepilze.

Weitere **Ursache** einer Soormykose kann die gynäkologische Untersuchung sein; auch im Anschluss an eine Antbiotikatherapie finden sich vermehrt Soorinfektionen.

Anders als bei der bakteriellen Infektion bilden sich grau-weißliche und meist krümelige Beläge in der Scheide. Fluor, starker Juckreiz, Brennen in Scheide und Vulva sind **typische Beschwerden**.

Im **Nativpräparat** erfolgt der Nachweis von sog. Pseudomyzel (Pilzfäden) und ggf. Sprosszellen. Da die Treffsicherheit des mikroskopischen Verfahrens bei nur ca. 30 % liegt, ist das Anlegen einer **Kultur** für eine exakte Aussage wichtig.

- Die **Therapie** erfolgt durch den Arzt.
- Die Therapie der Wahl ist ein **7-Tage-Schema** mit Imidazol (Clotrimazol) oder Miconazol zur lokalen Behandlung.

Ein **Nachteil der lokalen Antimykotika** ist, dass häufig nur eine kurzzeitige Besserung erfolgt, vor allem dann, wenn bereits eine häufige Behandlung notwendig war. Da die Präparate nur kurzzeitig angewendet werden, wird keine vollkommene Ausrottung des Pilzes erreicht. Eine Infektion des Kindes sub partu führt nur bei extrem kleinen Frühgeborenen zu ernsthaften Problemen.

> Daher steht ein etwaiges routinemäßiges Screening aller Schwangeren in keinem Verhältnis zu den relativ seltenen schwerwiegenden Komplikationen (7).

Screening auf Chlamydien

Chlamydia trachomatis ist ein in Europa verbreiteter sexuell übertragbarer Erreger. Zahlen über die Durchseuchung von Frauen im gebärfähigen Alter variieren zwischen 3,9 und 20 %. Die Infektion in der Schwangerschaft wird mit einer erhöhten Rate an Frühgeburten und intrauterinen Wachstumsretardierungen in Zusammenhang gebracht.

Die Behandlung von infizierten Frauen mit Antibiotika führte in Studien zwar zu einem Rückgang der positiven Befunde, jedoch nicht zum Rückgang von Geburten vor der 37. SSW. Die Infektion von Neugeborenen sub partu kann zu Konjunktivitis und Atemweginfekten (Pneumonien) führen (8).

Zum **Nachweis von Chlamydieninfektionen** gibt es eine Reihe von Tests; dabei ist der rasche, praktikable und sichere Nachweis in der Routinediagnostik heute noch problematisch, schwierig und teuer. Insbesondere bei niedrigen Keimkonzentrationen treten falsch negative Ergebnisse auf (9). Als sicherster Nachweis gilt die **Polymerase-Kettenreaktion** (PCR). Diese Methode zeichnet sich durch ihre im Vergleich zu anderen diagnostischen Nachweisverfahren hohe Sensitivität aus.

Der Test auf Chlamydien wird von den Krankenkassen übernommen. Auch nicht schwangere Frauen haben bis zum 25. Lebensjahr Anspruch

auf einen kostenfreien Test pro Jahr. Der Gemeinsame Bundesausschuss (20) empfiehlt sei 2006 eine Urinprobe zum Nachweis. Die ältere Empfehlung der Deutschen Gesellschaft für Gynäkologie und Geburtshilfe (DGGG) schlägt vor, eine zellreiche Probe aus Zervix und Urethra zu gewinnen (21).

Wenn ein **Abstrich** gemacht wird, muss die Technik der Abnahme genau beachtet werden, um das Testergebnis nicht zu beeinträchtigen (8):

* keine Gleitmittel zur Untersuchung
* Tupfer 15–30 Sekunden fest im inneren Muttermund rotieren
* Die Vaginalwand beim Zurückziehen des Tupfers nicht berühren.

Screening auf β-hämolysierende Streptokokken der Gruppe B

B-Streptokokken sind die Hauptursache für eine schwere Infektion bei Neugeborenen, der **Neugeborenen-Sepsis**, die mit 20–60 % eine hohe Letalität aufweist. Streptokokken besiedeln bei 5–30 % aller Schwangeren den Urogenitaltrakt, meist ohne Symptome zu zeigen.

Die **Infektion des Kindes** erfolgt oft bereits im Uterus. Je unreifer das Neugeborene, umso eher verläuft die Infektion als Sepsis. Bei Frühgeborenen liegt das Ansteckungsrisiko zwischen 100 % (Geburt vor der 28. SSW) und 20 % (bei Geburt in späterer SSW). Nur ca. 2 % der reifen Neugeborenen stecken sich an.

Die **Deutsche Gesellschaft für Gynäkologie und Geburtshilfe (DGGG)** empfiehlt ebenso wie das **US-amerikanische Center for Disease Control (CDC)** folgende Vorgehensweise:

* Bei allen Schwangeren werden zwischen der 35. und 37. SSW Abstriche von Anorektum und Scheidenausgang entnommen.
* Werden B-Streptokokken nachgewiesen, ist eine Therapie, in der Regel mit Ampicillin, während der Geburt sinnvoll.

- Bei geburtshilflichen Risikofaktoren (drohende Frühgeburt, Blasensprung > 18 Stunden oder mütterliches Fieber) wird auch eine antibiotische Prophylaxe empfohlen, wenn vorher kein Nachweis von B-Streptokokken vorlag (1, 4).

Das **britische Royal College of Obstetricians and Gynaecologists (RCOG)** gibt nach der Analyse aller zur Verfügung stehenden Forschungsergebnisse zum Thema Screening auf Streptokokken-B-Besiedelung jedoch Folgendes zu bedenken: Die Behandlung mit Antibiotika sub partu verhindert ca. 50–86 % der „early-onset"-Neugeborenensepsisfälle (die „late-onset"-Infektion wird durch die Antibiose nicht beeinflusst). Bei einer geschätzten Durchseuchung von 25 % aller Schwangeren mit B-Streptokokken plus 5 % Schwangerer aus der sonstigen Risikogruppe (Fieber, vorzeitiger Blasensprung, vorzeitige Wehen), müssten bis zu 30 % aller Schwangeren antibiotisch behandelt werden. Allerdings würden durch ein generelles Screening nicht alle Streptokokken-B-Trägerinnen erfasst, und es gäbe trotz Antibiotikatherapie noch neonatale Todesfälle durch eine Streptokokken-B-Sepsis. In Zahlen hieße das: Um einen neonatalen Todesfall durch Streptokokken-B-Sepsis zu verhindern, müssten 24 000 Schwangere gescreent und davon 7000 antibiotisch behandelt werden.

In Deutschland ist ein routinemäßiger Abstrich auf Streptokokken durch die Mutterschaftsrichtlinien nicht vorgegeben (7, 11).

Ein routinemäßiges Screening auf Streptokokken der Gruppe B erscheint zurzeit nicht eindeutig sinnvoll. Die Hebamme in der Vorsorge sollte die Schwangeren, die einen bakteriologischen Abstrich wünschen, sorgfältig über mögliche Konsequenzen beraten.

7.5 Screening auf Zytomegalieinfektionen

Das Zytomegalievirus gehört zur Familie der Herpesviren. Die kongenitale Infektion kann zu schweren kindlichen Schäden, bis hin zum intrauterinen Fruchttod, führen. Die Häufigkeit einer konnatalen Infektion könnte bei ca 3 ‰ liegen. Nicht alle infizierten Kinder entwickeln Symptome. Weder eine Prophylaxe der Infektion, noch ein Impfstoff stehen zur Verfügung (8).

Ein Screening aller Schwangeren auf Zytomegalieinfektion ist daher nicht sinnvoll.

7.6 Screening auf Toxoplasmose-Antikörper

Eine kindliche Toxoplasmose-Infektion während der Schwangerschaft kann zu schweren neurologischen Schäden führen. Dabei ist das Risiko einer diaplazentaren Übertragung umso höher, je weiter die Schwangerschaft vorangeschritten ist. Das Risiko einer daraus resultierenden Schädigung sinkt aber mit der fortschreitenden fetalen Reife.

Dieses Phänomen führt zu der Möglichkeit, ein **rechnerisches Risiko der kindlichen Schädigung** bei einer Erstinfektion in der Schwangerschaft zu erstellen. Dabei liegt die höchste Wahrscheinlichkeit eines kindlichen Schadens bei ca. 10 % um die 24. SSW. Zu Beginn der Schwangerschaft und im letzten Trimester sinkt das Risiko auf ca. 6 %.

Infektionswege sind vor allem
- rohes Fleisch (Achtung: geräucherte Salami oder Schinken)
- Katzenkot (Achtung: Gartenarbeit ohne Handschuhe)
- Transplantationen, infizierte Blutprodukte.

Die Infektion selbst verläuft in der Regel unbemerkt. Eine Therapie ist schwierig, die Nebenwirkungen der eingesetzten Medikamente sind gefährlich (8).

Beim heutigen Wissensstand und den unvollkommenen Behandlungsmöglichkeiten scheint es sinnvoller, die Schwangeren gut über die Vermeidung von Toxoplasmose-Infektionen zu beraten, als ein Toxoplasmose-Screening anzubieten.

7.7 Screening auf Diabetes/ Gestationsdiabetes

Der Krankheitswert der Diagnose „Gestationsdiabetes" ist unklar, es gibt keine eindeutigen Grenzwerte für pathologische/physiologische Werte; die Tests sind ungenau; der Nutzen von Therapien ist umstritten. (siehe Kap. 10, S. 166).

Die zurzeit vorliegenden Forschungsergebnisse rechtfertigen kein generelles Screening auf Gestationsdiabetes. Dies gilt sowohl für Blut- als auch für Urinzucker-Kontrollen.

Auch neueste große Studien konnten wichtige Fragen dazu nicht eindeutig beantworten. Zur Zeit (2009) liegt noch keine Entscheidung des Gemeinsamen Bundesausschusses über eine Kostenerstattung des routinemäßigen Screenings für alle Schwangeren vor.

7.8 Vaginale Untersuchung

Für die Hebamme gehört die vaginale Untersuchung nicht zur Routine in der Vorsorge. Sie wird auch nicht im Rahmen der Hebammenhilfe-Gebührenordnung Nr. 2 „Leistungen der Mutterschaftsvorsorge und Schwangerenbetreuung" vorgeschrieben.

Durch die routinemäßige vaginale Untersuchung lassen sich Frühgeburten weder vorhersagen noch vermeiden. Diese Untersuchung sollte deshalb nicht routinemäßig durchgeführt werden.

Auch in den Mutterschaftsrichtlinien ist die vaginale Untersuchung nicht als Routine-Untersuchung vorgesehen.

Die Schwangere ist in jedem Fall um ihr **Einverständnis** für eine vaginale Untersuchung zu befragen. Eine wiederholte Untersuchung zum Zwecke der Überprüfung auf Richtigkeit darf ebenfalls nur mit Billigung der Frau geschehen.

Sollte eine vaginale Untersuchung sinnvoll erscheinen. lässt sich durch eine angenehme Atmosphäre, bequeme Haltungen und Ruhe eine entspannte Gesamtsituation schaffen, die der Untersuchung förderlich ist.

Eine **exakte Schilderung ihrer Beschwerden** durch die Schwangere ist unbedingt erforderlich, damit die Hebamme entscheiden kann, inwieweit eine vaginale Untersuchung sinnvoll ist. Wird ein vom Vorbefund abweichender Befund ermittelt, sind eventuell entsprechende Verhaltensänderungen von Seiten der Schwangeren zu besprechen. Dazu gehört ggf., mehr körperliche Ruhe einzuhalten oder eine Krankschreibung zu veranlassen. Die Vermittlung einer Haushaltshilfe oder gar eine Krankenhauseinweisung bei Gefahr einer Frühgeburt ist möglich. Sollten Zeichen einer Infektion ermittelt werden, kann nach den Empfehlungen aus dem oberen Abschnitt „Kontrolle des pH-Wertes" verfahren werden.

Die mit der vaginalen Untersuchung verbundenen **Risiken** sollten sowohl der Hebamme als auch der Schwangeren bewusst sein, bevor eine Untersuchung durchgeführt wird: neben Schmerzen und Blutungen steigt möglicherweise auch das Risiko von Infektionen und vorzeitigem Blasensprung.

Vaginale Untersuchungen in der Schwangerschaft sollten nicht routinemäßig vorgenommen werden. Nutzen und potenzieller Schaden sollten vor der Durchführung sorgfältig abgewogen werden.

- Mehrlinge
- Intrauteriner Fruchttod in der Anamnese
- Verdacht auf Plazentainsuffizienz nach klinischem oder biochemischem Befund
- Verdacht auf Übertragung
- Uterine Blutung
- Medikamentöse Wehenhemmung

7.9 Vorgeburtliches CTG

Im Leistungsverzeichnis über die Versorgung mit Hebammenhilfe nach § 134a SGBV vom 1.8.2007 findet sich folgende Vorschrift:

„Kardiotokographische Überwachung bei Indikationen nach Maßgabe der Anlage 2 zu den Richtlinien des Bundesausschusses der Ärzte und Krankenkassen über die ärztliche Betreuung während der Schwangerschaft und nach der Entbindung (Mutterschaftsrichtlinien) in der jeweils geltenden Fassung einschließlich der Dokumentation im Mutterpass ... nach den Mutterschaftsrichtlinien in der jeweils geltenden Fassung."

In Anlage 2 zu den Mutterschaftsrichtlinien (2009) wird weiter ausgeführt, dass nur bei folgenden **Indikationen** eine kardiotokographische Überwachung angezeigt ist:

A. Indikationen zur erstmaligen CTG
- in der 26. und 27. SSW: drohende Frühgeburt
- ab der 28. SSW: auskultatorisch festgestellte Herztonalterationen
- Verdacht auf vorzeitige Wehentätigkeit

B. Indikationen zur CTG-Wiederholung
- Anhaltende Tachykardie (> 160/Min.)
- Bradykardie (< 100/Min.)
- Dezelerationen (auch wiederholter Dip 0)
- Hypooszillation, Anoszillation
- Unklarer CTG-Befund bei Verdacht auf vorzeitige Wehentätigkeit

Für die Hebamme (und auch die Ärztin!) in der Schwangerenvorsorge bedeutet dies, dass **eine routinemäßige Kontrolle der kindlichen Herztöne** zur Überwachung des kindlichen Wohlbefindens bei jedem Termin nicht empfohlen wird.

Dennoch kann es Gründe geben, die eine Auskultation rechtfertigen. Die Hebamme ist nicht verpflichtet, sich ein **CTG-Gerät** für die Schwangerenvorsorge anzuschaffen. Arbeitet sie in einer gynäkologischen Praxis mit, steht ihr auf diese Weise das Gerät der Praxis zur Verfügung. Es kann jedoch von Vorteil sein über ein transportables CTG-Gerät zu verfügen.

Bei **Schwangeren**, die **mit vorzeitigen Wehen** Bettruhe einhalten müssen, aber zu Hause bleiben können, um einen Krankenhausaufenthalt zu vermeiden, kann es von Fall zu Fall sinnvoll sein, die Wehentätigkeit zu kontrollieren. Um der Frau den Weg in die Praxis zu ersparen, kann die Hebamme die Kontrolle im Hause der Frau durchführen. In dieser Situation liegt eine Risikoschwangerschaft vor und die Hebamme begleitet neben dem behandelnden Gynäkologen/-in die Frau in ihrer Schwangerschaft.

In der **Durchführung ihrer Vorsorge** hat die Hebamme selbstverantwortlich zu entscheiden, ob eine CTG-Kontrolle bei einer Frau notwendig ist. Dabei sind die Anamnese der Frau, die Schwangerschaftswoche und der bisherige Schwangerschaftsverlauf sowie der erhobene Befund einzubeziehen.

Entscheidet sie sich für eine CTG-Kontrolle, muss der Hebamme bewusst sein, dass der Zeitraum, über den sie das Kind durch das CTG kontrolliert, nur ein kurzer Zeitausschnitt ist. Es kann keine exakte Aussage über das Befinden des Kindes vor dem CTG und im weiteren Verlauf nach dem CTG gegeben werden. Dies sollte der Schwangeren deutlich gemacht werden. Die Schwangere muss wissen, dass sie die Kindsbewegungen weiter beobachten und sich ggf. bei Auffälligkeiten beim Facharzt oder in der Klinik ihrer Wahl vorstellen sollte.

> Nach erfolgter CTG-Kontrolle sollte das **Ergebnis mit der Frau besprochen** und Besonderheiten erklärt werden. Das durchgeführte CTG ist im Mutterpass zu dokumentieren.

Die Hebamme muss sich beim Einsatz des CTGs darüber im Klaren sein, dass es auch **unerwünschte Nebeneffekte** haben kann, insbesondere durch eine problematische Interpretation.

Es gibt keinen wissenschaftlichen Konsens über die **Dauer oder Häufigkeit von CTG-Untersuchungen** bei gesunden Schwangeren. Mütterliche oder kindliche Bewegungen, fetale Schlafphasen, die Einnahme von Medikamenten, Nikotinabusus sowie das Schwangerschaftsalter beeinflussen das kindliche Herztonmuster. Unterschiedliche Interpretationsschemata stehen zur Verfügung.

Die große Häufigkeit **falsch positiver** (vermeintlich pathologischer) **Ergebnisse** führt zu Stress bei den Schwangeren und weiteren (invasiven) diagnostischen Verfahren. Die vier großen vorliegenden Studien zur routinemäßigen CTG-Untersuchung an gesunden Schwangeren ergaben ein **dreifach erhöhtes Risiko für perinatale Mortalität** bei den Kindern aus der CTG-Gruppe im Vergleich zu Ungeborenen, die dieser Untersuchung nicht ausgesetzt waren (1).

Faktoren, die bei der Beurteilung des CTG berücksichtigt werden müssen, sind
- **Schwangerschaftsalter:** FHF und Kindsbewegungen sind von der kindlichen Reife abhängig. Die Häufigkeit der Akzelerationen nimmt nach der 34. SSW zu, die Oszillationsamplitude ist vor der 28. SSW niedriger, so dass sie erst danach berücksichtigt werden können.
- **Lage der Mutter während der Kontrolle:** Befindet sie sich in Rückenlage, können aufgrund einer Vena-cava-Kompression schwerwiegende Kreislaufprobleme auftreten. Es entsteht eine eingeschränkte Sauerstoffversorgung beim Kind, die sich durch ein Absinken der FHF bemerkbar macht.
- **Verabreichte Medikamente:** Zentraldepressorische Pharmaka dämpfen das Herz-Kreislauf-System und verringern die Oszillationsamplitude.
- **Aktivitätsphasen des Kindes:** In der Ruhephase des Kindes (Schlaf) ist im CTG eine konstante Baseline mit kleiner Oszillationsamplitude zu erkennen. Sporadisch auftretende Akzelerationen sind mit den Kindsbewegungen verbunden.
- **Korrektes Anlegen der Schallköpfe:** Damit nicht die Pulsation der mütterlichen Uterus- oder Beckenarterie aufgezeichnet wird, ist eine Pulskontrolle als Vergleich nötig.

Ein Zitat des Erfinders des CTGs, K. Hammacher, ist auch heute noch gültig: „Mit Erschrecken habe ich immer wieder beobachtet, wie der Kardiotokograph zu sehr in den Mittelpunkt rückte und hierunter insbesondere die rein menschliche Betreuung der Frau zu leiden hatte. Ich möchte mit dem Appell schließen, dass Sie lieber auf die Kardiotokographie als auf eine umsichtige und humane Geburtsleitung verzichten sollten" (19).

Unter diesem Aspekt sollte jede Hebamme in der Schwangerenvorsorge genau abwägen, ob sie das CTG einsetzen möchte bzw. muss.

Ein routinemäßiger Einsatz der Kardiotoko-graphie bei gesunden Schwangeren ist nicht indiziert. Schwangere sollten auf die be-grenzte Aussagekraft der Aufzeichnung auf-merksam gemacht werden, falls aufgrund ei-ner Indikation diese Untersuchung durchge-führt werden soll.

7.10 Ultraschall-untersuchungen

Ultraschalluntersuchungen in der Schwanger-schaft gehören nicht zum Tätigkeitsbereich der Hebamme. Über Häufigkeit und Dauer von sinnvollerweise durchzuführenden Un-tersuchungen an gesunden Schwangeren gibt es keinen wissenschaftlichen Konsensus.

Vorrangiges Ziel der **ärztlichen Schwangerenvor-sorge** und somit der routinemäßigen Schwan-gerschaftsultraschalluntersuchungen ist die frühzeitige Erkennung von Risikoschwanger-schaften und -geburten. Das Ultraschallscree-ning „… dient der Überwachung einer normal verlaufenden Schwangerschaft und hat insbe-sondere folgende **Ziele**:
- die genaue Bestimmung des Gestationsalters.
- die Suche nach auffälligen anatomischen Merkmalen des Embryos.
- das frühzeitige Erkennen sowie die Differen-zierung von Mehrlingsschwangerschaften.
- die Kontrolle der somatischen Größenent-wicklung des Fetus" (2).

In Deutschland sind im Rahmen der ärztlichen **Mutterschaftsrichtlinien** drei Untersuchungen vorgesehen (ca. 10. SSW, ca. 20. SSW, ca. 30. SSW). Über die Qualität der benutzten Ge-räte und die Ausbildung und Erfahrung des un-tersuchenden Arztes gibt es keine Vorschriften. In anderen europäischen Ländern (z. B. Schwe-den und Holland) werden weniger oder kei-ne routinemäßigen Ultraschalluntersuchungen

durchgeführt, ohne dass schlechtere perinatale Ergebnisse vorliegen (5).

Im Rahmen der Gesundheitsreform 2000 wur-de im Auftrag der Bundesregierung ein **Gut-achten über den Einsatz von Ultraschall in der Schwangerschaft** in Auftrag gegeben, das 2004 veröffentlicht wurde. Die Autoren kommen zu dem Schluss, dass zumindest die dritte Untersu-chung keinen medizinischen Nutzen bringt, je-doch hohe Kosten (23,6 Mio Euro/Jahr) verur-sacht. Sie empfehlen auch für Deutschland nur zwei Untersuchungen im Rahmen der Mutter-schaftsvorsorge bei gesunden Frauen (5).

Vor diesem Hintergrund ist eine ausführ-liche Beratung der Schwangeren und ihres Partners/Familie vor der Durchführung ei-ner Ultraschalluntersuchung notwendig. Die Frau sollte dabei in die Lage versetzt werden, durch sachliche neutrale Information selbst-ständig zu entscheiden (3).

Sollte die Frau nach guter Überlegung die Ultra-schalluntersuchung durchführen wollen, kann die Hebamme die Frau an den zuständigen Arzt in ihrer Nähe übergeben. Der Arzt kann auch die Leistung nach seinen eigenen Vorschriften ab-rechnen.

Der Arzt ist zur Durchführung der Ultra-schalluntersuchung verpflichtet, auch bei reiner Hebammenvorsorge.

Beim nächsten Vorsorgetermin ist das **Ergebnis der Untersuchung** häufig Gesprächsinhalt. Viele Frauen sind überaus glücklich, weil sie ihr Kind gesehen haben und davon ausgehen, dass es vo-raussichtlich gesund sein wird; vor allem dann, wenn sie bis zum Zeitpunkt des Ultraschalls noch keine Kindsbewegungen gespürt haben. Die fachlichen Begriffe sollte der durchführen-de Arzt der Schwangeren erklärt haben. Trotz-dem können eine Reihe von Fragen oder Un-klarheiten bestehen bleiben, die dann die Heb-amme mit der Frau besprechen kann. Hier wird wieder Zeit nötig.

Ist nicht alles zu beantworten oder werden weitere Untersuchungen nötig, sollten der Frau nach ihren Bedürfnissen weitere Termine zur Beratung angeboten werden, evtl. auch unter Beisein des Partners. Für die Hebamme in der Vorsorge sollte die Beratung ergebnisoffen bleiben und einfühlsam sein.

Literatur

1. (AWMF) Arbeitsgemeinschaft der Wissenschaftlichen Medizinischen Fachgesellschaften: Prophylaxe der Neugeborenensepsis (frühe Form) durch Streptokokken der Gruppe B. AWMF-Leitlinien-Register Nr. 024/20. Stand 07/2008
2. Bundesausschuss der Ärzte und Krankenkassen (2003): Richtlinien des Bundesausschusses der Ärzte und Krankenkassen über die ärztliche Betreuung während der Schwangerschaft und nach der Entbindung („Mutterschafts-Richtlinien") in der Fassung vom 10. Dezember 1985 (veröffentlicht im Bundesanzeiger Nr. 60a vom 27. März 1986), zuletzt geändert am 22. Januar 2009, veröffentlicht im Bundesanzeiger Nr. 40, S. 946 vom 13. März 2009; in Kraft getreten am 23. Januar 2009
3. Bund Deutscher Hebammen (BDH): Empfehlungen für Schwangerenvorsorge durch Hebammen. Karlsruhe: 2003
4. Centers for Disease Control (CDC) and Prevention: Group B Strep Disease. Last reviewed Sept. 2004. www.cdc.gov/groupbstrep/Zugriff: Dez. 2004/Okt. 2004
5. Deutsche Agentur für Health Technology Assessment des Deutschen Instituts für Medizinische Dokumentation und Information (DAHTA@DIMDI) (Hrsg.): Ultraschall in der Schwangerschaft. Beurteilung der routinemäßigen Schwangerschaftsultraschalluntersuchungen unter Maßgabe der Mutterschaftsrichtlinien. Köln: 2004
6. Deutsche Hebammen Zeitschrift (DHZ): Ärzte zum Ultraschall verpflichtet. Eine Stellungnahme der Kassenärztlichen Vereinigung zum Artikel der DHZ 3/2003 S. 54 „Ist Hebammenvorsorge kostengünstiger?", Eirich, M.; 10/2003
7. Hofmeyr, G. J. et al. A Cochrane Pocketbook. Pregnancy and Childbirth. The Cochrane Collaboration, John Wiley & Sons, Chichester, 2008
8. National Collaborating Centre for Women`s and Children's Health. Antenatal care. Routine care for the healthy pregnant women. 2 nd ed, RCOG Press, London 2008 (NICE-Guidelines)
9. RKI: Infektionsepidemiologische Forschung. Info II/97, Juni 1997
10. Robert-Koch-Institut (RKI): Epidemiologisches Bulletin Nr. 37: Aktuelle Daten und Informationen zu Infektionskrankheiten und Public Health: Zur Situation wichtiger Infektionskrankheiten in Deutschland: Virushepatitis B und C im Jahr 2003. 10. September 2004
11. Royal College of Obstetricians and Gynaecologists/RCOG): Prevention of early onset neonatal group B streptococcal disease. Guideline No 36, Nov. 2003
12. Rosery, H.; Maxion-Bergemann, S.; Rosery, B.; Bergemann, R.: Ultraschall in der Schwangerschaft. Beurteilung der routinemäßigen Schwangerschaftsultraschalluntersuchungen unter Maßgabe der Mutterschaftsrichtlinien. Deutsche Agentur für Health Technology Assessment des Deutschen Instituts für Medizinische Dokumentation und Information (DAHTA@DIMDI) (Hrsg.). Köln: 2004
13. Royal College of Obstetricians and Gynaecologists (RCOG): Prevention of early onset neonatal group B streptococcal disease. Guideline 36; Nov. 2003
14. Sachverständigenrat für die Konzertierte Aktion im Gesundheitswesen: „Bedarf, bedarfsgerechte Versorgung, Über-, Unter- und Fehlversorgung im Rahmen der deutschen gesetzlichen Krankenversicherung" Herleitung grundlegender Begriffe. Arbeitspapier: April 2000
15. Scott, DA; Loveman, E.; McIntyre, L. et al: Screening for gestational diabetes: a systematic review and economic evaluation. Aberdeen: Health Technology Assessment 2002; Vol 6: No 11
16. Villar, J.; Bergsjø, P. (on behalf of the WHO Antenatal Care Trial research Group): WHO: A New Model of Antenatal Care. Genf: WHO 2002
17. WHO: A New Model of Antenatal Care. Geneva: 2002
18. Horschitz, H; Selow M: Hebammengebührenrecht. 2008, Frankfurt: Mabuse Verlag.
19. Morgenstern, J.: Kardiotokographie gestern, heute, morgen; eine Veröffentlichung in Deutsche Hebammen Zeitschrift, Oktober 2003, Zitat: K. Hammacher: Einführung in die Kardiotokographie. Die Schweizer Hebamme, 1977

20. Gemeinsamer Bundesausschusss: Screening auf Chlamydia trachomatis-Infektion. Patienten-Information, November 2006 (www.g-ba.de)
21. Deutsche Gesellschaft für Gynäkologie und Geburtshilfe (DGGG): Empfehlungen zur Chlamydia trachomatis-Infektion in der Schwangerschaft. AWMF-Leitlinien Register Nr. 015/041, Juni 2004
23. Schild R.L. et al. Die Schwangerenvorsorge im Normalkollektiv – was ist evidenzbasiert? Geburtsh Frauenheilk 2008; 68: 52-61

Betreuungsplan

Christiane Schwarz

Im Leistungesverzeichnis zum Vertrag über die Versorgung mit Hebammenhilfe nach § 134a SGBV vom 1.8.2007 wird unter Ziffer 30 festgelegt, dass die Hebamme die Vorsorgeuntersuchungen nach „… Maßgabe der Richtlinien des gemeinsamen Bundesausschusses über die ärztliche Betreuung während der Schwangerschaft und nach der Entbindung (Mutterschaftsrichtlinien) in der jeweils geltenden Fassung" durchführen soll.

Die Vorsorgeuntersuchung umfasst folgende **Leistungen**:

- Gewichtskontrolle
- Blutdruckmessung
- Urinuntersuchung auf Eiweiß und Zucker
- Kontrolle des Standes der Gebärmutter
- Feststellung der Lage, Stellung und Haltung des Kindes
- Kontrolle der kindlichen Herztöne
- Allgemeine Beratung der Schwangeren
- Dokumentation im Mutterpass des Gemeinsamen Bundesausschusses in der jeweils geltenden Fassung

In den **Mutterschaftsrichtlinien** werden Vorsorgeuntersuchungen bis zum ET in den ersten Monaten im Abstand von 4 Wochen, in den letzten beiden Schwangerschaftsmonaten im Abstand von 2 Wochen empfohlen.

Für das evidenzbasierte Arbeiten birgt diese Empfehlung Konflikte, da die aktuelle Fassung der Richtlinien nicht immer den neuesten Erkenntnissen der Forschung entspricht. Internationale Forschungsergebnisse zeigen, dass eine Reduktion der **Anzahl von Vorsorgeuntersuchungen** bei gesunden Schwangeren möglich ist, ohne dadurch schlechtere perinatale Ergebnisse hinnehmen zu müssen (1, 5, 7, 10). Gleichzeitig weisen Studien darauf hin, dass die Durchführung der routinemäßigen Vorsorge ohne Nachteile durch Hebammen geleistet werden kann (1, 5, 7, 10).

Ein **hebammenbasiertes System der Schwangerenvorsorge** könnte sogar vorteilhaft gegenüber einer ärztlich dominierten Vorsorge sein, indem gezielter am Problemfeld der gesundheitlichen Benachteiligung von **sozial benachteiligten Schwangeren** angesetzt werden kann. Frauen aus gesellschaftlichen Randgruppen bilden bei den meisten ernst zu nehmenden Schwangerschaftsrisiken die größte Gruppe (2, 3, 6, 8, 9).

Ein **ganzheitliches Gesundheitskonzept** schließt die Dimensionen der psychischen, emotionalen, gesellschaftlichen, sexuellen und spirituellen Gesundheit ein. Gesundheitsförderungsstrategien, die auf die sozialen, umweltbezogenen und ökonomischen Aspekte zielen, sind wahrscheinlich erfolgreicher als rein medizinisch-kurative Ansätze (4). Solche Strategien können durch Hebammen möglicherweise effektiver angeboten und umgesetzt werden als von ÄrztInnen.

Durch die Möglichkeit, im großzügigen Zeitrahmen kontinuierliche Betreuungsangebote auch im häuslichen Umfeld der Schwangeren anzubieten, können psychosoziale Risiken eher erkannt und Lösungsstrategien interdisziplinär erarbeitet werden (9).

Die Hebamme berät die Schwangere bereits beim Erstkontakt über die verschiedenen Möglichkeiten der Gestaltung der Vorsorge. So werden die Anzahl der Vorsorgeuntersuchungen sowie der zeitliche Abstand zwischen den einzelnen Vorsorgeuntersuchungen **den Bedürfnissen der Schwangeren und dem Schwangerschaftsverlauf angepasst**.

Der nachfolgende Betreuungsplan beschreibt ein **Vorsorgeschema für gesunde Schwangere** nach evidenzbasierten Kriterien. Letztlich entscheidet die schwangere Frau aber selbst, wie sie betreut werden möchte.

Zusätzliche Betreuung ist erforderlich bei Frauen mit folgenden anamnestischen Besonderheiten:
- Herzerkrankungen
- Nierenerkrankungen
- Endokrine Erkrankungen, einschließlich insulinpflichtiger Diabetes mellitus
- Schwere psychiatrische Erkrankungen
- Epilepsie

- Schwere Allgemeinerkrankungen
- Adipositas (BMI > 30)
- Frauen in sozialen und psychischen Notlagen
- Frauen, die mit einer größeren Wahrscheinlichkeit Komplikationen entwickeln könnten als durchschnittlich zu erwarten wäre (Raucherinnen, Frauen über 40 Jahre, Mehrlingsschwangere)

Nicht routinemäßig empfohlen werden:
- Gewichtskontrollen
- Brustuntersuchung
- Beckenmessung
- Eisengabe
- Vitamin A-Gabe
- Routine-Screening auf Cytomegalie, Hepatitis C, Streptokokken B, Toxoplasmose, Soorinfektionen
- Vaginale Untersuchungen
- CTG
- Größenbestimmung des Kindes mit Ultraschall
- Screening auf Gestationsdiabetes

Betreuungsplan für gesunde Schwangere

SSW	Erstgebärende	Mehrgebärende
Bis 12	• Betreuungsbedarf herausfinden • allgemeine Beratung • Anamneseerhebung • Screeningtests (Blutuntersuchungen, Urinuntersuchung, Chlamydienscreening) erklären und anbieten • BMI berechnen • Blutdruck (RR) • Urinuntersuchung auf Protein (P)	Wie Erstgebärende
16	• Untersuchungsergebnisse der letzten Vorsorge besprechen • RR • Urin auf P • Falls Hb < 11, weitere (ärztliche) Untersuchungen veranlassen	Wie Erstgebärende

25	• Symphysen-Fundus-Abstand (SFA) • RR • Urin auf P	Nicht erforderlich
28	• SFA, RR, Urin auf P • kl. Blutbild anbieten • Anti-D bei rh-negativen Schwangeren anbieten	Wie Erstgebärende
31	• SFA, RR, Urin auf P • Screeningergebnisse besprechen	Nicht erforderlich
34	• SFA, RR, Urin auf P	Wie Erstgebärende + Screeningergebnisse besprechen
36	• SFA, RR, Urin auf P • Leopold'sche Handgriffe: bei BEL äußere Wendung besprechen	Wie Erstgebärende
38	• SFA, RR, Urin auf P	Wie Erstgebärende
40	• SFA, RR, Urin auf P	Nicht erforderlich
41	• SFA, RR, Urin auf P • Vag. Untersuchung und Eipol-Lösung anbieten • Einleitung ab ET + 7 besprechen + anbieten	Wie Erstgebärende

nach NICE 2008

Literatur

1. Bund deutscher Hebammen (BDH) (Hrsg.): Empfehlungen zur Schwangerenvorsorge. Karlsruhe 2003
2. Bundesministerium für Familie, Senioren, Frauen und Jugend (BMFSFJ): Bericht zur gesundheitlichen Situation der Frauen in Deutschland. Berlin, 2002
3. Collatz, J.: Perinatalstudie Niedersachsen und Bremen. In: Fortschritte der Sozialpädiatrie. Hellbrügge, T. (Hrsg.): München – Wien – Baltimore: Urban und Schwarzenberg 1983, Bd 7
4. Dunkley, J.: Gesundheitsförderung und Hebammenpraxis. Bern: Hans Huber 2003
5. Hofmeyer J et al.: Pregnancy and Childbirth. A Cochrane Pocketbook. 2008. Chicester: Wiley & Sons
6. Ministerium für Frauen, Jugend, Familie und Gesundheit des Landes Nordrhein-Westfalen (MFJFG): Soziale Lage und Gesundheit. Entschließung der 10. Landesgesundheitskonferenz. Düsseldorf: 2001
7. National Collaborating Centre for Women's and Children's Health (NICE): Antenatal care: routine care for the healthy pregnant woman. Clinical Guideline. March 2008. London: RCOG Press
8. Simoes, E.; Kunz, S.; Bosing-Schwenkglenks, M. et al.: Psychosoziale Risikofaktoren in der Schwangerschaft. Psychoneuro 2004; 30 (6): 342 – 347
9. Staschek, B.: Die Hebamme als Akteurin kommunaler Gesundheitsförderung. Deutsche Hebammen Zeitschrift. Im Druck
10. WHO: A New Model of Antenatal Care. Geneva: 2002

Informationen für Schwangere

Mutterschaftsvorsorgeuntersuchungen

Herzlichen Glückwunsch zu Ihrer Schwangerschaft!

Wir möchten Ihnen einige Informationen über den Ablauf der Vorsorgeuntersuchungen mitgeben. Bei Fragen wenden Sie sich jederzeit an Ihre Hebamme.

Beim **ersten Vorsorgetermin** bekommen Sie Ihren **Mutterpass**. Dieses Dokument gehört Ihnen, und alle Untersuchungen, die im Laufe der Schwangerschaft durchgeführt werden, sollten dort eingetragen werden.

Ihnen stehen **ca. 10 Vorsorgeuntersuchungen** im Laufe der Schwangerschaft zu. Darüber hinaus übernehmen die Krankenkassen die Kosten für drei Ultraschalluntersuchungen.

Sie können die gesamten Vorsorgeuntersuchungen durch Ihre Hebamme durchführen lassen; lediglich für Ultraschalluntersuchungen und (falls gewünscht) einen Blutzuckertest ist ein Termin beim Arzt erforderlich.

Es ist aber auch möglich, die Vorsorgen im Wechsel von Arzt/Ärztin und Hebamme in Anspruch zu nehmen, oder nur einzelne oder gar keine Untersuchungen von der Hebamme machen zu lassen. Sie entscheiden selbst, wie und von wem Sie die Vorsorgeuntersuchungen durchführen lassen, und Sie können jederzeit in der Schwangerschaft Ihre Entscheidungen ändern.

Vorsorgeuntersuchungen sind für Sie **kostenlos**. Die Untersuchungen, die nicht von Ihrer Kasse bezahlt werden, haben in aller Regel auch keine gesicherte wissenschaftliche Grundlage, die ihre routinemäßige Durchführung rechtfertigt. Sollten bei Ihnen **zusätzliche Untersuchungen notwendig** werden, wird Ihre Krankenkasse diese übernehmen.

Bei jedem Termin haben Sie die Möglichkeit, die Untersuchungen und ihre möglichen Konsequenzen und Ergebnisse zu besprechen und Fragen zu stellen. Sie sollten mündliche und schriftliche Informationen zu den Untersuchungen erhalten, die Sie über den aktuellen Stand der Wissenschaft dazu aufklären.

▶

Informationen für Schwangere

Ihr **Vorsorgeplan** sieht in etwa folgendermaßen aus:

Bis 12. SSW (alle Schwangeren)
- Beratung über Lebensgewohnheiten, Ernährung, Vorsorgeuntersuchungen, Infektionsschutz, finanzielle Hilfen für Schwangere
- Einschätzung Ihres persönlichen Bedarfs an Vorsorgeuntersuchungen
- Informationen über Folsäure (400 Mikrogramm/Tag)
- Informationen und ggf. Durchführung von Laboruntersuchungen (Infektionen, z. B. Röteln, Syphilis und AIDS; Blutgruppe, Rhesusfaktor, Antikörper und Blutarmut [Anämie])
- Information über die erste Ultraschalluntersuchung (Durchführung durch Facharzt/-ärztin)
- Messung von Gewicht, Größe und Blutdruck
- Urinuntersuchung
- ggf. Hilfe und Beratung bei Rauchentwöhnung
- Zeit für Fragen

16. SSW (alle Schwangeren)
- Erörterung der Testergebnisse
- Blutdruckmessung, Urinkontrolle
- Zeit für Fragen und Beratung

25. SSW (für Schwangere mit vorausgegangenen unkomplizierten Schwangerschaften und Geburten nicht erforderlich)
- Äußere Untersuchung der Gebärmutter
- Blutdruck- und Urinkontrolle
- Zeit für Fragen und Beratung

28. SSW (alle Schwangeren)
- Äußere Untersuchung der Gebärmutter
- Blutdruck- und Urinkontrolle
- Laboruntersuchung auf Blutarmut (Anämie) und Antikörper
- Für rhesus-negative Frauen: Anti-D-Behandlung
- Zeit für Fragen und Beratung

31. SSW (für Schwangere mit vorausgegangenen unkomplizierten Schwangerschaften und Geburten nicht erforderlich)
- Äußere Untersuchung der Gebärmutter
- Blutdruck- und Urinkontrolle
- Zeit für Fragen und Beratung ▶

34. SSW (alle Schwangeren)
* Äußere Untersuchung der Gebärmutter
* Blutdruck- und Urinkontrolle
* Zeit für Fragen und Beratung

36. SSW (alle Schwangeren)
* Äußere Untersuchung der Gebärmutter
* Blutdruck- und Urinkontrolle
* Tastuntersuchung nach der Lage des Kindes,
  bei Steißlage Informationen über die Handlungsmöglichkeiten
* Zeit für Fragen und Beratung

38. SSW (alle Schwangeren)
* Äußere Untersuchung der Gebärmutter
* Blutdruck- und Urinkontrolle
* Zeit für Fragen und Beratung

40. SSW (für Schwangere mit vorausgegangenen
unkomplizierten Schwangerschaften und Geburten nicht erforderlich)
* Äußere Untersuchung der Gebärmutter
* Blutdruck- und Urinkontrolle
* Zeit für Fragen und Beratung

Wenn der errechnete Termin überschritten ist, besprechen Sie mit Ihrer Hebamme oder Ihrem Arzt, in welchen Abständen weitere Untersuchungen stattfinden sollen.

> Wenn zusätzlich zu den oben aufgeführten Terminen im Vorfeld oder im Laufe der Schwangerschaft Betreuungsbedarf besteht, können Sie jederzeit weitere Termine erhalten.

Hebammenstempel

Pränatale Diagnostik

Angelica Ensel

9.1 Aktuelle Situation in Deutschland und ihre Konsequenzen für die Praxis

Pränatale Diagnostik umfasst alle medizinischen Untersuchungen, die diagnostisch auf das Ungeborene ausgerichtet sind und seinen Zustand prüfen. Ihr Ziel ist die Feststellung genetischer Defekte und anderer Abweichungen, die meist zu einer Erkrankung oder Behinderung des Kindes führen (12).

Aus der Sicht der Bundesärztekammer hat Pränatale Diagnostik die Funktion, Ängste abzubauen, Leid zu verhindern und eine frühestmögliche Therapie des erkrankten Kindes einzuleiten (3). Es sind jedoch die wenigsten der festgestellten Erkrankungen und Behinderungen therapierbar. Daher bezieht sich die **„Rechtzeitigkeit" der Erkennung** in erster Linie auf den Zeitpunkt des Abbruchs der Schwangerschaft.

Pränatale Diagnostik umfasst **invasive und nichtinvasive Verfahren**. Während invasive Untersuchungen für die werdenden Eltern häufig mit Ängsten und Verunsicherungen verbunden sind, werden die nichtinvasiven Methoden, vor allem die Ultraschalluntersuchung, die hochemotional und überwiegend positiv besetzt ist, meist kaum als Pränatale Diagnostik wahrgenommen (12).

Grundlagen der Pränatalen Diagnostik sind medizintechnologische Entwicklungen wie Ultraschall, endoskopische Techniken der Diagnostik und die rasante Entwicklung der humangenetischen Forschung. Die **derzeitige Praxis** und die Bedingungen vorgeburtlicher Diagnostik in Deutschland werden wesentlich bestimmt durch:

- **gesetzliche Rahmenbedingungen**, entscheidende Änderungen und Entwicklungen der Rechtsprechung, wie:
  - die Änderung der Mutterschaftsrichtlinien (1995)
  - die Änderung des § 218 (1995)
  - das neue Gendiagnostikgesetz, das stufenweise ab dem 4. August 2009 in Kraft tritt
  - das geänderte Schwangerschaftskonfliktgesetz, das am 1. Januar 2010 in Kraft tritt
  - Urteile in Fragen der ärztlichen Haftung
- **ökonomische Faktoren:**
  - Pränatale Diagnostik als wirtschaftliche Branche
  - Individuelle Gesundheitsleistungen (IGeL-Leistungen), die nicht von der Kasse übernommen sondern selbst bezahlt werden, als zusätzliche ärztliche Einnahmenquelle
- **gesellschaftliche Konsequenzen:**
  - für schwangere Frauen und werdende Eltern
  - für alle Berufsgruppen, die mit werdenden Eltern arbeiten
  - für den Diskurs über Behinderung
  - für die kulturelle Konstruktion der Schwangerschaft

Gesetzesänderungen und rechtliche Konsequenzen

Mit der Neufassung der **Mutterschaftsrichtlinien** (1995) und der Einführung eines **dreimaligen Ultraschallscreenings** für jede schwangere Frau wurde Pränatale Diagnostik ein integraler Bestandteil der ärztlichen Schwangerenvorsorge. Die so genannte „Altersindikation" (Empfehlung invasiver Diagnostik für Frauen ab 35 Jahren) verliert damit zunehmend an Bedeutung. Pränatale Diagnostik – in Form des Ultraschallscreenings – betrifft heute jede schwangere Frau, oft ohne dass dies den werdenden Eltern bewusst ist.

Eine weitere, für die Praxis folgenschwere Änderung bedeutete die **Neufassung des § 218** ebenfalls im Jahre 1995. Aufgrund der langjährigen Forderung der Behindertenverbände fiel im neuen § 218 die bisherige embryopathische Indikation weg. Sie ermöglichte den straffreien Abbruch der Schwangerschaft innerhalb von 22 Wochen p. c. nach entsprechender ärztlicher Diagnose. Da diese Möglichkeiten des Schwangerschaftsabbruchs aber weiterhin durch die Einführung der neuen medizinischen Indikation unberührt bleiben sollten, werden seither die ehemals **embryopathischen Indikationen** unter der zeitlich unbegrenzten **medizinischen Indikation** (schwerwiegende Gefahr für das Leben der Mutter) subsumiert.

> Als Konsequenz ist ein Abbruch der Schwangerschaft aufgrund von Pränataler Diagnostik heute nicht mehr zeitlich befristet, denn unter der medizinischen Indikation kann sie bis zum Ende – das heißt bis zum natürlichen Einsetzen der Wehen – abgebrochen werden.

Diese Änderung des § 218 führte zu einer **Zunahme der späten Schwangerschaftsabbrüche** und der Praxis des Fetozids. Gleichzeitig fiel mit der embryopathischen Indikation auch die Beratungspflicht und damit auch die Dreitagefrist zwischen dem späten Abbruch und dem Beratungsgespräch weg. Mit der Änderung des Schwangerschaftskonfliktgesetzes ist sie ab 2010 jedoch wieder etabliert. Auch die statistische Erfassung der embryopathisch begründeten Abbrüche – die es dem Gesetzeslaut entsprechend nicht mehr gibt – ist in der Neufassung des Gesetzes nicht mehr vorgesehen. Daher ist es nicht möglich, genaue Zahlen über Schwangerschaftsabbrüche aufgrund von vorgeburtlicher Diagnostik zu erhalten und diese Entwicklung statistisch zu verfolgen.

Auch **Urteile über die ärztliche Haftung nach der Geburt von behinderten Kindern**, die so genannte „wrongful-birth"- bzw. „wrongful-life"-Rechtsprechung bestimmen entscheidend die alltägliche Praxis der Pränataldiagnostik. Mit der Anerkennung der Pflicht zum Schadensersatz für die Geburt unerwünschter oder behindert geborener Kinder wird die Selektion behindert geborener Kinder zur juristisch festgeschriebenen Pflicht bzw. ein Recht auf Normalität zum einklagbaren Anspruch. Als Folge wird Schadensvermeidung ein absolutes Ziel ärztlicher Schwangerenvorsorge und Beratung. Daraus ergeben sich tiefgreifende Konsequenzen für das ärztliche Verhalten. Aus begründeter Angst vor Haftungsansprüchen raten viele ÄrztInnen verstärkt zur Durchführung pränataler Tests und im Zweifelsfall eher für den Abbruch der Schwangerschaft (7).

Das **Gendiagnostikgesetz (GenDG)**, das ab dem 4. August 2009 gilt, regelt nach jahrelangen Debatten die rechtlichen Grundlagen für genetische Untersuchungen am Menschen. Es soll den Missbrauch genetischer Daten und eine Diskriminierung aufgrund genetischer Dispositionen verhindern und das Recht auf informationelle Selbstbestimmung stärken. Danach müssen vorgeburtliche genetische Untersuchungen auf medizinische Zwecke beschränkt sein. Untersuchungen zur Feststellung des Geschlechts sind untersagt. Auch die Diagnose von Krankheiten, die erst im Erwachsenenalter ausbrechen können (z. B. Chorea Huntington), sind verboten. Genetische Untersuchungen zur Feststellung der Vaterschaft sind nur mit Zustimmung der zu untersuchenden Personen zulässig.

Für die Praxis der Pränataldiagnostik ist dieses Gesetz so wichtig, weil es die **informierte Zustimmung als Voraussetzung** vor jeder pränatalen Diagnostik festlegt und die Bedeutung der psychosozialen Beratung durch die Hinweis- und Vermittlungspflicht auf ärztlicher Seite betont. Nach § 15 GenDG muss die Schwangere vor einer vorgeburtlichen genetischen Pränataldiagnostik und nach dem Vorliegen des Untersuchungsergebnisses und auf ihren Beratungsanspruch auf psychosoziale Beratung nach § 2 des Schwangerschaftskonfliktgesetzes hingewiesen werden. Unterlassungen werden mit einer Geldstrafe zwischen 5 000 und 50 000 € geahndet. Der Inhalt der Beratung sowie der Hinweis auf die psychosoziale Beratung sind vom Arzt zu dokumentieren.

Zu den **vorgeburtlichen Untersuchungen** gehören ausdrücklich auch das Ersttrimesterscreening, sämtliche Untersuchungen, die gezielt nach Auffälligkeiten suchen und pränatale Untersuchungen zur Risikoabschätzung wie die Nackentransparenzmessung, Nasenbeinmessungen oder die Suche nach Softmarkern. Inhalt der Beratung und der Hinweis auf den Anspruch auf psychosoziale Beratung sind vom Arzt zu dokumentieren.

Das GenDG regelt auch die Einwilligung **der Schwangeren zu den genetischen Untersuchungen.** Die Einwilligung hat schriftlich zu erfolgen und kann jederzeit schriftlich oder auch mündlich widerrufen werden. Sie bezieht sich auch auf die Entscheidung über den Umfang der Untersuchungen und das Wissen um die Ergebnisse oder auch die Vernichtung der Untersuchungsergebnisse. Konkret bedeutet das, dass die Frau jederzeit eine Untersuchung ablehnen kann oder auch in Bezug auf das Ergebnis ihr Recht auf Nichtwissen in Anspruch nehmen kann. Das **Recht auf Nichtwissen**, auf Teilwissen oder auch Widerruf der Einwilligung sind in § 9 des GenDG geregelt. Hier wird auch eine angemessene Bedenkzeit zwischen der Aufklärung vor der Untersuchung und ihrer Durchführung festgeschrieben.

Die jahrelangen Debatten über die Problematik der späten Schwangerschaftsabbrüche nach Pränataler Diagnostik führten zur zu einer Änderung des **Schwangerschaftskonfliktgesetzes (SchwgkflG)**, das am 1. Januar 2010 in Kraft tritt. Im Mittelpunkt der Gesetzesänderung stehen Aufklärung und Beratung für den Fall, dass nach pränataldiagnostischen Untersuchungsergebnissen die körperliche oder geistige Gesundheit des Kindes geschädigt ist.

Laut § 2a des Gesetzes sind Arzt oder Ärztin verpflichtet, die Schwangere in diesem Fall über die Möglichkeit der **psychosozialen Beratung** zu informieren und im Einvernehmen mit der Frau Kontakte zu Beratungsstellen oder Selbsthilfegruppen und Behindertenverbänden zu vermitteln. Das Gesetz schreibt auch fest, dass Ärzte und Ärztinnen den betroffenen Eltern **Informationsmaterial der BZgA** zum Leben mit einem körperlich oder geistig behinderten Kind und Erwachsenen aushändigen sollen. Zudem sind die betreuenden Ärzte verpflichtet, Fachärzte hinzuzuziehen, die Erfahrung mit den jeweiligen Erkrankungen oder Behinderungen haben, z. B. Humangenetiker, Neonatologen oder Kinderchirurgen.

Außerdem wird nun eine **mindestens dreitägige Bedenkzeit** zwischen der Diagnose und der Indikationsstellung für einen Abbruch der Schwangerschaft festgelegt. Das bedeutet, dass erst nach dieser Bedenkzeit und einem nochmaligen Gespräch mit Arzt oder Ärztin eine medizinische Indikation für einen Schwangerschaftsabbruch ausgestellt werden darf. Die Wiedereinführung der Bedenkzeit, die durch die Neuregelung des § 218 im Jahr 1995 und den Wegfall der eugenischen Indikation im Falle des Abbruchs nach Pränataldiagnostik weggefallen war, soll auch dazu dienen, dass Frauen oder Paare im Kontext der äußerst belastenden Entscheidung nicht nur medizinische, sondern auch psychosoziale Beratung wahrnehmen können.

Ökonomische Faktoren

Die Entwicklung der Pränatalen Diagnostik ist eng mit ihrer wirtschaftlichen Bedeutung verbunden. Vorgeburtliche Diagnostik ist eine **boomende Wachstumsindustrie**, die sich innerhalb von kurzer Zeit zu einer Dienstleistungsbranche entwickelt hat, die pro Jahr schätzungsweise 20 Millionen Euro Umsatz bringt (32). Aufgrund der hohen Akzeptanz der werdenden Eltern und der Abstinenz der Politik können sich großangelegte Screening-Verfahren schnell etablieren. In Zeiten von Gesundheitsstrukturreformen und Änderungen der Kassenfinanzierung gewinnt **Pränataldiagnostik als IGeL-Leistung**, die von ÄrztInnen zusätzlich zum Routinescreening angeboten wird, zunehmende Bedeutung.

Nicht zu vergessen ist in diesem Zusammenhang auch die Diskussion um **Kosten-Nutzen-Analysen** – insbesondere aus dem angelsächsischen Raum – die den finanziellen Aufwand von Screening-Verfahren den Betreuungskosten für behinderte Kinder gegenüberstellen. Diese Diskussion wird in Deutschland nicht offiziell geführt, bestimmt jedoch indirekt mit den Diskurs (5). Jenseits der ethischen Dammbrüche, die sich hier offenbaren, greifen solche Berechnungen zu kurz, denn vorgeburtliche Diagnostik verhindert nicht die Geburt behinderter Kinder. Aufgrund des Einsatzes hochentwickelter Medizintechnologie überleben heute z. B. sehr frühe Frühgeburten mit einem hohen Risiko für Behinderungen.

Konsequenzen für das Schwangerschaftserleben

In Deutschland werden heute 70–80 % der Schwangeren entsprechend der Risikokategorien der Mutterschaftsrichtlinien in die Gruppe der **Risikoschwangeren** eingestuft (39). Di-

es spiegelt eine Schwangerenvorsorge, deren Blick in erster Linie auf Pathologie ausgerichtet ist. Die Tendenzen zur Pathologisierung und Medikalisierung der Schwangerschaft haben sich durch die Pränatale Diagnostik weiter verschärft (26).

Auch das Erleben der Schwangerschaft hat sich durch die Pränatale Diagnostik tiefgreifend verändert (37). Wesentliche Elemente sind heute die Prozesse des Sichtbarmachens, das Vorabwissen, Entscheidenmüssen und die Verantwortung, mit der werdende Eltern heute konfrontiert werden (8). Entsprechend erscheint die Schwangerschaft heute kaum noch als Zustand des Zulassens und Wachsenlassens, sondern vielmehr als ein planbares und selbstbestimmtes Projekt, bei dem werdenden Eltern bestimmte Aufgaben und Verantwortung zugewiesen werden.

Dieser Wandel findet seinen Ausdruck in den Erwartungen und dem Verhalten von schwangeren Frauen und werdenden Eltern in Bezug auf vorgeburtliche Untersuchungen. Auf der einen Seite weckt vorgeburtliche Diagnostik eine **hohe Erwartungshaltung**. Da ist der Glaube an die Machbarkeit eines gesunden Kindes und die Einstellung, sich durch die Inanspruchnahme der Untersuchungen ein Recht auf ein gesundes Kind zu erwerben. Da ist das **Postulat der Selbstbestimmung**, unter dem vorgeburtliche Diagnostik auch angeboten wird. Gleichzeitig steigt der **gesellschaftliche Druck**, Pränataldiagnostik in Anspruch nehmen zu müssen. Zunehmend wird die Verantwortung für die Geburt eines behinderten Kindes den Eltern zugewiesen.

Zum Wesen der Schwangerschaft gehört es, etwas geschehen zu lassen, „guter Hoffnung" zu sein. Pränatale Diagnostik hingegen suggeriert die Machbarkeit eines gesunden Kindes und appelliert an die Verantwortung der Eltern. Die Spannung zwischen diesen so gegensätzlichen Mentalitäten macht die Auseinandersetzung mit der Problematik und den Konsequenzen dieser Technologien für schwangere Frauen besonders schwer. Dazu passt die Beobachtung von Berate-rinnen, dass viele Frauen die Problematik weit-gehend verdrängen bzw. nicht über die Konse-quenzen nachdenken wollen. Auch das Infor-mationsdefizit in Bezug auf Pränatale Diagnos-tik, das in allen sozialen Schichten anzutreffen ist, weist auf diese Verdrängung hin (5a). Da die Ergebnisse der Untersuchungen – besonders der Ultraschallscreenings und der statistischen Risikoermittlungen – häufig unklar sind, tra-gen vorgeburtliche Untersuchungen in erheb-lichem Maße dazu bei, schwangere Frauen zu verunsichern und **Ängste** auszulösen (18, 37). Im schlechtesten Fall – wenn schwere Erkran-kungen oder Behinderungen des Ungeborenen festgestellt wurden – stehen werdende Eltern vor der existenziellen und „unmöglichen" Ent-scheidung über Leben und Tod ihres Kindes.

Es ist die zunehmende Erfahrung von Hebam-men, dass das Erleben der Schwangerschaft als eines Zustandes der Unsicherheit und der Kon-trollbedürftigkeit Auswirkungen auf das Ge-burtsverhalten und den Umgang mit dem Kind nach der Geburt hat (10).

Gesellschaftliche Konsequenzen

Aufgrund ihrer ethischen Brisanz ist Präna-tale Diagnostik mit den verschiedensten Dis-kussionen verknüpft: der ethischen Problema-tik der Selektion, der grundsätzlichen Diskussi-on über den Abbruch der Schwangerschaft und die Selbstbestimmung der Frau sowie mit Fra-gen der ärztlichen Ethik und des ärztlichen Auf-trags. In den Diskussionen wird immer wieder deutlich:

Pränatale Diagnostik ist ein Fokus, in dem gesellschaftspolitisch hochrelevante und grundlegende Auseinandersetzungen kul-minieren. Themen wie der Mythos von der Machbarkeit, das Streben nach Perfektion und Kontrolle, der Begriff des Risikos und ei-ne zunehmende Diskriminierung von Behin-derung leiten diese Diskussion.

Die Auseinandersetzung mit Pränataler Diagnos-tik fordert in hohem Maße eine **ethische Ausei-nandersetzung** mit den Begriffen des Leids und der Verantwortung. Die stetige Weiterentwick-lung der Technologien wie Präimplantations-diagnostik (PID), Intrazytoplasmatische Sper-mainjektion (ICSI), Embryonen- und Stammzel-lenforschung und Klonen erweitert diese grund-sätzliche und dringend zu fordernde Diskussion um gesellschaftliche Grundwerte.

Die ethisch hochbrisanten Fragen im Umfeld der Pränatalen Diagnostik werden – teilwei-se leidenschaftlich – diskutiert und fordern ei-ne **Stellungnahme**. Es liegen zahlreiche Positi-onierungen der verschiedenen gesellschaftli-chen Gruppierungen vor: von Behindertenver-bänden, Kirchen, Parteien, Berufsgruppen und Interessenverbänden wie dem Netzwerk gegen Selektion durch Pränatale Diagnostik. Im Mit-telpunkt dieser Debatten steht die Problema-tik des selektiven Schwangerschaftsabbruchs im Spannungsfeld zwischen dem Lebensrecht des Ungeborenen und dem Selbstbestimmungs-recht der Frau. Daneben ist die Veränderung der Schwangerschaft, die Entmündigung der Frauen durch vorgeburtliche Diagnostik und die Forde-rung nach einem selbstbestimmten Schwanger-schaftserleben ein zentrales Thema der Verbän-de im Umfeld der Frauengesundheit (BDH, Ar-beitskreis Frauengesundheit, Reprokult).

9.2 Möglichkeiten und Grenzen der Pränatalen Diagnostik

Zu den Untersuchungsmethoden der Pränataldiagnostik gehören **nichtinvasive Methoden** wie bildgebende Verfahren (Ultraschall) und Screening-Verfahren im Blut der Mutter mit und ohne Kombination mit Ultraschallscreenings (Nackentransparenz-Screening, Erst-Trimestertest, Fehlbildungsscreenings) und **invasive Verfahren** wie Amniozentese und Chorionzottenbiopsie. Seltener eingesetzte, ebenfalls invasive Verfahren sind: Fetalblutuntersuchung durch Cordozentese (Nabelschnurpunktion), Plazentabiopsie, Organbiopsie und Fetoskopie. Ein Spezialfall der Pränataldiagnostik ist die Präimplantationsdiagnostik (PID).

Definitive Aussagen über chromosomale Veränderungen und andere schwere Fehlbildungen (z. B. Neuralrohrdefekte) können nur mithilfe von invasiven Verfahren gemacht werden. Alle invasiven Verfahren sind mit einem unterschiedlich hohen Fehlgeburtsrisiko verbunden.

Screening-Verfahren zur Einschätzung des individuellen Risikos nehmen einen immer größeren Stellenwert ein. Die Tendenz der Entwicklung geht dahin, immer frühere und immer genauere Screening-Verfahren zu entwickeln, mit dem Ziel, einerseits Fehlgeburten gesunder Kinder zu verhindern und andererseits einen eventuellen Schwangerschaftsabbruch im ersten Trimenon zu ermöglichen.

Pränatale Diagnostik muss auch im Zusammenhang mit einer **allgemeinen Risikoeinschätzung** beurteilt werden. Die in der Literatur zu findenden Angaben über die Gesamtzahl von Behinderungen und ihre Differenzierung sind unterschiedlich. Laut Crespigny/Dredge (6) sind schätzungsweise 4–4,5 % aller Behinderungen (von geringfügigen bis zu gravierenden) angeboren. Davon zeigen ungefähr 0,6 % eine Chromosomenaberration, das heißt, eine Abweichung in der Struktur oder der Zahl der Chromosomen; ein Prozent weist einen der etwa 5000 seltenen Einzelgendefekte auf. Mindestens zwei Prozent haben eine strukturelle Fehlbildung wie Spina bifia, Herzfehler, Lippen-Kiefer-Gaumenspalte, die genetisch oder durch andere, unbekannte Faktoren bedingt sind. Generell heißt das:

Nur ein sehr geringer Teil der Behinderungen ist genetisch bedingt. Mit invasiver Diagnostik lassen sich nur Chromosomenaberrationen, wenige Einzelgendefekte und wenige angeborene Fehlbildungen erkennen.

Der überwiegende Teil der Behinderungen entsteht im Lauf des Lebens durch Krankheiten (etwa 86 %), als Folge von Kriegs-, Wehr- oder Zivildienst (etwa 2,5 %) oder durch Unfälle oder Berufskrankheiten (etwa 2,5 %) (24).

Das Auseinanderklaffen der Schere zwischen Diagnostik und Therapie bestimmt wesentlich die Problematik der „unmöglichen Entscheidung" (19). Mit zunehmendem Fortschreiten der Technologieentwicklung münden erhobene Befunde in immer detailgenauere Diagnosen, für die jedoch in den seltensten Fällen Therapien zur Verfügung stehen.

Von den zur Zeit bekannten etwa 4000 genetischen Krankheiten können bisher nur 5–10 % pränatal erkannt und nur ein Bruchteil davon therapiert werden (14). In der überwiegenden Zahl der Fälle wird der Abbruch als einzige Therapie angeboten.

Die **schwersten genetischen Fehlbildungen** werden von der Natur selbst durch Frühaborte selektiert. Hier zeigt sich ein Teil der Problematik des frühen Screenings. In bestimmten Fällen, bei denen später ein natürlicher Abort stattfinden würde, stehen Eltern unter unnötigem Stress und Entscheidungsnöten.

Das **Down-Syndrom**, die am häufigsten vorkommende, jedoch lange nicht schwerste genetische Fehlbildung, steht im Mittelpunkt der Diskussion – eine Tatsache, die auf die zunehmend geringe gesellschaftliche Akzeptanz der Geburt behinderter Kinder und eine Verengung des Leidbegriffs verweist.

Von allen Frauen, die sich einer **Amniozentese** unterziehen, erhalten 98 % einen normalen Befund, zwei % erhalten einen pathologischen Befund, der nichts aussagt über den jeweiligen Schweregrad der Behinderung. Die allermeisten Eltern entscheiden sich bei einer schweren Behinderung für den Abbruch der Schwangerschaft. Im Fall der Diagnose eines Down-Syndroms entscheiden sich 92 % der Eltern für den Abbruch der Schwangerschaft (25).

9.3   Ultraschalldiagnostik

Ultraschall funktioniert durch die über einen Schallkopf ausgesendeten Schallwellen, die auf dem Monitor in ein Bild umgesetzt werden. Die Untersuchungen können abdominal oder vaginal durchgeführt werden. Innerhalb der Pränataldiagnostik nimmt der Ultraschall eine Zwischenstellung ein, da die Untersuchungen sowohl der Überwachung der Gesundheit der Schwangerschaft dienen als auch für Screeninguntersuchungen des Ungeborenen eingesetzt werden. In der ärztlichen Praxis werden die beiden Zielrichtungen meist nicht voneinander abgegrenzt.

Zur **Beobachtung der Schwangerschaft** wird der Ultraschall eingesetzt:
- zur Feststellung der Schwangerschaft und zur Bestimmung des Schwangerschaftsstadiums/ Geburtstermins
- zum Ausschluss einer Extrauteringravidität
- zum Erkennen von Mehrlingen
- zur Wachstumskontrolle des Ungeborenen
- zur Kontrolle der fetalen Herztätigkeit

- zur Kontrolle der Entwicklung von Plazenta und Kind
- zur Bestimmung der Lage des Kindes und der Plazenta
- zur Messung der Blutversorgung von Plazenta und Ungeborenem (Doppler-Sonografie), z. B. zur Abklärung einer frühzeitigen Geburtseinleitung bei einer Mangelversorgung

Als **Basis pränataler Diagnostik** wird Ultraschall bei der Suche nach Fehlbildungen eingesetzt:
- zur Messung der Nackentransparenz (als Hinweis auf genetisch-bedingte Fehlbildungen)
- zur Vorbereitung und Überwachung invasiver Diagnostik
- zur Aussage über die Entwicklung und Funktion von Organen, über die Körperform des Ungeborenen (Wirbelsäule, Kopf, Gliedmaßen, Rumpf) als Hinweis auf genetische Erkrankungen oder Neuralrohrdefekte

Die zur Zeit geltenden **Mutterschaftsrichtlinien** sehen drei routinemäßige Ultraschallscreenings in der 9.–12., 19.–22. und 29.–32. Schwangerschaftswoche bei allen Schwangeren vor. Jede der drei Untersuchungen betrifft bestimmte Parameter, die dem Alter der Schwangerschaft entsprechend beurteilt werden bzw. nur zu diesem Zeitpunkt aussagekräftig sind.
- Beim **ersten Screening** in der 9.–12. SSW stehen der intrauterine Sitz der Schwangerschaft, die Darstellbarkeit und Vermessung des Embryos und damit die Bestimmung des Geburtstermins, die Herzaktion, die Frage einer Mehrlingsschwangerschaft und die Kontrolle des Nackenödems im Mittelpunkt. Darüber hinaus ist dieses Screening oft Grundlage für eine spezielle Messung der Nackentransparenz und den Erst-Trimester-Test.
- Das **zweite** und **wichtigste Screening** in der 19.–22. Woche wird auch als Herz- und Organultraschall bezeichnet (manchmal fälschlicherweise aber auch „Fehlbildungsscreening" genannt). Es muss von der Feindiagnostik abgegrenzt werden, da beim 2. Screening nur nach groben Fehlbildungen oder Softmarkern gesucht wird. Die Feindiagnos-

tik (der sog. „Fehlbildungs-Ultraschall") wird dagegen in pränataldiagnostischen Zentren vorgenommen.

- Beim **dritten** routinemäßigen Screening in der 29. – 32. Woche geht es hauptsächlich um fetale Wachstumskontrolle, Plazentalokalisation und Durchblutung, Lagebestimmung des Kindes sowie eine erneute Beurteilung von Fruchtwassermenge, Organen und Extremitäten.

Die erweiterte Ultraschalldiagnostik

Im Mittelpunkt dieser Diagnostik in der **19. – 22. Woche** stehen Wachstumsstörungen des Feten, das Größenverhältnis von Kopf, Rumpf und Extremitäten zueinander, die Körperoberfläche (z. B. Bauchwand- oder Neuralrohrdefekte) und alle inneren Organe (u. a.: Herzkammern und -klappen, Nabelschnurgefäße, Nierenbecken). Dabei wird insbesondere auf sichtbare Hinweiszeichen auf Chromosomenanomalien geachtet, die mit Auffälligkeiten der Körperform und der Organe einhergehen. Auch eine von der Norm abweichende Fruchtwassermenge (Oligohydramnion oder Polyhydramnion) kann ein Hinweis auf Fehlbildungen sein. Ergeben sich bei diesem Screening Auffälligkeiten, erfolgt eine Überweisung an ein Zentrum für Pränataldiagnostik.

Die **gezielte Ultraschalldiagnostik**, der sog. Fehlbildungs-Ultraschall, erfordert eine ausführliche Aufklärung der Eltern. Indikation für diese Untersuchung sind entsprechend den Standards der Deutschen Gesellschaft für Gynäkologie und Geburtshilfe (DGGG):

- Hinweiszeichen für Entwicklungsstörungen und Fehlbildungen aufgrund des Scrennings
- Genetisch bedingtes Wiederholungsrisiko für bestimmte Fehlbildungen
- Erhöhte Alpha-Fetoprotein-Konzentration im Blut der Mutter oder im Fruchtwasser
- Mütterliche Infektionen oder Erkrankungen mit erhöhtem Fehlbildungsrisiko

- Einnahme von teratogenen Medikamenten
- Mehrlinge
- Ausschluss von Chromosomenanomalien bei nicht erwünschter invasiver Diagnostik

Bestimmte Auffälligkeiten können einzeln oder in Kombination Hinweise auf Chromosomenanomalien sein. Grundlage der Berechnung des Risikos bildet das **Hintergrundrisiko des Alters in Prozent**, das heißt, die statistische Wahrscheinlichkeit, in diesem Alter ein Kind mit Trisomie 21 zu bekommen. Dieses wird mit dem geschätzten Faktor des sonografischen Ergebnisses multipliziert.

Während bestimmte, bei der Trisomie 21 häufig vorkommende Herzfehler das Risiko einer tatsächlichen Trisomie deutlich erhöhen, gibt es andere so genannte „**diskrete Chromosomenmarker**" oder Softmarker wie gestaute Niere, eine vergrößerte Nackenfalte, ein echogener Darm, kurzer Femur, Plexuszysten, das Fehlen des Nasenbeins oder „White-Spots" in der linken großen Herzkammer. Sie sind nur mit einer geringen (man vermutet heute etwa 1,5fachen) Erhöhung des Altersrisikos verknüpft und isoliert betrachtet meist harmlos, denn alle diese Besonderheiten kommen mit einer Häufigkeit von 1,5 % auch bei gesunden Feten vor (24a).

Eine Kombination mehrerer Chromosomenmarker stellt jedoch ein höheres Risiko für eine Chromosomenerkrankung dar. Da jeder dieser „diskreten Chromosomenmarker" mit einem bestimmten Muliplikator verbunden ist (z. B.: Nackenödem etwa 10, echogener Darm 5,5, kurzer Femur 2,5), errechnet sich das erhöhte Hintergrundrisiko aus der Gesamtsumme der Marker. Umgekehrt kann davon ausgegangen werden, dass sich beim Nichtvorhandensein das Hintergrundrisiko halbiert, vorausgesetzt, es wurden keine Hinweiszeichen übersehen.

Die erweiterte Fehlbildungsdiagnostik und die Darstellung bzw. der Ausschluss von diskreten Chromosomenmarkern können Eltern in ihrer Entscheidungsfindung bei einer Ambivalenz gegenüber einer invasiven Diagnostik unterstützen. Allerdings liegen nur bei 50 % der Schwangerschaften mit Trisomie 21 solche Hinweiszeichen in der 16.–20. Woche vor. Deshalb bieten die Kriterien **keine Sicherheit**. Da sich bestimmte Herzfehler nur mit der Doppler-Sonografie erkennen lassen und diese wiederum eine signifikante Erhöhung des Risikos bedeuten, sollte diese Untersuchung immer mit durchgeführt werden (13).

Doppler-Sonografie

Beim Verdacht auf Herz- oder Kreislaufprobleme des Feten wird eine Doppler-Sonografie durchgeführt, um den Blutkreislauf des Kindes zu beurteilen. Hierbei wird die Strömungsgeschwindigkeit in den kindlichen Blutgefäßen gemessen. Auf diese Weise kann man z. B. Gefäßwiderstände und Minderdurchblutungen in den fetalen Gefäßen oder der Plazenta erkennen. Aus den Ergebnissen können Rückschlüsse für die Konsequenzen vor, während und nach der Geburt gezogen werden (z. B. postpartale Transfusion über die Nabelschnur oder Medikation bei einer Herzerkrankung).

Die Problematik des Ultraschalls

Ultraschall als bildgebendes Verfahren ist hochemotional besetzt. Als Initiationsritual (12) bindet es die Schwangere an die Technologie und an diejenigen, die sie ausführen. Die Ultraschalldiagnostik bestimmt dadurch maßgebend, welcher Berufsgruppe die Rolle der Übergangsbegleitung zugewiesen wird (10). Viele ÄrztInnen betonen die positive, **beziehungsstiftende Wirkung** des Ultraschalls, besonders für die werdenden Väter. Dabei ist werdenden Eltern oft nicht bewusst, dass Ultraschall Pränatale Diagnostik darstellt und der Einstieg für alle weiteren Verfahren sein kann. Umfassende Aufklärung auch vor jeder Ultraschalluntersuchung ist daher Grundlage einer informierten Zustim-

mung. Laut Enkin et al. (9) kann der Ultraschall für Eltern, die bereits ein krankes oder behindertes Kind haben, eine „außerordentliche Hilfe bedeuten, um aufzuzeigen, dass ihr Kind in der bestehenden Schwangerschaft nicht den gleichen Defekt hat".

Ein Teil der Problematik der Verunsicherung liegt in der **unterschiedlichen Qualität** der Geräte und der sehr unterschiedlichen Ausbildung und Erfahrung der Untersuchenden. Laut Jahn (16) ist die Qualifikation des Untersuchenden das entscheidende Kriterium. Das heißt, ein besseres Gerät bedeutet nicht unbedingt eine bessere Screeningqualität. Sehr oft werden in den Praxen der GynäkologInnen für die Eltern beunruhigende und belastende Auffälligkeiten festgestellt, die allein durch die mangelhafte Qualität der Untersuchung erzeugt wurden und die sich in den Zentren als bedeutungslos herausstellen. Viele ExpertInnen sind daher der Meinung, das Screening ausschließlich in Zentren für Pränataldiagnostik zu verlagern, um einen einheitlichen Standard zu gewähren.

Die Frage der Effektivität des Ultraschalls

Deutschland hat die weltweit höchste Ultraschallrate (15). Nur bei uns sind in der ärztlichen Schwangerenvorsorge drei Ultraschalluntersuchungen Vorgeschrieben, wobei in der Praxis weitaus mehr Untersuchungen üblich sind. Das routinemäßige Ultraschallscreening der unauffälligen Schwangerschaft hat jedoch keinerlei positive Auswirkungen auf das fetal outcome der geborenen Kinder (2).

Dieses ist bei uns zum Teil schlechter als in Ländern, in denen weniger Routine-Ultraschalldiagnostik eingesetzt wird, wie z. B. in Schweden (15). Nachdem Nutzen und Effektivität lange Zeit von medizinischer Seite kaum in Frage gestellt wurden, mehren sich jetzt auch von ärztlicher

Seite kritische Stimmen. Bereits 1993 berichtete das „New England Journal of Medicine" vom Ergebnis einer amerikanischen Studie mit mehr als 15 000 Schwangeren über die Auswirkungen des vorgeburtlichen Ultraschall-Screenings auf perinatale Ergebnisse. Routine-Ultraschalluntersuchungen haben danach weder auf den Verlauf von Schwangerschaft und Geburt, noch auf die Frühgeburtlichkeit und die Gesundheit des Neugeborenen irgendeinen günstigen Einfluss. Die Zahl der Komplikationen blieb gleich, unabhängig davon, ob der Ultraschall routinemäßig, einzeln oder aufgrund einer speziellen Indikation durchgeführt wurde (42).

Laut Vorgaben der **Bundesärztekammer** soll das Ultraschallscreening in der deutschen Schwangerschaftsvorsorge vier Zieldiagnosen dienen. Der Erkennung von: Mehrlingsschwangerschaften, intrauteriner Mangelentwicklung (IUGR), Fehlbildungen und Terminunklarheit/Übertragung. International wird auch die Erkennung der Placenta praevia diskutiert.

Mittlerweile liegt auch für Deutschland eine Analyse der Screeningpraxis, der Screeningqualität und des Nutzens des Ultraschalls nach den **Kriterien der evidenzbasierten Medizin** vor (16). Ein zentrales Ergebnis dieser Studie lautet: „Die Screeningqualität ist niedrig und unterliegt keiner substanziellen Qualitätssicherung." „Die drei wesentlichen, durch Ultraschall-Screening erreichbaren Effekte sind: 1. frühere Erkennung von Mehrlingen, 2. bessere Terminbestimmung und Senkung der Zahl der Geburtseinleitungen um 40 % und 3. häufigere und frühere Erkennung von Fehlbildungen mit der Option eines Schwangerschaftsabbruchs." Sie werden in der deutschen Routinevorsorge nur unvollständig erreicht.

So lässt sich in Bezug auf die Geburteneinleitungsfrequenz durch die Ultraschalldiagnostik keine wesentliche Senkung nachweisen und die Erkennungsrate von Fehlbildungen im Praxisalltag weicht erheblich von den Erkennungsraten unter Studienbedingungen ab. Lediglich Mehrlingsschwangerschaften werden annähernd vollständig erfasst, jedoch ist ein wesentlicher Vorteil hinsichtlich der Geburtsergebnisse nicht nachzuweisen.

Nach Jahn (16) werden unter Studienbedingungen **85 % aller Fehlbildungen** erkannt. Hier sind jedoch erhebliche Unterschiede zwischen den einzelnen Studien zu beobachten, so dass es bei 11 Studien zu einem Mittelwert von lediglich 41,3 % kommt. Hierbei sind auch die Erkennungsraten für die einzelnen Organsysteme unterschiedlich. Fehlbildungen des zentralen Nervensystems und des Urogenitalsystems werden häufig, die des Skeletts und des Herzens eher selten erkannt.

Der aufgrund dieses Screenings erfolgte **Schwangerschaftsabbruch bei letalen Fehlbildungen** (anstelle des perinatalen Todes) führt zu einer Senkung der perinatalen Mortalität, nicht aber zu einer verbesserten Rate erfolgreicher Schwangerschaften.

Ein weiteres wichtiges Ergebnis in Bezug auf die Evidenz pränataler Ultraschalldiagnostik: „Die oft postulierte Verbesserung der Prognose von Schwangerschaften mit nichtletalen Fehlbildungen, z. B. durch frühzeitige Therapie, wurde bislang nicht bestätigt, die perinatale Sterblichkeit ist bei gescreenten gegenüber nicht gescreenten Schwangerschaften gleich hoch und zeigt somit keinen positiven Screeningeffekt" (16).

Im Alltag der deutschen gynäkologischen Praxen ist – mit Ausnahme der Diagnose der Mehrlingsschwangerschaft – **die Erkennungsrate aller weiterer Zieldiagnosen unbefriedigend**: Placenta praevia (57 %), klinische Übertragung: (46 %), Fehlbildungen (30 – 40 %) und intrauterine Mangelentwicklung (30 %). Interessant ist auch, dass die sonografischen Gewichtseinschätzungen den klinischen nicht überlegen sind. Darüber hinaus sind hohe Raten **falsch positiver** Befunde zu beobachten, die zu Folgeuntersuchungen, unnötigen oder überflüssigen/schädlichen Behandlungsmaßnahmen (Geburtseinleitung, im Extremfall Schwangerschaftsabbruch) und zur Verunsicherung der Eltern führen. In Bezug auf Fehlbildungen wird nach internationalen Literaturangaben die Häufigkeit falsch positiver Befunde mit 0–1 % angeben, was jedoch laut Jahn (16) nur eine grobe Schätzung (bei einer auch juristisch äußerst heiklen Problematik) ist.

Auch **falsch negative** Ergebnisse können schädliche Auswirkungen haben, wenn z. B. Symptome unterschätzt werden (weil laut Screening „alles in Ordnung" ist), was zu einer Verzögerung von Behandlungen oder zu falscher Sicherheit/Erwartungshaltung der Eltern („wir bekommen ein gesundes Kind") führen kann.

Das **späte Ultraschallscreening nach der 24. Woche** hat nach den vorliegenden Metaanalysen keinen nachweisbaren Nutzen in Bezug auf das kindliche und mütterliche Geburtsergebnis (16). Enkin et al. (9) lehnen besonders die Ultraschall-Biometrie zur Diagnostik einer Wachstumsretardierung ab, da dies lediglich zu höheren Interventionsraten (Einleitung und Sectio) und zu keiner Verbesserung des Geburtsergebnisses führt.

In Bezug auf die Effektivität des **Ultraschallscreenings im ersten Trimenon** entsprechend der derzeitigen deutschen Mutterschaftsrichtlinien liegen bisher noch keine ausreichend randomisierten, kontrollierten Studien vor. Nach Jahn (16) wird das Potenzial des Ultraschalls zur Verbesserung der perinatalen Mortalität von ÄrztInnen und Schwangeren zu optimistisch eingeschätzt, denn die Möglichkeiten der intrauterinen Therapie sind bis heute eine „Rarität". Der Autor kommt außerdem zu dem Ergebnis, dass das derzeitige Stufenkonzept des Screenings „jeglicher Screening-Logik widerspricht", da hier die erste Stufe (also die der niedergelassenen GynäkologInnen) die geringste Sensitivität hat.

In Bezug auf **Aufklärung und informierte Entscheidung** hält Jahn (16) die öffentliche Darstellung des Ultraschallscreenings als für Schwangere obligatorische Untersuchung sowohl angesichts ihres begrenzten Nutzens als auch aufgrund ihrer ethischen Problematik für unangemessen. Hinzu kommt die oft ungenügende Beratungsqualität in der ärztlichen Praxis, die nicht den Kriterien einer informierten Entscheidung entspricht.

Als Konsequenzen empfiehlt der Autor „… 1. die Steigerung der Screeningqualität durch Modifikation des bisherigen 3-Stufen-Konzepts mit dem Ziel des Zugangs zu hochqualifizierten Untersuchern für alle Schwangeren, 2. zentrale Qualitätssicherung, 3. Unterstützung der informierten Entscheidung der Schwangeren durch unabhängige, ergebnisoffene Beratung hinsichtlich der mit dem Screening verbundenen Vor- und Nachteile und 4. Fokussierung der Schwangerenvorsorge auf wirksame Interventionen nach den Kriterien der evidenzbasierten Medizin" (16).

Die **derzeitige Praxis der Ultraschalldiagnostik** ist von diesen Anforderungen immer noch meilenweit entfernt. Im Allgemeinen werden schwangere Frauen vor einem Routineultraschall nicht auf die möglichen Konsequenzen, z. B. invasive Diagnostik mit entsprechenden Folgen, hingewiesen. Auch auf das Recht auf Nichtwissen wird nicht geachtet. Es bleibt die Frage, inwieweit das neue Gendiagnostikgesetz hier zu Veränderungen führen wird.

9.4 Verfahren zur Risikoeinschätzung/ Fehlbildungsscreenings

Da jede invasive Diagnostik mit einem Fehlgeburtsrisiko behaftet ist, birgt invasive Pränataldiagnostik immer auch das Risiko, ein gesundes Kind zu verlieren.

Dieses Risiko zu minimieren, indem man es genauer einschätzt, ist das Ziel der unterschiedlichen Screeningverfahren zur Risikoeinschätzung, die seit den 1980er Jahren stetig weiterentwickelt werden. Ein flächendeckendes Erst-Trimester-Screening – so die Argumentation der Befürworter – verhindere „unnötige" Amniozentesen und ermögliche im Falle eines positiven Befundes einen frühen Abbruch der Schwangerschaft und sei überdies auch kostengünstiger.

Triple-Test

Der – mittlerweile auch bei Fachärzten höchst umstrittene – Triple-Test ist das erste Screeningverfahren, das, erstmals in den 1980er Jahren, allen Schwangeren angeboten wurde. Dabei werden in der 15.–18. SSW drei Parameter im mütterlichen Blut bestimmt: **Beta-HCG** (humanes Chorion-Gonadotropin), **freies Östriol** und **AFP** (Alpha-Fetoprotein).

Aus diesen Werten, der genauen Schwangerschaftsdauer und dem Alter und Gewicht der Frau erfolgt eine **statistische Risikoeinschätzung** über ein mögliches Down-Syndrom, einige andere Chromosomenveränderungen und Neuralrohrdefekte. So kann ein erhöhter AFP-Wert ein Hinweis auf einen Neuralrohrdefekt sein, dies trifft jedoch nur für 5 % aller Fälle zu (42). Die Ergebnisse liegen innerhalb einer Woche vor.

Ab einem bestimmten Wert (1 : 300 oder 1 : 370) wird eine invasive Diagnostik empfohlen.

Beim Ergebnis des Triple-Tests handelt es sich lediglich um eine Risikoeinschätzung, das heißt, das dem Alter der Frau entsprechende Risiko für ein Down-Syndrom oder einen Neuralrohrdefekt wird durch das Testergebnis erhöht oder verringert.

Aufgrund seiner **hohen Rate an falsch positiven ebenso wie falsch negativen Diagnosen** – 40 % aller Down-Syndrom-Fälle werden mit dem Tri-

ple-Test nicht entdeckt (24) – ist dieses Verfahren auch unter Pränataldiagnostikern höchst umstritten. Auch die große Zahl der aufgrund des Testergebnisses durchgeführten Amniozentesen mit dem Risiko einer Fehlgeburt hat dazu beigetragen, dass der Triple-Test heute von den Krankenkassen nicht mehr finanziert wird. Davor wurde er oft ohne ausreichende Aufklärung über mögliche Konsequenzen durchgeführt. Dennoch wird der Triple-Test weiterhin in vielen ärztlichen Praxen – meist ohne umfassende Aufklärung – als IGeL-Leistung angeboten.

Messung der Nackentransparenz (Nackenfaltenmessung)

In den letzten Jahren wurden zahlreiche Risikomarker für Chromosomenveränderungen und andere Fehlbildungen beschrieben. Einer davon ist die **verdickte Nackentransparenz** (NT, nuchal translucency), die mittels Ultraschall gemessen wird. Die Nackentransparenz, auch Nackenödem oder Nackenfalte genannt, ist eine Flüssigkeitsansammlung zwischen der Nackenhaut und dem die HWS bedeckenden Gewebe, die bei allen Feten im Ultraschall sichtbar und messbar ist.

Wie die Verdickungen entstehen und welche Bedeutungen sie haben, weiß man nicht. Das dorsonuchale Ödem nimmt bis zur 14. SSW zu und beginnt dann, sich zurückzubilden. Anfang der 1990er Jahre wurden Zusammenhänge zwischen einer im Ultraschall gesehenen verdickten Nackentransparenz und Chromosomenveränderungen (besonders Down-Syndrom) beobachtet. Untersuchungen, die dies bestätigten, führten dazu, dass diese Messung allgemein empfohlen wurde, bevor ausreichendes Wissen darüber vorhanden war (36).

Kinder mit Trisomie 21 weisen zu 75 % eine verdickte Nackentransparenz auf. Auch bei anderen Chromosomenstörungen wie Trisomie 13 und 18, Triploidie und Turner-Syndrom kommt diese Auffälligkeit in 70 % der Fälle vor. Als Ursache werden Störungen des Lymphabflusses und Herzfehler angenommen. Mit zunehmenden Werten steigt die Wahrscheinlichkeit einer Trisomie. Als auffällig gelten Werte über der 95. Perzentile.

Heute gehört die Kontrolle der Nackentransparenz zwischen der 9. und 12. SSW zum **ersten Ultraschall-Screening** laut Mutterpass, wo sie unter dem Stichwort „Auffälligkeiten, z. B. dorsonuchales Ödem" dokumentiert wird. Dabei wird die Nackenverdickung an ihrer breitesten Stelle in Zehntelmillimetern gemessen. Wird ein bestimmter Wert erreicht, erfolgt eine Überweisung an Spezialisten. Diese errechnen nach nochmaliger Messung mithilfe eines Computerprogramms eine statistische Risikoeinschätzung für bestimmte Chromosomenveränderungen (Trisomie 21, 13, 18, Turnersyndrom). Dabei werden das Alter der Frau, die genaue Schwangerschaftsdauer und die Größe des Ungeborenen hinzugenommen.

Zusätzlich können auch **zwei Blutwerte** freies Beta-HCG und PAPP-A (Pregnancy Associated Plasma Protein) bestimmt und in die Risikoeinschätzung miteinbezogen werden. (In Schwangerschaften mit Down-Syndrom ist die Konzentration von Beta-HCG statistisch etwa auf den doppelten Medianwert erhöht, während PAPP-A auf den halben Medianwert erniedrigt ist).

Mit der Messung der Nackentransparenz kann man also nicht feststellen, ob eine bestimmte Chromosomenveränderung oder eine andere Fehlbildung vorliegt oder ob das Kind gesund ist.

Größere Gewissheit geben hier die invasive Diagnostik oder eine spezielle Ultraschalluntersuchung zu einem späteren Zeitpunkt (18.–20. Woche).

■ **Problematik der NT-Messung**

Die größte Problematik der Nackentransparenzmessung besteht darin, dass eine große Zahl von Frauen unnötig verunsichert wird. Bei einer Spezifität von 95 % haben 95–97 % der Feten mit auffälliger Nackentransparenz einen normalen Chromosomensatz (24a).

Hinzu kommt, dass die Messung selbst äußerst schwierig ist, da es dabei um Abweichungen um Zehntelmillimeter geht, die selbst mit den besten Ultraschallgeräten nicht so genau ermittelt werden können. Auch die Abweichungen bei wiederholten Untersuchungen und verschiedenen Untersuchern sind im Verhältnis zu den sehr geringen Werten hoch. Des Weiteren ist der Zeitpunkt der Messung unterschiedlich. Während der erste Routine-Ultraschall in der 9.–12. Woche durchgeführt werden soll, wird die 12.–14. Woche als bester Zeitpunkt für die NT-Messung angegeben.

In Deutschland gibt es zur Zeit **keine verbindlichen Standards und Richtlinien** für die Messung der NT und den Umgang mit den Ergebnissen (36). Das bedeutet, dass ÄrztInnen sehr unterschiedlich damit umgehen. Während manche nicht gezielt suchen, aber auf Auffälligkeiten reagieren, suchen andere gezielt, benutzen aber unterschiedliche Grenzwerte, bei denen sie zu einer weitergehenden Diagnostik raten. Das bedeutet, dass eine Frau bei unterschiedlichen Ärzten und denselben Messwerten verschieden Empfehlungen bekommen würde.

Durch die Einführung von nichtinvasiven Screenings werden praktisch alle Schwangeren mit Pränataldiagnostik und entsprechenden Entscheidungen konfrontiert – häufig immer noch, ohne entsprechend über die Konsequenzen aufgeklärt zu sein. Dabei müssen werdende Eltern in relativ kurzer Zeit Entscheidungen treffen, die unter Umständen weitreichende Konsequenzen haben können.

Zu diesem sehr frühen Zeitpunkt ist die Auseinandersetzung mit der Schwangerschaft selbst oft noch gar nicht abgeschlossen. Die (zusätzliche) Konfrontation mit Themen wie Behinderung und Schwangerschaftsabbruch wird oft als Überforderung und Zumutung erlebt (20). Unter diesen Fragestellungen wird Schwangerschaft (von Seiten der Pränataldiagnostik) von Anfang an einseitig unter medizinisch-technischem Blickwinkel betrachtet.

Ersttrimester-Screening

Das Ersttrimester-Screening ist ein von der internationalen Fetal Medicine Foundation in London (FMF) auf der Grundlage von Messungen an über 100 000 Feten erstelltes Computerprogramm zur Errechnung von Risikowerten. In Deutschland ist es die Methode der Wahl beim nicht-invasiven Screening.

In diese Berechung werden die Dicke der NT, das Altersrisiko der Frau sowie die Beta-HCG- und PAPP-A-Werte einbezogen. Die FMF, die Qualitätskriterien und Standards zur Messung der Nackentransparenz (NT) festgelegt hat, vergibt Zertifikate und stellt das Programm nur nach Zertifizierung zur Verfügung. In Deutschland gibt es zunehmend mehr Zentren und Praxen, die dieses Zertifikat besitzen. Es ist unterschiedlich, ab welchem errechneten Risiko zu invasiver Diagnostik geraten wird. Meist ist das bei einem Wert von über 1 : 300 oder 1 : 400 der Fall.

In den unterschiedlichen Untersuchungen liegt die Rate der **falsch positiven Ergebnisse** zwischen 5 % und 13 %. Bei diesen Frauen wird dann „unnötig" invasive Diagnostik vorgenommen. Die Methode mit einer „Entdeckungsrate" von 66 – 80 % ist effektiver als wenn invasive Diagnostik allein aufgrund des mütterlichen Alters ab 35 Jahren durchgeführt würde und sie ist höher als beim Triple-Test („Entdeckungsrate": 60 %). Wenn PAPP-A und Beta-HCG in die Risikoberechnung mit einbezogen werden, steigt die „Entdeckungsrate" auf 87 %. (36).

Die **Einschätzung der Methode** ist jedoch komplizierter, da die „Endeckungsrate" auch vom Alter der Frau abhängt. Mit zunehmenden Alter der Frau wird diese Rate höher. Jüngere Frauen mit einem geringen Altersrisiko können also durch die NT-Messung einen spezifischeren Wert bekommen. Da jedoch in der Gruppe der jüngeren Frauen häufig ein erhöhter Wert bei einem gesunden Feten errechnet wird, wird eine große Zahl von Eltern unnötig verunsichert.

Eine Konsequenz des NT-Screenings ist, dass insgesamt viel mehr Schwangere aus der Altersgruppe unter 35 Jahren der invasiven Diagnostik mit dem Risiko einer Fehlgeburt zugeführt werden, als bei allen bisherigen Verfahren.

Bei älteren Frauen kann durch die NT-Messung der Altersrisikowert verringert werden. Da dieser jedoch von vornherein sehr hoch ist, wird mit zunehmendem Alter immer seltener ein Wert von unter 1 : 400 oder unter 1 : 300 errechnet. Obwohl die Einschätzung im Vergleich zum Triple-Test bei kombinierten Verfahren genauer ist, wird nur bei einer von dreißig nachfolgenden invasiven Untersuchungen tatsächlich eine Fehlbildung entdeckt (17).

Integriertes Screening

Das integrierte Screening ist das neueste Verfahren zur Risikopräzisierung. Es verbindet biochemische Tests mit Softmarkern. Das Screening besteht aus **zwei Tests**. In der 11. SSW wird zusätzlich zum Nackentransparenzscreening das Hormon PAPP-A untersucht, das zu diesem Zeitpunkt die höchste Aussagekraft hat.

Die zweite Untersuchung erfolgt in der 14. – 18. SSW. Dabei werden die Hormone hCG, AFP, freies Estriol und Inhibin A untersucht (sog. **Quadruple-Test**). Aus allen Werten zusammen wird nach der zweiten Untersuchung ein Gesamtrisiko für eine Trisomie 21 errechnet.

Grundsätzliche Problematik von Screeningverfahren zur individuellen Risikoeinschätzung

Risikowerte sind abstrakt, ihre Aussagekraft für die einzelne Person ist gering (s. Tab. 9.**1**). Gleichzeitig sind Risikoziffern keine neutralen Werte und daher in hohem Maße für subjektiv unterschiedliche Interpretationen und Einschätzungen anfällig. So können sich aus den Ergebnissen völlig unterschiedliche Implikationen ergeben (5). Tatsache ist jedoch, dass die Ergebnisse der Risikoeinschätzung und die Kommunikation der Zahlen **emotional für die Entscheidung hochbedeutend** sind (s. Tab. 9.**2** und 9.**3**). Risikowerte werden in Abhängigkeit von der subjektiven Bewertung eingeschätzt und diese ist entscheidend durch Angst bestimmt (41). Bei einem auffälligen Screeningergebnis entscheidet sich der überwiegende Teil der Frauen für invasive Diagnostik (34).

Um Frauen und Paaren die Möglichkeit einer informierten Entscheidung zu geben, sind daher **Beratung und Information** im Kontext aller Verfahren zur Risikoeinschätzung unabdinglich. Auch Enkin et. al (1998) betonen, dass im Vorfeld jedes Screeningverfahrens ausreichend Zeit für die ausführliche Beratung geboten werden muss. Dies ist im Alltag vieler gynäkologischer Praxen allerdings nicht der Fall.

Problematisch ist weiterhin, dass der Ersttrimester-Test ebenso wie andere Screenings (weitere Ultraschall-Untersuchungen, Triple-Test und Fish-Test) als **IGeL-Leistung** angeboten/verkauft wird – eine Tatsache, die die Neutralität der Information des behandelnden Arztes in Frage stellt. Informationsblätter aus Arztpraxen verschleiern die Problematik indem sie die Screenings als „schützende Vorsorge" oder als „evidenzbasierte Medizin" anbieten.

Das frühe Screening hat erhebliche **psychosoziale Nebenwirkungen**: Eine große Anzahl von Frauen wird durch falsch positive Ergebnisse verunsichert. Aber auch falsch negative Ergebnisse haben weitreichende Auswirkungen auf die Psyche von Eltern, die entgegen ihrer Erwartung ein krankes oder behindertes Kind bekommen (23).

Beim feindiagnostischen Ultraschall um die 20. SSW kann die **Diagnose einer schweren Fehlbildung** für die Eltern aber auch hilfreich sein. Frauen, die sich daraufhin entschlossen haben, ihr Kind auszutragen, berichten auch, dass es für sie trotz allem gut war, sich auf das Kommende (z. B. eine sehr begrenzte Zeit mit ihrem Kind) einstellen zu können. Da das Screening eine große Lobby innerhalb der Pränataldiagnostik hat, ist davon auszugehen, dass die Zahl der Untersuchen weiterhin ansteigen wird.

9.5 Chorionzottenbiopsie

Bei der Chorionzottenbiopsie wird – in der Regel zwischen der 10. und 12. SSW – unter Ultraschallsicht entweder transvaginal oder transabdominal eine Probe des Chorionzottengewebes (kindlicher Teil der späteren Plazenta, man spricht auch von extraembryonalem Gewebe) entnommen. Wie bei der Amniozentese wird heute meist die transabdominale Methode bevorzugt, da sie eine um die Hälfte verringerte Fehlgeburtenrate hat (42).

Untersucht werden Trophoblastzellen und Stromazellen, beides Zellen mit einer hohen spontanen Zellteilungsaktivität, die eine Chromosomenpräparation innerhalb von 24 Stunden ermöglichen. Technisch ist die Chorionzottenbiopsie bereits ab der 7. Schwangerschaftswoche möglich. Sie darf jedoch nicht vor der 10. Woche durchgeführt werden, da bei einer frühen Biopsie eine erhöhte Rate von Fehlbildungen an Fingern, Zehen, Zunge oder Unterkiefer des Ungeborenen festgestellt wurde (42).

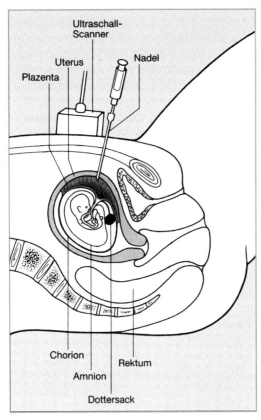

Abb. 9.**1**   Transabdominale Chorionzottenbiopsie bei Vorderwandplazenta.

Bei der Routineuntersuchung werden **Chromosomenveränderungen** erfasst, nicht aber Neuralrohrdefekte, da der AFP-Wert nicht bestimmt werden kann. Bei individueller Indikation werden gezielte DNA-Analyse und biochemische Tests durchgeführt. Dabei können vererbbare Krankheiten und Behinderungen, z. B. Muskel- und Stoffwechselerkrankungen, festgestellt werden.

Aus der entnommenen Probe werden zwei genetische Tests durchgeführt. Der **Schnelltest** (aus den Trophoblastzellen) bringt schon nach einem Tag ein Ergebnis. Aus den Stromazellen wird eine **Langzeitkultur** angelegt, deren Analyse nach etwa 10 Tagen möglich ist. Da es sich bei beiden Zellarten nicht direkt um kindliche Zellen handelt (sondern um solche, die entwick-

lungsgeschichtlich unterschiedlich weit vom Embryo entfernt sind), findet sich eine höhere Rate an Fehldiagnosen und Mosaikbefunden als bei der Amniozentese. In der Regel stimmen die Ergebnisse aus beiden Tests überein, das heißt, die Zellen der Plazenta und diejenigen des Embryos sind identisch. Wenn dies nicht der Fall ist spricht man von einem **Mosaikbefund**. Das bedeutet: neben Zellen mit einem normalen Chromosomensatz befinden sich auch solche mit einer Chromosomenveränderung. Solche Befunde müssen durch weitere Untersuchungen (Amniozentese) abgeklärt werden. In den Tagen nach dem Eingriff sollten sich die Frauen körperlich schonen. Es kann zu Blutungen kommen.

Spezielle Problematik

Die Chorionzottenbiopsie ist zur Zeit die einzige Untersuchung, die eine Chromosomenanalyse innerhalb des 1. Trimenons erlaubt und damit auch einen Schwangerschaftsabbruch in diesem Zeitraum ermöglicht.

Dennoch ist diese Methode aufgrund ihrer höheren eingriffsbedingten Fehlgeburtsrate weniger verbreitet als die Amniozentese. Die statistischen Angaben über das **Fehlgeburtsrisiko** sind sehr unterschiedlich (3,5 – 7 %), wobei hier allerdings auch noch die zu diesem Zeitpunkt natürliche Fehlgeburtenrate höher ist (2,5 – 4 %). Es ist sinnvoll, von einer Rate um 3 % auszugehen (24). Entscheidend ist auch die Erfahrung des Punkteurs. Nach dem Eingriff sind Schmerzen und Blutungen möglich.

Über Schweregrad und Ausprägung der jeweiligen Erkrankungen/Fehlbildungen können nur begrenzte Aussagen gemacht werden. Weitere **Nachteile** der Methode sind die aufwändige Untersuchung des Materials und die höhere Quote an notwendigen Folgeuntersuchungen aufgrund unklarer Diagnostik (unbrauchbares Material, schlechtes Zellwachstum oder Mosaikbefunde). In diesen Fällen ist der Zeitvorteil der frühen Diagnostik aufgehoben.

> Mithilfe der Chorionzottenbiopsie ist es also möglich, ein Ergebnis etwa fünf Wochen früher zu haben, allerdings ist das Fehlgeburtsrisiko doppelt so hoch und außerdem die Möglichkeit der Fehldiagnostik höher als bei der Amniozentese. Vor Augen halten sollte man sich in diesem Zusammenhang auch noch einmal, dass die Möglichkeit einer Behinderung/Erkrankung des Kindes demgegenüber bei weniger als einem Prozent liegt.

Laut Enkin et al. (9) zeigen direkte Vergleiche der Chorionzottenbiopsie im ersten Trimenon mit der Amniozentese im zweiten Trimenon: „… dass Komplikationen bei beiden Verfahren selten sind, bei der Chorionzottenbiopsie jedoch signifikant häufiger eine Wiederholungsuntersuchung erforderlich ist, nach dem Eingriff häufiger Blutungen auftreten und häufiger falsch positive Diagnosen vorkommen. Totgeburten und Todesfälle bei Neugeborenen waren im Kollektiv der Frauen, die einer Chorionzottenbiopsie zugewiesen worden waren, häufiger. Sie konnten ihre Schwangerschaft auch seltener bis zum Termin austragen oder ein Kind mit normalem Geburtsgewicht zur Welt bringen." Die Möglichkeit, dass es durch die Punktion zu Fehlbildungen des Gesichts oder der Extremitäten kommt, ist nicht bewiesen (9).

9.6 Amniozentese und Frühamniozentese

Bei der üblicherweise in der **15. – 17. SSW** durchgeführten Amniozentese wird unter Ultraschallkontrolle eine Hohlnadel durch die Bauchdecke in den Uterus eingeführt und es werden etwa 10 – 20 ml Fruchtwasser entnommen. Die darin enthaltenen fetalen Zellen (abgelöste Haut- und Schleimhautzellen) werden kultiviert. Nach

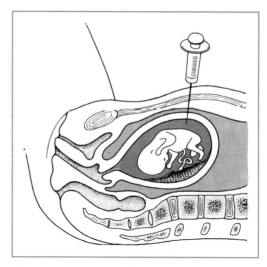

Abb. 9.**2**   Amniozentese bei Hinterwandplazenta.

etwa zwei bis drei Wochen ist eine Chromosomenanalyse möglich.

Zusätzlich wird im Fruchtwasser der Alpha-Fetoprotein-Wert (AFP) bestimmt, der auf Neuralrohrdefekte verweisen kann. Bei einer speziellen familiären oder persönlichen Vorbelastung sind weitere biochemische Enzymanalysen oder eine gezielte DNA-Analyse möglich, die Aufschluss über verschiedene Erbkrankheiten wie genetisch mitbedingte Muskel- und Stoffwechselerkrankungen z. B. Mukoviszidose geben.

> Die Amniozentese ist eine weit verbreitete pränataldiagnostische Methode, sie hat eine hohe Erfolgsquote und diagnostische Zuverlässigkeit. Die Diagnosesicherheit wird mit 99,4 – 99,9 % angegeben (24a).

> Das eingriffsbedingte Fehlgeburtsrisiko liegt zwischen 0,5 – 1 % – abhängig auch von der Erfahrung des Punkteurs. Hinzu kommt ein Risiko von etwa 0,5 % für Kinder mit sehr niedrigem Geburtsgewicht und respiratorischen Problemen in der Neugeborenenperiode (9).

Nach dem Eingriff sollten die Frauen sich einige Tage schonen. In seltenen Fällen kommt es zu **Komplikationen** wie Fruchtwasserabgang, Kontraktionen oder leichten Blutungen. Es empfiehlt sich die Temperatur zu kontrollieren, um eine mögliche Infektion früh zu erkennen.

Spezielle Problematik

Die Problematik der Amniozentese liegt in der späten Terminierung eines möglichen Abbruchs und in der langen Wartezeit auf das Ergebnis der Chromosomenanalyse (der AFP-Wert liegt innerhalb weniger Tage vor).

Diese Zeit wird von vielen Frauen als **äußerst belastend** empfunden. In diesen Wochen werden oft die ersten Kindsbewegungen wahrgenommen – gleichzeitig beginnen manche Paare erst jetzt, sich Gedanken über mögliche Konsequenzen zu machen. Für viele Frauen ist es schwer, sich in dieser Situation, in der ihre Schwangerschaft noch zur Disposition steht („**Schwangerschaft auf Probe**"), emotional richtig einzulassen. Oft wird die Schwangerschaft in zwei Phasen erlebt: die Zeit vor und die Zeit nach der Amniozentese.

Bei **auffälligen Befunden** gibt es in den meisten Fällen keine Therapie, sondern es steht die Entscheidung über einen späten Abbruch an, der zu diesem Zeitpunkt eine eingeleitete Geburt ist. Der Zeitpunkt eines möglichen Schwangerschaftsabbruchs kann sich noch weiter hinausschieben, wenn das Wachstum der Zellkultur nicht gelingt (laut Enkin et al. in 2 % der Fälle) und eine Wiederholung der Untersuchung empfohlen wird.

Ebenso wie die Chorionzottenbiopsie gibt auch die Amniozentese **keine Auskunft über Schweregrad** und Ausprägung der erhobenen Befunde. Über selten vorkommende Abweichungen und ihre Auswirkungen sind keine Aussagen möglich. Während falsch positive Befunde bei der Amniozentese ausgeschlossen sind, gibt ein negativer Befund nur eine hohe Wahrscheinlichkeit an, da es sich um eine Zellprobe handelt. Bei einem Mosaikbefund bleibt das Ergebnis unklar. In diesem Fall muss die Untersuchung wiederholt werden, wobei dann wieder eine lange Zeit des Wartens ansteht bis ein weiteres Ergebnis da ist.

Frühamniozentese

Die frühe Amniozentese wird meist in der 13.–15. SSW durchgeführt. Aufgrund der geringen Fruchtwassermenge ist der Eingriff schwieriger. Wenige fetale Zellen erschweren den Erfolg der Kultur. Studien belegen, dass die Frühamniozentese mit einem höheren Abortrisiko verbunden ist als die Chorionzottenbiopsie (42). Die frühe Amniozentese wird daher nur in speziellen Zentren, dort aber ohne gravierende Risikoerhöhung oder Einschränkung beim Kulturerfolg mit dem Beginn der 13. SSW durchgeführt (24).

Spätamniozentese

Spätamniozentesen werden in der zweiten Schwangerschaftshälfte zur Bestimmung von Bilirubin im Fruchtwasser bei Rh-Inkompatibilität und zur Beurteilung der Lungenreife (Lecithinspiegel im Fruchtwasser) bei drohender Fehlgeburt oder auch nach einer Frühdiagnostik mit Verdacht auf eine schwere Fehlbildung durchgeführt.

FISH-Schnelltest

Um die lange Zeit der Zellkultivierung zu verkürzen, wurde die Fluoreszenz-in-situ-Hybridisierung, der so genannte FISH-Test entwickelt. Dabei werden die Zellen aus dem Fruchtwasser nach der Entnahme nicht in einer Kultur angezüchtet, sondern es werden im Zellkern mithilfe spezieller Sonden bestimmte ausgewählte

Chromosomen: 13, 18, 21, X und Y markiert, die am häufigsten in abweichender Zahl vorliegen. Die markierten Chromosomen werden mikroskopisch gezählt. Das Ergebnis liegt innerhalb eines Tages vor.

Da dieser Test jedoch Störungen der übrigen Chromosomen sowie strukturelle Chromosomenabweichungen nicht erfasst, kann er die konventionelle Analyse nicht ersetzen. Deshalb wird stets zusätzlich aus der gleichen Fruchtwasserprobe eine konventionelle Chromosomendiagnostik durchgeführt, deren Ergebnis in zwei bis drei Wochen da ist. Der Schnelltest liefert also nur ein **vorläufiges Ergebnis**. Wenn der Schnelltest einen pathologischen Befund zeigt und gleichzeitig sonographisch mehrere für eine Chromosomenanomalie typische Auffälligkeiten darstellbar sind, wird in Einzelfällen schon ein Abbruch vor dem Vorliegen des zweiten Ergebnisses durchgeführt (24).

Schnelltest mittels DNA-Analyse

Eine dem FISH-Test vergleichbare Diagnostik ist die Untersuchung chromosomaler Veränderungen mittels DNA-Analyse, eines molekulargenetischen Verfahrens. Dabei wird aus den im Fruchtwasser gewonnenen Zellen die DNA isoliert. Das Verfahren beruht auf der Tatsache, dass es auf den menschlichen Chromosomen so genannte **Markerregionen** gibt, die in der Bevölkerung in höchst unterschiedlicher Länge vorkommen. So gibt es auf dem Chromosom 21 Markerregionen, die in der Bevölkerung zu 80–90 % in höchst unterschiedlicher Länge vorliegen. Mittels eines komplizierten Verfahrens kann das Vorliegen eines Markers sichtbar gemacht werden. Dadurch lassen sich Rückschlüsse auf das betreffende Chromosom ziehen (ob das Chromosom 21 z. B. zwei- oder dreimal vorliegt). Auch diese Methode kann die klassische Chromosomenanalyse nicht ersetzen. Mehr als alle anderen Verfahren ist sie ein Down-Syndrom-Screening.

9.7 Isolierung fetaler Zellen aus dem mütterlichen Blut

Während der Schwangerschaft befinden sich kindliche Zellen im mütterlichen Blut. Diese zu isolieren und auf ihr Erbgut hin zu untersuchen, ist seit langem eine Zielrichtung der pränataldiagnostischen Forschung. Mittlerweile ist die prinzipielle Tauglichkeit dieser Methode in Einzelfällen belegt. Der praktische Einsatz wird von der diagnostischen Zuverlässigkeit und der erfolgreichen Automatisierung wesentlicher Untersuchungsschritte abhängen (24).

9.8 Cordozentese

Bei der Cordozentese, auch Fetalblut- oder Nabelschnurpunktion genannt, wird mit einer dünnen Nadel unter sonographischer Sicht durch die mütterliche Bauchwand hindurch 3–5 ml Blut aus einem Nabelschnurgefäß punktiert. Die Untersuchung wird ab der 18. SSW vorgenommen. Der kindliche Chromosomensatz liegt nach drei Tagen vor.

Die Nabelschnurpunktion wird oft eingesetzt, um einen unklaren Befund nach Amniozentese oder Chorionzottenbiopsie abzuklären oder um einen späten, aufgrund des Ultraschalls entstandenen Verdacht auf chromosomale Fehlbildungen abzuklären. Außerdem dient sie der Untersuchung von kindlichen Infektionen (z. B. Röteln), seltenen Erbkrankheiten (gezielte DNA-Analyse) sowie Stoffwechsel-, Blut-, und Muskelkrankheiten. Das Fehlgeburtsrisiko wird mit 1–7 % angegeben (42). Darüber hinaus hat die Nabelschnurpunktion therapeutische Funktion, z. B. bei einem Blutaustausch bei Rhesusunverträglichkeit.

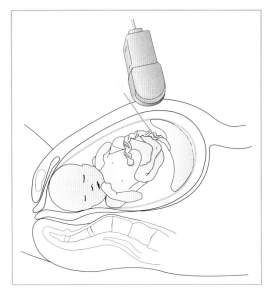

Abb. 9.**3**   Cordozentese.

9.9 Fetoskopie

Bei der Fetoskopie wird das Kind mithilfe eines Endoskops direkt betrachtet. Als bester Zeitpunkt gilt die 17.–24. SSW, da dann ausreichend Fruchtwasser da ist, das Kind aber noch nicht zu groß ist. Durch die Entwicklung von Sonografiegeräten mit hoher Bildqualität wird die Fetoskopie zur reinen Betrachtung des Kindes heute kaum noch eingesetzt. Auch ihr Einsatz zur fetalen Therapie – z. B. zur Bluttransfusion bei Rh-Inkompatibilität – wurde durch die Nabelschnurpunktion ersetzt.

Hauptindikationen der Fetoskopie sind heute die Entnahme von Leber- und Hautproben unter Sicht. Komplikationen sind Verletzungen der Plazenta, der Amnionhöhle und des Uterus mit Blutung in die Amnionhöhle, Spontanaborte – die Rate ist mit bis zu 14 % höher als bei der Nabelschnurpunktion (14) – und Frühgeburten.

9.10 Sonderfall Präimplantationsdiagnostik

Die Präimplantationsdiagnostik (PID), die fast gleichzeitig mit der ICSI (Intrazytoplasmatische Spermainjektion) Anfang der 1990er Jahre eingeführt wurde, etablierte sich sehr viel langsamer.

Die PID ist eine genetische Untersuchung von Embryonen nach einer In-vitro-Fertilisation vor dem Transfer in den weiblichen Körper. Hierfür werden den 8–10-zelligen Embryonen 1–2 Zellen entnommen und untersucht. Bei unauffälligem Befund werden die Embryonen in den Uterus transferiert oder für den späteren Transfer eingefroren. Bei pathologischem Befund wird der Embryo „verworfen".

Die Präimplantationsdiagnostik ist **ethisch höchst umstritten** und in Deutschland derzeit nicht erlaubt, da sie mit dem geltenden Embryonenschutzgesetz nicht vereinbar ist. Führende Pränataldiagnostiker befürworten diese Technologie, um Eltern, die aufgrund ihrer genetischen Disposition geringe Chancen auf ein erblich gesundes Kind haben, den späten Schwangerschaftsabbruch nach Pränataldiagnostik zu ersparen. Oft wird in der ethischen Diskussion um die PID die Verwerfung des Embryos im 8-Zellenstadium dem – unter medizinischer Indikation – zeitlich unbegrenzten Schwangerschaftsabbruch nach Pränataldiagnostik und dem Trauma des späten Abbruchs gegenübergestellt. Kritiker fürchten jedoch einen ethischen Dammbruch durch die Einführung der PID, die die Vision vom „Kind nach Maß" zunehmend realer erscheinen lässt. Tatsächlich hat sich das Indikationsspektrum schnell erweitert. Das Verfahren, das ursprünglich vor allem für erblich schwer vorbelastete Paare vorgeschlagen wurde, wird in anderen Ländern inzwischen auch für spät im Leben auftretende Krankheiten, behandelbare Stoffwechselstörungen oder als Em-

bryonenscreening nach erfolgloser IVF eingesetzt (21).

Die umfangreiche Diskussion über die PID – als
**Überschreitung einer weiteren ethischen Gren-
ze** – kann hier nicht wiedergegeben werden, jedoch ein Einblick in die Argumentation der Bio-
login und Expertin Regine Kollek:

- Die PID kann weder die Pränataldiagnostik
  noch Schwangerschaftsabbrüche oder -ver-

luste verhindern. Die Baby-take-home-rate
der PID liegt bei knapp 11 % – ein riskantes
Verfahren mit einer ernüchternden Bilanz.

- Da die PID nicht nur eine negative sondern
  auch eine positive Selektion ermöglicht, verschärft sich die **Problematik der Selektion**.
- Im Zusammenhang mit PID ist es kaum zu
  vermeiden, dass **Embryonen verworfen** werden.

Tab. 9.**1**   Screeningmethoden auf Trisomie 21.

Zahlenbeispiel bezogen auf 12 000 Schwangere		
	relativ	**absolut bei 12 000 Schwangeren**
Häufigkeit der Trisomie 21 (geborene Kinder)	1 : 600	20
Amniozenteserate ca., methodenunabhängig	5 %	600
Abortrate nach AZT (Amniozentese)	0,5 – 1 %	3 – 6

falsch positiv
unauffälliger Chromosomenbefund nach auffälligem Screening-Befund, methodenunabhängig jeweils
auf ca. 5 % festgelegt
cut-off
Grenzbefund zur Empfehlung einer weiteren Abklärung durch AZT
Entdeckungsrate
für Trisomie 21, wenn alle Schwangeren mit positivem Screening-Befund eine Amniozentese machen lassen

Methode (Indikation zur AZT)	Trisomie 21 absolut	Entdeckungsrate in % bzw. absoluten Zahlen	zu erwartende Aborte	falsch positiv
Amniozentese Altersindikation (alle ab 35 Jahren)	20	30 % 6	3 – 5	594
Triple-Test Cut-off: > 1 : 385	20	50 – 60 % 10 – 12	3 – 6	588 – 590
NT-Screening Cut-off: > 1 : 300	20	80 % 16	3 – 6	584
Ersttrimestertest NT-Screening + PAPP-A + freies hCG	20	89 % 19	3 – 6	582

Quelle: informieren – aufklären – beraten. Dokumentation der Kursreihe: „Beratung im Kontext von Pränataldiagnostik"
für die Fort- und Weiterbildung, Hg. Margaretha Kurmann, Arbeitsstelle Pränataldiagnostik beim Bundesverband Körper-
und Mehrfachbehinderter e.V., Düsseldorf, 2003

Tab. 9.**2**   Risiko für ein Kind mit Down-Syndrom.

Alter der Mutter	Schwangerschaftswoche			
	10	**14**	**20**	**40**
20 Jahre	1:983	1:1140	1:1295	1:1527
25 Jahre	1:870	1:1009	1:1147	1:1352
30 Jahre	1:576	1:668	1:759	1:895
33 Jahre	1:352	1:409	1:464	1:547
35 Jahre	1:229	1:266	1:302	1:356
37 Jahre	1:140	1:163	1:185	1:218
40 Jahre	1:62	1:72	1:82	1:97
45 Jahre	1:15	1:17	1:19	1:23

Tab. 9.**3**   Altersabhängigkeit des Risikos für ein Down-Syndrom bei Lebendgeborenen sowie die Wahrscheinlichkeit, kein Down-Risiko-Kind zu bekommen.
(Daten: Hook et al 1983).

Alter der Mutter bei Geburt	Risiko einer Trisomie 21	Wahrscheinlichkeit, kein Kind mit Trisomie 21 zu haben
15 – 19	1:1.250	99,992 %
20 – 24	1:1.400	99,9287 %
25 – 29	1:1.100	99,91 %
30	1:900	99,9 %
31	1:900	99,889 %
32	1:750	99,867 %
33	1:625	99,84 %
34	1:500	99,8 %
35	1:350	99,715 %
36	1:275	99,646 %
37	1:225	99,566 %
38	1:175	99,429 %
39	1:140	99,286 %
40	1:100	99 %
41	1:85	98,824 %
42	1:65	98,462 %
43	1:50	98 %
44	1:14	92,857 %

Wenn das erst einmal legitimiert ist, meint Kollek: „... wird es kaum möglich sein, weitergehende Begehrlichkeiten der biomedizinischen Forschung – beispielsweise zur Entwicklung embryonaler Stammzellen – abzuwehren." Die PID könne daher nicht isoliert betrachtet werden, sondern sei vielmehr Teil einer Entwicklung, die auf weitergehende Kontrolle der Fortpflanzung und eine „Entmoralisierung von menschlichen Embryonen" abziele, um sie „... als Ressource für die Wissenschaft und Medizin und für weitergehende Manipulation verfügbar zu machen" (21).

Kollek (21) weist auf die enge Verknüpfung zwischen der Einführung der PID und dem Interesse an der **Embryonenforschung** hin. Daran würden auch weltweit eingesetzte Ethikkommissionen nichts ändern, da die Erzeugung überzähliger Embryonen längst stattfindet und institutionell etabliert ist. Ethisch-moralische Grenzüberschreitungen haben längst stattgefunden. Das hat, so Kollek, in vielen Fällen nicht mehr viel mit den Interessen von Frauen und Paaren zu tun, von denen die überzähligen Eizellen und Embryonen stammen. Es gehe bei dieser Technologie nicht nur um Hilfe, sondern um Erkenntnisfortschritt und **Entwicklung neuer therapeutischer Perspektiven für unbeteiligte Dritte**: Der „wichtigste Rohstoff des Jahrhunderts" soll für biomedizinische Forschung verfügbar gemacht werden. Wissenschaftlicher Fortschritt werde mit gesellschaftlichem Fortschritt gleichgesetzt ohne die gravierenden Folgen und die Verantwortung dafür nur annähernd zu bedenken.

Kolleks Fazit: „Kriterien der Nachhaltigkeit, so wie sie für den Umgang mit natürlichen Ressourcen entwickelt wurden, müssen auch auf die Medizin übertragen werden." Das erste Gebot der traditionellen Medizinethik: nil nocere – nicht schaden, müsse auch hier gelten. Moralische Ressourcen als Bestandteile unseres kulturellen Erbes dürfen nicht ohne Not verbraucht werden. In diesem Sinn wäre ein wahrer Fortschritt die Emanzipation von einer scheinbar inneren Logik der Forschung – eine Herausforde-

rung, der sich unsere Gesellschaft und Wissenschaft erst noch stellen muss (21).

9.11   Zukunftsperspektiven

Die Entwicklung der Pränatalen Diagnostik geht dahin, immer frühere, und detailgenauere nicht-invasive Verfahren zu entwickeln, mit dem Ziel, jede Schwangere einem Screening-Verfahren zuzuführen, den Zeitpunkt eines möglichen Schwangerschaftsabbruchs ins erste Trimenon zu legen und „unnötige" Fehlgeburten (gesunde Kinder) nach invasiver Diagnostik zu vermeiden. Nicht zu vergessen ist hier aber auch die marktwirtschaftliche Bedeutung der Technologien. Viele GynäkologInnen berichten, dass sie heute ohne den Verkauf von IGel-Leistungen nicht mehr existieren könnten (eigene Recherche).

Hebammen werden daher fortschreitend mit Pränataler Diagnostik und ihren Konsequenzen – besonders in der Frühschwangerschaft – konfrontiert werden, ähnlich wie in den letzten Jahren die Zahl der Schwangerschaften nach Einsatz von Reproduktionstechnologien (Insemination, IVF, ICSI) mit entsprechenden Konsequenzen erheblich angestiegen ist.

9.12   Beratung im Kontext der Pränatalen Diagnostik

Beratung als rechtliche Pflicht und angestammte Aufgabe der Hebamme

Ausgehend von einer partnerschaftlichen Beziehung zwischen Schwangerer und Hebamme ist Beratung ein **grundlegendes Element jeder Hebammenarbeit**. Unterscheiden kann man hier zwischen Situationen, in denen sich die Beratung aus der Interaktion zwischen Hebamme und Schwangerer ergibt (also impliziter Bestandteil des Kontaktes ist) und dem Beratungswunsch, der direkt von der Frau an die Hebamme herangetragen wird. Im Kontext der Schwangerenvorsorge ist Beratung zu Fragen und Problemen der Pränataldiagnostik ein wichtiges Thema, das neben Fachwissen auf aktuellem Stand in hohem Maße Verantwortungsbewusstsein und Reflexion über die eigenen Positionen, Kompetenzen und Grenzen erfordert.

Grundsätzlich ist es Pflicht der Hebamme, die Schwangere über Möglichkeiten und Grenzen der Pränatalen Diagnostik sowie über das Angebot der unabhängigen psychosozialen Beratung zu informieren. Die **Aufklärung der Schwangeren** über Pränatale Diagnostik umfasst Information über:

- die Methoden der Pränatalen Diagnostik und ihre Konsequenzen
- die Tatsache, dass Ultraschall vorgeburtliche Diagnostik ist und weitreichende Konsequenzen haben kann
- IgeL-Leistungen
- das Recht auf Nichtwissen
- den Rechtsanspruch jeder Frau auf Beratung über vorgeburtliche Diagnostik gemäß dem Schwangerenkonfliktgesetz § 2 Abschnitt 2 und die Möglichkeit weitergehender unabhängiger Beratung in entsprechenden Institutionen

Als Ergänzung zur grundlegenden Aufklärung und Information kann es sehr hilfreich sein, der Schwangeren eine Informationsschrift einer unabhängigen Institution mitzugeben. Empfehlenswert ist z. B. die von der BZgA herausgegebene Broschüre „Pränataldiagnostik, Beratung, Methoden und Hilfen".

Darüber hinaus geschieht es häufig, dass Hebammen – auch, wenn sie es für sich dezidiert ablehnen, Beratungen zu diesem Bereich durchzuführen – immer wieder im Kontakt mit der Schwangeren in die Situation kommen, dass sie vor, während und nach vorgeburtlicher Diagnostik um Rat gefragt werden. Da Pränatale Diagnostik weitreichende Folgen für das Erleben der Schwangerschaft hat und Ängste und Unsicherheiten auslösen kann, ist sie immer, auch implizit, ein Thema im Dialog zwischen Hebamme und Schwangerer. Dies kann, z. B. bei unklaren Diagnosen oder wenn erst im späteren Verlauf der Schwangerschaft Auffälligkeiten diagnostiziert wurden, bis zum Ende der Schwangerschaft der Fall sein.

Anforderungen an die Hebamme

Die Aufklärung und Beratung vor Pränataler Diagnostik muss wegen der Schwere der Konsequenzen besonders hohen Ansprüchen genügen. Das Gespräch über Pränatale Diagnostik fordert von der Hebamme:

- Informiertheit, stetige Weiterbildung
- ein Bewusstsein über die eigene Haltung zu diesem Thema
- die Fähigkeit zu professioneller Distanz
- ein hohes Maß an Selbstreflektion
- Klarheit über die eigenen Kompetenzen und Grenzen hinsichtlich ihrer Beratung (Überweisung der Frau an unabhängige Beratungsstelle)

Wichtig ist die Klarheit der Hebamme für sich selbst, inwieweit sie lediglich informiert und aufklärt, ob sie weitergehend beraten kann und will oder ob sie die Frau weiterverweist.

Psychosoziale Beratung

Eine weitergehende psychosoziale Beratung der Frau/des Elternpaares erfordert umfangreiches Wissen über die Methoden und Konsequenzen vorgeburtlicher Diagnostik sowie Beratungskompetenzen, die über entsprechende Fortbildungen erworben werden können. Wenn diese Basis nicht oder nur unzureichend da ist, sollte die Hebamme die Schwangere/das Paar an eine unabhängige Beratungseinrichtung weitervermitteln. Da Hebammen aber aufgrund ihrer sehr nahen Beziehung häufig mittelbar oder unmittelbar in Beratungsprozesse involviert sind, werden an dieser Stelle grundlegende Kriterien einer unabhängigen, psychosozialen frauenzentrierten Beratung dargestellt (24).

Chance und Aufgabe dieser Beratung liegen im Wesentlichen darin, dass sie einen sozialen Raum der Klärung und Orientierung bietet. Da die Auseinandersetzungen um Pränatale Diagnostik den gesamten Kontext der „Umbruchskrise Schwangerschaft" ebenso wie die Beziehung der Partner zueinander betrifft, ist es wichtig, dass **ausreichend Zeit** für die Beratung (gegebenenfalls ein zweiter Termin) eingeplant wird. Da die Einstellungen und Emotionen der Eltern oft unterschiedlich sind und auch dadurch Krisen ausgelöst bzw. verstärkt werden können, ist es sinnvoll, den Partner einzubeziehen. Wenn die Entscheidung von beiden Partnern getragen wird, stärkt das die Frau und damit auch die Schwangerschaft.

Aufklärung und Beratung zu vorgeburtlicher Diagnostik geschehen vor dem Hintergrund einer Medizinkultur und eines spezifischen kulturell geprägten Frauenbildes ebenso wie der kulturellen Konstruktion von Schwangerschaft und Mutterschaft.

> Die Beratung bezieht sich auf die Lebenswelt von Frauen und werdenden Eltern. Sie unterstützt die Ratsuchenden bei der Klärung darüber, was die Inanspruchnahme/Nichtinanspruchnahme der Techniken für sie bedeutet.

Sie stellt Hilfsangebote zum Umgang mit eigenen Vorstellungen, Wünschen, Ängsten und Handlungsmöglichkeiten bereit und unterstützt bei der Auseinandersetzung mit ethisch-problematischen Techniken. Die Beratung geschieht freiwillig, ihre Qualität muss gesichert sein.

Die Beratung muss die Ängste werdender Eltern vor einem behinderten Kind und ihren Bedarf an Sicherheiten ebenso wie ihre konkreten Fragen im Kontext der Medizin beleuchten, um sie in ihren Bedeutungen zu entschlüsseln und **Handlungsoptionen** aufzuzeigen. Dabei bezieht sie sich immer auf die eigenen Kompetenzen der Ratsuchenden, um deren **Ressourcen der Selbsthilfe und Verantwortung** zu stärken. So kann die krisenhafte Situation der Ratsuchenden auch eine Chance und Neuorientierung sein. Ein umfassendes Bild der aktuellen Lebenssituation der Ratsuchenden und des Auslösers der Krise/Inanspruchnahme des Beratungsangebots ist die Grundlage für die Arbeit der Beraterin. Die **Eingangsfrage**: „Wie geht es Ihnen im Moment?", hilft, eine Situation zu schaffen, in der die Ratsuchende zu sich selbst finden kann.

Informieren, Aufklären und Beraten sind die konstitutiven Elemente des Beratungsprozesses (19), die im aktuellen Prozess nicht nur aufeinander folgend, sondern auch ineinander übergreifend geschehen. Im ersten Schritt, der **Information als Grundlage für die Entscheidungskompetenz** der Ratsuchenden geht es darum, Sachkenntnisse zu vermitteln und Wissensdefizite zu beseitigen. Hierbei ist zu beachten, dass Wissensvermittlung niemals objektiv, sondern nur möglichst wertfrei geschehen kann. Ziel der Aufklärung ist es, dass die größeren Zusammenhänge, in denen die Entscheidung getroffen wird, verstanden werden, dass die Ratsuchenden einen Überblick über Handlungsmöglichkeiten und ein Bewusstsein über mögliche Konsequenzen bekommen. In diesem Rahmen geschieht die Auseinandersetzung mit den Wirkungen und Folgen der unterschiedlichen Optionen. Aufklärung beinhaltet immer eine sachliche (kognitive) und eine beziehungsorientierte (emotionale) Ebene. Hier werden die persönliche Ebene und die individuelle Lebensplanung und Werte angesprochen.

> Im Zentrum des Beratungsprozesses stehen das Finden des Kernkonflikts (der zentralen Frage) und die Entwicklung von Lösungsalternativen.

Die **wichtigste Aufgabe der Beraterin** ist es, Hilfe bei der Strukturierung und Klärung des Themas zu geben, was durch Nachfragen und Spiegeln geschieht. Kirchner (19) spricht von der führenden Rolle der Beraterin bei gleichzeitig respektvoller Beachtung der Definitionsautorität der Beratenen: „Aufgrund ihrer Analyse konfrontiert die Beraterin die Beratungssuchende mit dem eigentlichen Thema, letztendlich bestimmt aber die Beratungssuchende über die Richtigkeit dieser Vorgabe".

Oft wird im Beratungsverlauf deutlich, dass hinter den Fragen und Sorgen um Pränatale Diagnostik grundlegende mit der „Krise" Schwangerschaft verbundene Ängste und Probleme liegen. Dieses bewusst werden zu lassen ist eine weitere zentrale Aufgabe der Beratung. Die **Auseinandersetzung mit den dahinterliegenden Ängsten** und das Bewusstsein über die eigenen äußeren und inneren Ressourcen ermöglicht oft eine andere, klarere Auseinandersetzung mit den Fragen und Entscheidungen um Pränatale Diagnostik (11).

Um **Lösungsmöglichkeiten zu erkennen** und zu entwickeln, müssen: „… die individuelle Lebensplanung, das Wertesystem und die psychosoziale Situation der Beratungssuchenden analysiert und berücksichtigt werden" (19). Beim Abwägen der verschiedenen Handlungsmöglichkeiten geht es vor allem um die emotionale Bedeutung der möglichen Lösungswege und die eigenen Ressourcen für die Konfliktbewältigung. Kirchner weist darauf hin, dass die anvisierten Ziele zielgerichtet und realistisch sein und die Ambivalenzen miteinbeziehen müssen: „Eine so individuell erarbeitete Bewältigungsstrategie wirkt präventiv, indem sie vor später unlösbaren Ambivalenzkonflikten bewahrt" (19).

Beziehung und Vertrautheit sind konstitutive Elemente des Beratungsprozesses. Deshalb ist es wichtig, dass die Beraterin bereit ist, ihre eigene Haltung und ihre Wahrnehmung offen zu legen. **Voraussetzungen** hierfür sind die eigene

Auseinandersetzung mit der ethischen Problematik der Pränatalen Diagnostik und eine intensive Auseinandersetzung mit Behinderung und den hierauf bezogenen eigenen Ambivalenzen und Widerständen.

Professionelle Distanz in Bezug auf die Haltungen der Ratsuchenden bedeutet Wertschätzung und Akzeptanz der Haltung der Beratenen und ist unabdingbare Basis für eine gelungene Beratung. Dabei kann die Balance zwischen eigenen, allgemeinen und politischen Positionen und der Auseinandersetzung mit dem Einzelfall für die Beraterin auch eine Gratwanderung sein, besonders in bezug auf den zentralen Aspekt der Beratung, das Thema Behinderung.

Psychosoziale Beratung im Kontext von Pränataler Diagnostik ist **frauenspezifische Beratung**. Nach Kurmann (24):
* wird sie getragen von der Einstellung, dass Schwangerschaft eine weibliche Potenz und eine bestimmte Lebensphase, aber keine zu behandelnde Krankheit ist;
* stellt sie die Frau als Subjekt in den Mittelpunkt
* will sie die Abhängigkeit von Frauen in medizinischen Systemen reduzieren und abbauen;
* hinterfragt sie die Zwangsläufigkeit gynäkologischer Behandlungen schwangerer Frauen;
* kritisiert sie Pränatale Diagnostik, wenn sie Frauen in der Forschung und der Vermarktung der Techniken funktionalisiert;
* ermuntert sie zum kritischen Hinterfragen;
* setzt sie eine Auseinandersetzung der Beraterin mit der eigenen Rolle voraus.

Beratung zum frühen Screening

Diese Beratung muss auf viele Aspekte eingehen:
* die beschränkte Aussagekraft der Ergebnisse
* die Vorstellungen über die Bedeutung von Risikowerten und Wahrscheinlichkeiten

- die Frage, welche Sicherheiten, welche Ängste die Untersuchungen bringen können
- die Möglichkeit (und Häufigkeit) falsch positiver Ergebnisse sowie Folgeuntersuchungen und Risiken
- Die Frau/das Paar muss wissen, dass die Konsequenzen von Pränataler Diagnostik nicht Heilung sein können, sondern – im schlechtesten Fall – die Entscheidung über den Abbruch der Schwangerschaft.
- Die Beratung muss auf die Einstellung zu Behinderung eingehen. Dabei ist es immer wichtig, zu betonen, dass vorgeburtliche Diagnostik keine Garantie für ein gesundes Kind ist, da nur bestimmte Erkrankungen, Fehlbildungen und Chromosomenveränderungen festgestellt werden können.

Aufklärung über IgeL-Leistungen

Die Frau/das Paar muss wissen, dass einige Untersuchungen selbst bezahlt werden müssen wie: Triple-Test, Ultraschall-Screening nach DEGUM II und der Ersttrimester-Test (in den meisten Fällen auch Toxoplasmose und Diabetes-Screening).

Beratung zur invasiven Diagnostik

- Frauen/werdende Eltern müssen über die Wartezeit und die eventuell daraus entstehenden psychischen Belastungen aufgeklärt werden.
- Auch die Einstellung zu einem eventuellen Abbruch der Schwangerschaft muss hier angesprochen werden.
- Wichtig ist es zu wissen: auch eine invasive Diagnostik ohne Befund heißt nicht, dass das Kind keine organischen Fehlbildungen oder andere, nicht untersuchte Chromosomenanomalien hat.
- Wenn Frauen entschlossen sind, vorgeburtliche Screenings oder invasive Diagnostik durchführen zu lassen, sollten sie diese Untersuchungen in Zentren (viel Erfahrung, viel Routine) durchführen lassen, sich auf den Eingriff mental vorbereiten und danach schonen.
- Weiterhin ist zu bedenken, dass die Ergebnisse eines genetischen Screenings eventuell auch für andere Familienmitglieder relevant sein können.

Beratung nach Einnahme von Medikamenten während der Schwangerschaft

Häufig werden Hebammen auch konsultiert, wenn es um die Wirkung bestimmter Medikamente auf oder um die Folgen bestimmter (Kinder-) Krankheiten auf das Ungeborene geht. Kompetente Information gibt hier die Beratungsstelle für Embryonaltoxikologie (siehe Wichtige Adressen).

Besondere Beratungssituationen

Psychosoziale Beratung im Kontext pränataler Diagnostik setzt nicht nur Fachwissen und Kenntnisse über Abläufe der menschlichen Psyche und die Schwangerschaft als Lebensprozess/Übergang voraus, sondern auch konkrete Kenntnisse **der regionalen Gesundheits- und sozialen Versorgung** (24). Dazu gehören Kenntnisse über die Anwendungspraxis der MedizinerInnen der Region und ihre Haltungen, Einblicke in die Marktmechanismen und die Eigendynamiken medizinischer Systeme. Es ist wichtig, dass die Beraterinnen die konkreten **Hilfsangebote der Region** (Behindertenhilfe, Frühförderung, Selbsthilfegruppen, Seelsorge, Gruppen für verwaiste Eltern etc.) kennen. Daraus ergibt sich eine weitere zentrale Arbeit; die Vernetzung der verschiedenen Institutionen mit dem Ziel, werdenden Eltern in Krisensituationen Unterstützungs- und Hilfsangebote schnell zur Verfügung zu stellen.

■ **Frauen, die sich für einen Abbruch der Schwangerschaft entschieden haben**

Diese Frauen brauchen psychosozialen Beistand. Es hat sich als sehr sinnvoll erwiesen, dass zwischen Mitteilung der Diagnose, Beratung und Abbruch der Schwangerschaft eine angemessene Zeit liegt, auch wenn dies den Frauen oft zunächst nicht vorstellbar ist. Die Änderungen im Schwangerschaftskonfliktgesetz schreiben deshalb ab dem 1. Januar 2010 eine dreitägige Frist zwischen Diagnose und Erstellung der Indikation vor. Eine von den Eltern verantwortete, sorgfältig abgewogene Entscheidung ist eine wesentliche Basis für die Verarbeitung. Die Betreuung durch eine Hebamme nach dem Abbruch und die Möglichkeit psychologischer Hilfe sollte bereits vorher gesichert sein.

■ **Frauen, die sich entschieden haben, ihr krankes, behindertes Kind (evtl. mit infauster Prognose) zu gebären**

Sie brauchen eine besondere Begleitung. Oft haben sie Schwierigkeiten, eine adäquate Begleitung durch GynäkologInnen und Hebammen zu finden. Zum Teil lehnen ÄrztInnen die Betreuung ab, oft sind Hebammen verunsichert, weil sie rechtliche Konsequenzen befürchten, wenn eine Frau z. B. bei infauster Prognose eine Hausgeburt wünscht. Bewährt haben sich hier Netzwerke von ÄrztInnen, Hebammen und Kliniken, die bereit sind, die Eltern durch Krisenintervention und Kooperation zu unterstützen. Wichtig ist auch hier, dass Hebammen ihre eigenen Grenzen kennen und frühzeitig an eventuelle Hilfe und Unterstützung für die eigene Arbeit denken (z. B. durch Supervision). Nicht selten berichten Frauen – besonders Mütter von Kindern mit infauster Prognose – dass die frühzeitige Diagnose durch Pränataldiagnostik positiv für sie war, weil sie ihnen ermöglichte, sich emotional und organisatorisch auf diese besondere Situation einzustellen. Frauen mit infauster Prognose, die sich für die Geburt des Kindes entschieden haben, ist besonders Katja Baumgartens Film „Mein kleines Kind" zu empfehlen.

Viele Frauen in schwierigen Situationen nach Pränataldiagnostik berichten, dass der Austausch in **Internetforen** zu bestimmten Zeiten sehr hilfreich für sie war.

■ **Beratung nach Infertilitätsbehandlung**

Eine weiter zunehmende besondere Situation ist die Beratung von Frauen und Paaren, die nach einer Infertilitätsbehandlung, durch Insemination, In-vitro-Fertilisation oder durch ICSI schwanger wurden. Die Tatsache, dass ein Kind, dessen Entstehen sehr viel körperliche und psychische Anstrengung der Eltern erforderte, nun wieder zur Disposition gestellt werden soll, ist eine spezifische Belastung, die besondere Sensibilität erfordert.

9.13 Wichtige Adressen

■ **Beratungsstellen**

Cara – Beratungsstelle zur vorgeburtlichen Diagnostik
Große Johannisstraße 110
28119 Bremen
Tel.: 04 21/59 11 54
www.cara-beratungsstelle.de

PUA – Beratungsstelle des Diakonischen Werks in Württemberg
Heilbronner Straße 180
70191 Stuttgart
Tel.: 07 11/1 65 63 41

Adressen weiterer regionaler Beratungsstellen über diese beiden Träger

■ **Gesundheitsinformationen**

Beratungsstelle für Embryonaltoxikologie
Spandauer Damm 130
14050 Berlin
Tel.: 0 28 35/26 28
www. embryotox.de/index.htm

■ **Selbsthilfe- und Kontaktgruppen**

www.down-syndrom-netzwerk.de
Down-Syndrom Netzwerk

www.down-syndrom.org
Arbeitskreis Down-Syndrom

www.besondere-kinder.de
Internetseite mit regelmäßigem Newsletter

www.kindernetzwerk.de
Information, Daten, Adressen zu chronischen und seltenen Erkrankungen und Behinderungen

www.familienratgeber.de
Trägerübergreifende Informationsplattform über alle regionalen Angebote der Behindertenhilfe und -selbsthilfe

www.Leona.de
Selbsthilfeorganisation Leona e.V., Elternverein von Kindern mit Chromosomenstörungen

www.initiative-regenbogen.de
Verein Initiative Regenbogen

Gesprächsangebote für Frauen, die ihre Schwangerschaft nach medizinischer Indikation abgebrochen haben

■ **Spezielle Information zur Pränataldiagnostik**

www.netzwerk-praenataldiagnostik.de
Internetseiten des Netzwerks gegen Selektion durch Pränataldiagnostik, einer bundesweiten Verknüpfung von Verbänden und einzelnen Personen

c/o Bundesverband für Körper- und Mehrfachbehinderte e.V.
Brehmstr. 5 – 7
40239 Düsseldorf
Tel.: 02 11/6 40 04
e-mail: arbeitsstellepnd@bvkm.de

www.praenataldiagnostik-info.de
Internetbroschüre des Arbeitskreises Pränataldiagnostik Münster; Broschüre mit regionalen Adressen

www.bzga.de
Bundeszentrale für gesundheitliche Aufklärung

www.dggg.de
Stellungnahme der DGGG zu Schwangerschaftsabbruch und Pränataldiagnostik vom Mai 2003

www.bundesaerztekammer.de
Richtlinien zur prädiktiven genetischen Diagnostik der Bundesärztekammer vom 12.03.03

www.diakonie.de
Stellungnahme des Diakonischen Werks zum Abschlussbericht der Enquete-Kommission „Recht und Ethik der modernen Medizin"

www. viktoria11.de
Internetseite von Katja Baumgarten mit Informationen zum Film: „Mein kleines Kind"

Literatur

1. Baldus, Marion: Von der Diagnose zur Entscheidung – Entscheidungsprozesse von Frauen im Kontext pränataler Diagnostik. In: Praxis der Kinderpsychologie und Kinderpsychiatrie 9/10/01
2. Bricker L, Crowley P, Neilson J, O'Dowd T 2000 Antenatal care of low risk pregnancies: ultrasound. In: Clinical Evidence 4:781 – 792
3. Bundesärztekammer: Richtlinien zur pränatalen Diagnostik von Krankheiten und Krankheitsdispositionen. In: Deutsches Ärzteblatt 95, Heft 50, 11. Dezember 1998
4. Bundesausschuss der Ärzte und Krankenkassen: Richtlinien über die ärztliche Betreuung während der Schwangerschaft und nach der Entbindung (Mutterschaftsrichtlinien), Bundesanzeiger Nr. 16, 1999
5. Bundesministerium für Familie, Senioren, Frauen und Jugend (BMFSJ): Modellprojekt „Entwicklung von Beratungskriterien für die Beratung Schwangerer bei zu erwartender Behinderung des Kindes" Zusammenfassung der Ergebnisse. Materialien zur Familienpolitik Nr. 16/2002

5a BZgA (Hrsg.): Schwangerschaftserleben und Pränataldiagnostik. Repräsentative Umfrage zum
   Thema Pränataldiagnostik. BZgA, Köln 2006

5b BZgA-Forum Sexualaufklärung und Familienplanung: Pränataldiagnostik. Heft 1/2007, BZgA Köln

6. Crespigny, Lachlan de/Dredge, Rhonda: Risikoschwangerschaft. Ein Wegweiser durch die pränatale Diagnostik. Heidelberg, Berlin, Oxford 1993

6a Kongress „Da stimmt doch was nicht" – Logik,
   Praxis und Folgen vorgeburtlicher Diagnostik.
   Dresden 29.2. – 1. 3. 2008, Dokumentation; Bezug
   über Netzwerk gegen Selektion durch Pränataldiagnostik

7. Degener, Theresia: Die Geburt eines behinderten
   Kindes als Schaden. In: Netzwerk gegen Selektion
   durch Pränataldiagnostik, Rundbrief 5, April 1998

8. Duden, Barbara: Der Frauenleib als öffentlicher
   Ort. Vom Mißbrauch des Begriffs Leben. Hamburg, Zürich 1991

9. Enkin, M./Keirse, M./Renfrew, M./Neilson, A.:
   Guide fot Effective Care in Pregnany & Childbirth.
   New York 2000

10. Ensel, Angelica: Hebammen im Konfliktfeld der
    Pränatalen Diagnostik. Zwischen Abgrenzung und
    Mitleiden. Karlsruhe 2002

11. Ensel, Angelica: Vorgeburtliche Diagnostik be-
    gleiten. In: Deutsche Hebammenzeitschrift 9 und
    10/2003

12. Friedrich, Hannes; Henze, Karl-Heinz; Stemann-
    Acheampong, Susanne: Eine unmögliche Ent-
    scheidung. Pränataldiagnostik: Ihre psychosozi-
    alen Voraussetzungen und Folgen, Berlin 1998

13. Gasiorek-Wiens, Adam: Die erweiterte Ultra-
    schalldiagnostik. In Kurmann, Margaretha (2003)

14. Goerke, Kay; Bazlen, Ulrike (Hrsg.): Pflege kon-
    kret. Gynäkologie Geburtshilfe. Lehrbuch und At-
    las für Pflegende und Hebammen. München, Jena
    2002

15. Jahn/Razum/Berle: Routine-Ultraschall in der
    deutschen Schwangerenvorsorge. Ist die Effekti-
    vität gesichert? In: Geburtshilfe und Frauenheil-
    kunde 59 (1999), 97 – 102

16. Jahn, Albrecht (2002): Ultaschall-Screening in der
    Schwangerschaft: Evidenz und Versorgungswirk-
    lichkeit. In Zeitschrift für ärztliche Fortbildung
    Qualitätssicherung, 96: 649 – 654 Urban & Fischer

17. Joss, Monika (2000) Neuer pränataler Test wird
    lanciert – der 1-Trimestertest. In: Netzwerk ge-
    gen Selektion durch Pränataldiagnostik. Rund-
    brief 10, Oktober 2000, Bremen

18. Katz-Rothman, Barbara: Schwangerschaft auf Ab-
    ruf. Vorgeburtliche Diagnostik und die Zukunft
    der Mutterschaft. Marburg 1989

19. Kirchner, Simone: Beraten im Kontext von Prä-
    nataldiagnostik und Reproduktionsmedizin. In:
    Hebammeninfo 4/02

20. Kirchner-Asbrock, Ebba (2000): Vorgeburtliche
    Diagnostik – eine Selbstverständlichkeit? In:
    Netzwerk gegen Selektion durch Pränataldiagnos-
    tik. Rundbrief 10. Oktober 2000. 28 – 30, Bremen

21. Kollek, Regine: Innovation durch Grenzen:
    Ethische und soziale Leitlinien für die Forschung
    in Fortpflanzungsmedizin und Genetik. In: Repro-
    duktionsmedizin und Gentechnik, Köln 2002

22. Kurmann, Margaretha; Wegener, Hildburg: Sicht-
    wechsel. Schwangerschaft und pränatale Dia-
    gnostik. Düsseldorf 1999

23. Kurmann, Margaretha: Vorsorge schützt. Neuer
    Gesundheits-Check in der Frühschwangerschaft.
    In: In: Netzwerk gegen Selektion durch Pränatal-
    diagnostik. Rundbrief 14, November 2002, 15 – 17,
    Bremen

24. Kurmann, Margaretha (Hg.): Informieren, Aufklä-
    ren, Beraten. Dokumentation der Kursreihe „Be-
    ratung im Kontext von Pränataldiagnostik für die
    Fort- und Weiterbildung". Arbeitsstelle Pränatal-
    diagnostik/Reproduktionsmedizin, Düsseldorf
    2003

24a Mändle Christine, Opitz-Kreuter, Sonja (Hrsg.):
    Das Hebammenbuch. Schattauer Verlag, Stuttgart
    2007

25. Mansfield, C.; Hopfer, S.; Mareau, T.M. (1999):
    Termination Rates After Prenatal Diagnosis of
    Down Syndrom, Spina Bifida, Anencephaly, and
    Turner and Klinefelter Syndroms: A Systematic
    Literature Review. Prenat. Diagn. 19: 808 – 812

26. Maris, Bartholomeus: Wer ist von den Folgen der
    Pränataldiagnostik betroffen? In: Weleda Hebam-
    menforum 6/2001

27. Mittelstädt, Silke : „Beraten – als Handlungsmu-
    ster betrachtet. Anmerkungen zur Beratungspra-
    xis in der Schwangerenvorsorge". In: Hebammen-
    gemeinschaftshilfe e. V. (Hrsg.) Beratung zur prä-
    natalen Diagnostik – eine Arbeitshilfe für Hebam-
    men 1999

28. Netzwerk gegen Selektion durch Pränataldiagnos-
    tik: Beratung – Position- und Diskussionspapier.
    In: Rundbrief 15, April 2003

29. Position des Netzwerks gegen Selektion durch
    Pränataldiagnostik zu Aufklärung und Beratung
    im Zusammenhang mit Pränataldiagnostik 1997
    (www.pnd.bvkm.de)

30. Position des Netzwerks gegen Selektion durch Pränataldiagnostik zum selektiven Schwangerschaftsabbruch 1999 (www.pnd.bvkm.de)

31. Position des Netzwerks gegen Selektion durch Pränataldiagnostik zur Präimplantationsdiagnostik 2001 (www.pnd.bvkm.de)

32. Nippert, Irmgard (1999) Entwicklung der pränatalen Diagnostik. In: Pichlhofer, Gabriele (Hg.) (1999): Grenzverschiebungen: Politische und ethische Aspekte der Fortpflanzungsmedizin. Frankfurt am Main

33. Öko-Test-Magazin: Gesund schwanger. Reihe Kinder & Eltern, Nr. 02, Öko-Test-Verlag GmbH, Frankfurt

34. Rauchfuß, Martina: Beratung zu Pränataldiagnostik und eventuelle Behinderung: medizinische Sicht. In: Praxis der Kinderpsychologie und Kinderpsychiatrie, Nov./Dez. 2001 Göttingen

35. Reproduktionsmedizin und Gentechnik: Frauen zwischen Selbstbestimmung und genetischer Normierung. Dokumentation der Fachtagung: 15. bis 17. November 2001 in Berlin/Reprokult, Frauen-Forum Fortpflanzungsmedizin, BzgA Köln 2002

36. Seyler, Helga: Pränataldiagnostik – Screening-Untersuchungen im ersten Schwangerschaftsdrittel. In Netzwerk gegen Selektion durch Pränataldiagnostik, Rundbrief 14, November 2002

37. Schindele, Eva (1995): Schwangerschaft. Zwischen guter Hoffnung und Angst vor dem Risiko. Hamburg 1995

38. Schücking, Beate: Schwangerschaft – (k)eine Krankheit. In: Zeitschrift für Frauenforschung 4/1994

39. Schücking, Beate; Schwarz, Clarissa: Die Schwangerenvorsorge durch die Hebamme – Stellenwert der Pränataldiagnostik. In: Weleda Hebammenforum 6/2001

39a Schwab, Roswitha, Walburg, Ulrike: Beunruhigende Befunde in der Schwangerschaft. Ein Ratgeber zur Pränataldiagnostik, Hugendubel Verlag, München 2008

40. Stellungnahme des Netzwerkes gegen Selektion durch Pränataldiagnostik zum so genannten Ersttrimesterscreening. September 2003

40a Stiftung Warentest: Untersuchungen zur Früherkennung für Schwangere - Nutzen und Risiken. Berlin 2007

41. Waldschmidt, Anne: Genetische Diagnostik in der Normalisierungsgesellschaft. Pränataldiagnostik in ihrer Bedeutung für behinderte Menschen und ihre Angehörigen. Dokumentation des Fachtages vom 16. – 17. Juni 2000 in Bonn. Hg.: Bundesverband für Körper- und Mehrfachbehinderte e.V. Arbeitsstelle Pränataldiagnostik/Reproduktionsmedizin

42. Weigert, Vivian: Bekommen wir ein gesundes Kind? Pränatale Diagnostik: Was vorgeburtliche Untersuchungen nutzen. Hamburg 2001

Empfehlungen für Eltern zur vorgeburtlichen Diagnostik

Herzlichen Glückwunsch zu Ihrer Schwangerschaft!

Schwangerschaft ist eine Zeit, in der Frauen – und auch ihre Partner – eine unterstützende Begleitung brauchen. Mit dem Übergang in eine neue Lebensphase sind nicht nur Freude und Erwartung, sondern auch Unsicherheiten und Ängste verbunden: Die Frage: **Wird mein Kind gesund sein?** beschäftigt alle werdenden Eltern. Jede Schwangere hat den Wunsch, ein gesundes Kind zu gebären und dies auch von ihrer Hebamme, ihrer Ärztin oder ihrem Arzt bestätigt zu bekommen.

Vorgeburtliche Diagnostik umfasst eine Reihe von Methoden, die nach Störungen und Fehlbildungen beim Ungeborenen suchen. Da dieses Angebot für werdende Eltern viele Fragen, Entscheidungen und auch Konflikte beinhalten kann, ist es wichtig, dass Sie sich frühzeitig darüber informieren – zumal Sie heute sehr früh mit vorgeburtlicher Diagnostik und Entscheidungen konfrontiert werden.

Mit dieser Elterninformation erhalten Sie die wichtigsten Informationen über die Möglichkeiten, Grenzen, Risiken und Konsequenzen der vorgeburtlichen Diagnostik. Detailliertere Informationen zu einzelnen Methoden erhalten Sie von Ihrer Hebamme, die weiteres Informationsmaterial für Sie bereit hält.

> Der überwiegende Teil aller Kinder wird gesund geboren. Die meisten Behinderungen sind nicht angeboren, sondern werden im Laufe des Lebens erworben. Nur ein kleiner Teil der Behinderungen, die von Anfang an da sind, ist vor der Geburt zu erkennen, ein sehr geringer Teil ist vorgeburtlich therapierbar. Über die schwersten Fehlbildungen entscheidet die Natur selbst durch Fehlgeburt.

Was ist vorgeburtliche Diagnostik?

Unter vorgeburtlicher Diagnostik versteht man alle Untersuchungen, die sich auf die Gesundheit des Ungeborenen beziehen. Hierzu gehören Ultraschalluntersuchungen, Verfahren zur Risikoeinschätzung, Untersuchungen des mütterlichen Blutes und die genetische Diagnostik von kindlichen Zellen. In Form von Ultraschalluntersuchungen um die 10., 20., und 30. Schwangerschaftswoche ist vorgeburtliche Diagnostik heute ein fester Bestandteil in der ärztlichen Schwangerenvorsorge.

Welche Untersuchungen gibt es und worüber können sie Auskunft geben? Vorgeburtliche Diagnostik ist keine Garantie für ein gesundes Kind. Alle Untersuchungen können nur begrenzte Aussagen machen, indem sie bestimmte Fehlbildungen oder Erkrankungen ausschließen oder auch nur Angaben über ein statistisches Risiko machen.

▶

Informationen für Schwangere

Mit dem **Ultraschall** können sowohl Aussagen über die Schwangerschaft (genaues Alter, Geburtstermin, Versorgung des Kindes, Mutterkuchen) als auch Aussagen über die äußere Gestalt und die Organe des Kindes gemacht werden. Die Genauigkeit der Angaben ist abhängig von der Erfahrung des Untersuchenden und der Qualität der Geräte.

Bei der **ersten Ultraschalluntersuchung** in der 9. – 12. Woche geht es unter anderem um die Bestimmung des Geburtstermins und die Messung der Nackenfalte. Bei der zweiten und wichtigsten Untersuchung in der 19. – 22. Woche, werden Herz, Organe und Gliedmaßen des Kindes genau angeschaut und es wird nach Hinweisen auf Fehlbildungen gesucht. Bei der **dritten** Untersuchung geht es hauptsächlich um die Kontrolle des kindlichen Wachstums und die Funktion des Mutterkuchens (Plazenta).

> Für viele Eltern ist es sehr bewegend, ihr Kind per Ultraschall zu „sehen". Aber Ultraschall ist nicht nur „Babyfernsehen". Es geht dabei auch um die Suche nach Auffälligkeiten, deren Feststellung unter Umständen weitreichende Konsequenzen haben kann. Bestimmte Auffälligkeiten können Hinweise auf Fehlbildungen geben. In diesem Fall wird Ihnen weitere, invasive Diagnostik empfohlen, die allerdings immer auch mit dem Risiko einer Fehlgeburt verbunden ist.

In Kombination mit dem Ultraschall gibt es eine Reihe von so genannten **Screeningverfahren**. Das sind Methoden der Diagnostik, die nach Hinweisen auf bestimmte Fehlbildungen suchen. Hierbei sind bestimmte Daten aus der Ultraschalluntersuchung – zum Teil in Kombination mit weiteren Angaben (Alter der Mutter, genaue Schwangerschaftswoche und Werten aus dem mütterlichen Blut) – die Grundlage von Risikoberechnungen. In erster Linie geht es dabei um das Risiko, ein Kind mit Down-Syndrom zu bekommen. Die bekanntesten Screenigverfahren sind die Messung der Nackenfalte, der so genannte Ersttrimester-Test und der Triple-Test.

Bei der **Nackenfaltenmessung** (10. – 14. Woche) wird mit dem Ultraschall die so genannte Nackenfalte des Ungeborenen gemessen. Es handelt sich dabei um eine Wasseransammlung im Bereich des Nackens, die nur in einer bestimmten Zeit der Schwangerschaft zu sehen ist. Wird hierbei ein bestimmter Wert überschritten, erfolgt die Überweisung an einen Spezialisten. Mithilfe eines Computerprogramms und unter Hinzunahme weiterer Angaben zur Schwangerschaft erfolgt eine statistische Risikoeinschätzung für ein mögliches Down-Syndrom, eine andere Chromosomenerkrankung oder einen Herzfehler.

Ähnlich, nur etwas detaillierter, ist der **Ersttrimester-Test** (11. – 13. Woche), bei dem zusätzlich zur Größe der Nackenfalte noch Werte aus dem mütterlichen Blut in die Computerberechnung für die Risikoeinschätzung mit einbezogen werden. Manchmal werden zusätzlich auch noch Werte in ihrem Blut bestimmt, die ebenfalls Auskunft über ein erhöhtes Risiko für bestimmte Fehlbildungen geben können.

▶

Informationen für Schwangere

Beim **Triple-Test** (16. – 18. Woche) erfolgt die Risikoeinschätzung über eine Berechnung aus Werten aus dem mütterlichen Blut und weiteren Angaben zu Schwangerschaftsdauer, Alter und Gewicht der Frau. Dieser Test beinhaltet ebenso wie die beiden anderen die statistische Risikoeinschätzung für ein Down-Syndrom, andere Chromosomenabweichungen und für einen offenen Rücken. Da dieser Test sehr ungenau ist und es viele falsch positive Aussagen (Befunde, die nicht zutreffen) gibt, wird er von führenden Pränataldiagnostikern nicht mehr empfohlen.

Beim sogenannten **Integrierten Screening** erfolgen zwei Untersuchungen. Bei der ersten in der 11. Woche wird zusätzlich zur Nackenfaltenmessung ein Blutwert abgenommen. Bei der zweiten Untersuchung in der 14. – 18. Woche werden andere Blutwerte bestimmt. Aus allen Werten zusammen wird ein Risikowert für ein Down-Syndrom ermittelt.

> Das Ergebnis der Screeninguntersuchungen sagt nichts über die Gesundheit Ihres Kindes aus, sondern ist lediglich eine Risikoangabe.

Durch die Berechnungen kann sich ihr altersspezifisches statistisches Risiko für ein Kind mit Down-Syndrom oder anderen seltenen Chromosomenabweichungen erhöhen oder verringern.

Hohe Sicherheit können nur Untersuchungen geben, bei denen genetisches Material untersucht wird (so genannte invasive vorgeburtliche Diagnostik). Sie können Aussagen über das Vorhandensein bestimmter erblich bedingter Erkrankungen wie Chromosomenabweichungen, Neuralrohrdefekte (offener Rücken) und Muskel- oder Stoffwechselerkrankungen machen.

Am meisten verbreitet sind die **Chorionzottenbiopsie** (Untersuchung von Gewebe, aus dem sich später der Mutterkuchen bildet) und die **Amniozentese** (die Untersuchung von kindlichen Zellen aus dem Fruchtwasser.). Diese Untersuchungen, die durch die Bauchdecke der Mutter durchgeführt werden, sind immer mit einem gewissen Fehlgeburtsrisiko verbunden. Bei der Chorionzottenbiopsie wird dieses Risiko mit 0,5 – 2 %, bei der Amniozentese mit 0,5 – 1 % angegeben.

Bei der Chorionzottenbiopsie, die zwischen der 10. und 12. Schwangerschaftswoche durchgeführt wird, liegen die Ergebnisse nach 1 – 8 Tagen vor (bei unklarem Befund erst nach 2 Wochen). Bei der Amniozentese, die in der 14. – 20. Schwangerschaftswoche durchgeführt wird, dauert es zwei Wochen, bis das Ergebnis da ist. Ein Schnelltest, der so genannte **Fish-Test** kann schon nach einem Tag Ergebnisse zu den häufigsten Chromosomenabweichungen bringen. Diese sollten aber immer überprüft werden, was etwa zwei Wochen dauert.

▶

Welche Konsequenzen können die Untersuchungen haben?

Vorgeburtliche Diagnostik kann nur bestimmte Fehlbildungen/Erkrankungen ausschließen oder auch diagnostizieren. Sie kann jedoch nichts oder nur sehr begrenzt etwas über den Ausprägungsgrad der jeweiligen Erkrankungen aussagen und sie hat kaum Möglichkeiten heilend einzugreifen. Auffälligkeiten im Ultraschall können zu Verunsicherungen führen, auch wenn sich die Verdachtsmomente nicht bestätigen. In diesem Fall werden weitere Untersuchungen und Kontrollen empfohlen und es können Entscheidungen anstehen über Untersuchungen, die mit größeren Risiken verbunden sind.

Da die Qualität der Ultraschalldiagnostik entscheidend von der Erfahrung des Untersuchenden abhängt, sind Fehlinterpretationen möglich, die dann zu falschen „auffälligen" Werten führen können. Genaue Untersuchungen der Organe sind in der Regel erst nach der 19. Woche möglich.

> Bei den statistischen Verfahren zur Risikoeinschätzung ist zu bedenken, dass dabei falsch positive Aussagen sehr häufig sind. In diesem Fall werden Sie mit der Entscheidung über die weitere Diagnostik mit Fehlgeburtsrisiko konfrontiert. Ebenso gibt es falsch negative Aussagen (es liegt ein Befund vor, der nicht erkannt wurde). Sie können zu falscher Sicherheit („Wir bekommen ein gesundes Kind") führen.

Invasive Diagnostik ist mit einem Fehlgeburtsrisiko verbunden. Auch Schmerzen, leichte Wehen und Blutungen sind möglich. Die lange Wartezeit bei der Amniozentese kann belastend sein. Bei unklaren Befunden müssen die Untersuchungen wiederholt werden und die Wartezeit verlängert sich. Auch Befunde zu seltenen Chromosomenveränderungen, die in ihren Auswirkungen nicht bekannt sind, sind möglich. Sehr selten können auch bei den invasiven Untersuchungen Fehldiagnosen vorkommen.

Was kommt nach der Diagnostik?

Wenn eine schwerwiegende Fehlbildung oder Behinderung diagnostiziert wurde, gibt es in den meisten Fällen keine Möglichkeit der Therapie, sondern nur die Frage: „Bekomme ich mein Kind oder nicht?" Da zu diesem Zeitpunkt werdende Eltern bereits eine Beziehung zu ihrem Kind aufgebaut haben, löst der Entscheidungsdruck eine große Krise aus. Ab dem zweiten Schwangerschaftsdrittel ist ein Abbruch eine eingeleitete Geburt, die körperlich und psychisch sehr belastend sein kann.

Was wollen wir wissen?

Da die Ergebnisse der Pränataldiagnostik nicht nur bestätigen, sondern auch verunsichern und Krisen auslösen können, ist es wichtig, dass Sie sich vor einer vorgeburtlichen Untersu-

▶

chung fragen, welche Gründe dafür oder dagegen sprechen. In der Auseinandersetzung mit vorgeburtlichen Untersuchungen sind Sie vor eine Reihe von Fragen gestellt wie:

- Möchte ich eine vorgeburtliche Untersuchung und wenn ja, welche?
- Welche Erwartungen habe ich dabei?
- Bin ich bereit, das Risiko einer Fehlgeburt einzugehen?
- Wie gehe ich damit um, wenn bei meinem Kind eine Normabweichung oder Fehlbildung festgestellt wird?
- Kann ich mir vorstellen, die Schwangerschaft abzubrechen?
- Welche Einstellung habe ich zu Behinderung?
- Will ich alles, was zu erfahren ist, wissen?

Eine bewusste Auseinandersetzung mit den Möglichkeiten, Grenzen und Risiken der Pränatalen Diagnostik hilft Ihnen, Klarheit zu gewinnen. So treffen Sie Vorsorge für sich selbst und entscheiden, was Ihnen für Ihre Schwangerschaft wichtig ist.

Was kann ich tun?

Sie haben ein **Recht auf Wissen** und genauso ein **Recht auf Nichtwissen**. Manche Frauen fühlen sich sicherer und ruhiger, wenn sie ein unauffälliges Ergebnis bekommen haben. Besonders Frauen, die vielleicht schon ein Kind verloren haben oder in deren Familie eine genetische Erkrankung vorliegt, können durch vorgeburtliche Untersuchungen beruhigt werden. Andere Frauen fühlen sich durch mögliche Entscheidungen, die auf sie zukommen können, belastet. Dazu kann die Angst vor einer Fehlgeburt kommen. Wenn für Sie klar ist, dass Sie Ihr Kind bedingungslos annehmen wollen oder wenn Sie wissen, dass ein später Schwangerschaftsabbruch für Sie nicht in Frage kommt, sollten Sie Ihr Recht auf Nichtwissen in Anspruch nehmen.

> Lassen Sie sich Zeit, sich ausführlich zu informieren, holen Sie sich Unterstützung und Beratung, bevor Sie bestimmte Untersuchungen in Anspruch nehmen.

Es ist sinnvoll, dass Sie zusammen mit Ihrem Partner überlegen und entscheiden, denn eine gemeinsam getragene Entscheidung stärkt Sie und unterstützt das Wohlbefinden in der Schwangerschaft. Weil die Partner manchmal unterschiedliche Gefühle und Einstellungen haben, kann ein gemeinsam in Anspruch genommenes Beratungsgespräch hilfreich sein.

Müssen wir die Untersuchungen selbst bezahlen?

Die drei Ultraschallscreenings gehören zur ärztlichen Schwangerenvorsorge und sind kostenlos. Weitere Untersuchungen sind kostenlos, wenn sie auf ärztliche Anordnung durchgeführt werden (z. B. die Nackenfaltenmessung beim Spezialisten oder die Amniozentese). Zunehmend müssen auch vorgeburtliche Untersuchungen privat bezahlt werden, z. B. weitere Ul-

▶

traschalluntersuchungen (wird von Ärztinnen und Ärzten unterschiedlich gehandhabt), der Triple-Test oder der Schnelltest nach Amniozentese (Fish-Test).

Wo kann ich mich weiterinfomieren?

Wenn Sie weitere Fragen haben oder sich bereits in schwierigen Entscheidungen oder Konfliktsituationen befinden, ist es hilfreich, eine spezielle Beratung in Anspruch zu nehmen. Ihre Hebamme wird Ihnen Adressen vermitteln oder Kontakte herstellen. Diese Beratung ist für Sie kostenlos.

Guter Hoffnung sein.

Vorgeburtliche Diagnostik entwickelt sich ständig weiter. Immer früher und detaillierter können Diagnosen gestellt werden. Dennoch sind die Aussagen begrenzt und in den wenigsten Fällen bieten sie Möglichkeiten einer vorgeburtlichen Behandlung des Kindes.

Deshalb heißt Schwangersein nach wie vor guter Hoffnung sein und die Ängste und Unsicherheiten, die zu dieser Lebensphase gehören, anzunehmen. Mit Ihrer Hebamme, die Sie begleitet, haben Sie die Möglichkeit, über diese Unsicherheiten zu sprechen. Sie wird Ihnen bei Bedarf weitere Beratungsangebote vermitteln.

In Bezug auf vorgeburtliche Diagnostik gibt es nicht die richtige, sondern nur die eigene Entscheidung. Eine bewusste Auseinandersetzung, zum Beispiel mithilfe eines Beratungsgesprächs hilft Ihnen, zu sich, zu Ihrem eigenen Weg als Paar und als Eltern zu finden – eine wichtige Voraussetzung, um die besondere Zeit Ihrer Schwangerschaft bewusst und kraftvoll zu erleben.

Hebammenstempel

Betreuung von Frauen mit Risikoschwangerschaften

Christiane Schwarz und Katja Stahl

Wenn zu den Aussagen in diesem Kapitel keine gesonderten Literaturangaben gemacht werden, stammen die Empfehlungen entweder aus dem Standardwerk der evidenzbasierten Geburtshilfe von Enkin et al (1) oder aus den Richtlinien zur Betreuung von Schwangeren des National Institute of Clinical Excellence (NICE) (2).

Was ist ein „Risiko"?

Risiko ist zunächst lediglich ein Begriff für eine **mathematische Wahrscheinlichkeit**, dass ein unerwünschtes Ereignis eintritt. Wäre das Ereignis erwünscht, würden wir es „Chance" nennen.

Obwohl die Schwangerschaft ein völlig normaler körperlicher Vorgang ist, fallen ca. 60 – 80 % der Schwangeren in Deutschland unter den Begriff **Risikoschwangere** (3, 4, 5).

Im Bezug auf Schwangerschaft wird in der Literatur zwischen **anamnestischen** und **befundeten** Risiken unterschieden. Dabei ist oft unklar und umstritten, welche Faktoren tatsächlich ein Risiko für den Ausgang der Schwangerschaft für die Mutter und/oder das Kind bedeuten. Ebenso ist oft nicht klar, wie hoch das Risiko dieser einzelnen Faktoren oder deren Summe für die einzelne Frau/das einzelne Kind ist.

Entsprechende **Risikolisten** existieren z. B. in den deutschen Mutterschaftsrichtlinien. In anderen Risikokatalogen, wie z. B. dem der WHO und in der evidenzbasierten Literatur werden diese Risiken teilweise stark abweichend bewertet.

Für die Hebamme bedeutet die Auseinandersetzung mit dem Begriff „Risikoschwangerschaft", wie er in der heutigen Schwangerenvorsorge verwendet wird, eine Gratwanderung zwischen ihrer Grundüberzeugung, dass die Schwangerschaft ein natürlicher, normaler Prozess ist, in den nach Möglichkeit nicht eingegriffen werden sollte, und dem Wissen, dass es tatsächlich ernst zu nehmende Risiken gibt sowie den forensischen Implikationen, die sich für die Betreuung daraus ergeben.

Für die schwangere Frau ist die Risikoeinschätzung zunächst einmal sehr vage und wenig greifbar – ob sie eine der 2 – 8 % Frauen sein wird, die eine Präeklampsie entwickeln, oder eine von den 92 – 98 %, die davon nicht betroffen sind, und ob selbst im Falle einer Präeklampsie ihr Kind eines der Kinder ist, das daran Schaden nehmen wird, vermögen die Zahlen nicht vorauszusagen. Die verfeinerte Suche nach erhöhten Wahrscheinlichkeiten hat dazu geführt, dass sehr viele Schwangere sich selbst und ihr Kind durch ein – wie auch immer berechnetes – Risiko bedroht fühlen, das für sie selbst eventuell gar keine Gefahr darstellt.

Obwohl Schwangerschaft und Geburt noch nie so sicher waren wie heute, haben Angst und Unsicherheit stark zugenommen und belasten die Frauen teilweise stark. Diese Belastung kann nur verringert werden, wenn in der Schwangerenvorsorge wieder die individuelle Persönlichkeit mit der ihr eigenen Vorgeschichte in den Vordergrund rückt.

Egal, was die Statistik sagt, handelt es sich so lange um eine normale Schwangerschaft, wie keine Komplikation vorliegt. Auch wenn Beschwerden oder Komplikationen eintreten, gibt es meist Mittel oder Wege, wie Mutter und Kind geholfen werden kann.

Davon abgesehen ist die gezielte Suche nach Risiken nur dann sinnvoll, wenn dadurch für die einzelne Frau oder ihr Kind entweder etwas getan werden kann, was das Risiko senkt oder die potenziellen Konsequenzen mindert. Wenn der Begriff „Risikoschwangerschaft" nur zu unnötigen Interventionen führt, wird er letztlich selbst zum Risikofaktor.

Der **Risikobegriff** erweist sich also als **problematisch**, weil es schwierig ist
- Risiken zu definieren
- Risiken zu bewerten
- eine Voraussage über die Auswirkungen für die individuelle Schwangere zu treffen.

Darüber hinaus kann darüber spekuliert werden, inwiefern die **Klassifizierung einer Frau als Risikoschwangere** und die sich daraus häufig ergebenden zusätzlichen Untersuchungen und ggf. Therapien das **psychosoziale Wohlbefinden** der Frauen und damit auch den Schwangerschaftsverlauf negativ beeinflussen. Dies ist sicherlich von Frau zu Frau verschieden und bisher noch nicht erschöpfend untersucht worden. Aus unserer täglichen Praxis können wir alle auch ohne Literaturwissen berichten, wie besorgt und bedrückt die Frauen mit den Verdachtsdiagnosen wie Retardierung, Diabetes, Makrosomie, Terminunklarheit, zu viel oder zu wenig Fruchtwasser, drohende Frühgeburt und anderen fraglichen Befunden aus den gynäkologischen Praxen zu uns kommen.

Die **ärztliche Vorsorge** hat es sich zur Hauptaufgabe gemacht, Risikofaktoren frühzeitig zu identifizieren, um mögliche negative Auswirkungen von der Frau und ihrem Kind abzuwenden. Die Risikolisten und Tests, die hierfür verwendet werden, führen häufig zu falsch positiven Verdachtsdiagnosen.

Ein großer Teil der **Hebammenvorsorge** in unserer Praxis besteht somit aus der Begleitung von „Risikoschwangeren", mit denen wir behutsam die ihnen zugedachte Bezeichnung objektivieren und relativieren. Dabei ist es selbstverständlich wichtig, über sachlich und fachlich korrekte Informationen zu verfügen und diese angemessen und gewissenhaft anzuwenden und an die Frauen weiterzugeben.

Ganz klar gehören **das Erkennen von wirklichen Risiken** und **das Respektieren der eigenen fachlichen Grenzen** innerhalb der Berufsordnung zu den wesentlichen Werkzeugen der Hebamme in der Vorsorge.
Als Hebammen, die sich immer zunächst an den Bedürfnissen und Wünschen der Frau und den physiologischen Abläufen der Schwangerschaft orientieren, können wir den Frauen helfen, nicht zum „Risikofall" zu werden, sondern erst einmal Frau und Schwangere zu bleiben – gegebenenfalls eben mit einer begleitenden Komplikation der Schwangerschaft.

10.2   Kooperation mit anderen Fachberufen

Gerade wenn bei einer Schwangeren eine Komplikation eintritt, ist sie auf fachkompetente und respektvolle Begleitung angewiesen. Diese findet im Einklang mit den gesetzlichen Grundlagen der Dienstordnung und des Hebammen-gesetzes in Zusammenarbeit und in der Regel unter fachlicher Leitung mit einem oder meh-reren ÄrztInnen statt. Auch andere Berufsgrup-pen und Institutionen sind oft mit in die Betreu-ung eingebunden.

Für die Schwangere bedeutet es zusätzliche Kon-flikte und Belastungen, wenn diese interdiszip-linäre Zusammenarbeit mit schlechten Abspra-chen, Kompetenzgerangel und widersprüchli-chen Aussagen der betreuenden Personen ein-hergeht. Für alle Beteiligten ist es daher Nerven schonend, eine **gut funktionierende Struktur der Zusammenarbeit** aufzubauen, auf die im Be-darfsfall zugegriffen werden kann.

Diplomatie kann ein weiteres wichtiges Heb-ammenwerkzeug sein. Das Ziel ist ja letztlich, einen möglichst guten Schwangerschafts-, Ge-burts- und Wochenbettverlauf für die Frau und ihr Kind zu erreichen – nicht nur körperlich, sondern auch unter Berücksichtigung ihrer psy-chischen und sozialen Situation. Für die Heb-amme gehört es ebenfalls zur Gesunderhaltung, sich ihre Arbeitssituation möglichst von Frust-rationen frei zu halten.

Die **Möglichkeiten der gemeinsamen Betreuung** von Frauen mit Schwangerschaftskomplikatio-nen sind vielfältig; Konzepte und Betreuungs-pläne werden gemeinsam mit den betroffenen Frauen gestaltet.

GynäkologInnen

Es hat sich bewährt, in der Einzugsregion der Hebamme(npraxis) persönlich Kontakt zu den niedergelassenen FachärztInnen aufzunehmen. Der weitere Kontakt muss nicht notwendiger-weise jedes Mal persönlich erfolgen, jedoch ist es immer von Vorteil, zumindest telefonisch Ab-sprachen über Betreuungskonzepte für die ein-zelne (Risiko)schwangere zu treffen.

Führt die Hebamme die Schwangerenvorsorge in Kooperation mit einer GynäkologIn in einer gemeinsamen Praxis durch, ist es wichtig, sich **vorab** auf ein **gemeinsames Betreuungskon-zept** zu einigen, das für beide Seiten tragbar ist. Nur so kann vermieden werden, dass eventu-elle Konflikte auf Kosten der Frauen ausgetragen werden. Regelmäßige Fallbesprechungen und Teamsitzungen sind hier – ebenso wie im Team einer Hebammenpraxis – wesentliche Bestand-teile einer gelungenen Zusammenarbeit.

Eine **sorgfältige Dokumentation** erlaubt, Be-funde oder Beobachtungen (z. B. Kopie eines Laborbefundes) zur Transparenz und Absiche-rung zu transferieren. Von der WHO wird geford-ert, dass alle „PatientInnen" (also in unserem Fall Klientinnen/schwangere Frauen) **Zugang zu ihren Befunden** haben und sie möglichst bei sich aufbewahren. So kann die Schwangere bei-spielsweise mit einem von der Hebamme erho-benen (und erläuterten) Befund zur Gynäkolo-gIn gehen und wird auf diese Weise stärker in ihre Betreuung eingebunden.

Ob die Hebamme im Wechsel mit der Gynä-kologIn häufigere Vorsorgen durchführt oder nur einzelne Teile der Diagnostik übernimmt oder ob sie eher die psychologische Betreu-ung betont oder eine medizinische Therapie naturheilkundlich ergänzt, wird sich nach der jeweiligen Absprache und besonders den Wünschen der Schwangeren richten.

KinderärztInnen

Die Kooperation mit KinderärztInnen wird im Bezug auf die Schwangere eher selten stattfin-den. Im Vorfeld der Geburt eines vermutlich kranken Kindes ist eine solche Zusammenarbeit hingegen unerlässlich. Sie kann der Schwange-ren neben fachlicher Unterstützung und Infor-mation auch die Möglichkeit geben, eine Situ-ation selbst mit zu gestalten, die sie sonst nur sehr begrenzt beeinflussen kann.

So kann z. B. die Entscheidung Hausgeburt oder Klinikgeburt (z. B. bei per Ultraschall diagnostizierter Lippen-Kiefer-Gaumenspalte oder einem Klumpfuß etc.), Stillen oder nicht (z. B. bei Vorliegen einer Hepatitis C) und andere Entscheidungen im Vorfeld überlegt und ggf. auch schon entschieden werden. Dies trägt dazu bei, dass die frühe Wochenbettzeit für die Schwangere (und für die Hebamme) weniger bedrohlich erscheint.

Labor

Es empfiehlt sich für die in der Vorsorge tätige Hebamme, eine Kooperation mit einem Labor zu organisieren. Das Labor stellt in der Regel Material zur Entnahme von Blut, Urin oder Abstrichen sowie Überweisungsscheine kostenfrei zur Verfügung. Eventuell gibt es einen Kurierdienst, so dass die lästige Fahrerei zum Labor entfällt; oft ist es auch möglich, das Material einzuschicken. Eine andere Möglichkeit ist, in einer Apotheke oder Arztpraxis, in der regelmäßig Labormaterial abgeholt wird, zu fragen, ob man sein Material dort abgeben kann.

Die LaborärztInnen geben auch Auskünfte zu Befunden (ebenso wie zu Therapiemöglichkeiten oder -notwendigkeiten).

Um hier Missverständnisse zu vermeiden: die Therapie pathologischer Befunde ist natürlich nicht Hebammenaufgabe; das **Einholen von Informationen**, die der schwangeren Frau neutral und ausführlich zur Verfügung gestellt werden, jedoch sehr wohl.

Kliniken

Absprachen mit Kliniken sind fast immer individuell an die Bedürfnisse der Schwangeren anzupassen. Auch hier ist es sinnvoll, einen persönlichen Kontakt vorauszuschalten. Möglicherweise werden die Regelungen in der Abrechnung von stationären Leistungen (DRGs) in der Zukunft weiter dazu führen, dass die Kliniken gern auf ambulante Betreuungsmöglichkeiten für die „PatientInnen" zugreifen, da nicht mehr nach Tagessätzen, sondern nur noch nach „Fall" abgerechnet wird.

Beispielsweise bietet sich im Fall einer Schwangeren, die lediglich engmaschige Blutdruck- oder CTG-Kontrollen braucht, psychisch aber sehr unter einer Hospitalisierung leiden würde, eine Zusammenarbeit mit einer freiberuflichen Hebamme an.

Auch bei stationär liegenden Schwangeren ist es möglich, Hebammenbesuche im Krankenhaus auf Wunsch der Schwangeren durchzuführen.

Kolleginnen

In der Zusammenarbeit mit Kolleginnen – sei es als Team oder nur als Vertretungsregelung – sind **klare** und für die Schwangere **transparente Absprachen** wichtig.

Die **Dokumentation** sollte lückenlos und nachvollziehbar sein. Um eine konstruktive Zusammenarbeit zu gewährleisten, sollte der fachliche **Wissensstand** der Hebammen homogen sein, denn auch hier wird eine widersprüchliche Beratung für die Frauen zu einer potenziellen Belastung.

Sind im Team **Hebammen mit unterschiedlichen Arbeitsschwerpunkten**, die sich ergänzen, kann die Schwangere sehr davon profitieren, sie kann sich die für sie angenehmsten Aspekte zusammenstellen. So kann z. B. die Kollegin mit einer fundierten Akupunkturausbildung für eine Schwangere mit Hypertonie in Absprache mit der behandelnden FachärztIn von der betreuenden Hebamme zum Nutzen der Frau mit eingebunden werden.

Andere Fachdisziplinen

Die Zusammenarbeit mit anderen Fachdisziplinen wie PhysiotherapeutInnen, Ernährungsberaterinnen oder SozialarbeiterInnen wird ebenfalls durch Transparenz, gute Dokumentation und Pflege der Kontakte (z. B. Austausch und Auslegen von Visitenkarten) in der Praxis vereinfacht.

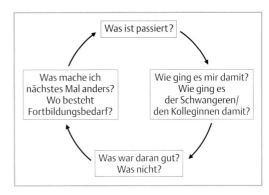

Abb. 10.**1**   Denkzyklus.

10.3   Eigene Grenzen erkennen

Eigene Grenzen in der professionellen Hebammenarbeit sind ein vielschichtiges und subjektives Thema. Dies betrifft nicht nur das Fachwissen, sondern auch die persönliche Risikobereitschaft, die Erfahrung und die persönliche Art und Weise der einzelnen Hebamme, mit ihren Ressourcen umzugehen – und manchmal auch die Tagesform. Wir kennen alle die Situation, nach kürzlich erlebter Pathologie, übermüdet oder überarbeitet in einer normalen Routineangelegenheit (z. B. der Beurteilung eines CTGs) plötzlich unsicher und extrem vorsichtig zu reagieren. Das ist menschlich. Jedoch sollte sich jede Hebamme bemühen, selbstkritisch ihre Entscheidungen und Bewertungen immer wieder zu überprüfen und zu hinterfragen. Dazu gibt es Instrumente und Hilfestellungen.

Eine wenig zeitaufwändige **Methode der Selbstreflexion** kann z. B. so aussehen, dass die Hebamme sich im Anschluss an eine für sie schwierig zu bewältigende Situation hinsetzt und in Stichworten die Situation noch einmal beschreibt (übrigens auch nach – für die Hebamme – traumatischen Geburten wunderbar einzusetzen). Dabei gibt es eine vorgegebene Gliederung, den so genannten „reflective cycle" oder Denkzyklus (Abb. 10.**1**).

Es ist übrigens sehr spannend, diese Übung aufzubewahren, sie beispielsweise in einem Ord-

ner abzuheften und nach einer Zeit wieder zur Hand zu nehmen oder sie bei einer Fallbesprechung mit Kolleginnen vorzustellen und zu diskutieren.

Zum **behutsamen Umgang mit sich selbst** gehört auch, diese Situationen zu erkennen, zu akzeptieren und sich ggf. fachliche und menschliche Unterstützung bei Kolleginnen zu holen. Das kann z. B. die Bitte um Beurteilung des CTG-Streifens, die Übernahme der Betreuung für einen kurzen oder auch längeren Zeitraum oder der Wunsch nach einem freien Tag oder einem Gespräch sein.

Gerade in der Hebammenarbeit mit ihrem hohen Anspruch an Verantwortung ist es sehr sinnvoll, nicht in der Isolation, sondern in der Kooperation zu arbeiten; auch Supervision und Fallbesprechungen erhöhen die Qualität der Arbeit und die „Lebensdauer" der Hebamme.

Das **(An-)Erkennen der eigenen Grenzen** ist kein Zeichen von Schwäche, sondern von Reife und Erfahrung. Letztlich profitieren davon auch und in erster Linie die von uns betreuten Frauen.

10.4 Die Frauen an ihrem eigenen Standort abholen

Ein weiterer Aspekt, der in der Begleitung von Schwangeren – insbesondere von Schwangeren mit Komplikationen – Berücksichtigung finden sollte, ist die Rücksichtnahme auf die **Grenzen und Möglichkeiten der von uns betreuten Frauen**.

Selbst wenn wir in einer Situation klare Evidenzen und eigene berufliche Erfahrung in die Beratung einfließen lassen, kann es sein, dass sich die Schwangere **für eine andere als die von uns favorisierte Betreuungsform** entscheiden möchte. Wenn dabei von Seiten der Hebamme bewusst oder unbewusst Druck auf die Frau ausgeübt wird, wird diese Betreuung nicht zum Wohlergehen der Frau beitragen. Das kann z. B. die Empfehlung von naturheilkundlichen Therapien als Ersatz für schulmedizinische Therapien betreffen. Obwohl klar mit Evidenzen belegt werden kann, dass es keine Indikation für eine orale Tokolyse gibt, traut sich die Frau vielleicht nicht, dem Arzt zu widersprechen oder traut ihrem Körper nicht zu, die Schwangerschaft ohne dieses Hilfsmittel zu erhalten. Auch die eindringliche Beratung von Frauen mit Beckenendlagenkindern in Richtung Spontangeburt, oder das „Ausreden" der „Wunschsectio" vor dem errechneten Geburtstermin sind Beispiele für eine schlechte Beratungspraxis.

> Unsere Aufgabe als Fachfrau ist es, den Schwangeren mit ausreichender und neutraler fachlicher Information zu helfen, ihren ganz eigenen Weg zu gehen. Dazu gehört auch, eine Entscheidung der Frau zu akzeptieren, die nicht in unserem Sinne ist.

Auch in dieser Situation sind wir die betreuende Hebamme, die **ohne Vorurteile** und **mit Respekt** die schwangere Frau begleitet.

Bei starken inneren (und/oder äußeren) Konflikten ist es auch zu überlegen, eine Betreuung an eine Kollegin abzugeben; davon werden möglicherweise alle Beteiligten profitieren.

10.5 Gestationsdiabetes

Der „Gestationsdiabetes" (GDM) ist ein ungeklärtes Geschehen. Es gibt in der internationalen wissenschaftlichen Literatur zurzeit keinen Konsens darüber, ob der GDM überhaupt Krankheitswert hat, ebenso wenig darüber, ob und wie er behandelt werden soll.

Definition, Grenzwerte und Ätiologie

Der Gestationsdiabetes (GDM, gestational diabetes mellitus) ist eine **Glukosetoleranzstörung**, die entweder in der Schwangerschaft erstmalig auftritt oder erstmals erkannt wird (weil vor der Schwangerschaft nie danach gesucht wurde). Diese Glukosttoleranzstörung kann ganz unterschiedlich stark ausgeprägt sein, nach der Schwangerschaft wieder verschwinden oder bestehen bleiben.

Diese sehr weit gefasst Definition führt immer wieder zu Verwirrungen, denn sie umfasst alle Schwangeren mit leicht abweichenden Blutzuckerwerten bis hin zu den Schwangeren mit einem bisher nicht erkannten Typ-II-Diabetes mellitus. Dass die Gefahren für Mutter und Kind ebenso wie die Wirksamkeit von Screening und Therapie bei einer so heterogenen Gruppe sehr unterschiedlich sind, liegt auf der Hand.

Grundsätzlich ist es normal, dass der mütterliche Stoffwechsel sich in der Schwangerschaft so verändert, dass die Empfindlichkeit für körpereigenes Insulin sinkt. Die Schwangere kompensiert dies mit einer vermehrten Insulinausschüttung. Je nachdem, welche Frauen in die

Definition einbezogen wurden, gibt es in der Literatur dann auch sehr unterschiedliche Angaben zur **Häufigkeit** des Gestationsdiabetes, sie schwanken zwischen <1 % und 20 %. In Deutschland wurde in den Jahren 1995–97 eine statistische Häufigkeit des GDM von 0,47 % erfasst (6, 7).

Die Grenze zwischen physiologischen Normabweichung und Pathologie ist fließend, wie die lange erwartete HAPO-Studie bestätigt hat (8).

Ein **Erklärungsversuch** für die Erkrankung ist ein möglicherweise „vorweggenommener" Altersdiabetes, den die betroffenen Frauen mit einer Wahrscheinlichkeit von 40–50 % innerhalb von 10 Jahren nach der Geburt entwickeln, wenn gleichzeitig weitere Risikofaktoren dafür vorhanden sind (erbliche Belastung, Übergewicht).

Risiken

- In der bestehenden Schwangerschaft haben Frauen ein erhöhtes Risiko, an **Harnwegsinfekten** zu erkranken.
- Auch ist die Wahrscheinlichkeit, eine **Hypertonie** zu entwickeln, erhöht.
- Es gibt einen statistischen Zusammenhang zwischen der Höhe der BZ-Werte im oralen Glukosetoleranztest (oGTT) und „**Makrosomie**" (ein Geburtsgewicht über 4000 g) mit den damit zusammenhängenden erhöhten Risiken für eine Schulterdystokie oder eine sekundäre Sectio.

Zu bedenken ist jedoch, dass sich hinter dem Ausdruck „statistischer Zusammenhang" nur wieder eine gewisse mathematische Wahrscheinlichkeit verbirgt, dass ein individuelles Kind makrosom wird – die Kinder, die ohne Insulinbehandlung der Mutter gar nicht zu schwer geworden wären, bekommen durch die Insulintherapie womöglich eine „Hungerkur" (9).

Andere Risiken (z. B. **Folgerisiken für das Kind** wie Übergewicht in der Pubertät) werden zwar in einzelnen Studien angesprochen, konnten jedoch bisher nicht nachgewiesen werden. Ein Zusammenhang zwischen intrauterinem Fruchttod und unerkanntem Gestationsdiabetes konnte bisher nicht nachgewiesen werden (8, 10).

Screening/Oraler Glukosetoleranz-Test (oGTT)

Da die Erkenntnisse zum Thema Gestationsdiabetes recht vage sind, gibt es derzeit noch immer sehr unterschiedliche Aussagen von Fachleuten zum „Sinn und Unsinn" von Screening und Behandlung des Gestationsdiabetes.

Der **evidenzbasierte Standpunkt** (1, 2, 10) spricht aus folgenden Gründen **gegen ein routinemäßiges Screening aller Schwangeren**:
- Es ist unklar, ob die Identifikation und Behandlung betroffener Frauen die perinatale Morbidität/Mortalität beeinflussen kann.
- Es gibt zwar Hinweise, dass die Therapie einen Nutzen haben könnte, nicht klar ist jedoch, ob dieser Nutzen nur für Schwangere mit ausgeprägter Glukoseintoleranz gegeben ist oder für alle Schwangeren mit normabweichenden Blutzuckerwerten.
- Die klinische Untersuchung der Schwangeren (Anamnese, Ausgangsgewicht, Gewichtszunahme, Terminüberschreitung und geschätzte Größe des Kindes) ist genauso aussagekräftig im Hinblick auf die Wahrscheinlichkeit eines großen Kindes.
- Ein positiver oGTT führt für die Schwangere zum Label „Risikoschwangerschaft" – mit allen Konsequenzen: von einer Abfolge weiterer Untersuchungen und ggf. Interventionen (mit teilweise ungeklärtem Nutzen) bis zu psychosozialen Auswirkungen.
- Ein negativer oGTT kann zu einem falschen Sicherheitsgefühl bei ÄrztIn, Hebamme und Schwangerer führen, da die eigentlich wirklich zugrunde liegenden Risiken (Adipositas, Anamnese) trotzdem weiter bestehen.

- Insgesamt ist der oGTT ein nur begrenzt aussagekräftiger Test; die Wiederholbarkeit mit gleichen Ergebnissen (Reproduzierbarkeit) ist unzuverlässig (d. h. die gleiche Schwangere bietet unter gleichen Bedingungen bei einer Testwiederholung mal einen positiven und mal einen negativen Test).

In den deutschen **Mutterschaftsrichtlinien** ist ein Screening mittels oGTT nicht vorgesehen. Trotzdem empfehlen sehr viele GynäkologInnen den von ihnen betreuten Schwangeren, sich diesem Test zu unterziehen, häufig mit wenig ausführlicher Aufklärung über den Grund und die möglichen Folgen. Die Deutsche Gesellschaft für Gynäkologie und Geburtshilfe (DGGG) empfiehlt ihren Mitgliedern, allen Schwangeren den Test anzuraten (7).

Anhand der verfügbaren Studienlage lässt sich derzeit nicht klären, ob ein GDM-Screening für **alle** Schwangeren sinnvoll ist (10, 20).

Empfehlungen für eine evidenzbasierte Betreuung:
- Kein routinemäßiges Screening (oGTT) bei allen schwangeren Frauen
- Beim Vorliegen folgender Faktoren Empfehlung zum oGTT bei der FrauenärztIn:
  - Übergewicht (BMI > 27,0)
  - Diabetes bei Eltern oder Geschwistern
  - Z. n. „Gestationsdiabetes"
  - Z. n. Infans mortuus
  - Z. n. Geburt eines Kindes > 4000 g
  - habituelle Abortneigung (> 3)
  - Z. n. Geburt eines Kindes mit schweren kongenitalen Fehlbildungen.

Therapie

Es gibt **keine überzeugende Evidenz** dafür, dass eine Therapie bei Gestationsdiabetes zu einer Reduzierung der perinatalen Mortalität oder Morbidität führt – es verdichten sich lediglich die Hinweise, dass die Therapie zu weniger ma-krosomen Kindern führt (8, 11). Weder die Insulingabe mit diätetischen Vorschriften noch Diät alleine reduzieren die Häufigkeit von sekundärer Sectio, Schulterdystokie, verstärktem Neugeborenenikterus oder Hypoglykämien der Neugeborenen. Primäre Sectiones mit der Indikation Gestationsdiabetes erhöhen lediglich die mütterliche Morbidität, ohne gleichzeitig zu besseren Ergebnissen für das Neugeborene zu führen. Auch Einleitungen am oder vor dem errechneten Geburtstermin verändern das Outcome nicht.

Betreuung der Schwangeren mit Gestationsdiabetes

Die Betreuung der Schwangeren mit diagnostiziertem Gestationsdiabetes ist ein konfliktgeladenes Terrain für die Hebamme. Die Schwangere wird im Allgemeinen von ihrer GynäkologIn und/oder bereits von der DiabetologIn diätetisch beraten und eventuell mit Insulin eingestellt worden sein. Der Konflikt für die Schwangere, durch die Hebamme mit ganz anderen Informationen und Empfehlungen konfrontiert zu sein, führt zwangsläufig zu einem Dilemma (siehe S. 162). Es ist nicht realistisch, anzunehmen, dass eine Mehrzahl der Schwangeren das ihnen verordnete Insulin nicht weiter spritzt, auch mit den obigen Informationen.

Die **vordringliche Aufgabe der Hebamme** in der Begleitung dieser Schwangeren kann darin bestehen, die profuse Bewertung „Risikoschwangerschaft" für die betroffene Frau zu relativieren und die besorgten Fantasien über mögliche Auswirkungen des Gestationsdiabetes auf das ungeborene Kind objektiv zu diskutieren. Die von der GynäkologIn vermutlich angeordnete engmaschige Überwachung der Schwangeren mit Urin- und CTG-Kontrollen kann so, durch die Hebamme durchgeführt, in einer angstfreien Atmosphäre zur Beruhigung der Frau beitragen.

10.6   Diabetes mellitus

Definition und Grenzwerte

Der unbehandelte oder schlecht eingestellte manifeste Diabetes mellitus in der Schwangerschaft stellt für die Mutter, das Ungeborene und das Neugeborene ein hohes Risiko dar.

Zwar ist die mütterliche und perinatale **Mortalitätsrate** in Verbindung mit Diabetes in den letzten vierzig Jahren stark gesunken, und einige Perinatalzentren berichten von perinatalen Mortalitätsraten, die denen von Kindern gesunder Mütter vergleichbar sind; jedoch bleibt generell ein deutlich höheres Risiko bestehen. Hauptgründe für die starke Verbesserung der Mortalitätsrate sind unter anderem die engmaschige Kontrolle der Stoffwechsellage, die Eigenkontrolle der Diabetikerin, eine dadurch mögliche Verlängerung der Schwangerschaftsdauer und Fortschritte in der Neonatologie.

Es ist wichtig, sich klar zu machen, dass die Störung des Glukosestoffwechsels nur einen Teil der Erkrankung Diabetes ausmacht – und zwar den augenscheinlichsten. Der Diabetes mellitus ist eine Erkrankung, bei der es sich um eine vielschichtige Störung des gesamten Stoffwechsels handelt.

Ein **manifester, vor der Schwangerschaft bestehender und insulinpflichtiger Diabetes** ist gekennzeichnet durch
- 2 h-Blutzuckerwert > 200 mg/dl im 75-g-oGTT
- Nüchternblutzuckerwerte von > 126 mg/dl
- in Anwesenheit der Symptome Polyurie, vermehrtem Durst und Ketoazidose (12).

Risiken

Die Risiken bei Schwangeren mit schlecht eingestelltem oder unerkanntem Diabetes sind
- kongenitale Anomalien (3fach erhöhtes Risiko)
- Makrosomie (auch bei gut eingestelltem Diabetes)
- Mütterliche Gefäßveränderungen → Retardierung, Plazentainsuffizienz
- Mütterliche Nierenerkrankungen
- Bluthochdruck
- Frühgeburt aufgrund vorzeitiger therapeutischer Schwangerschaftsbeendigung

Das Risiko des Kindes, selbst an Diabetes zu erkranken, liegt lediglich bei 2 %.

Idealerweise wird die Schwangerschaft einer diabetischen Mutter unter Einbeziehung der betreuenden FachärztInnen sorgfältig geplant (12).

Betreuung der Schwangeren

Die Betreuung der schwangeren Diabetikerin kann sinnvoll durch die Hebamme ergänzt werden, wenn die sehr **engmaschige Diagnostik** (CTG, RR, Urinkontrolle) teilweise durch die Hebamme durchgeführt wird. Alle medizinischen diagnostischen Maßnahmen sind unbedingt in guter Absprache (Dokumentation!) mit der betroffenen Frau und ihren behandelnden FachärztInnen durchzuführen.

Es sollte darüber hinaus aber nicht aus den Augen verloren werden, dass auch eine Diabetikerin zunächst erst einmal Frau und schwanger ist, und dann erst Patientin. Die **Aspekte der Normalität** und die Beratung auch bei nichtpathologischen Themen rund um den Bauch werden sich möglicherweise sehr wohltuend auf die Schwangere auswirken.

10.7   Präeklampsie

Definition, Grenzwerte und Ätiologie

Die Klassifizierung der hypertensiven Erkrankungen in der Schwangerschaft ist die Grundlage des Vorgehens in der weiteren Betreuung. Es wird allgemein unterschieden zwischen

- **Schwangerschaftsinduzierter Hypertonie (SIH):**
  Hypertonie ohne Proteinurie, RR- Erhöhung > 20. SSW; spätestens 12 Wochen post partum Normalisierung
- **Präeklampsie:**
  Hypertonie und Proteinurie mit oder ohne Ödeme
- **Chronische Hypertonie:**
  Hypertonie vor Eintritt der Schwangerschaft oder < 20. SSW, oder Fortbestehen > 12 Wochen post partum
- **Propfgestose:**
  Auftreten charakteristischer Präeklampsiesymptome (meist Proteinurie) bei Schwangeren mit chronischer Hypertonie
- **Eklampsie:**
  Wie Präeklampsie, mit tonisch-klonischen Krampfanfällen
- **HELLP Syndrom:**
  Hemolysis (H)= Abfall des Hb; elevated liver enzymes (EL) = erhöhte Leberwerte/Transaminasen; low platelets (LP) = sinkende Thrombozytenzahl

Die **Grenzwerte** sind festgelegt bei
- RR > 140 mmHg systolisch/> 90 mmHg diastolisch bei zwei aufeinander folgenden Messungen, die mehr als 4 h auseinander liegen oder ein einmaliger diastolischer Wert von 110 mmHg
- Proteinurie > 0,3 g/24 h oder zweifach positives Eiweiß im Urinstix in zwei Urinproben (MSU), die im Abstanbd von mindestens 4 Stunden entnommen wurden

- Gewichtszunahme > 1 kg/Woche im 3. Trimenon (hierbei ist die Beobachtung der Ödembildung u. U. hilfreicher als die Orientierung an der Gewichtszunahme)
- Prodromalsymptome: Oberbauchschmerzen, Kopfschmerzen, Augenflimmern

Über die **Ursachen der Präeklampsie** gibt es noch kein klares Verständnis; verschiedene Theorien werden diskutiert und erforscht. Die oben genannten Symptome sind somit nicht die Ursachen, sondern nur Anzeichen dieser Erkrankung.

Risikofaktoren für das Auftreten einer Präeklampsie:
- ≥ 40 Jahre
- Nullparität
- Schwangerschaftsintervall > 10 Jahre
- Präeklampsie der Mutter oder Schwester
- Z. n. Präeklampsie
- BMI ≥ 30 kg/m^2
- Bestehende Nierenerkrankung
- Mehrlingsschwangerschaft

Risiken für Mutter und Kind

Mit der Präeklampsie und ihren verschiedenen Ausprägungen wird eine stark erhöhte mütterliche und kindliche Mortalität und Morbidität in Zusammenhang gebracht.

Da die Symptome in der Regel (zunächst) keine Beschwerden machen, ist hier ein **Screening in der Schwangerenvorsorge** sinnvoll. Während das Outcome bei SIH dem normotensiver Schwangerer vergleichbar ist, ebenso dem von Schwangeren mit gut eingestelltem chronischem Bluthochdruck, sind die Verlaufsformen bei der Präeklampsie sehr gefährlich.

Besonders gefürchtet sind **Propfgestosen** und das **HELLP-Syndrom**. Hier kommt es unter Umständen zu einem akuten mütterlichen Nierenversagen, einer disseminierten Gerinnung oder auch zu einer Hirnblutung. Zu den kindlichen Risiken zählen insbesondere die kindliche intrauterine Wachstumsretardierung, die Frühgeburt und der intrauterine Kindstod.

Prophylaxe

Da die Entstehung der Präeklampsie und ihrer verschiedenen Ausprägungen noch unklar ist, sind die Ansätze zur Prophylaxe entsprechend vage. Verschiedene Möglichkeiten diätetischer Regulierungen sind über die Jahre versucht (und zum Teil auch wissenschaftlich evaluiert) worden; dabei ist der vielversprechendste Ansatz zur Zeit die Einnahme von **ungesättigten Omega-3-Fettsäuren**, wie sie z. B. in Seefisch und Nachtkerzenöl vorkommen. Es gibt jedoch noch nicht genügend Studien, um definitiv den prophylaktischen Effekt nachzuweisen.

Die **Zufuhr oder Reduktion von Salz** scheint nach den derzeit vorliegenden Studien eher wenig Einfluss auf den Verlauf der Schwangerschaft zu nehmen. Die Einnahme von 2 g **Kalzium** pro Tag (bei Frauen mit einem Risiko für Präeklampsie (s. o.) und Frauen mit geringer Kalziumaufnahme) dagegen scheint positive Effekte zu haben (13).

Diuretika werden nach wie vor gelegentlich von ärztlicher Seite eingesetzt; diese haben keinen nachweisbaren Effekt auf die kindliche und mütterliche Morbidität.

Acetylsalicylsäure (Aspirin) und andere Antikoagulanzien sind relativ gut in ihrer Wirkung zur Prophylaxe der Präeklampsie erforscht; sie scheinen bei Frauen mit einem Risiko für eine Präeklampsie einen gewissen Effekt zu haben. Auch hier gibt es jedoch noch weiteren Forschungsbedarf.

Therapieansätze

Zur Therapie der existenten Präeklampsie gibt es folgende Ansätze:

- **Bettruhe:**
  Es gibt keine klare Aussage über den Nutzen von Bettruhe zur Therapie der Präeklampsie. Zu bedenken ist, dass Bettruhe mit einem erhöhten Thromboserisiko einhergeht und außerdem einen starken Eingriff in das Leben der Schwangeren bedeutet.
- **Antihypertensiva:**
  Diese Mittel haben definitiv eine blutdrucksenkende Wirkung. Ob sie jedoch tatsächlich den Ausgang der Schwangerschaft positiv beeinflussen, also zu einer Reduzierung der neonatalen Morbidität führen, wurde noch nicht eindeutig nachgewiesen. Methyldopa (z. B. Presinol®) ist dabei das Mittel, das am besten erforscht ist, besonders im Hinblick auf die Langzeitfolgen für die Kinder. Es scheint unbedenklich. Betablocker stehen dagegen bei guter blutdrucksenkender Wirkung im Verdacht, das Risiko der intrauterinen Retardierung zu erhöhen.

Betreuung von Schwangeren mit chronischer Hypertonie und SIH

Die häufigen erforderlichen Untersuchungen wie **RR-Messung**, **Urin-** und **CTG-Kontrollen** können gut von der Hebamme durchgeführt werden. Auch hier ist eine gute Absprache zwischen der betroffenen Frau und der behandelnden Fachärztin wichtig. Das so genannte „Weißkittelsyndrom" – also der im Wartezimmer bereits ansteigende Blutdruck – kann bei der häuslichen Kontrolle möglicherweise günstig beeinflusst werden; auch kann es eine gute Idee sein, die Zeiten der CTG-Kontrollen in Absprache mit der Schwangeren dem kindlichen Wachrhythmus anzupassen, so dass der – falsch positive – normabweichende Befund der eingeschränkten Oszillation bei einem schlafenden Kind die Schwangere nicht noch zusätzlich zu den bestehenden Risiken belastet.

In der Literatur finden sich außerdem Hinweise darauf, dass einige Naturheilverfahren (besonders Akupunktur) den Blutdruck günstig beeinflussen können (14, 15); eine in diesen Disziplinen korrekt ausgebildete Hebamme kann hier vielleicht noch zusätzlich Erleichterung bringen.

> Bei allen Symptomen, die auf einen Übergang der bestehenden oder grenzwertigen Hypertonie in eine der schweren Verlaufsformen hinweisen, wird die schwangere Frau sofort bis zur Abklärung in **ärztliche Betreuung** abgegeben.
> Dazu gehören nicht nur die bekannten Symptome
> • Kopfschmerzen
> • plötzliche starke Wassereinlagerungen
> • Sehstörungen
> • Oberbauchbeschwerden
> • Übelkeit/Erbrechen
> • Proteinurie
> Auch ein laut Angaben der Schwangeren ungewöhnlich ruhiges Kind oder ein allgemein „schlechter Eindruck" können ein ausreichender Grund für die Entscheidung sein, eine weitere Abklärung zu veranlassen.

Die Hebammenkunst der aufmerksamen Gelassenheit und der Intuition sind hierbei zwar wissenschaftlich nicht bewertbare, aber aus Erfahrung hoch geschätzte Instrumente.

Schwangere mit Präeklampsie, Propfgestose, Eklampsie und HELLP-Syndrom werden stationär behandelt.

10.8 Vorzeitige Wehentätigkeit/ mögliche Frühgeburt

Definition und Genese

Frühgeburtlichkeit ist nach wie vor die Hauptursache der perinatalen Mortalität sowie der Früh- und Langzeit-Morbidität ansonsten gesunder Kinder.

Frühgeburt bzw. **vorzeitige (zervixwirksame) Wehentätigkeit** definieren sich durch ihr Eintreten vor der vollendeten 37. SSW. Die zeitliche Begrenzung nach unten lässt sich nicht exakt festlegen; ein ungefährer Wert zur Abgrenzung vom Spätabort (ohne Intensivmaßnahmen am Kind) liegt etwa bei 24 SSW. Trotz aller Forschung und medizinischer Maßnahmen ließ sich die Zahl der Frühgeburten in den letzten Dekaden weltweit nicht deutlich senken; lediglich die Überlebenschancen kleiner Frühgeborener haben sich deutlich verbessert.

Physiologisch unterscheidet sich vorzeitige Wehentätigkeit nicht von der Wehentätigkeit am Termin - außer, dass sie zu früh eintritt. Problematisch ist die Tatsache, dass es sehr **schwierig zu diagnostizieren** ist, ob tatsächlich dauerhaft zervixwirksame Wehen vorliegen oder nur Kontraktionen. Frauen mit frühzeitigen Kontraktionen sind wiederum nicht unbedingt diejenigen, die Frühgeburten haben.

Frühgeburten können mit spontaner Wehentätigkeit oder auch als geplante Intervention vorkommen (z. B. bei HELLP-Syndrom der Mutter). Im Vergleich zur Geburt am Termin beobachtet man ein **häufigeres Auftreten** von fetaler Retardierung, Präeklampsie, Mehrlingsschwangerschaften, vorzeitigem Blasensprung, Placenta praevia, vorzeitiger Plazentalösung, Beckenend- oder Querlagen, kindlichen Fehlbildungen und schweren Allgemeinerkrankungen der Mutter. Auch die psychosoziale und ökonomische Situation der Mutter, Nikotinkonsum, Drogen- und Alkoholabusus stehen in statistischer Beziehung zur Frühgeburtlichkeit.

Unter den **Infektionen** weisen die bakteriellen Vaginosen (besonders Gardnerellen, Mykoplasmen und Streptokokken der Gruppe B) einen statistisch signifikanten Zusammenhang mit der Frühgeburtlichkeit auf; jedoch gibt es eine große Anzahl von Frauen, die einen positiven Keimnachweis haben und deren Kind trotzdem unproblematisch am Termin zur Welt kommt. Die routinemäßige Behandlung nachgewiesener Vaginosen mit Antibiotika hat keinen Rückgang der Frühgeburtlichkeit zur Folge. Auch gibt es Theorien, die chronische Infektionen des Zahnapparates mit der Frühgeburt in Zusammenhang bringen (16).

Prophylaxe und Therapie der Frühgeburt

Da die Behandlung der drohenden Frühgeburt offensichtlich sehr schwierig, manchmal unmöglich und in einigen Fällen nicht sinnvoll ist, bietet es sich an, sich auf **prophylaktische Maßnahmen** zu konzentrieren. Vorbeugung ist das klassische Arbeitsfeld der Hebamme; jedoch scheinen nach der Auswertung von verschiedenen Projekten und Ansätzen auch hier die Möglichkeiten begrenzt zu sein. Angefangen mit sozialen Interventionen bei der Risikogruppe der Frauen mit schlechtem sozioökonomischen Status, häuslicher Wehenmessung mittels Tokogramm über Bettruhe, Cerclage bis hin zu diversen Medikamenten ist hierbei kein signifikanter Erfolg nachweisbar. Weder die regelmäßig Untersuchung, die sonografische Zervixlängenmessungen noch die Kontrolle des Scheiden-pH-Werts oder die Untersuchung auf eine asymptomatische bakterielle Vaginose sind bei Risikoschwangeren wirksame Maßnahmen, um einer Frühgeburt vorzubeugen. Im Einzelfall kann die Überprüfung des vaginalen Befundes dazu beitragen, sowohl

die Schwangere als auch die betreuende Hebamme und GynäkologIn zu beruhigen.

Das einzige vielversprechende Ergebnis, das allerdings auch noch weiter erforscht werden muss, ist die Zufuhr von Fischöl und Zink.

Die prophylaktische Gabe **oraler Tokolytika** bei Frauen mit einem Risiko für eine Frühgeburt ist nicht sinnvoll. Der Einsatz von Tokolytika bei drohender Frühgeburt führt zu einer Verlängerung der Schwangerschaftsdauer um einige Tage, jedoch nicht zu einer Senkung der perinatalen Morbidität und Mortalität, bei gleichzeitig starken unerwünschten Nebenwirkungen bei der Mutter. Die Anwendung von Tokolytika wird nur in Verbindung mit der vorgeburtlichen Kortikoidgabe empfohlen und soll nach Abschluss der Lungenreife-Therapie beendet werden.

Begleitung der Schwangeren

Bei der Begleitung der Schwangeren mit der Diagnose „drohende Frühgeburt" ist es schwierig zu unterscheiden, ob im individuellen Fall tatsächlich eine Frühgeburt droht oder nicht. Die Betreuung wird, wie bei anderen Risikoschwangeren auch, in Absprache mit der Schwangeren und der betreuenden FachärztIn durchgeführt.

Im Bewusstsein, dass Frauen mit **nicht zervixwirksamen Kontraktionen** in der Regel nicht die Frauen sind, die tatsächlich eine Frühgeburt haben werden, ist die an der Normalität orientierte Hebammenbetreuung für diese Frauen möglicherweise entlastend. Eventuell kann ein belastender Klinikaufenthalt vermieden oder verkürzt werden. In diesem Fall ist es auch möglich, von der Krankenkasse eine Unterstützung im Haushalt zu beantragen, zumindest für die Mütter, die bereits ein oder mehrere Kinder haben.

Solange vaginale Infektionen nicht ausge-schlossen sind, ist die vaginale Untersuchung jedoch streng kontraindiziert.

10.9 Mehrlings-schwangerschaft

Schwangere, die mehr als ein Kind erwarten, sind zunächst einmal und in erster Linie ge-sunde, schwangere Frauen.

Erst in zweiter Linie geht es darum, dass sich möglicherweise Probleme entwickeln können. Familien, die mehr als ein Kind erwarten, ha-ben allerdings **besondere Betreuungsbedürfnis-se**. Sie brauchen eine Extraportion Verständnis und praktische Unterstützung, von der Diagno-se Mehrlingsschwangerschaft bis in die Säug-lingszeit. Ausführliche Informationen und Un-terstützung durch Fachpersonen können den El-tern helfen, sich vorzubereiten und potenzielle Probleme können so vielleicht gemindert oder vermieden werden.

Mögliche Komplikationen

Abgesehen von verstärkten Schwangerschafts-beschwerden wie Sodbrennen, Rückenschmer-zen, Hämorrhoiden oder Müdigkeit, gibt es in der Mehrlingsschwangerschaft auch eine **statis-tische Häufung** von bedrohlicheren Problemen.

Dazu gehören insbesondere
• Anämie
• Bluthochdruck/SIH
• Präeklampsie
• vorzeitige Wehen
• operative Geburten
• Frühgeburtlichkeit
• kindliche Fehlbildungen

• allgemein erhöhte kindliche Mortalität und Morbidität (insbesondere Hirnschäden)

Betreuung der Schwangeren

Es gibt keine zuverlässigen Aussagen über das sinnvollste Vorsorgeschema für Mehrlings-schwangere. In den deutschen **Mutterschafts-richtlinien** wird ebenfalls nur von „häufigeren" Untersuchungen als bei Nicht-Risikoschwange-ren gesprochen. Regelmäßige Vorsorgeuntersu-chungen erlauben eine sorgfältige Beobachtung von Blutdruck, Eiweißausscheidung und Labor-werten (im Hinblick auf Anämie).

Über die rein körperliche Untersuchung hinaus werden gerade Mehrlingsmütter einen **großen Gesprächs- und Beratungsbedarf** haben; die Vor-sorge durch die Hebamme bietet dafür ideale Voraussetzungen. Viele Mehrlingsschwanger-schaften sind aufgrund von Fertilitätsbehand-lungen entstanden; gerade die Frauen und Paa-re, die ein sehr medizinisches Vorgehen bis zum Eintreten der Schwangerschaft erlebt haben, können hier auch von einer Vorsorge, die viel mit taktilen Untersuchungen arbeitet und sehr individuell gestaltet wird, ganz andere Aspekte der Schwangerschaft und der wachsenden Kin-der wahrnehmen.

Die Vorsorge bei der Mehrlingsschwange-ren mit dem Schwerpunkt Beratung zeich-net sich also durch das besondere Bedürf-nis dieser Klientel nach emotioneller, prakti-scher und eventuell auch ökonomischer Be-ratung aus.

10.10 Intrauterine Wachstumsretardierung/ Plazentainsuffizienz

Definition

Bei der Definition von „intrauteriner Wachstumsretardierung" ist es wichtig, zwei Dinge zu unterscheiden: die **Größe des Kindes**, das heißt sein aktuelles Schätzgewicht, und sein **Wachstum**, das heißt die Gewichtsentwicklung über einen bestimmten Zeitraum hinweg. Diese zwei Parameter werden häufig verwechselt. Die Größe eines ungeborenen Kindes ist eine (mäßig zuverlässige) Momentaufnahme. Das Wachstum ist aber ein Kontinuum. Kinder, die nach einer Ultraschallmessung für das Schwangerschaftsalter zu klein sind, sind zunächst einmal einfach kleiner als die Durchschnittskinder, und es liegt nicht unbedingt eine Wachstumsverzögerung vor. Das Wachstum kann nur mithilfe **mehrerer Messungen zu unterschiedlichen Zeitpunkten** bestimmt werden.

Davon abgesehen ergeben sich die vorgegebenen Größenmaße zu bestimmten Schwangerschaftszeiten aus dem statistischen Mittelwert des Gewichts von Kindern, die (zu früh) in dieser Schwangerschaftswoche geboren wurden – dies sind aber wiederum nicht unbedingt die gesunden „Durchschnittskinder".

> Als **wachstumsretardiert** sollten nur die Kinder bezeichnet werden, die definitiv diskontinuierlich wachsen oder aufhören, weiter zu wachsen – unabhängig davon, ob sie für die Schwangerschaftswoche zu klein oder normal groß sind.

Ein ungeborenes Kind, das im Wachstum von der 90. auf die 30. Perzentile zurückfällt, ist sehr viel stärker bedroht, als ein Kind, das kontinuierlich auf der 5. Perzentile wächst.

Die fetale Wachstumsretardierung hängt mit einer **Mangelversorgung über die Plazenta** oder deren Gefäße zusammen. Das ungeborene Kind kompensiert diese Situation, indem es seinen Kreislauf zentralisiert. Außerdem schränkt es seine Bewegungen ein.

Diagnostik

■ **Palpation und Messung des Fundusstandes**

Die **Leopold'schen Handgriffe** gelten zur Kontrolle von Gewicht und Wachstum des Kindes in der Literatur als sehr ungenau; die größten Abweichungen vom tatsächlichen Gewicht des Kindes liegen dabei ausgerechnet im oberen und unteren Extrem der Geburtsgewichte, also den Bereichen, in denen eine genaue Messung am wichtigsten wäre.

Die Messung von **Fundusstand** und **Symphysen-Fundus-Abstand** dagegen geben, wenn sie gemeinsam und kontinuierlich durchgeführt werden, Hinweise auf das kindliche Wachstum. So können Wachstumsverzögerungen oder kleine Kinder entdeckt und die Frauen einer weiteren Diagnostik zugeführt werden.

■ **Kindsbewegungen**

Häufig, aber nicht immer, geht eine Verminderung von Kindsbewegungen dem **intrauterinen Kindstod** voraus. Der Grund für den intrauterinen Fruchttod ist fast immer unbekannt; das limitiert natürlich die Möglichkeiten, diesen zu verhindern. Trotzdem kann die Beobachtung der Kindsbewegungen ein kostengünstiges und einfaches Instrument sein, das im Einzelfall zur Beruhigung der Eltern beitragen kann.

Der **Einsatz von Kick-Charts** rechtfertigt sich allerdings nicht als Routineinstrument für Frauen mit unauffälligem Schwangerschaftsverlauf – zu viele falsch positive Ergebnisse, die eine Spirale der weiterführenden Diagnostik erforderlich machen, wären die Folge. Ein Vorteil der Kick-Charts kann in der aktiven Einbindung der

Frauen in die Beobachtung ihres Kindes und die Förderung der mütterlichen Aufmerksamkeit für die individuellen Schlaf- und Wachrhythmen ihres Kindes gesehen werden. So wird auch der anonyme „Patient Fetus" zum Individuum, das eher „beobachtet" als „überwacht" wird.

So wird der Kick-Chart eingesetzt:
Die Frauen werden angeleitet, innerhalb eines beliebigen 12-Stunden-Zeitraums (möglichst einschließlich der aktivsten Zeiten ihres Kindes) die Kindsbewegungen zu zählen. Ein gesundes Kind sollte sich innerhalb von zwölf Stunden problemlos zehnmal bemerkbar machen. Ist dies nicht der Fall oder weicht das Bewegungsmuster an einem Tag stark nach unten von dem üblichem Muster ab, lohnt es sich, eine weiterführende Diagnostik zu veranlassen.

Bewegungstabelle („Kick-Chart")

	Mo	Di	Mi	Do	Fr	Sa	So	Mo	Di	Mi	Do	Fr	Sa	So	Mo	Di	Mi	Do	Fr	Sa	So
8:00 h																					
9:00 h																					
10:00 h																					
11:00 h																					
12:00 h																					
13:00 h																					
14:00 h																					
15:00 h																					
16:00 h																					
17:00 h																					
18:00 h																					
19:00 h																					
20:00 h																					
21:00 h																					
22:00 h																					

Bitte beginnen Sie morgens damit, die Phasen, in denen sich ihr Kind bewegt, zu zählen.
In der Stunde zwischen den vollen Uhrzeiten, in der Sie die zehnte Bewegung Ihres Kindes gemerkt haben, markieren Sie das passende Kästchen, indem Sie es ausmalen.
Wenn Sie um 22:00 h noch keine 10 Bewegungen gespürt haben, oder wenn Sie aus irgendeinem anderen Grund besorgt sind, wenden Sie sich bitte an Ihre Hebamme.

■ Ultraschalldiagnostik

Von allen Möglichkeiten der Ultraschalluntersuchungen in der Schwangerschaft scheinen die Doppler-Sonographie und die Bestimmung des plazentaren Reifegrads in Verbindung mit der Wachstumsverlaufskontrolle am ehesten sinnvoll zur Identifizierung gefährdeter Kinder zu sein. Der routinemäßige Einsatz bei gesunden Frauen ohne Schwangerschaftsrisiken ist bei keiner der drei Methoden sinnvoll.

■ CTG/Oxytocin-Belastungstest (OBT)

Die routinemäßige Aufzeichnung der kindlichen Herztöne in der Schwangerschaft bei gesunden Frauen hat nicht nur keine Aussagekraft über den fetalen Zustand, sondern hat für diese Frauen mit großer Wahrscheinlichkeit mehr Nachteile als Vorteile. Es hat sich gezeigt, dass die Zahl der **perinatalen Todesfälle** in der Gruppe der gesunden Frauen mit routinemäßigem CTG statistisch signifikant und klinisch relevant höher lag (mehr als dreimal so hoch) als in der Gruppe der Frauen ohne routinemäßiges CTG. Dies lässt sich womöglich unter anderem mit der erhöhten Zahl an Einleitungen vor dem errechneten Termin (ET) erklären, die zur künstlichen Frühgeburt führen.

Darüber hinaus konnten durch den routinemäßigen CTG-Einsatz keine Verbesserung der Apgar-Werte erreicht werden, ebenso wenig konnte die Sectio-Rate, die Zahl Verlegungen in die Kinderklinik und das Auftreten von neurologischen Auffälligkeiten verringert werden.

Auch der **Einsatz bei Risikoschwangerschaften** ist nur wenig sinnvoll, da lediglich eine Momentaufnahme der kindlichen Situation abgebildet werden kann – und die falsche Interpretation von CTGs ein unlösbares Problem zu sein scheint.

Der **Belastungstest mit i.v. Oxytocin** bringt ebenfalls keine nachweislichen Vorteile für den Ausgang der Schwangerschaft, dafür aber eine Reihe von Nachteilen (teuer, aufwändig, i.v. Infusion erforderlich, womöglich provozierte Frühgeburt).

■ Plazentahormonbestimmungen

Die Bestimmung der Hormone HPL (Human Placental Lactogen) und Östriol hat keinerlei Aussagekraft über das Befinden des Kindes und keine Vorhersagekraft über den Ausgang der Schwangerschaft.

Das **Dilemma des schlecht versorgten Kindes** (17):
• In der frühen Schwangerschaft ist der wachstums- und versorgungseingeschränkte Fetus leicht zu diagnostizieren, aber es gibt keine Therapie.
• In der späten Schwangerschaft könnten wir helfen (indem wir die Schwangerschaft beenden), aber hier gibt es keine zuverlässige Diagnostik

Therapie

Es gibt keine wirksame Therapie des unterversorgten Feten.

Lediglich eine in Deutschland nicht populäre Methode, die **Dekompression des mütterlichen Abdomens**, scheint eine Wirkung zu zeigen, indem sie die progressive Entwicklung von Präeklampsien verlangsamt und insgesamt statistisch signifikante Erhöhungen des kindlichen Geburtsgewichts bei den behandelten Frauen (2800 g im Vergleich zu 2296 g) aufweist. Bei der Dekompression liegt die Schwangere, und über ihrem Bauch wird ein luftdichtes Zelt aufgespannt, in dem 1–3-mal täglich für 30 Minuten jeweils 15–30 Sekunden lang jede Minute ein Unterdruck von – 50 bis – 100 mmHg erzeugt wird. Da diese Therapie bei uns kaum zum Einsatz kommt, hat dieses Wissen zurzeit keine Konsequenzen für die Hebamme in der Schwangerenvorsorge.

Andere Studien belegen, dass bei **mütterlicher Mangelernährung** oder sehr geringer Gewichtszunahme in der Schwangerschaft gehäuft untergewichtige Kinder geboren werden. Der Umkehrschluss, dass mit einer medikamentösen Zufuhr von Vitaminen und Eiweiß ein höheres Geburtsgewicht erzielt werden kann, hat sich nicht bestätigt.

Maßnahmen, die nicht helfen oder deren Wirksamkeit nicht nachgewiesen ist:
- Bettruhe
- Betamimetika
- Calciumkanalblocker
- Hormone (Östrogene)
- Nahrungsergänzungsmittel
- Sauerstoffzufuhr
- Plasmavolumenexpander
- Transkutane Elektrostimulation

Betreuung der Schwangeren

Die Begleitung von Schwangeren mit der Diagnose „Verdacht auf intrauterine Wachstumsretardierung" ist im Bewusstsein der mangelnden evidenzbasierten Möglichkeiten, dem unterversorgten Kind zu helfen, und mit dem Wissen, dass etliche Methoden der Diagnostik unzureichend sind und teilweise dennoch von ärztlicher Seite eingesetzt werden, schwierig.

Neben dem in Absprache mit Frau und ÄrztIn durchgeführten Vorsorgeuntersuchungen sollte der Schwerpunkt der Hebammenbetreuung darin liegen, die Frauen zu bestärken, die gesunden Aspekte ihres Lebens zu betonen. Dies gilt insbesondere auch für die Empfehlung einer hochwertigen Ernährung (nicht: Nahrungsergänzung!).

Wie bei den „vorzeitigen Wehen" gilt auch hier, dass „was der Frau gut tut, potenziell auch dem Kind nützt". Beim Herausfinden und Umsetzen der geeigneten **Veränderungen im Leben der Schwangeren** (Krankschreibung, Haushaltshilfe, frische Luft und Bewegung, Ernährungsberatung

etc.) kann die Hebamme der Frau zur Seite stehen. Im bestmöglichen Fall hat die Schwangere damit nicht nur eine entspanntere Schwangerschaft und ein gesundes Kind, sondern gewinnt auch langfristig durch diesen Lernprozess an Lebensqualität und Gesundheit.

10.11 Übertragung

Definition

Wenn von Risiken der Übertragung gesprochen wird, ist es wichtig, zunächst einmal eine Begriffsklärung voranzustellen. Der Begriff Übertragung wird häufig mit dem Begriff der **Terminüberschreitung** gleichgesetzt. Dabei handelt es sich bei der Terminüberschreitung um ein rein rechnerisches Phänomen und bezeichnet die Zeit von 41 + 1 SSW bis 42 + 0 SSW.

Die **echte Übertragung** (definiert als eine Schwangerschaft, die länger als 42 Wochen dauert) hingegen stellt eine relativ seltene klinische Diagnose dar, bei der die Neugeborenen auch klinisch relevante Übertragungszeichen aufweisen.

Die **Häufigkeit** von Übertragungen wird in der Literatur mit 4 bis 14 % angegeben – je nachdem, welche Bevölkerungsgruppe untersucht wurde, wie die Terminbestimmung vorgenommen wurde und welche Kriterien für eine Entscheidung für eine Geburtseinleitung in der untersuchten Region üblicherweise galten.

Es hat sich eine Vielzahl von mehr oder weniger evidenzbasierten Richtlinien entwickelt; diese variieren von routinemäßigen Einleitungen am Termin oder zu bestimmten festgelegten Zeiten über selektive Einleitungen nach individuellem Befund bis zum einfachen Abwarten der spontan einsetzenden Wehentätigkeit.

Risiken

Insgesamt steigt das **Risiko für Komplikationen** (z.B. protrahierte Geburtsdauer, Mekoniumaspiration, notwendige Verlegung des Neugeborenen, operative Geburtsbeendigung wegen drohender Asphyxie) nach der vollendeten 40. SSW leicht an. Insgesamt gesehen sind diese Komplikationen aber selten. Statistisch besteht ein Zusammenhang zwischen Geburten nach der vollendeten 42. SSW und einem geringen, aber stetigen Anstieg der (bei uns sehr niedrigen) perinatalen Sterblichkeit.

Gleichzeitig wird nach wie vor diskutiert, ob und wie oft die Terminüberschreitung bzw. Übertragung die Ursache für die auftretenden Komplikationen ist bzw. ob und wie oft eine Komplikation (Wachstumsstörung, Fehlbildung) den physiologischen Prozess der Wehenauslösung behindert und damit zur Terminüberschreitung bzw. Übertragung führt.

Es gibt Hinweise, dass nicht alle Kinder gleichermaßen gefährdet sind, sondern dass normal entwickelte Kinder mit der Situation besser zurecht kommen (18). Schließlich steigt das Sterblickeitsrisiko erst nach dem Einsetzen der Wehen, **nicht schon in der (verlängerten) Schwangerschaft** und ist insgesamt sehr gering (2-3 pro 1000 Terminüberschreitungen).

Empfehlungen zur Betreuung von Schwangeren über ET

Es gibt zurzeit keine evidenzbasierten Richtlinien über die Häufigkeit und Intensität der Betreuung bei Schwangeren, die die vollendete 40. SSW überschritten haben. Am häufigsten wird in den vorliegenden Studien ein Vorsorgeintervall von 2–3 Tagen ab der 41. SSW praktiziert.

Dabei haben sich Kombinationen von invasiven Untersuchungsmethoden wie Amnioskopien nicht als überlegen gegenüber einfachen CTG- und Ultraschalluntersuchungen (zur Messung der Fruchtwassermenge) gezeigt.

Insgesamt gibt es Hinweise darauf, dass eine **Geburtseinleitung nach der vollendeten 41. SSW** die perinatale Mortalität geringfügig reduziert, und zwar in der Größenordnung von einem verhinderten perinatalen Todesfall auf 500 Einleitungen wegen Terminüberschreitung (> 41 + 0 SSW). Auch die Häufigkeit von grünem Fruchtwasser und sekundärer Sectio scheint bei diesem Vorgehen geringer. Bei Einleitungen vor der vollendeten 41. Woche sind keine Vorteile für Mutter oder Kind nachweisbar. Insgesamt ist die Beweislage für die Erarbeitung von gültigen Richtlinien jedoch recht dünn.

Für die Hebamme in der Vorsorge lassen sich also nur vage **Empfehlungen** formulieren:
* Die **Information der Schwangeren** über den aktuellen Stand der Forschung ist die Basis, ihr bei der weiteren Entscheidungsfindung beizustehen.
* **Ab (gesichertem) ET sollten alle 2–3 Tage** CTG- Untersuchungen erfolgen; eine Messung der Fruchtwassermenge mittels Ultraschall bei der FachärztIn kommt ebenfalls durchgeführt werden.[1]
* **Ab der 41. vollendeten Woche** sollte der Schwangeren eine Einleitung nach der für den vorliegenden Normalbefund bestmöglichen Methode angeboten werden; wünscht sie dies nicht und gibt es keine Anzeichen einer sich entwickelnden pathologischen Situation, wird weiter wie oben verfahren.

---

[1] Dieses Vorgehen ist nicht wissenschaftlich begründet, dennoch ist es das in Deutschland derzeit übliche Vorgehen. Bis entsprechende Studien vorliegen kann sich die Hebamme in der freien Praxis, nicht zuletzt aus forensischen Gründen, auch an dieses Schema halten. Gleichzeitig sollte sie sich der ungesicherten Evidenzlage bewusst sein.

Es gibt **verschiedene therapeutische Ansätze**, die Schwangerschaftsdauer ohne Medikamentengabe mit konservativen Mitteln abzukürzen; wissenschaftlich auf Nutzen und Risiken wurden allerdings nur zwei Methoden untersucht.

- Der Versuch, mithilfe von **Brustwarzenstimulation** das Einsetzen spontaner Wehentätigkeit zu stimulieren, hat sich dabei nicht als sinnvoll erwiesen.
- Das **Lösen des Eipols bei der vaginalen Untersuchung** verkürzt die Schwangerschaftsdauer, ist aber für die Frauen sehr unangenehm und sollte daher nicht routinemäßig angewandt werden. Als Option vor der medikamentösen Einleitung sollte sie jedoch in Betracht gezogen werden, sofern der Muttermundsbefund dies zulässt.
- **Naturheilkundliche Maßnahmen** (Homöopathika, Akupunktur, Akupressur, Nelkenöltampons, „Wehencocktail") sind wissenschaftlich nicht ausreichend untersucht, um als offizielle Empfehlung bestehen zu können; viele Hebammen verfügen hier über einen eigenen Schatz an Erfahrungen.

Entscheidend bei der Betreuung nach ET ist, dass die Wünsche der Frauen nach vorheriger ausführlicher Information berücksichtigt werden, und durch die Hebammenbetreuung gleichzeitig ein hohes Maß an Sicherheit und Zufriedenheit gewährleistet wird.

10.12 Rh-Inkompatibilität

Die Rhesusinkompatibilität ist seit den siebziger Jahren ein seltenes Ereignis. Eine Schwangere mit tatsächlich bestehender Inkompatibilität wird sich spätestens bei gesicherter Diagnose in intensiver ärztlicher Betreuung befinden.

Für die Hebamme in der freien Praxis ist es wichtig, die **Risiken für Rh-negative Frauen** zu kennen und sie erklären sowie über prophylak-

tische Maßnahmen kompetent beraten zu können.

Die Gefahr der Sensibilisierung einer Rh-negativen Schwangeren ist beim Eintritt von Rh-positiven Erythrozyten in ihren Organismus gegeben. Ob sie tatsächlich Antikörper bildet, hängt von der Menge der Erythrozyten ab, die in ihren Blutkreislauf gelangt sind.

> Das Risiko der Sensibilisierung einer Rh-negativen Mutter bei der Geburt eines Rh-positiven Kindes liegt bei 7,2 %.
> Nach Gabe einer prophylaktischen Dosis Anti-D post partum sinkt dieses Risiko auf 0,2 – 1,6 %.

Umstritten ist noch, welche Menge Anti-D nötig ist, um einen möglichst großen Effekt bei möglichst vernünftiger Kostenkalkulation zu erzielen. In der Schwangerschaft kommt es bei ca. 1,5 % der Rh-negativen Frauen, die ein Rh-positives Kind tragen, zur spontanen Bildung von Antikörpern während der Schwangerschaft. Dies passiert meist jenseits der 28. SSW. Eine **prophylaktische Gabe von 100 mg (500 IE) Anti-D** reduziert dieses Risiko. Die Kombination von Anti-D-Prophylaxen vor und nach der Geburt reduziert das Gesamtrisiko weiter auf 0,06 %.

Alle Eingriffe während der Schwangerschaft, die zu einem Blutaustausch zwischen mütterlichem und kindlichem Organismus führen können (z. B. Amniozentese, Nabelschnurpunktion), sollen ebenfalls mit der Gabe von Anti-D begleitet werden; ebenso sollte nach abdominalen Traumata, Placenta praevia, vorzeitiger Plazentalösung und anderen uterinen Blutungen Anti-D gegeben werden.

10.13 Abusus/Sucht

Der Begriff Abusus ist dehnbar – je nach Droge und Ausmaß sowie Zeitpunkt und Dauer des Konsums sind mehr oder weniger schwer wiegende Probleme zu erwarten. Darüber hinaus ist es schwierig, einen bestehenden Abusus zu erkennen und realistisch einzuschätzen.

Generell ist es vermutlich einfacher, eine süchtige Frau zu betreuen, die ihre Sucht offen thematisiert und sich damit auseinandersetzt, als eine Schwangere, die sich in einer akuten unbehandelten Suchtsituation befindet.

Die **Risikodefinition „Abusus"** bezieht sich allein auf Substanzmissbrauch, nicht auf Sucht generell, und erfasst dabei beispielsweise nicht die Frauen, die an anderen als an Substanzabhängigkeiten erkrankt sind; z. B. Frauen mit einer Vorgeschichte von Essstörungen. Diese Frauen haben ebenfalls in der Schwangerschaft mit ihren körperlichen Veränderungen schwierigste Situationen zu bewältigen.

Nikotin

Der am häufigsten vorkommende Abusus, mit dem Hebammen sich in der Vorsorge konfrontiert sehen, ist das Zigarettenrauchen. In den Industrienationen rauchen nach internationalen Schätzungen zwischen 20 % und 30 % aller schwangeren Frauen. Das betrifft insbesondere Frauen aus sozial benachteiligten Bevölkerungsgruppen (Alleinerziehende, Frauen mit niedrigem Einkommen und vielen Kindern, Frauen mit psychischen Problemen, Stress im Beruf oder mit wenig familiärer Unterstützung).

Da Nikotinabusus einerseits **definitiv schädlich** für das ungeborene Kind (niedriges Geburtsgewicht, frühe Frühgeburten, perinatale Todesfälle), andererseits aber nicht unabwendbar ist, wird die **Raucherentwöhnung** ein wichtiges Thema für die Verbesserung der perinatalen Morbidität und Mortalität. Relativ gut erforscht ist der positive Effekt von Raucherentwöhnungsprogrammen, auch im Vergleich zu einfacher Beratung und/oder dem Aushändigen schriftlichen Informationsmaterials. Von 100 rauchenden Frühschwangeren hören ca. 10

Frauen von sich aus oder mit üblicher Schwangerenberatung auf, zu rauchen; ca. 6 – 7 weitere Frauen schaffen den Ausstieg mithilfe von Programmen.

Die **Nikotinpräparate** als Hilfsmittel zur Entwöhnung (Pflaster, Nikotin-Kaugummi) sind für die Schwangerschaft bisher nicht ausreichend auf Nutzen und Schaden erforscht.

Wenig erforscht ist aber auch der Effekt von **Anti-Rauch-Kampagnen** auf Frauen, die nicht aufhören, zu rauchen. Diese Frauen leiden unter Schuldgefühlen und Stress; etwa 10 % rauchen durch den psychischen Druck sogar eher mehr.

Selbsthilfekonzepte und Programme mit verhaltenstherapeutischen Aspekten sind zurzeit der erfolgversprechendste Ansatz zur Bekämpfung der Nikotinsucht.

Alkohol

Die gesundheitlichen Schäden, die ein hoher mütterlicher Alkoholkonsum von über 28,5 ml reinem Alkohol pro Tag (das entspricht ca. ½ Liter Bier oder ¼ Liter Wein) beim ungeborenen Kind anrichtet, sind recht gut erforscht und dokumentiert. Unklarheit besteht allerdings darüber, ob es ein „sicheres" Limit nach unten gibt. Darüber hinaus finden sich bei Frauen, die viel Alkohol trinken, häufig auch andere Risikofaktoren wie Rauchen, niedriger sozioökonomischer Status und der Konsum anderer Drogen. Dies erschwert die Bewertung des Zusammenhangs zwischen Alkoholkonsum und perinataler Morbidität weiter (19).

Zurzeit erscheint folgendes **Vorgehen** in der Schwangerenvorsorge sinnvoll:
- Schwangere Frauen sollten informiert werden, dass es ab einem Konsum von mehr als 1 – 2 Einheiten Alkohol pro Woche keine gesicherte Forschungsaussage über mögliche Schäden für ihr Kind gibt.

- Ein „Aufsparen" von Alkoholeinheiten ist nicht möglich
- Alkoholkonsum ist ein wichtiger Punkt der Anamneseerhebung
- Im Zweifelsfall soll die Hebamme professionelle Hilfe von anderen Fachdisziplinen anbieten und/oder in die Wege leiten
- Jede Reduzierung des Alkoholkonsums, egal zu welchem Zeitpunkt der Schwangerschaft, ist positiv zu bewerten.
- Gesunde Schwangere können davon ausgehen, dass ein einmaliger starker Alkoholkonsum in der frühen Schwangerschaft vermutlich keinen Schaden bei ihrem Kind verursacht hat.

Eine „Einheit" Alkohol entspricht der kleinstmöglichen normalen Ausschankmenge, z. B.
- 180 ml Bier mit 5 Vol.% oder
- 150 ml Hefeweizen oder
- 125 ml Wein mit 9 Vol.% oder
- 100 ml Sekt oder Wein mit 12 Vol.% oder
- 1 Schnapsglas voll starkem Alkohol (0,02 l)

Grundsätzlich gilt es, zu bedenken, dass Hebammen keinen therapeutischen Beruf ausüben: zwar sind wir Vertrauensperson, aber nicht für die Heilung von bestehenden psychischen Erkrankungen zuständig.

Eine vertrauensvolle **Kooperation mit Fachdisziplinen** unter Einbeziehung und in Absprache mit der Schwangeren ist hier angebracht. In einer solchen Konstellation kann dann die Betreuung und Vorsorge durch eine Hebamme für die betroffene Frau eine hilfreiche und wohltuende Wirkung haben. Die Vorsorgeuntersuchungen und die Beratung im Hinblick auf die Situation während und nach der Geburt (Kinderklinik? Stillen? Jugendamt/Sozialdienste? Kinderarzt?) werden sich so nach den Wünschen der Frau in Absprache mit den FachärztInnen richten.

Beim **Verdacht auf Abusus** ist es unter Umständen für die betreuende Hebamme sinnvoll, sich Unterstützung von Kolleginnen oder anderen Fachleuten zu holen, wenn sie sich mit einem Konfrontationsgespräch mit der Schwangeren überfordert fühlt. Eine Fortbildung zum Thema Gesprächsführung ist für Hebammen in der freien Praxis immer eine gute Investition.

Die **„medizinische" Versorgung**, also die reguläre Vorsorge, wird sich in Häufigkeit, Form und Intensität individuell gestalten.

10.14 Blutungen

Frische Blutungen von signifikantem Ausmaß (nicht Schmierblutungen oder leichte Ektopieblutungen) in der zweiten Schwangerschaftshälfte werden mit einer stark erhöhten kindlichen und mütterlichen Morbidität und Mortalität assoziiert.

Etwa die Hälfte aller Blutungen wird durch eine vorzeitige Plazentalösung oder eine Placenta praevia ausgelöst. Bei der anderen Hälfte kann meist keine Ursache gefunden werden. Die perinatale Mortalität bei vorzeitiger Lösung liegt bei etwa 30 %.

Bei **sistierenden retroplazentaren Hämatomen** und **sistierenden Blutungen** unbekannter Genese kann nach einem blutungsfreien Beobachtungsintervall in der Klinik eine ambulante Weiterbetreuung der Schwangeren erfolgen.

Auch bei **Schwangeren mit Placenta praevia** ist eine ambulante Betreuung möglich. Bei den Schwangeren beider Gruppen ist eine engmaschige Hämoglobinkontrolle sinnvoll. Weitere Untersuchungen wie Herztonkontrollen werden sowohl mit der FachärztIn abgesprochen, als auch dem Bedürfnis der Frau angepasst.

Speziell in der Beratung der Frauen mit Placenta praevia durch die Hebamme werden besonders auch die Themen Kaiserschnitt und Frühgeburt mit ihren Konsequenzen besprochen, da diese beiden Ereignisse mit einer hohen Wahrscheinlichkeit auf die betroffenen Frauen zukommen werden.

Es ist außerdem sehr wichtig, mit diesen Schwangeren „**Notfallpläne**" zu besprechen, um einen sofortigen Kliniktransport bei Wiedereinsetzen der Blutung zu gewährleisten.

10.15 Zustand nach intrauterinem Fruchttod

Eine Schwangerschaft nach dem Tod eines ungeborenen Babys ist eine extrem schwierige Zeit für die Frau und ihren Partner. Unabhängig davon, aus welchen Gründen – wenn sie denn überhaupt klar waren – das Kind gestorben ist, können die Frauen durch Angst um das neue Kind und ein schlechtes Gewissen dem neuen Baby gegenüber belastet sein. Je nachdem, wie die Umstände der Geburt und Trauerzeit waren, und wie weit der Trauerprozess bis zur neuen Schwangerschaft vorangeschritten ist, werden verschiedene Kompensationsmechanismen bei der Schwangeren sichtbar.

Die übliche Routine der Schwangerenvorsorge ist für diese Frauen häufig ungeeignet. Glücklicherweise lässt die derzeit gültige HebGV die Möglichkeit zu, Vorsorgen und Beratungstermine **individuell** dem Bedürfnis der Schwangeren anzupassen; manchmal reicht bereits ein kurzer Besuch mit dem Hörbarmachen der kindlichen Herztöne aus, um eine akute Angstsituation zu entschärfen.

Eine Einbeziehung von Partner und Geschwisterkindern in Absprache mit der Schwangeren ist ebenfalls unter häuslichen Bedingungen oder in der Hebammenpraxis oft besser möglich, als in einer zeitlich begrenzten Situation in der ärztlichen Vorsorge.

Behutsame Gesprächsführung und respektvolle Begleitung durch die Hebamme können so die schwierige Zeit für die Schwangere erleichtern.

Informationen für Schwangere

Empfehlungen für Schwangere mit Gestationsdiabetes

Herzlichen Glückwunsch zu Ihrer Schwangerschaft!

Sie sind zu Ihrer Hebamme mit der Diagnose „Schwangerschaftsdiabetes" gekommen. Wir haben für Sie einige Informationen zu diesem Thema zusammengestellt.

Was ist Gestationsdiabetes?

Der Stoffwechsel einer schwangeren Frau stellt sich auf die veränderten Bedürfnisse durch die Mitversorgung des Kindes ein. Bei manchen Frauen entsteht dabei ein erhöhter Insulinbedarf, der durch den eigenen Körper nicht gedeckt werden kann – es taucht, besonders nach (zuckerhaltigen) Mahlzeiten, zu viel Zucker im Blut auf. Gestationsdiabetes verschwindet in den meisten Fällen nach der Schwangerschaft von selbst wieder.

Was bedeutet das für mich und mein Kind?

Durch das auch im Mutterkuchen vermehrte Zuckerangebot kann das ungeborene Kind etwas schwerer werden als durchschnittliche Neugeborene. Das kann die Geburt manchmal, aber nicht immer, etwas schwieriger machen. Frauen mit Schwangerschaftsdiabetes entwickeln etwas häufiger als andere Frauen Harnwegsinfekte. Auch tritt im Zusammenhang mit dem Schwangerschaftsdiabetes etwas häufiger ein erhöhter Blutdruck auf.

Was kann ich tun?

Sie können davon ausgehen, dass Sie und Ihr Kind gesund durch die Schwangerschaft kommen. Sie können mithelfen, Ihren Blutzuckerspiegel im normalen Bereich zu halten und Sie sollten die erhaltenen Ratschläge möglichst einhalten.

Was kann die Hebamme für mich tun?

Die Hebamme steht Ihnen besonders bei Fragen beratend zur Seite. Auch die möglicherweise sehr häufig angeordneten Untersuchungen wie z. B. CTG- oder Blutdruckkontrollen kann sie für Sie durchführen, so dass Ihr normales Leben nicht so sehr in Mitleidenschaft gezogen wird.

Wenn Ihnen irgend etwas Sorgen macht, wenden Sie sich an Ihre Hebamme.

Hebammenstempel

Informationen für Schwangere

Empfehlungen für Schwangere mit Diabetes mellitus

Herzlichen Glückwunsch zu Ihrer Schwangerschaft!

Sie sind Diabetikerin, und sicher wissen Sie bereits sehr viel über das Thema Schwangerschaft und Diabetes. Wir haben dennoch ein paar Informationen für Sie zusammengestellt, die vielleicht nützlich für Sie sein können.

Welche Risiken gibt es für mein Baby und für mich?

Es gibt einige Risiken, die mit einem schlecht eingestelltem Diabetes in Zusammenhang gebracht werden, so z. B. eine vorzeitig alternde Plazenta; und auch bei einem gut eingestellten Diabetes sind die Kinder von Diabetikerinnen manchmal größer und schwerer als durchschnittliche Neugeborene. Studien zeigen aber, dass bei einer sorgfältigen Einstellung der Blutzuckerwerte heutzutage die Kinder diabetischer Mütter genauso gesund geboren werden wie die Kinder nichtdiabetischer Mütter.

Was kann ich tun?

Sie können den Verlauf der Schwangerschaft wesentlich mitbestimmen, indem Sie sehr sorgfältig bei der Prüfung und Dokumentation Ihrer Zuckerwerte sind. Im Zweifelsfall kontaktieren Sie jederzeit eine(n) Fachärztin/-arzt.

Was muss ich bei der Geburt und danach beachten?

Sie werden die Geburt möglicherweise auf Anraten Ihrer Ärztin/Ihres Artzes am errechneten Termin einleiten lassen (es gibt keine medizinische Begründung für einen geplanten Kaiserschnitt), um das Risiko der vorzeitigen Plazentaalterung klein zu halten. Während der Geburt werden Sie kontinuierlich mit Glukose und Insulin versorgt, um während der Anstrengung den Zuckerspiegel konstant zu halten. Der Zuckerwert Ihres Kindes wird in den ersten Stunden nach der Geburt sehr regelmäßig kontrolliert. Stillen ist sehr empfehlenswert und mindert das (ohnehin sehr geringe) Risiko Ihres Kindes, später auch einen Diabetes zu entwickeln, noch weiter.

Was kann die Hebamme für mich tun?

Die diagnostischen Überwachungen für diabetische Schwangere sind sehr engmaschig. Ihre Hebamme kann Sie entlasten, indem sie CTG (Herzton-Wehen-Kontrollen), Blutdruckmessungen und Urinkontrollen zu flexibel gestalteten Zeiten, evtl. bei Ihnen zu Hause, vornimmt.

▶

Wenn Sie Fragen, Sorgen oder Probleme bezüglich der Schwangerschaft haben, ist sie für Sie zuständig. Unabhängig von Ihrem Diabetes gibt es auch jede Menge Gelegenheiten, die Schwangerschaft, Geburt oder das Wochenbett mit Ihrer Hebamme zu besprechen und zu gestalten, damit Sie diese Zeit so gut wie möglich genießen können.

Sie können so viele Besuche der Hebamme in Anspruch nehmen, wie Sie und die Hebamme es für nötig halten. Es gibt die Möglichkeit, über ärztliche Atteste weitere als die vorgesehenen Besuche über die Krankenkasse abzurechnen.

Notizen

Hebammenstempel

Informationen für Schwangere

Empfehlungen für Schwangere mit Bluthochdruck

Herzlichen Glückwunsch zu Ihrer Schwangerschaft!

Sie sind zu Ihrer Hebamme gekommen mit der Diagnose Bluthochdruck in der Schwangerschaft. Vielleicht haben Sie auch die Ausdrücke „Gestose", „Schwangerschaftsvergiftung" oder „Präeklampsie" fallen hören. Wir haben im Folgenden für Sie einige Informationen zu diesem Thema zusammengestellt.

Was bedeuten diese Begriffe?

Der mütterliche Kreislauf stellt sich in der Schwangerschaft mehrfach um und passt sich den veränderten Verhältnissen an. Dabei kommt es zu Blutdruckschwankungen. Bei einigen Frauen erhöht sich der Blutdruck jedoch mehr als bei anderen; die Ursachen hierfür sind nicht gut erforscht. Die Ausdrücke „Gestose" und „Schwangerschaftsvergiftung" sind daher veraltete Bezeichnungen für einen nicht verstandenen Mechanismus. Der Ausdruck „Präeklampsie" bezieht sich auf eine Erkrankung, die sich aus dem erhöhten Blutdruck entwickeln kann, aber nicht muss.

Was bedeutet das für mich und mein Kind?

Es ist wichtig, darauf zu achten, ob weitere Symptome auftauchen, die auf eine sich entwickelnde Präeklampsie hinweisen. Das sind insbesondere plötzliche, sehr starke Wassereinlagerungen und eine vermehrte Eiweißausscheidung im Urin. Auch starke Kopfschmerzen, Oberbauchbeschwerden, Übelkeit und Erbrechen sowie Augenflimmern oder Sehstörungen sind wichtige Warnsignale, bei denen Sie sofort Kontakt zu Fachpersonal herstellen sollten, damit einige weitere Untersuchungen gemacht werden können. Solange keine dieser weiteren Beschwerden auftauchen, brauchen Sie sich keine Sorgen zu machen.

Was kann ich tun?

Falls Ihnen Ihr Arzt/Ihre Ärztin blutdrucksenkende Medikamente verordnet hat, achten Sie auf die regelmäßige Einnahme.

Darüber hinaus gibt es Hinweise aus der Forschung, dass eine ausgewogene Ernährung die Verschlechterung der Blutdrucksituation günstig beeinflussen kann. Sie können sich und Ihr Baby mit Lebensmitteln verwöhnen, die so genannte ungesättigte Omega-3-Fettsäuren enthalten. Das ist besonders in Seefisch (auch Fischstäbchen) oder, wenn Sie keinen Fisch mögen, in Nachtkerzenöl aus der Apotheke enthalten. Lassen Sie sich von Ihrer Hebamme und ApothekerIn beraten. Auch kalziumreiche Lebensmittel, z. B. Milch oder Milchprodukte, können sich besonders positiv auf Ihre Gesundheit auswirken.

►

Wahrscheinlich werden Sie arbeitsunfähig geschrieben; wenn Sie kleine Kinder zu versorgen haben, kann die Krankenkasse in begründeten Fällen (ärztliches Attest) eine Haushaltshilfe übernehmen, und zwar durch eine Person Ihrer Wahl oder auch einen ambulanten Pflegedienst, damit Sie sich besser ausruhen können.

Was kann die Hebamme für mich tun?

Die Hebamme hilft Ihnen, indem sie die nötigen Untersuchungen eventuell im Wechsel mit der behandelnden ÄrztIn in Absprache mit Ihnen durchführen kann; möglicherweise entlastet es Sie, diese zu Hause machen zu lassen. Sie berät Sie in Ernährungsfragen und hilft bei organisatorischen Problemen, z. B. bei der Beschaffung einer Haushaltshilfe. Darüber hinaus ist sie für alle anderen, auch die unproblematischen und schönen Dinge in der Schwangerschaft, für Sie da.

Notizen

Hebammenstempel

Informationen für Schwangere

Empfehlungen für Schwangere mit vorzeitigen Wehen

Herzlichen Glückwunsch zu Ihrer Schwangerschaft!

Sie sind zu Ihrer Hebamme gekommen mit der Diagnose „vorzeitige Wehentätigkeit" oder „drohende Frühgeburt". Wir haben einige Informationen zu diesem Thema für Sie zusammengestellt.

Was bedeutet „vorzeitige Wehen"?

Diese Diagnose bedeutet zunächst einmal lediglich, dass Ihre Gebärmutter offensichtlich aktiv ist. Kontraktionen in der Schwangerschaft sind völlig normal, und die Frauen, die „vorzeitige Wehen" haben, ohne dass der Muttermund sich öffnet, sind in der Regel **NICHT** diejenigen, deren Kind tatsächlich zu früh kommt. Sie werden von Ihrer FrauenärztIn vermutlich etwas häufiger als üblich zu Vorsorgeuntersuchungen gebeten. Dabei wird per Ultraschall oder vaginaler Untersuchung überprüft, ob sich der Gebärmutterhals verkürzt oder der Muttermund öffnet.

Was kann ich tun?

Wehenhemmende Tabletten sind zwar wirksam, um die Aktivität der Gebärmutter zu reduzieren, verhindern jedoch keine Frühgeburt. Besprechen Sie mit Ihrer Hebamme und Ihrer Ärztin/Arzt, ob Sie Medikamente einnehmen sollen. Es gibt auch die Möglichkeit, naturheilkundliche Mittel einzusetzen, die frei von Nebenwirkungen sind. Bettruhe zur Vermeidung von Frühgeburten hat sich nicht als sinnvolle Maßnahme bewährt – Schonung ist jedoch sicher eine gute Idee.

Die Faustregel ist: Alles, was Ihnen gut tut, ist auch für die Erhaltung der Schwangerschaft gut. Verwöhnen Sie sich und Ihr Kind mit gutem Essen, Ruhe und Entspannung. Falls Sie schon ein oder mehrere Kinder haben, können Sie sich eventuell eine Unterstützung im Haushalt durch die Krankenkasse holen. Ihre Hebamme berät Sie hier gerne.

Was kann die Hebamme für mich tun?

Die Hebamme kann Vorsorgeuntersuchungen im Wechsel mit der Ärztin/Arzt auch bei Ihnen zu Hause durchführen. Wenn Sie beunruhigt sind, können Sie sich an sie wenden. Die Anzahl der Hebammenbesuche in der Schwangerschaft ist nicht begrenzt. Ihre Krankenkasse übernimmt die Kosten. Ihre Hebamme berät Sie auch dazu, wie Sie die besten Bedingungen für sich und Ihr Kind schaffen, falls es tatsächlich zu früh zur Welt kommen sollte (Kinderklinik, Stillen usw.)

Hebammenstempel

Informationen für Schwangere

Empfehlungen für Schwangere, die Zwillinge erwarten

Herzlichen Glückwunsch zu Ihrer Schwangerschaft!

Sie erwarten Zwillinge. Neben der doppelten Freude haben manche Zwillingseltern auch die „doppelte Menge Fragen". Wir haben einige Informationen für Sie zu diesem Thema zusammengestellt.

Wie kommt es eigentlich zur Zwillingsschwangerschaft?

Zwillings- oder Mehrlingsschwangerschaften entstehen entweder spontan oder durch Fruchtbarkeitsbehandlungen. Es gibt Schwangerschaften mit eineiigen Geschwistern (die dann immer auch das gleiche Geschlecht haben und sich „zum Verwechseln" ähnlich sehen). Diese entstehen sehr früh in der Schwangerschaft durch eine vollständige Teilung der befruchteten Zelle. Eine andere Möglichkeit ist die zeitgleiche Entwicklung von Geschwistern aus zwei unabhängigen Eizellen; diese Kinder sind ganz „normale" Geschwister, die „zufällig" zur gleichen Zeit kommen. Entsprechend sind sie sich nicht ähnlicher als andere Geschwister auch. Diese Zwillinge haben getrennte Fruchtblasen und Mutterkuchen; die eineiigen teilen sich manchmal beides.

Was muss ich bei der Zwillingsschwangerschaft beachten?

Eventuell werden Sie die „normalen" Schwangerschaftsbeschwerden wie Rückenschmerzen oder Sodbrennen etwas stärker als Frauen mit nur einem Kind bemerken. Auch tritt hoher Blutdruck bei Zwillingsmüttern etwas häufiger auf als bei Einlingsschwangeren. Daher werden Sie vermutlich häufiger als alle vier Wochen zur Vorsorgeuntersuchung gebeten.

Manchmal kommen Zwillinge etwas früher als einzelne Kinder. Es ist daher sinnvoll, sich rechtzeitig für Geburtsvorbereitungskurse oder andere Angebote anzumelden. Ihre Hebamme informiert Sie auch bereits in der Schwangerschaft über Themen wie das Stillen von Zwillingen.

Was kann die Hebamme für Sie tun?

Die Hebamme berät sie bei allen Fragen und Sorgen bezüglich der Schwangerschaft, der Geburt und der Wochenbettzeit. Sie kann auch im Wechsel mit Ihrer Ärztin/Ihrem Arzt die Vorsorgeuntersuchungen durchführen. Nach der Geburt kann sie 8 Wochen und bei Bedarf weit darüber hinaus zu Ihnen nach Hause kommen und Ihnen bei allen auftauchenden Fragen zur Seite stehen. Alle diese Leistungen werden von der Krankenkasse übernommen.

Folgende **Angebote für Zwillings- oder Mehrlingseltern** finden Sie in Ihrer Region:

Zwillingstreff: Stillgruppe:

Informationen für Schwangere

Empfehlungen für Schwangere, deren Kind möglicherweise verzögert wächst

Herzlichen Glückwunsch zu Ihrer Schwangerschaft!

Sie sind zu Ihrer Hebamme gekommen mit der Diagnose (Verdacht auf) Wachstumsverzögerung Ihres Kindes. Wir haben für Sie einige Informationen dazu zusammengestellt.

Was ist „Wachstumsverzögerung"?

Eine Verzögerung oder ein Stillstand des kindlichen Wachstums in der Schwangerschaft kann auf eine Funktionsstörung des Mutterkuchens (Plazenta) hinweisen. Wenn die Versorgung des ungeborenen Kindes knapp wird, sorgt es auch weiterhin für eine gute Durchblutung seines Gehirns (es entwickelt also keine Hirnschäden), es legt sich aber ein weniger dickes „Speckpolster" an und erscheint daher bei der Ultraschallmessung oder der Tastuntersuchung zart.

Was bedeutet das für mein Kind?

Bei der Verdachtsdiagnose bedeutet das zunächst nur, dass Ihr Kind möglicherweise etwas kleiner oder leichter ist als das „durchschnittliche Kind" zu diesem Schwangerschaftszeitpunkt. Davon abgesehen, dass Ultraschallmessungen auch heute noch ungenau sein können, beinhaltet dies zunächst keine Aussage darüber, wie es Ihrem Kind geht, oder ob es früher geboren wird. Wichtig ist lediglich, dass Ihr Baby **gleichmäßig weiter wächst.** Dies wird von Ihrer Ärztin/Arzt mit Ultraschallmessungen und von der Hebamme durch Tastuntersuchungen beobachtet.

Was kann ich tun?

Sie können vielleicht die Ernährungslage für Ihr Baby verbessern, indem Sie sich eiweiß- und vitaminreich ernähren (weitere Tipps von Ihrer Hebamme). Außerdem ist alles, was die Durchblutung fördert, gut für Ihr Kind, z. B. Spaziergänge an der frischen Luft. Grundsätzlich gilt: **Alles, was Ihnen gut tut, ist gut fürs Baby.**

Wenn Sie um das Wohlergehen Ihres Kindes besorgt sind, kann die Hebamme Ihnen eine „Bewegungstabelle" mitgeben; so können Sie sich an der „Beobachtung" der Entwicklung Ihres Kindes noch weiter beteiligen.

▶

Was kann die Hebamme für mich tun?

Sie kann das Wachstum Ihres Kindes mit Ihnen gemeinsam beobachten und einige der nötigen Untersuchungen durchführen. Sie gibt Ihnen Tipps zur Ernährung und berät Sie im Hinblick auf den weiteren Verlauf der Schwangerschaft. Wenn Sie möchten, hat sie auch die Möglichkeit, Sie mit naturheilkundlichen Maßnahmen zu unterstützen.

Wenn Sie Fragen oder Sorgen bezüglich der Schwangerschaft haben, wenden Sie sich an sie. Alle Hebammenleistungen werden von der Krankenkasse übernommen.

Notizen

Hebammenstempel

Informationen für Schwangere

Empfehlungen für Schwangere beim Überschreiten des Geburtstermins

Ihr Geburtstermin ist um einige Tage überschritten. Wir haben für Sie einige Informationen zum Thema Terminüberschreitung zusammengestellt, die Ihnen vielleicht helfen, Entscheidungen über den weiteren Verlauf Ihrer Schwangerschaft zu treffen.

Was bedeutet Terminüberschreitung?

Die Überschreitung des (errechneten) Geburtstermins ist ein häufiges Phänomen. Davon abgesehen, dass es sehr schwierig ist, einen genauen Geburtstermin zu bestimmen, bleiben sehr viele Kinder über den groben Richtwert „40 Wochen" hinaus noch etwas im Bauch der Mutter. Das ist in fast allen Fällen völlig normal und bedeutet möglicherweise, dass die Bedingungen in der Gebärmutter so gut sind, dass noch kein Grund für das Kind besteht, diese Situation zu verändern. Tatsächlich werden nur etwa 5 % aller Kinder genau am Termin geboren.

Wie geht es jetzt weiter?

Innerhalb der ersten Woche nach dem errechneten Termin werden Sie von Ihrer Hebamme oder Ihrer FrauenärztIn etwa alle zwei bis drei Tage zum CTG (Herzton-Wehen-Schreiber) und eventuell zum Ultraschall gebeten; diese Vorsichtsmaßnahme wird für den unwahrscheinlichen Fall getroffen, dass der Mutterkuchen seine Funktion einschränkt (in diesem Fall würde Ihnen dann eine Geburtseinleitung empfohlen).

Ab der 42. Schwangerschaftswoche (also mehr als 7 Tage über Termin) steigt die Möglichkeit einer Funktionsstörung des Mutterkuchens statistisch gesehen leicht an. Sie haben daher die Möglichkeit, eine Geburtseinleitung durchführen zu lassen. Wenn Sie noch etwas warten möchten, wird Ihre Hebamme/Ihre ÄrztIn Ihnen weiterhin häufige CTG-Kontrollen empfehlen.

Was kann meine Hebamme für mich tun?

Ihre Hebamme kann die jetzt häufigen Vorsorgeuntersuchungen nach individueller Absprache mit Ihnen durchführen. Sie erklärt Ihnen, welche Möglichkeiten Sie haben, sich über den weiteren Schwangerschaftsverlauf zu entscheiden. Auch über die verschiedenen Möglichkeiten und den Ablauf einer Geburtseinleitung unter den örtlichen Gegebenheiten kann sie Sie informieren. Falls Sie das wünschen, kann die Hebamme Sie auch über naturheilkundliche Möglichkeiten zur Unterstützung beraten.

▶

Tipps

- Um sich vor gut gemeinten Anrufern zu schützen, die auch alle schon ungeduldig werden, können Sie vielleicht einen nett besprochenen Anrufbeantworter benutzen.
- Nehmen Sie sich für die nächsten Tage ein paar schöne Dinge vor, die Sie nachher mit Baby nicht mehr so einfach organisieren können: Kino, Friseur, Essen gehen …

Notizen

Hebammenstempel

Informationen für Schwangere

Empfehlungen für Schwangere, die Blutungen hatten

Herzlichen Glückwunsch zu Ihrer Schwangerschaft!

Sie hatten in dieser Schwangerschaft zu einem oder mehreren Zeitpunkten Blutungen. Wir haben zu diesem Thema einige Informationen für Sie zusammengestellt.

Was heißt „Blutungen"?

Mit Blutung bezeichnet man das Erscheinen von frischem, hellrotem Blut während der Schwangerschaft. Die Menge liegt dabei über einem geschätzten Teelöffel voll bis hin zu Regelstärke oder mehr. Bräunliche, leichte Schmierblutungen dagegen werden nicht als „Blutung" gewertet.

Woher kommen Blutungen in der Schwangerschaft?

Manchmal kommt es in der Schwangerschaft zu spontan einsetzenden Blutungen. In etwa der Hälfte der Fälle lässt sich dafür keine Ursache finden; bei den übrigen Schwangeren liegt der Mutterkuchen sehr tief in der Gebärmutter oder er löst sich an einer Stelle etwas von der Gebärmutterwand ab. Wenn der Ablösungsprozess zum Stillstand kommt, bildet sich an dieser Stelle ein „Bluterguss" (Hämatom), der weiter keine Konsequenzen haben muss.

Wie gefährlich sind denn Blutungen?

Eine Blutung, die zum Stillstand gekommen ist, hat keine weiteren Auswirkungen auf Sie oder Ihr Kind. Sollte in Ihrem Fall ein tief liegender Mutterkuchen die Ursache sein, wird Ihnen vermutlich eine Kaiserschnittgeburt angeraten, damit es bei Einsetzen der Wehen nicht erneut zu einer starken Blutung kommt.

Was muss ich beachten?

Sie sollten sich beim Wiedereinsetzen einer Blutung sofort in die nächstgelegene Klinik begeben, um die Ursache zu klären und die tatsächliche Gefährdung abschätzen zu lassen. Eventuell fühlen Sie sich beruhigter, wenn Sie einen möglichen „dringenden Fall" gedanklich durchspielen (Wer betreut das Geschwisterkind? Ist unsere Wohnung/Hausnummer für den Krankenwagen gut zu finden? Sind die Anmeldeformalitäten in der Geburtsklinik geregelt?).

Was kann die Hebamme für mich tun?

Ihre Hebamme steht Ihnen für Vorsorgeuntersuchungen, die Sie eventuell etwas häufiger als vor dem Auftreten der Blutung durchführen lassen, zur Verfügung. Wenn Sie aus irgendeinem Grund besorgt sind, oder „zwischendurch" eine Beratung oder Untersuchung wünschen, können Sie sie gern ansprechen.

Hebammenstempel

Literatur

1. Enkin M, Keirse MJNC, Neilson J, Crowther C, Duley I, Hodnett E, Hofmeyr J 2000: A guide of effective care in pregnancy and childbirth. 3rd ed, Oxford. Oxford University Press

2. NICE 2008: Antenatal care. Routine care for the healthy pregnant woman. London: RCOG Press

3. Collatz J 1993: Entspricht die derzeitige Versorgung dem Betreuungs- und Beratungsbedarf schwangerer Frauen? Gesellschaft für Geburtsvorbereitung – Rundbrief 1/93:33 – 49

4. Jahn A, Berle P 1996: Zur Qualität antepartaler Daten in der Hessischen Perinatalerhebung. Ein Vergleich mit Angaben im Mutterpaß und Ergebnissen einer Schwangerenbefragung. Geburtshilfe und Frauenheilkunde 56: 132 – 8

5. Urbschat I 2001: Die Medikalisierung schwangerer Frauen. Eine Auswertung der niedersächsischen Perinataldaten von 1992 bis 1996. Hebammenforum März: 155 – 61

6. Arbeitsgemeinschaft Diabetes und Schwangerschaft der Deutschen Diabetes Gesellschaft (DDG) 2001: Diagnostik und Therapie des Gestationsdiabetes. AWMF Leitlinie Diabetes. AWMF Leitlinien Register Nr. 057/008. http://leitlinien.net/ Zugriff: 18.04.05

7. Deutsche Gesellschaft für Gynäkologie und Geburtshilfe (DGGG) 2001: Diagnostik und Therapie des Gestationsdiabetes (Federführung Dt. Diabetesgesellschaft) AWMF Leitlinien Register Nr. 057/008. http://leitlinien.net/ Zugriff: 18.04.05

8. Metzger BE et al. 2008: Hyperglycemia and Adverse Pregnancy Outcomes. New England Journal of medicine 358 (19): 1991 – 2002

9. Goer, H 1996: Gestational Diabetes. The Emperor has no clothes. Birth Gazette 12 (2): 32 – 35 (Nachdruck in MIDIRS 1997. 2: 173-177)

10. IQWIG 2009: Screening auf Gestationsdiabetes. Abschlussbericht. IQWIG-Berichte, Jahr: 2009, Nr. 58. Köln: Institut für Qualität und Wirtschaftlichkeit im Gesundheitswesen

11. Crowther, C et al. 2005: Australian Carbohydrate Intolerance Study in Pregnant Women (ACHUS) Trial Group. Effect of treatment of gestational diabetes mellitus on pregnancy outcomes. New England Journal of Medicine 352: 2477 – 2486

12. NICE 2008: Diabetes in pregnancy. Management of diabetes and its complications from preconception to the postnatal period. London: RCOG Press

13. Attalah, A N et al. 2002: Calcium supplementation during pregnancy for preventing hypertensive disorders and related problems. Cochrane Review

14. Dan Y 1998: Ambulatory monitoring of blood pressure in the evaluation of efficacy of acupuncture therapy of hypertension. Zhongguo Zhong Xi Yi Jie He Za Zhi (China), 18(1): 26 – 27

15. Guo W, Ni G 2003: The effects of acupuncture on blood pressure in different patients. J Tradit Chin Med (China) 23(1): 49 – 50

16. Deutsche Gesellschaft für Zahn-, Mund- und Kieferheilkunde (DGZMK) 2000: Empfehlungen zur Kariesprophylaxe mit Fluoriden. Wissenschaftliche Stellungnahme der DGZMK. www.dgzmk.de Zugriff: 18.04.05

17. Gardosi, J: International Stillbirth Conference, Oslo 2008

18. MIDIRS (Hrsg) 2008: Prolonged Pregnancy. Informed Choice Leaflet for Professionals

19. MIDIRS (Hrsg) 2008: Alcohol and Pregnancy. Informed Choice Leaflet for Professionals

20. Stahl, K 2009: Hyperglykämie in der Schwangerschaft: Welche Antworten liefert die HAPO-Studie? Die Hebamme; 22: 222–229

Beratung der Schwangeren

Renate Egelkraut und Susanne Teuerle

11.1 Beratungsgrundsätze und Beratungskompetenz

*Susanne Teuerle und
Renate Egelkraut*

Die Beratung der Schwangeren nimmt im Rahmen der Schwangerenbetreuung in der Regel einen großen Raum ein. Hierbei kommen im besonderen Maße die grundsätzliche Haltung und das Wissen der Hebamme im Hinblick auf die Schwangerenvorsorge und Gesundheitsförderung zum Ausdruck. Es ist für die Hebamme also wichtig, zum einen die eigene Haltung und das eigene Handeln immer wieder zu reflektieren und zum anderen, sich beständig zu informieren und das eigene Wissen auf möglichst aktuellen Stand zu bringen.

Gerade die evidenzbasierte Betrachtung von Maßnahmen innerhalb der Gesundheitsfürsorge hat gezeigt, dass vor allem verbesserte Lebensbedingungen und der Zugang zu Information und Ressourcen für die Bevölkerung die größtmöglichen Gesundheitsverbesserungen bringen und nicht vorrangig die Einführung – womöglich gar ungeprüfter – Screenings. Der Beratung kommt also ein hoher Stellenwert zu.

Weiterhin zeigt sich, dass viele etablierte Maßnahmen ineffektiv und andere, vernachlässigte doch effektiv sind, so dass auch die Hebamme damit rechnen muss, ihre Routinen verändern zu müssen. Hierfür sollte sie offen und bereit sein.

Grundsätze der Schwangerenberatung

- Die Hebamme sollte im Rahmen der Vorsorge von der Schwangerschaft als einem **natürlichen Lebensprozess** ausgehen und selbst Vertrauen in die Lebenskräfte von Mutter und Kind haben.
- Die Schwangere und das Ungeborene sollten **gestärkt** werden, sowohl körperlich, als auch seelisch und geistig.
- Die Schwangere möchte richtige und brauchbare **Informationen, die sie versteht.**
- Sie möchte sich auf die **Kompetenz der Hebamme** und ihre **eigene Kompetenz** verlassen.
- Sie möchte **nicht bevormundet** werden.
- Sie möchte sich nicht unnötig sorgen, also nicht verunsichert werden, sondern **guter Hoffnung** sein.
- Sie möchte **Sicherheit.**
- Für eine effektive Beratung müssen die **Lebensumstände der Schwangeren** bemerkt und mit einbezogen werden.

> **Grundsatz:**
> Eine Beratung ist dann gut, wenn die Ratsuchenden hinterher mehr Handlungsmöglichkeiten haben als vorher.

Jede Hebamme ist in verschiedenen Phasen ihres Lebens Beraterin und Beratungsklientin. Fast täglich fragt uns jemand um Rat, oder wir benötigen Unterstützung bei der Lösung von alltäglichen, privaten und beruflichen Fragestellungen. Von daher erscheint uns das Beraten als eine selbstverständliche Tätigkeit, die keinerlei spezifische Kenntnisse verlangt. Tatsächlich gilt aber für eine qualifizierte Beratung:

Beraten will gelernt sein.

Dabei wird heute die Fachberatung von der Prozessberatung unterschieden.

Die **klassische Fachberaterin** wurde als Expertin angesehen. Kaum traf sie auf eine Ratsuchende, so hatte sie auch schon die passende Lösung für die Probleme der Klientin parat.

Immer mehr Hebammen werden heute jedoch als Problemlöserin gefragt: Die Frau/das Paar weiß nicht mehr weiter und kann sein Anliegen nicht mit eigenen Ressourcen bearbeiten, also wird ein externer Beistand gesucht. Die Beraterin sollte nicht nur medizinisch-technische Lösungen anbieten können, sondern auch das gesamte Umfeld der Klientin in ihre Lösungsstrategien einbeziehen. Sie muss nicht nur das **Was?,** sondern auch das **Wie?** beachten.

Bei dieser Art von Beratung stellt man auch als erfahrene Hebamme immer wieder fest, dass es Erklärungslücken zwischen dem geplanten Ziel der Beratung und dem aktuellen Ergebnis gibt.

Das Hinterfragen der **Verständlichkeit von Beratungsinhalten** und der gestellten Fragen sollte zum festen Arbeitsinhalt jeder Hebamme gehören. Um herauszufinden, ob ich wirklich verstanden habe, was die Frau/das Paar von mir wissen möchte, kann die Fragestellung und der Beratungsinhalt wiederholt werden. Dies sollte dem Gegenüber die Möglichkeit geben zu reflektieren: „Bin ich richtig verstanden worden?" „Sind dies meine Themen?"

Genauso wichtig ist das Überprüfen der Verständlichkeit der vermittelten Informationen. Die Klarheit sollte regelmäßig abgefragt werden. Hilfreich sind hier eine direkte Befragung der Empfängerin oder eine allgemeine Umfrage in der Praxis. Selbstverständlich ist, dass der Informationstext in angemessener Sprache formuliert wird. Der Schwierigkeitsgrad, wie komplex ein Beratungsinhalt dargestellt wird, sollte der Kommunikationspartnerin angepasst sein.

Beraterkompetenzen

Im Einzelnen wird unterschieden zwischen

- **Fachkompetenzen**
  Gemeint ist hier, was die Hebamme durch ihre Ausbildung und ihre Berufserfahrung erlernt hat! Regelmäßig sollte dies durch das Besuchen von Fortbildungen, das Lesen von Fachliteratur und die Reflexion der vermittelten Fachinhalte aktualisiert werden.
- **Methodenkompetenzen**
  Sie müssen gesondert erlernt werden „Wie werden die Beratungsinhalte vermittelt und die Beratung der Schwangeren, ihre Probleme zu lösen?" Hier bieten sich spezifische Weiterbildungen an.
- **Soziale Kompetenzen**
  Sie zeigen, wie Hebammen den Kontakt mit den Schwangeren aufbauen und halten können. Dies kann regelmäßig mithilfe von Supervison mit anderen Hebammen überprüft werden.
- **Persönlichkeitskompetenzen**
  Dazu zählt das gesamte Auftreten gegenüber der Schwangeren/dem Paar und den Kolleginnen. Auch hier kann mit Supervision am besten reflektiert werden, „wie wirke ich".

Gestaltung der Beratung

- Geben Sie schon bei der Terminvergabe das genaue **Zeitvolumen** bekannt, welches dem Paar/der Schwangeren zur Verfügung steht.
- Zu Beginn des Gespräches fassen Sie kurz zusammen, was Sie in dieser Beratung thematisieren wollen und fragen nach aktuellen Wünschen.

11.2 Physiologische Veränderungen in der Schwangerschaft

Susanne Teuerle

Gerade die physiologisch auftretenden Veränderungen in der Schwangerschaft bieten in der Regel Anlass für den größten Beratungsbedarf im Rahmen der Hebammenvorsorge. Der Blick der Hebamme auf die Physiologie der Schwangerschaft ermuntert die Schwangeren oft, von ihren Wahrnehmungen und Unsicherheiten zu berichten. Dies bietet in der Hebammenvorsorge – oft leichter als in der ärztlichen mit stärkerem Blick auf Pathologien – die Chance, die Schwangere in ihrer Wahrnehmungsgabe und Eigenverantwortlichkeit zu bestärken und so ihr Sicherheitsgefühl zu erhöhen. Weiterhin können hierdurch möglicherweise sehr früh Unregelmäßigkeiten erkannt und ggf. behandelt werden.

Die Schwangere wird im Verlauf der Schwangerschaft sicher einige Veränderungen an sich wahrnehmen, die im allgemeinen keinen Krankheitswert besitzen. Sie fallen aber auf, können möglicherweise beunruhigen und verursachen unter Umständen ausgesprochen beeinträchtigende Beschwerden.

Im Beratungsgespräch hat die Schwangere die Möglichkeit, die Veränderungen zu schildern und Erklärung, Beruhigung und Rat zu erhalten. Hierbei muss die Hebamme harmlose Veränderungen, linderungsbedürftige Beschwerden und behandlungs- oder überweisungsbedürftige, krankhafte Veränderungen voneinander unterscheiden. Das heißt, sie sollte aus einer Mücke keinen Elefanten machen – was zu unnötiger Verunsicherung führen könnte –, aber rechtzeitig durch eine effektive Beratung der Schwangeren Beschwerden und Komplikationen vorbeugen.

Im Rahmen der Schwangerenberatung ist es wenig sinnvoll, die Schwangere mit einer ganzen Liste detailliert beschriebener möglicher Veränderungen zu überfordern. Sinnvoller ist es, sie darauf hinzuweisen, dass die Schwangerschaft Einfluss auf nahezu jeden Bereich ihrer Person und ihres Organismus haben kann und sie zu ermuntern, auf auftretende Veränderungen zu achten und davon zu berichten.

11.3 Allgemeine Lebensweise

Susanne Teuerle

Die Beratung zur allgemeinen Lebensweise orientiert sich an den geschilderten Veränderungen und Bedürfnissen der Schwangeren sowie an den Bedürfnissen und dem Schutz des Ungeborenen. Es muss hierbei den **gewohnten Lebensumständen** der Schwangeren Rechnung getragen werden, sonst ist die Beratung kaum effektiv. Dabei sind z. B. der Beruf, das familiäre, soziale, religiöse und ethnische Umfeld, die Partnerschaft oder das Alleinstehen, die gesundheitliche Verfassung, die wirtschaftliche Lage usw. von Bedeutung. Um die Situation der Schwangeren und mögliche Belastungsfelder richtig einschätzen und sie adäquat beraten zu können, ist eine sorgfältige Anamnese wichtig (siehe Kap. 4).

> Kern der Beratung ist es, die Schwangere darin zu bestärken, ihre Bedürfnisse und veränderten Empfindungen und Möglichkeiten wahrzunehmen, sie zu akzeptieren und ggf. Veränderungen an ihrer gewohnten Lebensweise herbeizuführen.

Grundsätzlich empfiehlt es sich, die Schwangere darauf vorzubereiten, dass ihre gewohnte **Leistungsfähigkeit** sich vermindern und ihr **Bedürfnis nach Schonung und Erholung** größer werden können. Es kann wichtig sein, darauf hinzuweisen, dass in Zeiten besonders fordernder Wachstums- und Entwicklungsschübe des Kindes sich temporäre Veränderungen und Beschwerden einstellen können, die unter Umständen eine

Tab. 11.**1**   Mögliche schwangerschaftsbedingte physiologische Veränderungen und Beschwerden.

Körperliche/ hormonelle Veränderungen	• **Übelkeit und Appetitlosigkeit**
	• **Gewebeauflockerung und -aufbau:**
	– Gewichtszunahme
	– Polster und Rundungen
	– Gefäßerweiterung (u.U. Varizen, Hämorrhoiden)
	– Rückenbeschwerden
	– Gleichgewichtsprobleme
	– Erhöhte Verletzungsgefahr durch aufgelockerte Bänder (Stolpern, Umknicken etc.)
	– Symphysenschmerzen
	– Neigung zu Minimalblutung (Zahnfleisch, Nase, Zervix etc.)
	– Ödeme
	– Karpaltunnelsyndrom
	– Sodbrennen
	– Geschwollene Schleimhäute (Nase, Vagina etc.)
	– Verstärkter Fluor
	• **Hautveränderungen:**
	– Pigmentierung
	– Trockenheit/Fettigkeit (auch der Haare)
	– Hautunreinheiten
	– Striae
	– Juckreiz
	• **Atmung/Kreislaufsystem:**
	– Erhöhte Atem- und Pulsfrequenz
	– Neigung zu Dysregulation
	– Müdigkeit
	– Hitzewallungen
	• **Stoffwechsel:**
	– Raschere Unterzuckerung
	– Großer Appetit („Heißhunger")
	– Darmträgheit/Obstipation
	– Vermehrter Harndrang
	– Vermehrtes Schwitzen
	• **Erhöhte Kariesanfälligkeit**
	• **Wachstum von Uterus und Kind:**
	– Zunehmender Druck auf Becken, Rücken, Beckenboden, Harnblase
	– Ischialgien
	– Sodbrennen
	– Vena-cava-Syndrom
	– Verschiebung/Kompression innerer Organe
	– Kurzatmigkeit
	– Schlafstörungen
	– Belastung des venösen Rückflusses
	– Schwangerschaftswehen

Tab. 11.**1**   (Fortsetzung).

	• **Brüste:**
	– Größenzunahme
	– Spannungsgefühl
	– Austritt von Kolostrum
	– Empfindliche Brustwarzen
	– Pigmentierung der Areolen
	• **Sinne:**
	– Geruchsverfeinerung/-empfindlichkeit
	– Verändertes Sehen (schärfer oder unschärfer)
Psychische/ emotionale Veränderungen	• **Erhöhte Sensibilität**
	– „Dünnhäutigkeit"
	– geringere Belastbarkeit durch Stress
	– feinere Empfindungen für andere
	• Stimmungsschwankungen
	• Gefühl der Stärke oder auch erhöhtes Sicherheitsbedürfnis
	• Ängste
	• Ambivalenzen
	• Euphorie oder auch Melancholie
	• Ängstlichkeit oder auch Unerschütterlichkeit
	• Eindringliche Träume
	• Bedürfnis nach Ordnung
	• Vermindertes kognitives Leistungsvermögen: „schlechteres" Gedächtnis, „langsameres" Denken

vorübergehende Änderung der Lebensweise erforderlich machen (z. B. Schonung, Entlastung und Unterstützung, mehr Schlaf, kleine Mahlzeiten, mehr Kalorien).

Sehr hilfreich kann die Empfehlung sein, ein geeignetes Hilfsnetz aufzubauen und sich dort der Bereitschaft zu versichern, im Bedarfsfall helfend einzuspringen: Nachbarschaftshilfe, Hilfe durch Familienangehörige, Freundinnen, Kolleginnen… Dieses Hilfsnetz kann auch zur Vorbereitung/Unterstützung in der Wochenbettzeit günstig sein.

Ebenfalls empfehlenswert ist der Rat, **Möglichkeiten der Entspannung und des körperlichen Ausgleichs** einzurichten: Ruhezeiten, Spaziergänge…

Mit Rücksicht auf die möglicherweise veränderten Bedürfnisse kann jedoch grundsätzlich die gewohnte, allgemeine Lebensweise fortgesetzt werden.

11.4   Ernährung

Susanne Teuerle

Obwohl schon viel über die veränderten Ernährungsbedürfnisse während der Schwangerschaft geschrieben wurde, gibt es kaum **wissenschaftliche Evidenzen** darüber, ob eine Nahrungsumstellung und die routinemäßige Zufuhr von Vitaminen und Spurenelementen tatsächlich vorteilhafte Wirkungen auf Entwicklung und Gesundheit des ungeborenen Kindes und die Schwangere haben. Eine Ausnahme bildet die Zufuhr von **Folsäure** vor der Schwangerschaft bis zum einschließlich dritten Schwangerschaftsmonat (siehe S. 204). Alle anderen Substitutionen sollten nach Indikation abgewogen werden. Allerdings sind zur Frage der Ernährung und vorteilhafter Substitutionen dringend weitere Forschungen erforderlich.

So scheint die oft empfohlene Verschiebung der Nahrungszusammenstellung zugunsten von Eiweiß und/oder Kohlenhydraten nach bisherigen wissenschaftlichen Erkenntnissen zu keiner Verbesserung der Situation von Mutter und Kind zu führen. Im Gegenteil wurden bei einer Erhöhung der **Eiweißzufuhr** auch eine Erhöhung des Anteils hypotropher Kinder beobachtet.

Für die verbreitete Empfehlung, zur **Vorbeugung einer Präeklampsie** eine salz-, eiweiß- und kalorienreiche Ernährung einzuführen, liegen bislang keine ausreichenden Evidenzen vor. Die Untersuchungsergebnisse der AG Gestose-Frauen deuten allerdings eine Verbesserung der Prävention von Präeklampsie durch die genannte Ernährungsumstellung an (8) (siehe auch S. 170). Die Empfehlung einer salz- und eiweißarmen Ernährung in diesem Zusammenhang ist schon länger obsolet und sollte auf gar keinen Fall empfohlen werden (1, 8).

Gesichert ist, dass einschneidende **Nahrungseinschränkungen** (Hungern, Fastenkuren) zu einer Verringerung des kindlichen Gewichts führ-ren, wobei die Auswirkungen auf das kindliche und mütterliche Wohlbefinden nicht geklärt sind. Drastische Einschränkungen in der Ernährung sind also nicht empfehlenswert.

> Sinn macht es, grundsätzlich eine regelmäßige, ausgewogene, abwechslungsreiche und möglichst naturbelassene Ernährung zu empfehlen (siehe Tab. 11.**2**).

Hierbei sollte so weit wie möglich auf chemische Zusatzstoffe wie Farb- und Konservierungsstoffe sowie raffinierten Zucker (in Süßigkeiten, Cola, Limo, Kuchen etc.) und künstliche Süßungsmittel (auch in „light"-Produkten) verzichtet werden.

Auf ausreichende **Flüssigkeitszufuhr** sollte geachtet werden, wobei der Flüssigkeitsbedarf in der Schwangerschaft nicht erhöht ist (1,5 – 2 Liter/Tag).

Der **Kalorienbedarf** ist erhöht (um ca. 300 kcal. auf ca. 2300 kcal/Tag), was die Schwangere in der Regel durch größeren Appetit selbst bemerkt und entsprechend mehr isst. Die Regelmechanismen für ein Glukosegleichgewicht sind belastet, was zu einer rascheren leichten Unterzuckerung führen kann. **Regelmäßige Mahlzeiten mit kleineren Zwischenmahlzeiten** beugen dem vor und wirken auch gegen Sodbrennen und Übelkeit.

Tab. 11.**2** Empfehlenswerte Nährstofflieferanten.

Eiweiß	Kohlehydrate	Fett	Mineralstoffe	Vitamine
Hülsenfrüchte	Vollkornprodukte	Milch	Vollkornprodukte	Gemüse
Kartoffeln	Kartoffeln	kaltgepresste,	frische Kräuter	Obst
Mais	Reis	unraffinierte	Obst	Milchprodukte
Milch	Kräuter	Pflanzenöle	Margarine	Wurzelgemüse
Milchprodukte	Teigwaren	Gemüse	(kaltgepresst,	Gemüse
mageres Fleisch		Obst	unraffiniert)	Vollkornprodukte
Fisch		Butter	Mais	Hülsenfrüchte
			Wurzelgemüse	
			Seefisch	

Um einer Infektion mit Toxoplasmose- und Listerioseerregern und Salmonellen vorzubeugen, sollte während der Schwangerschaft auf rohes Fleisch, rohe Eier (auch Mayonnaise), Rohmilchprodukte (oft Brie, Camembert, Blauschimmel-Käse) und nicht pasteurisierte Milch verzichtet werden.

Vorsicht ist geboten beim Genuss von **rohem Fisch**. Hier besteht grundsätzlich die Gefahr einer Übertragung von Wurmerkrankungen (befinden sich in den Verdauungsorganen des Fisches), die zwar keine unmittelbare Gefahr für das Kind darstellen, aber die Gesundheit der Mutter beeinträchtigen. Ansonsten ist frisches Muskelfleisch roher Fische zwar prinzipiell keimfrei, es besteht aber die Möglichkeit einer Sekundärkontamination während Lagerung (v. a. vakuumverpackt) und Verarbeitung des Fisches. Nur wenn der Fisch frisch und sorgfältig zubereitet von einwandfreier Herkunft ist, kann er roh gegessen werden. Ansonsten sollte er sicherheitshalber gegart sein.

Wegen der Gefahr einer Überdosierung von Vitamin A (> 700 µg), was teratogene Wirkung hat, sollte die Schwangere keine **Leber** verzehren. Ein weiterer Grund auf **Innereien** zu verzichten ist deren erhöhte Schadstoffkonzentration.

Weitere Empfehlungen sind bei gesunden Schwangeren zunächst nicht erforderlich.

Tabelle 11.**2** kann als Grundlage für die Ernährungsberatung Schwangerer dienen, die möglicherweise keine Vorstellung von der empfohlenen ausgewogenen Ernährung haben. Detailliertere und aktuelle Informationen sind zu erhalten bei der Deutschen Gesellschaft für Ernährungsberatung e.V. oder der Unabhängigen Gesundheitsberatung (Adressen siehe S. 229).

Sonderfälle

Zusätzlicher Beratungsbedarf besteht bei:

* **Diabetikerinnen:**
  Es sind eine diätetische Ernährung und Blutzucker-Kontrollen notwendig, die mit erfahrenen Fachleuten (DiabetologIn, InternistIn) besprochen werden müssen (siehe S. 168).

* **stark über- bzw. untergewichtigen Frauen:**
  Hier sollte die gewohnte Ernährung der Schwangeren auf Einseitigkeit (übergroßer Anteil an Fett, Kohlehydaten, Fast Food, raffiniertem Zucker usw.) und kalorischen Gehalt hin überprüft und ggf. ausgewogener eingestellt werden.
  Im weiteren Verlauf der Schwangerschaft sollten v.a. bei untergewichtigen Frauen das Gewicht, bei beiden Gruppen Wohlbefinden und Stoffwechselsituation (z. B. Anzeichen für Hypertonie, Gestose, Diabetes, Anämie) der Schwangeren sorgfältig beobachtet werden.
  Bei **untergewichtigen** Frauen bietet sich ggf. die Zufuhr von Vitamin-/Mineralstoffpräparaten an. Hierbei ist darauf zu achten, dass in dem Präparat die empfohlenen Tagesmengen der einzelnen Substanzen nicht überschritten werden (was bei vielen „Billigprodukten" der Fall ist!)

* **anämischen Frauen:**
  (Hb < 11,0 g/dl zu Beginn der Schwangerschaft oder < 10,0 g/dl in der 28. SSW; siehe S. 109 und 205).

* **Frauen mit Essstörungen (Anorexie, Bulimie, Fresssucht):**
  Frauen mit Essstörungen geraten durch die in der Schwangerschaft unvermeidlichen Gewichtszunahmen und zunehmenden Rundungen oft in Bedrängnis. Ihnen sollte nicht zu sehr durch Gewichtskontrollen zugesetzt werden, sondern der Schwerpunkt auf die Beurteilung des Wohlergehens der Schwangeren sowie das Größenwachstum des Kindes (was ohnehin Bestandteil der Vorsorgeuntersuchungen ist) gelegt werden.
  Falls sich die Schwangere wegen ihrer Essstörungen nicht bereits in Behandlung befin-

det, empfiehlt sich dringend die **Zusammen-arbeit** mit auf Essstörungen spezialisierten ÄrztInnen/Beratungsstellen/PsychologInnen. Auch hier macht die Zufuhr von Vitaminen und Mineralien Sinn, wobei bei der Wahl des Präparats darauf geachtet werden muss, dass hier der Tagesbedarf nicht überschritten wird. Nahrungsergänzungen sollten sinnvollerweise nach Beratung mit spezialisierten Fachleuten zugeführt werden.

Mögliche Substitutionen

- **Jod**
  Die Substitution scheint in einem Jodmangelgebiet bzw. einem Gebiet mit gehäuft auftretendem endemischen Kretinismus sinnvoll; empfohlene Tagesmenge 100–200 µg.
  Natürliches Vorkommen: Seefisch, Algen, Pilze.

- **Magnesium**
  Es gibt keine Evidenzen, die eine routinemäßige Verabreichung rechtfertigen. Magnesium kann bei einer Neigung zu vorzeitigen Wehen oder Muskelkrämpfen eingesetzt werden (obwohl der Nutzen hierbei nicht erwiesen ist!). Eine weitere Indikation ist die Präeklampsie, hier wird Mg eingesetzt, da es krampflösend wirkt (bislang allerdings keine Evidenzen hinsichtlich der Wirksamkeit!).
  Natürliches Vorkommen: z. B. Löwenzahn, Brennnessel, Petersilie, Kartoffeln, Bananen, Mandeln, Schwarzwurzeln, Hülsenfrüchte.

- **Eisen**
  Eine routinemäßige Substitution ist abzulehnen; sie sollte in der Regel nur erfolgen, wenn der Hb-Wert vor der Schwangerschaft bei unter 11,0 g/dl liegt oder in der Schwangerschaft (ca. 28. SSW) unter 10,0 g/dl sinkt (siehe auch Kap. 7.3).
  Bislang liegen allerdings keine Evidenzen darüber vor, ob und wem eine Erhöhung des Eisenspiegels nützlich ist bzw. ob und ab wann die Substitution tatsächlich das fetale und maternale Outcome verbessert. Es gibt sogar

Hinweise darauf, dass die niedrigere Eisenkonzentration in der Schwangerschaft sinnvoll ist und vielleicht vor Frühgeburtlichkeit schützt.
Zur Beurteilung der Eisenspeicher ist die Bestimmung des **Serumferritins** (sollte mind. 10 µg/l betragen) auf jeden Fall aussagekräftiger als die des Hb, der auch noch von anderen Faktoren abhängt. Allerdings erreicht der verfügbare Test erst ab einer Konzentration von 30 µg/l eine Sensitivität von 90 %, ist also bei niedrigeren Werten ungenau.
Natürliches Vorkommen: Brennnessel, Löwenzahn, Petersilie, Fenchel, Fleisch, dunkelgrünes und rotes Gemüse (Grün- und Rosenkohl, Spinat, Rote Bete), Schwarzwurzeln, Hülsenfrüchte, Vollkorn, Hirse, rote Früchte (Trauben, Johannisbeeren)

- **Folsäure**

  Eine Folsäuresubstitution ist zur Prophylaxe eines Neuralrohrdefekts nachweislich empfehlenswert vor der Schwangerschaft bis zum einschließlich dritten Schwangerschaftsmonat; die Empfehlung liegt bei 400 µg/d.

  Natürliches Vorkommen: Rote Bete, Fenchel, Tomaten, Spargel, Gurken, Zitrusfrüchte (alles bevorzugt als Rohkost, da Folsäure hitzeempfindlich ist), Milch.

11.5 Genussmittel und Drogen

Susanne Teuerle

Besonders in diesem Bereich sollte eine Beratung einfühlsam und unter Berücksichtigung der Lebensgewohnheiten und -umstände der Schwangeren durchgeführt werden.

Bei **stark süchtigen Schwangeren** ist dringend zu einer Kooperation mit spezialisierten Fachstellen zu raten. Nach der Geburt des Kindes ist die Hebamme hier beim Vorliegen einer Gefährdung für das Kind zu einer Meldung ans örtliche Jugendamt sogar verpflichtet.

In der Schwangerschaft ist es nötig, die Schwangere für eine Kooperation zu gewinnen, ansonsten ist die Hebamme an ihre Schweigeverpflichtung gebunden und kann nicht über den Kopf der Schwangeren hinweg handeln.

Gerade beim Konsum von Suchtmitteln wie Nikotin, Alkohol und illegalen Drogen führt verstärkter Druck unter Umständen zum „Versagen" beim Versuch der Reduzierung oder gar zu einer Erhöhung des Konsums. Daher sollten in diesem Fall Anamnese und Beratung **umfassend und verständnisvoll** ablaufen. Auf der anderen Seite dürfen die Auswirkungen natürlich nicht beschönigt werden, sondern die Schwangere in ihrem Bemühen um Reduktion und/oder Aufgabe der Sucht mit Blick auf die Gefahren des Konsums unbedingt unterstützt und gestärkt werden.

Formulierungen wie „Toll, dass Sie sich entschieden haben, mit dem Rauchen (Trinken …) in der Schwangerschaft aufzuhören. Was glauben Sie, könnte Ihnen dabei helfen, die Menge Ihres Konsums zu reduzieren? …", bestärken die Schwangere, an ihre Kraft und ihr Durchhaltevermögen zu glauben. Die beratende Hebamme sollte sich klar machen, dass zumindest in der Raucherentwöhnung bekannt ist, dass **persönliche Kommunikation** die effektivste Maßnahme darstellt, so dass ihrer Beratung eine große Bedeutung zukommt. Die Effektivität erhöht sich durch eine Spezialisierung bzw. Schulung zu Beratungen bei Suchtproblematik.

Das **Einbeziehen des Partners** kann sehr sinnvoll sein. Falls dieser ebenfalls schädliche Substanzen konsumiert (was sehr häufig der Fall ist),

kann dieser Umstand es der Schwangeren zusätzlich ausgesprochen schwer machen, aufzuhören. Häufig gehört der Gebrauch von Genussmitteln zu Partnerschafts-Ritualen (gemeinsam eine/-n Zigarette/Joint rauchen, der gewohnte Schnaps nach dem Essen …). Es kann helfen, wenn das Paar gemeinsam solchen Ritualen auf die Spur kommt und sie gemeinsam vermeidet.

Unter Umständen empfiehlt sich die Zusammenarbeit mit einer **Suchtberatungsstelle** oder **Selbsthilfegruppe** (Adressen durch BZgA, Branchenverzeichnis, Gesundheitsamt, Krankenkassen etc.), die beispielsweise Raucherentwöhnungsprogramme anbieten.

Zu berücksichtigen ist ebenfalls, dass stark abhängige Frauen oft auch ein problematisches, belastetes, **instabiles Seelenleben und Umfeld** haben (wirtschaftliche Not, instabile/-r Partnerschaft/Freundeskreis, unzureichende Ernährung, soziale und emotionale Unreife, Bindungsstörungen …) und dass die Schwangerschaft unter Umständen ungeplant und ungewünscht eingetreten ist. Neben allem Verständnis und dem Bemühen um eine konstruktive Kooperation mit der Schwangeren/dem Paar, muss die Hebamme auch beurteilen, ob das erwartete Kind von den Eltern ausreichend versorgt werden kann. Stark abhängige Eltern, die weiterhin Drogen konsumieren sind unter Umständen zu ausreichender Fürsorge nicht in der Lage!

Hier ist es möglicherweise mit bloßer Beratung nicht getan. Ggf. sollte die Hebamme selbst aktiv werden und mit Drogenkoordinationsstellen, psycho-sozialen Diensten, Jugendamt, Schwangerenkonfliktberatungen, Familienhebamme, Sozialamt, ÄrztInnen usw. Kontakt aufnehmen und eng kooperieren.

Beim Konsum starker Suchtmittel sollte die Schwangere darauf vorbereitet werden, dass das **Neugeborene** wahrscheinlich einen **körperlichen Entzug** durchmachen und dabei medikamentös und unter stationärer Beobachtung begleitet werden muss.

Häufig wären stark abhängige Frauen in einem gängigen Geburtsvorbereitungskurs nicht gut aufgehoben. Mit einem ärztlichen Attest besteht für betroffene Schwangere die Möglichkeit zur **Einzelgeburtsvorbereitung** (Ziffer 080 im Vertrag über die Versorgung mit Hebammenhilfe). Hierzu sollte die Schwangere beraten und der Kontakt zu einer Hebamme, die dies anbietet vermittelt werden (falls die beratende Hebamme dies nicht selbst anbieten kann).

Zur Unterstützung und Beratung siehe auch die im Abschnitt „Nützliche Adressen" angeführten Institutionen.

Zum Thema Suchtmittel in der Schwangerschaft gibt es umfangreiches Informationsmaterial von der Bundeszentrale für gesundheitliche Aufklärung (BZgA) zu Substanzen und Suchtverhalten sowie zu Prävention, Therapie und Beratung (Adresse siehe S. 230).

Kaffee/Tee

Kaffee, schwarzer Tee und Cola enthalten als problematische Substanz **Coffein** bzw. **Tein**. Beides kann in Maßen genossen werden (abhängig von der Stärke des Getränks ca. 3 Tassen täglich bzw. 300 mg/Tag).

Bei Schwangeren mit regelmäßig **übermäßigem Genuss** werden vermehrt untergewichtige Kinder geboren. Coffein/Tein begünstigt durch die Anregung des Stoffwechsels und die Freisetzung von Stresshormonen Hypertonie, Unruhe, Magenreizungen und Schlaflosigkeit – alles Erscheinungen, die durch die Schwangerschaftsveränderungen ohnehin vermehrt auftreten. Bei entsprechenden Beschwerden sollte also auch an eine weitere Einschränkung oder den Verzicht auf diese Genussmittel gedacht werden.

Zu bedenken ist auch, dass Coffein/Tein die **Resorption von Eisen und Kalzium** erschwert. Eine erforderliche Substitution sollte also in einem deutlichen zeitlichen Abstand zum Genuss von Kaffee oder schwarzem Tee erfolgen.

Zigaretten

Rauchen hat definitiv schädliche Auswirkungen auf das Ungeborene. Nikotin verengt die Gefäße, was zu einer Minderversorgung des Kindes im Uterus führt.

Bei Kindern rauchender Mütter kommen signifikant häufiger ein geringeres Geburtsgewicht (durchschnittlich 175–200 g weniger), SGA-Kinder, Früh- und Totgeburten und eine erhöhte Säuglingssterblichkeit vor. Außerdem passiert Nikotin die Plazentaschranke und kann so beim Kind Entzugserscheinungen nach der Geburt verursachen. Auch die Nebensubstanzen Kohlenmonoxid und Teer haben gesundheitsschädigende Wirkung. Bei Kindern rauchender Schwangerer besteht ein höheres Risiko am plötzlichen Kindstod (SID) zu sterben.

Alle problematischen Substanzen werden auch durch **Passivrauchen** aufgenommen, so dass sich auch das Umfeld der Schwangeren (Partner, FreundInnen …) einschränken sollte. Dies erleichtert es der schwangeren Raucherin zudem, ihren eigenen Konsum einzuschränken oder ganz auf das Rauchen zu verzichten.

Die Schwangere sollte auf mögliche **Entzugserscheinungen beim Neugeborenen** hingewiesen werden. Es empfiehlt sich auch, die Schwangere darauf hinzuweisen, dass sie sich über den Umgang mit dem Rauchen in der Zeit nach der Geburt Gedanken machen sollte (Reduktion/Verzicht beibehalten, Stillen, SID …) und sie ggf. hierzu zu beraten.

Die Schwangere sollte zu Möglichkeiten der **Raucherentwöhnung** beraten (Adressen siehe S. 230) und – falls der vollständige Verzicht nicht gelingt – zu einer möglichst weit gehenden Reduzierung ermuntert werden.

Alkohol

Alkohol führt besonders bei dauerhaft erhöhtem Gebrauch (mehr als 28,5 ml Alkohol/Tag, was ca. 0,5 l Bier oder 0,25 l Wein entspricht) zu einem erhöhten Risiko für Früh- und Fehlgeburten sowie zu direkt schädigenden Auswirkungen auf das Ungeborene, wozu Wachstumsretardierungen, Fehlbildungen, geistige Retardierung und Verhaltensänderungen zählen.

Besonders gefährdet ist das Ungeborene hierbei in den ersten drei Schwangerschaftsmonaten. Es ist nicht bekannt, ob Alkohol erst ab einer bestimmten Schwelle (**Grenzwert**) schädigende Wirkung haben kann, oder ob das Risiko linear mit zunehmendem Alkoholkonsum ansteigt. Man weiß auch nicht, ab welchem einmaligen Konsum ein erhöhter Anteil Schädigungen zu erwarten ist.

Dies führt zu **unterschiedlichen Empfehlungen** zum „erlaubten" Alkoholkonsum in der Schwangerschaft durch Fachleute: Ein allerdings eher geringerer Anteil der Expertinnen/-en empfiehlt entweder den Null-Konsum oder maximal 1 – 2 Drinks pro Woche, wobei unter einem Drink ein kleines Glas Wein, Bier, Sherry oder ein Aperitif verstanden wird. Der größere Anteil der Fachleute scheint eher gemäßigte Empfehlungen zu bevorzugen, auch, um nicht zu großen Druck auf die Schwangere auszuüben und eine Suchtproblematik dadurch noch zu verschärfen. Diese gemäßigten Empfehlungen liegen bei nicht mehr als einem Drink pro Tag.

Es ist möglich, dass die Frau ohne Wissen um ihre Schwangerschaft gerade **im sensiblen Zeitraum der ersten Schwangerschaftswochen** deutlich erhöhte Mengen an Alkohol konsumiert hat und sich nun große Sorgen über die Auswirkungen macht. Wir wissen zu wenig darüber, um die Schwangere ganz sicher beruhigen zu können. Dennoch gilt es, der Schwangeren hier zu möglichst weitgehender Entspannung zu verhelfen.

Falls sie ein echtes Suchtproblem hat, könnten die Sorge und die Schuldgefühle den Suchtkreislauf verschärfen und die Schwangere möglicherweise noch mehr konsumieren oder vorschnell einen Schwangerschaftsabbruch erwägen. Hierzu sollte genauer in Erfahrung gebracht werden, wie viel die Frau tatsächlich konsumiert hat.

Bei einem **chronisch erhöhten Alkoholkonsum** wäre die Empfehlung einer sonografischen Organ-/Fehlbildungsdiagnostik möglich, wobei die Konsequenzen eines positiven Befunds unbedingt mit in den Blick genommen werden und Teil der Beratung sein müssen (siehe auch Kap. 9).

Als weitgehend sicher gilt, dass die schädigende Wirkung von **Alkohol vor dem 7. bis 10. Tag** nach der Befruchtung (also vor der Nidation) nach dem Alles-oder-nichts-Prinzip entweder zum Fruchtabgang oder zur unbeschadeten Weiterentwicklung führt. Unter Umständen spielt dies zur Beurteilung einer überhaupt möglichen Schädigung eine Rolle („War die Party vor oder nach der wahrscheinlichen Einnistung?").

Cannabis (Haschisch, Marihuana)

Die Auswirkungen von Cannabis auf das Ungeborene sind nicht geklärt, möglicherweise aber schädlich. Beim Konsum von Cannabisprodukten mit Tabak gilt natürlich das unter „Zigaretten" Gesagte. Sicherheitshalber sollten Schwangere auf einen Cannabis-Konsum verzichten.

Ecstasy, Kokain

Der Konsum von Ecstasy oder Kokain begünstigt z. T. schwere Fehlbildungen und Dystrophie. Weiterhin löst Kokain beim Neugeborenen Entzugserscheinungen aus.

Extrem gefährlich ist der Konsum von **Crack** (rauchbares Kokain). Selbst durch einen einzigen Trip kann es durch Gefäßspasmen neben Hirnschädigungen zu einer vorzeitigen Plazentalösung kommen.

Auch nach dem Konsum von Ecstasy oder Kokain müssten wie beim Alkohol Möglichkeiten der Beruhigung und/oder einer eingehenderen Diagnostik überlegt werden. Bei starkem oder regelmäßigem Gebrauch wird unter Umständen ein stationärer, medikamentenbegleiteter Entzug für das **Neugeborene** erforderlich.

Opiate (Heroin, Morphium, Methadon, Polamidon ...)

Opiate haben keine teratogene Wirkung, aber sie passieren die Plazentaschranke und machen das Ungeborene abhängig. Teratogene und sonstige gefährliche Wirkungen (Frühgeburtlichkeit, Amnioninfektion u. a.) haben jedoch Beimengungen, wie sie beim im Straßenhandel erworbenem Heroin üblich sind.

Hinzu kommt bei Injektionen mit unreinem Besteck die **Gefahr einer Infektion** mit HIV und Hepatitis, so dass die entsprechenden serologischen Tests ratsam sind. Heroinabhängige Frauen sollten umgehend einem **Methadonprogramm** zugeführt werden (kontrollierte Abgaben von Methadon per os durch dafür zugelassene Stellen mit der Möglichkeit bzw. Verpflichtung zu psychosozialer Betreuung).

Ein unsachgemäß durchgeführter Entzug während der Schwangerschaft kann durch Hypoxie zum Tod des Ungeborenen führen!

Unter Umständen besteht für schwangere heroin-/methadonabhängige Frauen regional im Rahmen von Suchthilfe-Programmen die Möglichkeit besondere wirtschaftliche Hilfen zu erhalten. Hierüber sollte sich die Hebamme informieren und die Schwangere ggf. darüber aufklären.

Der eintretende **Entzug beim Neugeborenen** muss überwacht und medikamentengestützt verlaufen!

Medikamente

Jedes während der Schwangerschaft konsumierte Medikament sollte kritisch und ggf. ärztlich unter die Lupe genommen werden.

Dies betrifft auch nicht verschreibungspflichtige Medikamente, Impfungen sowie komplementäre Behandlungsmethoden wie Homöopathie, Akupunktur, Phytotherapie, Aromatherapie usw.! Im Einzelfall müssen Nutzen und Risiko sorgfältig abgewogen werden. Bei Unklarheiten besteht die Möglichkeit zu genauerer Information durch eine spezialisierte Beratungsstelle in Berlin (Adresse siehe S. 229).

11.6   Sexualität

Susanne Teuerle

Zu den Auswirkungen sexueller Aktivität bzw. bestimmter sexueller Praktiken ist so gut wie nichts aussagekräftig erforscht. Es liegen Hinweise darauf vor, dass Geschlechtsverkehr in der Schwangerschaft möglicherweise sogar das Risiko von Frühgeburtlichkeit senkt.

Es gibt also absolut keinen Grund, ein Verbot sexueller Aktivität auszusprechen.

Festzustellen ist, dass sich die **sexuellen Bedürfnisse schwangerer Frauen** und auch ihres/-r PartnerIn ändern können (sowohl erhöhte als auch geringere Libido, Wunsch nach mehr Vorsicht und Zärtlichkeit) und darauf Rücksicht genommen werden sollte. Auf der einen Seite ist alles, was der Schwangeren zu Wohlbefinden und Entspannung verhilft und die Durchblutung im Genital- und Beckenbereich fördert vermutlich sogar positiv. Andererseits gehen weibliche Orgasmen mit Uteruskontraktionen einher, womit bei Frühgeburtsbestrebungen Vorsicht geboten ist. Dies betrifft auch die Reizung der Zervix, so dass bei **vorzeitigen Wehen** und **vorzeitiger Muttermunderöffnung** das Paar vorsichtshalber auf vaginalen Sex und die Schwangere auf Orgasmen verzichten sollte.

Bei der Beratung zum Thema Sexualität ist es wichtig, zu bedenken, dass Männer und Frauen sich nicht gerne Vorschriften hinsichtlich ihrer sexuellen Aktivität machen lassen. Es könnte hilfreich sein, ein entsprechendes Beratungsgespräch im Beisein des Partners durchzuführen, oder sich allein bei der Schwangeren zu erkundigen, ob ihre Sexualität für sie zufriedenstellend verläuft und ihr ggf. Beratungshilfen anzubieten.

Orientierung, worauf auch bei selbstständiger Tätigkeit und im Alltag geachtet werden sollte.

Eine Berufsgruppe, die ständig mit dem Tragen von Lasten > 5 kg befasst ist, ständig heben, sich strecken und hocken muss und am Arbeitsplatz einer erhöhten Unfallgefahr ausgesetzt ist, ist die Gruppe der **Hausfrauen und Mütter von (Klein-)Kindern**. Deren Arbeitszeit übersteigt ständig 8 Stunden am Tag und das an 7 Tagen pro Woche. Hier regelt der Gesetzgeber kein Beschäftigungsverbot, Mutterschutzfristen oder einen Anspruch auf Haushaltshilfe. Schwangere Mütter sind häufiger erschöpft und leiden verstärkt unter Beschwerden wie Rückenschmerzen und Senkungsbeschwerden. Es kann hilfreich sein, die Schwangere auf diese Benachteiligung aufmerksam zu machen, damit sie Erschöpfungsanzeichen schneller ernst nimmt. Ggf. sollte mit der Schwangeren nach Möglichkeiten der Entlastung gesucht werden.

11.7   Arbeit/Tätigkeiten

Susanne Teuerle

> Solange sich die Schwangere wohl fühlt und gesund ist, kann sie ihren Tätigkeiten wie gewohnt nachgehen.

Das **Mutterschutzgesetz** regelt **Tätigkeits- und Beschäftigungsverbote** während der Schwangerschaft am Arbeitsplatz. Neben der Möglichkeit einer Krankschreibung durch die Ärztin besteht mit einem entsprechenden Attest z. B. auch die Möglichkeit eines Beschäftigungsverbots, ggf. auch teilweise für bestimmte Tätigkeiten oder Arbeitszeiten, so dass die Schwangere beispielsweise die Arbeitszeit reduzieren kann („individuelles Beschäftigungsverbot", §§ 3 + 4 MuSchG).

Das Mutterschutzgesetz sollte jeder Hebamme vorliegen und die Schwangere auf seine Existenz hingewiesen werden. Es bietet eine gute

11.8   Körperpflege und Kleidung

Susanne Teuerle

Besonderheiten beim Thema Körperpflege und Kleidung ergeben sich vor allem durch folgende auftretenden **Schwangerschaftsveränderungen**:

Neigung zu:
- verstärkter Transpiration
- Hautjucken und Hautausschlag (Pruritus)
- verstärktem Fluor
- Candidaerkrankungen (genitalem Soor)
- Hautunreinheiten, fettiger oder trockener Haut
- Karies
- verstärkter Pigmentierung

Daraus folgt, dass die gewohnte Körperpflege und Kleidung unter Umständen verändert werden muss, damit die Schwangere sich weiterhin „in ihrer Haut wohl fühlt". Diese Anpassungen kann die Schwangere natürlich individuell nach eigenen Vorlieben, Gewohnheiten und Bedürfnissen vornehmen.

Folgende Empfehlungen können der Schwangeren bei Unsicherheiten oder dem Auftreten von Beschwerden hilfreich sein:

Einsatz von Pflegeprodukten

* Entsprechung des pH-Werts der betroffenen Hautregion:
  Genitalbereich 3,5 – 4,5,
  restliche Haut 5,5 – 6,5
* möglichst parfümfrei
* gute Hautverträglichkeit (z. B. dermatologische Tests, pflanzliche Inhaltsstoffe, keine Konservierungsmittel)

Vorsicht ist geboten bei **chemischen Haarfärbemitteln**. Es gibt keine eindeutigen Studienergebnisse, aber Ökotest hat z. B. in allen untersuchten Produkten teratogene und möglicherweise krebserregende Inhaltsstoffe gefunden (Nov. 2000). Andererseits wurden Haarfärbeprodukte im Hinblick auf das Mutterschutzgesetz (schwangere Friseurinnen) sowie nach der Kosmetikverordnung als unbedenklich getestet (Aussage des Zentralverbands des Deutschen Friseurhandwerks).

Kleidung

* möglichst Naturmaterialien, bevorzugt Baumwolle und Seide (v. a. bei der Unterwäsche)
* v. a. im Bauch- und Beckenbereich nicht zu eng, wobei das Tragen spezieller Schwangerschaftsmieder bei Bedarf unbedenklich ist
* sollte Schutz vor Sonnenstrahlung bieten (v. a. bei Neigung zu Pigmentflecken)

Orientierungshilfe bei der Auswahl geeigneter Produkte können Zeitschriften wie Ökotest und test bieten.

Baden, Sauna, Solarium

Aufs **warme Baden** und **Saunen** braucht die Schwangere nur bei Varikosis und Frühgeburtsbestrebungen verzichten. Ansonsten kann sie wie gewohnt und wie es ihr gefällt und gut tut Baden, Duschen, Saunen, Schwimmen … Da der Kreislauf Schwangerer häufig instabiler ist, sollten Bade- und Saunatemperatur nicht zu hoch sein und Bad und Saunagang nicht zu lange dauern. Hierauf sollte die Schwangere unter Berücksichtigung ihrer normalen Gewohnheiten achten.

Ausgedehntes Sonnenbaden und die konzentrierte Bestrahlung in **Solarien und Sonnenbänken** geht – unabhängig von der Schwangerschaft – mit einem deutlich erhöhten Hautkrebsrisiko einher und ist daher auf keinen Fall zu empfehlen. Die Auswirkungen auf das ungeborene Kind sind hierbei nicht geklärt.

11.9   Sport

Susanne Teuerle

Sport tut in der Regel gut und kann unter Berücksichtigung der durch die Schwangerschaft herabgesetzten Leistungsfähigkeit weiter betrieben werden.

Auf Grund der **erhöhten Verletzungsgefahr** wegen aufgelockerter Bänder und instabiler Gelenke sollten **Leistungssport** während der Schwangerschaft und unter Umständen Sportarten, die mit **Springen oder hartem Abstoppen** verbunden sind (z. B. Squash, Tennis, Leichtathletik, Reiten), ausgesetzt oder nur noch gemäßigt fortgesetzt werden.

Möglicherweise sind gezielte sportliche Aktivitäten zur Vermeidung bzw. Linderung von **Schwangerschaftsbeschwerden** (siehe Kap. 12) besonders empfehlenswert: z. B. Gymnastik,

Schwimmen, Walking bei Rückenschmerzen, Ödemen, Varikosis.

Die Schwangere sollte auf **spezielle Angebote für Schwangere** aufmerksam gemacht werden: Schwangerengymnastik (an Land und im Wasser), Yoga, Qi Gong usw.

11.10 Reisen

Susanne Teuerle

Reisen können abhängig von der Befindlichkeit der Schwangeren grundsätzlich unternommen werden. In der Regel bietet sich das **mittlere Trimenon** dafür besonders an, da sich die Schwangere meist in diesem Zeitraum am wohlsten fühlt.

Abzuraten ist von **Fernreisen** in Länder mit erhöhter Gefahr für Magen-Darm-Erkrankungen und bedrohlicheren Infektionskrankheiten.

Besonders problematisch sind Länder, in denen Infektionskrankheiten vorkommen, gegen die üblicherweise vor der Reise geimpft wird, da Impfungen während der Schwangerschaft vermieden werden sollten oder gar kontraindiziert sind.

Weiterhin sind Fernreisen in der Regel mit **Langzeitflügen** verbunden, die grundsätzlich die Thrombosegefahr erhöhen. Falls doch ein Langzeitflug ansteht, sollte die Schwangere diesem Risiko durch das Tragen von Kompressionsstrümpfen entgegenwirken.

Die Schwangere sollte bei ihren Reiseplänen bedenken, dass **manche Fluggesellschaften** Schwangere grundsätzlich oder ab der 36. SSW nicht mehr mit sich fliegen lassen oder eine ärztliche Unbedenklichkeitsbescheinigung verlangen.

Bei **Autofahrten** ist darauf zu achten, dass der Dreipunktgurt nicht über dem Bauch, sondern darüber oder darunter verläuft.

Egal wohin die Reise geht: es sollte möglichst kurz vor Antritt noch eine Vorsorgeuntersuchung stattfinden und die Schwangere sollte auf jeden Fall ihren Mutterpass mitnehmen.

11.11 Haustiere

Susanne Teuerle

Während der Schwangerschaft ist nichts Besonderes in der Haltung von Haustieren zu beachten.
Ausnahme: eine Schwangere ohne ausreichende Antikörper gegen Toxoplasmoseerreger sollte sich von Katzenkot fernhalten, über den die Erreger übertragbar sind.

Das Katzenklo sollte dann von jemand anderem oder nur mit Handschuhen täglich gesäubert werden. Ein Test zum Nachweis von Antikörpern ist möglich und Katzenhalterinnen zu empfehlen (siehe auch S. 221).

Bereits in der Schwangerschaft zum Thema gemacht werden sollten allerdings die **Vorbereitungen für die Zeit mit dem Neugeborenen**. Hierbei sollten folgende Fragen von der Schwangeren möglichst **vor** der Geburt geklärt werden:

* Wie viel Dreck macht das Tier (Haare, Federn, Streu …)? Muss im Hinblick darauf der Wohn-/Schlaf-/Ess-Platz des Tieres verlegt werden, damit das Neugeborene vor diesen potenziellen Allergenen möglichst weitgehend geschützt ist?
* Hat das Tier Angewohnheiten, die das Neugeborene gefährden könnten (z. B. Ablecken, Schlafen im Bett, aggressives Verhalten, Beute ins Bett legen) oder könnte es eifersüchtig auf das Kind werden? Ggf. müssten noch in der Schwangerschaft entsprechende Er-

ziehungsmaßnahmen durchgeführt und der Schlafplatz des Kindes für das Tier unerreichbar gestaltet werden.

* Wie aufwendig ist die Pflege des Tieres und ist dies auch in der Wochenbettzeit durchführbar? Evtl. muss jemand mit der vorübergehenden Pflege beauftragt werden.

11.12 Vorbereitung auf Geburt und Wochenbett, Kurse

Susanne Teuerle

Es ist sinnvoll, die Schwangere über ihre Möglichkeiten zur Vorbereitung auf Geburt und Wochenbett zu beraten und Empfehlungen auszusprechen. Die Beratung hierzu sollte **unbedingt rechtzeitig** erfolgen! Was rechtzeitig ist, hängt allerdings auch von regionalen Besonderheiten ab. In Regionen mit besonders hoher Hebammendichte im Verhältnis zur Geburtenzahl können sich Schwangere oft etwas mehr Zeit lassen, um sich für ein Angebot zu entscheiden. In anderen Fällen empfiehlt es sich, sehr früh beispielsweise nach einer Nachsorgehebamme zu suchen.

Die Hebamme sollte selbst über relevante Angebote in der Umgebung informiert sein oder Informationen bereithalten (Hebammenzentralen, Listen, Broschüren, Zeitschriften …). Etliches wird die vorsorgende Hebamme vielleicht selbst anbieten und darüber die Schwangere bereits beim Erstkontakt informieren.

Beratungsbedarf besteht zu folgenden Angeboten und anstehenden Entscheidungen (regional möglicherweise unterschiedlich, eingeschränkt oder erweitert):

* Wahl des Geburtsortes – Hausgeburt oder (welches) Geburtshaus oder (welches) Krankenhaus
* Entscheidung, stationär oder ambulant zu entbinden

* Suche nach einer geburtsbegleitenden oder nachsorgenden Hebamme
* Mutterschutzregelungen
* Schwangerschaftsgymnastik, Yoga o. ä.
* Geburtsvorbereitungskurs (mit/ohne Partner, fortlaufend, Wochenende, Mehrgebärende)
* Säuglingspflegekurs
* Wahl einer/-s Kinderärztin/-arztes
* Hinweise zu Möglichkeiten wie Dammmassage, geburtsvorbereitender Akupunktur u. ä.
* Mögliche finanzielle Hilfen
* Vorbereitungen aufs Wochenbett (Hilfe bei Versorgung und Haushaltsführung, Erstausstattung, Wochenbettbedarf)
* Informationen zum Stillen

11.13 Finanzielle Hilfen

Susanne Teuerle

Über das Angebot finanzieller Hilfen in der Schwangerschaft und danach sollte sich die Hebamme regelmäßig informieren. Möglicherweise ändern sich durch Gesetzgebung und andere Gründe die derzeit bestehenden Angebote.

Die folgende Auflistung gibt einen Überblick über die zur Zeit bestehenden Möglichkeiten. Über Höhe der Zahlungen, Fristen der Antragsstellungen und nähere Bedingungen gibt es aktuelle Broschüren o. ä., die die jeweilige Kommune in der Regel bereit hält.

Gesetzliche Leistungen

* **Arbeitslosengeld** (AlG): AlG I abhängig vom bisherigen Einkommen, AlG II (Grundsicherung für Arbeitssuchende) abhängig vom Bedarf (vergleichbar mit Sozialhilfe); Beantragung bei der Bundesagentur für Arbeit
* **Sozialhilfe:** einkommens- und vermögensabhängig; als laufende Hilfe zum Unterhalt, als vorübergehende Hilfe in bestimmten Lebenslagen, als einmalige Hilfe anlässlich Schwangerschaft und Geburt (z. B. Erstausstattung);

Anspruchsprüfung und Beabtragung beim Sozialamt

- **Mutterschaftgeld:** Ausgleich des Verdienstausfalls während der Mutterschutzfristen abhängig von der Art des Krankenversicherungsverhältnisses, bei bestehendem Arbeitsverhältnis stockt der Arbeitgeber auf die Höhe des letzten durchschnittlichen Nettoeinkommens auf; Zahlung während der Mutterschutzfrist oder einmalig; Beantragung in der Schwangerschaft bei der Krankenkasse oder beim Bundesversicherungsamt (für Frauen, die nicht selbst Mitglied einer gesetzl. KK sind), Bescheinigung durch Hebamme oder Ärztin über ET erforderlich
- **Elterngeld:** einkommensabhängig: 67 % des Nettogehalts des Elternteils, der nach der Geburt zu Hause bleibt bzw. in Teilzeit geht (mindestens 300.- Euro, höchstens 1800.- Euro); Bezugsdauer 12-14 Monate ab der Geburt; Antrag und Zahlung nach der Geburt; zu beantragen je nach Bundesland bei: Versorgungsamt, Bezirksamt, Jugendamt, Amt für Familie und Soziales, Landesamt für Soziales und Versorgung, Landeskreditbank oder Amt für soziale Dienste
- **Landeserziehungsgeld:** nur in Baden-Württemberg, Bayern, Mecklenburg-Vorpommern, Sachsen, Thüringen; einkommensabhängig; Zahlung im 3. Lebensjahr des Kindes; Beantragung wie Elterngeld
- **Kindergeld:** von der Geburt bis zum 18. Lebensjahr, bei Ausbildung bis zum 27. Lj. des Kindes, Höhe abhängig von Kinderanzahl; zu beantragen nach der Geburt beim Arbeitsamt/Familienkasse
- **Kindbezogene Steuerentlastungen:** Kinderfreibetrag (statt Kindergeld), Freibetrag für Betreuung und Erziehung oder Ausbildung (statt Kindergeld), Haushaltsfreibetrag, Kinderbetreuungskosten; Berücksichtigung nach der Geburt im Rahmen der Veranlagung zur Einkommensteuer durch das Finanzamt
- **Unterhaltsleistungen:** z. B. bei getrennt lebenden Elternteilen; einkommensabhängige Zahlung durch das Elternteil, mit dem das Kind nicht zusammenlebt; bei zu geringem

Einkommen besteht die Möglichkeit eines Unterhaltsvorschusses in Darlehensform durch das Jugendamt, Beantragung beim bzw. ggf. Regelung durch das Jugendamt
- **Wohngeld:** einkommens- und personenabhängige Bezuschussung der Wohnkosten, ab 4. Schwangerschaftsmonat verbessern sich die Voraussetzungen für Wohngeld; Beantragung bei Wohngeldstelle
- **Jugendhilfen:** einkommensabhängige Übernahme der Kosten für die Unterbringung des Kindes in einer Kindertagesstätte oder bei einer Tagesmutter sowie Inanspruchnahme von Erziehungsberatung etc., Beantragung beim Jugendamt

Freiwillige Leistungen

- **Bundesstiftung „Mutter und Kind“:** einmalige Hilfe für Schwangere in wirtschaftlicher Notlage, einkommensabhängig; Antrag muss **in** der Schwangerschaft gestellt werden; Beantragung bei Schwangerenberatungsstellen
- **Landesstiftungen:** je nach Bundesland; einmalige Hilfe für Schwangere und/oder Alleinerziehende in Notlage, einkommensabhängig; Bedingungen unterschiedlich; Beantragung in der Regel **in** der Schwangerschaft bei Schwangerenberatungsstellen
- **Bischöflicher Hilfsfonds:** einmalige Hilfe für Schwangere in Notlage, einkommensabhängig; Beantragung **in** der Schwangerschaft bei katholischen Schwangerenberatungsstellen (SkF, esperanza u. a.)
- **Sonstiges:** regional möglicherweise weitere Hilfsangebote z. B. durch Studentenwerke, Vereine, Arbeiterwohlfahrt

11.14 Beratung über serologische Befunde

Renate Egelkraut

Über die zu erhebenden Laborbefunde sollte die Hebamme sich sehr an den akut notwendigen Themen, als Beratungsinhalt, orientieren.

Ein **Beispiel**: Zu Beginn einer Schwangerschaft ist es **nicht** notwendig, mit der Frau über den im letzten Trimenon anstehenden Hepatitis-B-Antigennachweis zu sprechen, wenn die zu betreuende Frau in der Anamnese keine Vorgeschichte dazu hat.

Die Hebamme muss sich bewusst machen, dass ihr keine Fachfrau/mann gegenüber sitzt. Sie muss ihrer **Aufklärungspflicht**, speziell was die empfohlenen serologischen Parameter aus den Mutterschaftsrichtlinien angeht, nachkommen. Dies sollte in angemessener Form stattfinden. Das heißt, sie muss nicht ihr ganzes Wissen auf diesem Gebiet vorstellen, sondern kann sich an den Fragen, die die Schwangere stellt, orientieren.

Wenn die Schwangere/das Paar mit **besonderen Befunden** auf sie zukommt, z. B. Ringelröteln bei Geschwisterkindern im Kindergarten, muss sie auch auf diesem Gebiet Beratung und Aufklärung betreiben. Nur präventiv ist zu ungewöhnlichen Befunden kein Gespräch notwendig, wenn Lebensform (z. B. keine Katzen im Haushalt) und Anamnese (z. B. in der letzten Schwangerschaft wurde Streptokokken B festgestellt) keinen Anlass bieten.

Anhand von möglichen Fragen der Schwangeren möchte ich eine denkbare Form von Beratung in der Schwangerschaft vorstellen.

Blutgruppenbestimmung

■ **Wann sollte meine Blutgruppe bestimmt werden?**

Im ersten Schwangerschaftsdrittel (am besten ab der 4.–12. Schwangerschaftswoche) möglichst bei der ersten Schwangerenvorsorge bei Ihrer Hebamme.

■ **Ist dies immer notwendig?**

Nein, dies kann dann unterlassen werden, wenn ein ärztlicher Blutgruppennachweis (z. B. Blutspenderausweis) vorliegt. Wenn die Blutgruppe in einem alten Mutterpass dokumentiert ist, ist eine erneute Bestimmung ebenfalls nicht notwendig. Blutspendeausweis und alter Mutterpass sollten dem neuen Mutterpass beigefügt werden.

■ **Ist die Blutgruppe meines Partners auch wichtig?**

Nur wenn Sie Rhesus-negativ sind. Dann kann auch die Blutgruppe vom Vater des Kindes von Bedeutung sein (z. B. Blutspendeausweis!). Wäre dieser ebenfalls negativ, kann die Gabe von Anti-D-Immunglobulinen in der 28. Schwangerschaftswoche und nach der Geburt wegfallen. Auch hier ist es notwendig, einen ärztlichen Blutgruppennachweis in den aktuellen Mutterpass beizulegen.

Antikörpersuchtest

■ **Wann wird dieser Test durchgeführt?**

Im ersten und zweiten Schwangerschaftsdrittel 4.–12. SSW und 24.–28. SSW, auch wenn bei Ihnen der Rhesus-Faktor positiv ist.

■ **Nach welchen Antikörpern wird hier gesucht?**

Beim Antikörpersuchtest wird nach nicht regulären Antikörpern gesucht. Sind welche vorhanden, werden sie analysiert und der Titer wird bestimmt. Der Suchtest gibt Auskunft darüber, ob es im mütterlichen Organismus zur Antikörperbildung gegenüber kindlichen roten Blutkörperchen (Erythrozyten) gekommen ist.

■ **Was ist, wenn der Antikörpersuchtest positiv ist?**

Ist der Antikörpersuchtest positiv (Titer zwischen 1 : 8 – 1 : 32), sollte noch einmal nach zwei Wochen kontrolliert werden. Ab wann es sich um einen kontrollbedürftigen Wert handelt, gibt das Labor bekannt. Ist der Titer bei der Kontrolle um mindestens zwei Titerstufen angestiegen, spricht dies für eine Auseinandersetzung des Körpers mit fremden roten Blutkörperchen.

■ **Welche Schritte müssen darauf folgen?**

Sie werden dann zu einer Gynäkologin/Gynäkologen überwiesen, um Genaueres festzustellen. Dort kann eine Fruchtwasseruntersuchung (Amnionzentese) als notwendig vorgeschlagen werden. Meist wird diese in der 15. bis 18. Schwangerschaftswoche durchgeführt. Damit wird der Billirubin-Gehalt (Abbauprodukt der roten Blutkörperchen im Fruchtwasser bestimmt. Ein Antikörpersuchtest und Ultraschall erfolgen dann im Abstand von 1 – 2 Wochen.

■ **Gibt es Gründe warum von vornherein der Antikörpersuchtest häufiger bestimmt werden muss?**

Ja, wenn eine Schwangere eine belastende Anamnese hat, z. B. wenn in der letzten Schwangerschaft ein positiver Antikörpersuchtest gefunden wurde. Dann sollte alle vier Wochen ein Antikörpersuchtest erfolgen.

■ **Was ist, wenn der Antikörpersuchtest negativ ist?**

In diesem Fall ist es egal, ob Ihr Rhesus-Faktor positiv oder negativ ist. Ist der Antikörpersuchtest negativ, hat Ihr Organismus keine Antikörper gegenüber den kindlichen roten Blutkörperchen gebildet.

Ist Ihr Rhesus-Faktor negativ und die beiden Antikörpersuchteste ebenfalls, wird zwischen der 28. bis 32. Schwangerschaftswoche eine Standarddosis Anti-D-Immunglobuline gespritzt.

■ **Was ist Anti-D? Ist dies gefährlich?**

Die Namen der Präparate können Rhesogam® P (pasteurisiert) oder Partobolin® lauten. Bei beiden Medikamenten handelt es sich um ein aus menschlicher Blutflüssigkeit (Plasma) hergestelltes Arzneimittel, das gewissenhaft auf Hepatitis B und HIV getestet wurde.

Selten treten Übelkeit, Erbrechen, Unwohlsein, Kopfschmerzen und Kreislaufreaktionen auf. Gelegentlich kommt es zu Temperaturerhöhungen und Schüttelfrost.

■ **Was bewirkt Anti-D?**

Das Anti-D-Immunglobulin neutralisiert die kindlichen roten Blutkörperchen (Erythrozyten) im mütterlichen Organismus. Normalerweise wirkt es 12 Wochen.

■ **Kann mir auch die Hebamme dieses Mittel verabreichen?**

Nein! Anti-D darf nur von einem Arzt/einer Ärztin verschrieben werden und wird von diesem in den Muskel gespritzt.

Da es sich um Fremdeiweiß handelt, kann es dabei in seltenen Fällen zu einem allergischen Schock kommen. Den Hebammen ist es im häuslichen Rahmen oder in ihrer Praxis nicht möglich, schnell und angemessen auf eine allergische Reaktion zu reagieren!

Röteln

- **Wann sollte der Röteln-Titer bestimmt werden?**

Zu Beginn der Schwangerschaft sollte der Röteln-Titer bestimmt werden. Dies ist nicht notwendig, wenn die letzte Bestimmung kürzer als 3 Jahre zurückliegt und hier der Titer ausreichend hoch war (d. h. höher als 1 : 16).

- **Warum wird der Erkennung einer Rötelninfektion in der Schwangerschaft eine so große Bedeutung beigemessen?**

Von allen Infektionen in der Schwangerschaft sind die Röteln wegen ihrer hohen Fehlbildungsrate noch immer am meisten gefürchtet.

- **Was wird bei der Blutabnahme festgestellt?**

Es werden immer die mütterlichen IgG-Antikörper (alter Infekt) und die IgM-Antikörperproduktion (akute Infektion) bestimmt.

Liegt der IgG-Titer bei 1 : 32, besteht ein ausreichender Immunschutz. Liegt der Titer nur bei 1 : 8 oder 1 : 16, besteht kein ausreichender Immunschutz. Dann sollte zwischen der 16. und 17. Schwangerschaftswoche erneut kontrolliert werden.

Liegt der IgG Titer bei 1 : 256 und höher, muss geklärt werden, ob eine Infektion besteht. Dies geschieht automatisch durch eine Röteln-IgM Bestimmung. Steigt der Titer weiterhin an und kann IgM nachgewiesen werden, besteht eine akute Infektion.

- **Kann ich mich vor einer Ansteckung in der Schwangerschaft schützen?**

Ja, bei schwangeren Frauen mit negativem oder unbekanntem Immunstatus im ersten und zweiten Schwangerschaftsdrittel und nach einem sicheren oder fraglichen Kontakt mit Rötelnkranken kann eine passive Vorbeugung mit Röteln-Immunglobulinen stattfinden. Dies macht jedoch nur Sinn, wenn die Gabe bis zum 8. Tag nach dem Kontakt erfolgt.

Durch die Gabe von Immunglobulinen kann der Infektionsbeginn oft nicht verhindert werden. Werden die Immunglobuline nach dem 8. Tag verabreicht, können sie die Infektion jedoch verzögern, so dass die kritische Zeit eventuell überstanden ist.

Ist am 11. Tag nach dem Kontakt mit einer infizierten Person kein IgM nachweisbar, so kann davon ausgegangen werden, dass keine Ansteckung stattfand. Somit kann von weiteren Untersuchungen abgesehen werden.

Der Versuch, den Schwerpunkt auf die Kontaktvermeidung mit Menschen die an Röteln erkrankt sind, zu legen, hat sich als wenig sinnvoll erwiesen. Denn schon vor dem Auftreten von Symptomen werden die Viren ausgeschieden.

- **Ist es nicht möglich, in der Schwangerschaft eine Rötelnschutzimpfung durchzuführen?**

Nein, dies ist nicht nötig. Die Gabe von Röteln-Immunglobulinen, wenn notwendig, reicht aus. Wurde versehentlich in der Schwangerschaft geimpft, besteht nach aktuellen Untersuchungen keine schwerwiegende Gefahr für das ungeborene Kind.

- **Wenn ich mit Rötelnviren in der Schwangerschaft infiziert wurde, wie stellt man fest, ob mein Kind erkrankt ist?**

In der 13. bis 17. Schwangerschaftswoche besteht die Möglichkeit, mithilfe der pränatalen Diagnostik (Fruchtwasserpunktion, Nabelschnurpunktion) Antikörper im kindlichen Blut nachzuweisen. Immer wenn beim Ungeborenen IgM-Antikörper nachgewiesen werden, bedeutet dies, dass das Kind erkrankt ist, denn die mütterlichen IgM sind so groß, dass sie die Plazenta nicht passieren können.

Neue Studien beschreiben, dass eine Rötelninfektion beim Fetus auch nach der 17. Schwangerschaftswoche auftreten kann, jedoch ohne schwerwiegende Folgen bleibt.

Chlamydieninfektion

- **Zu welchem Zeitpunkt sollte die Urinprobe abgegeben werden?**

In den ersten 14 Schwangerschaftswochen muss eine Urinprobe nicht unbedingt erfolgen, denn erst danach ist eine Therapie mit Antibiotika (Erythromycin 4 × 500 mg) für die Dauer von wenigstens 14 Tagen möglich. Der Geschlechtspartner muss ebenfalls therapiert werden.

- **Warum wird ausgerechnet nach diesem Erreger gesucht?**

Die Bakterien der Gattung Chlamydia trachomatis stellen heute bereits die häufigste Geschlechtskrankheit dar. Sie ist **nicht** meldepflichtig.

Die Gebärmutterhalsinfektion tritt bei 2 – 11 % aller Schwangeren auf. Mindestens die Hälfte der Kinder infizierter Mütter werden bei einer vaginalen Geburt ebenfalls infiziert.

- **Kann ich selbst erkennen, ob ich an einer Chlamydieninfektion erkrankt bin?**

Nein, die durch Chlamydien bedingten Harn- und Genitalinfektionen können ohne Laboruntersuchungen nicht diagnostiziert werden.

Eine deutliche Symptomatik, z. B. eine Entzündung der Schleimhaut des Gebärmutterhalses, kann ein Hinweis sein. Bei einer Spiegeleinstellung erkennt die Hebamme ein eitriges Gebärmuttersekret, eine Schwellung oder eine entzündliche Rötung am äußeren Muttermund. Häufig sind die Entzündungszeichen am Gebärmutterhals außerordentlich schwach ausgeprägt, so dass sie leicht übersehen werden können.

Bei Frühgeburtsbestrebungen muss ebenfalls an eine Chlamydieninfektion gedacht werden!

Sollte sich das Neugeborenen angesteckt haben, kommt es typischerweise zu einer Augenentzündung.

- **Reicht es nicht, mir einfach Blut abzunehmen?**

Nein, Blutuntersuchungen haben bei der Akutdiagnostik ihre Bedeutung verloren, weil beispielsweise IgA im Serum mehr als ein Jahr hartnäckig nachweisbar bleiben kann.

Der Nachweis von chlamydienspezifischen Antikörpern im Blut gibt lediglich einen Hinweis auf die Auseinandersetzung des Körpers mit Chlamydia trachomatis, ohne den Infektionsort zu kennzeichnen.

Lues (Syphilis)

- **Wann sollte dafür Blut abgenommen werden und warum?**

Beim ersten Vorsorgetermin bei Ihrer Hebamme. Die Lues ist eine meldepflichtige Geschlechtskrankheit. Sie ist aber auch die Infektion, bei der man am besten durch diagnostische und therapeutische Maßnahmen eine Übertragung auf die Gebärmutter und das Ungeborene verhüten kann.

- **Wie kann ich mich und mein Kind mit dem Syphiliserreger anstecken?**

Der Erreger ist ein Bakterium (Treponema pallidum). Der häufigste Übertragungsweg ist der ungeschützte Geschlechtsverkehr. in seltenen Fällen ist die Übertragung der Bakterien beim Hautkontakt mit infizierten Haut- und Schleimhautveränderungen.

Sollten Sie erkrankt sein, wird der Embryo bzw. Fetus in jedem Fall über die Plazenta infiziert, wenn nicht eine entsprechend dosierte Behandlung über längere Zeit während der Schwangerschaft durchgeführt wird.

- **Ist es möglich, Syphilis in der Schwangerschaft zu behandeln?**

Ja! Das Mittel der Wahl ist Penicillin. Für eine ausreichende Behandlung muss ein wirksamer Penicillinspiegel von mindestens zwei bis drei Wochen erreicht werden.

Für eine effektive Therapie der Syphilis connata (= im Mutterleib erworbene Syphilis) muss auch beim **Neugeborenen** die Penicillinkonzentration in gleicher Höhe und über die gleiche Zeit wie bei der Mutter erfolgen. Es besteht **Behandlungspflicht**!

- **Wird das Blutergebnis in den Mutterpass eingetragen?**

Nein! Im Mutterpass muss nur dokumentiert werden, dass eine Lues-Suchreaktion durchgeführt wurde, nicht das Ergebnis!

Hepatitis B

- **Wann sollte nach Hepatitis B gesucht werden?**

In der 32.–40. Schwangerschaftswoche. Dabei sollten Sie beachten, dass viele Kliniken, das Neugeborene aktiv und passiv innerhalb der ersten Lebensstunden impfen, wenn kein aktueller Befund vorliegt,

- **Warum wird dieser Laborbefund erst so spät in der Schwangerschaft bestimmt? Besteht keine Gefahr für das Kind?**

Nach bisherigen weltweiten Erfahrungen läuft die Schwangerschaft mit einer akuten Hepatitis-B-Infektion ohne Schädigung des Kindes ab, egal in welchem Schwangerschaftsalter sich dieses befindet. Das Übertragungsrisiko des Hepatitis-B-Virus auf das Neugeborene beträgt bei der Geburt 70–80 %.

- **Ist der Geschlechtsverkehr die einzige Möglichkeit der Übertragung?**

Nein, auch bei einer Bluttransfusion kann eine Infektion stattfinden.

- **Gibt es eine Behandlungsmöglichkeit?**

Da eine Ausbreitung/Verschlechterung der Erkrankung während der Schwangerschaft nur in seltenen Fällen beobachtet wird, kann mit der Therapie gegen den Virus bis nach der Geburt gewartet werden.

Alle Neugeborenen von Hepatitis-B-Antigen-positiven Müttern sollten unmittelbar nach der Geburt, auf jeden Fall aber innerhalb von 12 Stunden geimpft werden.

Hämoglobinbestimmung

■ Wie oft muss der Eisenwert in meiner Schwangerschaft bestimmt werden?

Wenn in Ihrer Krankengeschichte (Anamnese) keine Besonderheit vorliegt (z. B. niedriger Ausgangswert < 11 g/dl) erfolgt in der Schwangerschaft meist dreimal eine Untersuchung des Hämoglobins. Meist wird diese mit anderen Blutabnahmen verbunden.
- in der Frühschwangerschaft mit den anderen Blutabnahmen
- in der 24. – 28. SSW mit dem Antikörpersuchtest .
- in der 32. – 34. SSW mit dem Hepatitis-B-Test (HBsAg).

■ Reicht es nicht, mir in den Finger zu pieksen?

Nein! Das Testergebnis ist am sichersten aus venösem Blut zu ermitteln. Die Blutentnahme aus dem Ohr oder Finger (Kapillarblut) führt durch falsche Abnahme (zu viel Desinfektionsmittel Hb↓, zu starkes Drücken Hb↑, schlechte Wartung) zu vielen Schwankungen.

■ Muss ich auf alle Fälle in der Schwangerschaft Eisen einnehmen?

Nein! Bei einer normalen Schwangerschaft ist ein physiologischer Verlauf des Eisenspiegels zu erkennen.

Bis zur 28. Schwangerschaftswoche fällt der Hb meist um 1 – 2 g/dl %, um sich dann bis zur Mitte des letzten Schwangerschaftsdrittels zu erholen!

■ Was ist der Grund für diese Entwicklung?

Sowohl die Anzahl der roten Blutkörperchen (Erythrozytenzahl) als auch der rote Blutfarbstoff (Hämoglobin) und der Hämatokrit (Anzahl der zellulären Bestandteile am gesamten Blutvolumen) ist bei Frauen niedriger als bei Männern.

Natürlicherweise kommt es in der Schwangerschaft trotz einer Vermehrung der gesamten roten Blutkörperchenmasse aufgrund der vermehrten Blutflüssigkeitsmenge zu einem Abfall des Hämoglobinwertes. Die Blutflüssigkeitsmenge (Plasmavolumen) steigt ab der 6. Schwangerschaftswoche. Der Gipfel wird ab der 24. bis zur 37. Schwangerschaftswoche mit der Vermehrung des Plasmavolumens um 40 – 45 % gegenüber dem nichtschwangerer Frauen erreicht.

Um die 16. – 22. Schwangerschaftswoche hat sich ein neues Gleichgewicht zwischen Plasma- und Erythrozyten-Volumen gebildet.

■ Ab welchem Wert sollte in der Schwangerschaft etwas unternommen werden?

Erst unterhalb eines Hämoglobinwertes von 10 g/dl und eines Hämatokrit von 33 % spricht man von einer Schwangerschaftsanämie!

Sollten Sie typische Symptome entwickeln, die auf einen niedrigen Hb hinweisen (z. B. Schwindel, starke Müdigkeit, Mundwinkel-Rhagaden, Blässe, häufige Infekte), kann trotz eines scheinbar guten Eisenwerts eine Ernährungsberatung sinnvoll sein.

■ **Wenn ich mich trotz guter Hämoglobinwerte schlecht fühle? Gibt es noch zusätzlich sinnvolle Laboruntersuchungen?**

Ja! Die Bestimmung des Ferritins. Ein Abfall des Ferritins ist der erste krankhafte Parameter bei einer Eisenmangelanämie, gefolgt von einem Abfall des Eisens im Blut, während der Hämoglobinwert noch kompensiert wird. Der eigentliche Abfall des Hämoglobinwerts folgt erst danach.

■ **Was ist Ferritin?**

Ferritin ist ein hochmolekulares Glykoprotein, das in einer Konzentration von 15 – 300 µg/l physiologisch ist. Ein Spiegel im Blut unter 12 µg/l zeigt einen Eisenmangel an.

Scheiden-pH-Wert-Bestimmung

■ **Sollte die pH-Wert-Messung des Scheidenfluors in der Schwangervorsorge eine Routinemaßnahme sein?**

Nein! Nur bei entsprechenden Beschwerden kann bei einer vaginalen Untersuchung der pH-Wert der Scheide bestimmt werden.

■ **Kann ich diesen Wert selbst bestimmen?**

Ja, wenn Sie selbst diesen Wert bestimmen wollen, reicht es im Allgemeinen bei einer unkomplizierten Schwangerschaft aus, die Messung einmal pro Woche vorzunehmen.

Wenn Sie bereits in dieser oder einer vorangegangenen Schwangerschaft unter Infektionen der Scheide gelitten haben oder wenn Sie ein erhöhtes Risiko für eine Frühgeburt haben, ist eine häufigere pH-Wert-Bestimmung sinnvoll.

■ **Welche Werte sind normal?**

Der Säuregehalt wird durch den sog. pH-Wert angegeben: Je saurer eine Flüssigkeit ist, desto niedriger ist deren pH-Wert. Normale Werte für den pH-Wert im Scheideneingangsbereich liegen zwischen 4,0 und 4,4.

Wenn durch eine Schwächung der körpereigenen Abwehr oder durch ungünstige äußere Bedingungen die Milchsäure-Bakterien von fremden Keimen verdrängt werden, kann dies meist am pH-Wert im Scheideneingangsbereich erkannt werden: Er steigt auf Werte über 4,4 an.

■ **Welche Folgen hat ein pH-Wert über 4,4?**

Wenn der pH-Wert einmal nicht im Normalbereich ist, kann dies verschiedene Ursachen haben, er kann z. B. durch die Samenflüssigkeit nach Geschlechtsverkehr verändert sein (12 Std. bis zur nächsten Messung warten). Das Testpapier kann auch mit Urinresten in Berührung gekommen sein (Urin kann ganz unterschiedliche pH-Werte haben).

Eine durchgemachte Antibiotikatherapie verändert ebenfalls den Säuregehalt. Deshalb empfiehlt sich, falls die vaginalen pH-Werte ansteigen, eine „Nachkur" mit einem Lactobacillus-Präparat (z. B. Vagiflor®), um die häufig durch die Therapie in Mitleidenschaft gezogene Vaginalflora wieder zu normalisieren.

Sollte sich nach einem wiederholten Test der Wert bestätigen, sollten Sie Ihre Hebamme informieren.

Toxoplasmose

■ **Muss bei jeder Schwangeren ein Toxoplasmosetest gemacht werden?**

Nein! Sollten Sie positive IgG-Antikörper haben, ist dies nicht erforderlich.

Ist dies nicht der Fall, ist nur bei einem begründeten Verdacht (z. B. wenn bei Ihnen Katzen im Haushalt leben oder Sie einen Garten bewirtschaften) ein Test notwendig.

In Deutschland haben 26 % – 54 % der schwangeren Frauen eine Toxoplasmainfektion vor der Schwangerschaft durchgemacht.

■ **Wo und wie kann ich mich anstecken?**

Der Hauptwirt, in dessen Darmschleimhaut die geschlechtliche Vermehrung der Toxoplasmoseerreger stattfindet, ist die Katze (20 % der Tiere sind infiziert). Diese scheiden mit dem Kot Toxoplasmen aus. Mit Staub und Wind verbreiten sich die Erreger und werden von anderen Tieren und Menschen über den Mund (oral) aufgenommen.

Drei Infektionsmöglichkeiten mit dem Erreger Protozoon Toxoplasma gondii kommen beim Menschen in Betracht:
- Orale Aufnahme von Zysten in nicht ausreichend erhitzen Fleisch- und Wurstwaren (meist vom Schwein)
- Orale Aufnahme von Oozysten über Lebensmittel (z. B. Salate), Wasser, Gegenstände und Erdboden, welcher mit Katzenkot in Kontakt gekommen ist (z. B. während der Gartenarbeit). Katzenkot ist erst nach einer Reifezeit ab dem dritten Tag infektiös.
- Der Übertritt über die Plazenta auf den Feten während einer akuten Toxoplasmainfektion der werdenden Mutter.

■ **Was passiert, wenn ich mich während der Schwangerschaft mit dem Erreger infiziere?**

Kommt es während der Schwangerschaft zu einer Erstinfektion, so ist
- der Zeitpunkt der Infektion,
- die Infektionsdosis,
- die körpereigene Abwehr
- sowie die mütterliche Antikörper-Übertragung über die Plazenta von Bedeutung.

Je früher die Infektion stattfindet, um so eher gelingt es der mütterlichen Abwehr typische Antikörper zu bilden, weil der Erreger im ersten Schwangerschaftsdrittel sehr viel mehr Zeit braucht um die Plazenta zu passieren.

Im ersten Schwangerschaftsdrittel soll es in 4–15 % und im letzten Drittel in mindestens 60 % der Fälle zu einer Infektion des Kindes kommen. Dies hängt mit der sich ständig verändernden Struktur der Plazenta zusammen.

■ **Ist es möglich, bei einer Ansteckung zu behandeln?**

Ja, mit Antibiotika, die Medikamente überwinden die Plazentaschranke. Ein bereits infizierter Fetus wird mitbehandelt.

■ **Wie kann ich mich vor einer Ansteckung schützen?**

- Nur gekochtes oder gebratenes Fleisch oder Wurstwaren essen.
- Gemüse, Salat und Früchte gut waschen.
- Hände mit Seife waschen – besonders wichtig nach der Gartenarbeit, nach der Küchenarbeit und vor dem Essen!
- Wenn Sie **eine Katze** halten, brauchen Sie sich nicht von dieser zu trennen!

Zusätzlich sollten Sie Folgendes beachten:
- Nur Dosen oder Trockenfutter verwenden! Kein rohes Fleisch zur Fütterung der Katze

- Wenn möglich die Katze in der Wohnung halten.
- Den Kotkasten täglich (Kot nie länger als 24 Stunden liegen lassen) – am besten von einer anderen Person – leeren lassen.

HIV

■ **Warum sollte ich mich in der Schwangerschaft auf HIV testen lassen?**

Der Test wird jeder Schwangeren angeboten. Die Kosten werden von den Krankenkassen übernommen. Sollte eine Infektion vorliegen, besteht die Gefahr einer Ansteckung des ungeborenen Kindes in der Gebärmutter während der gesamten Schwangerschaft, bei der Geburt und durch Muttermilch. Bevorzugt findet die Ansteckung jedoch im letzten Drittel der Schwangerschaft, insbesondere während des Geburtsvorgangs statt. Selten ist eine aufsteigende Infektionen durch die Scheide.

In den letzten Jahren konnte das Infektionsrisiko des Kindes von 30 % auf unter zwei % gesenkt werden.

Voraussetzungen dafür sind eine angepasste Therapie gegen die HI-Viren (Antiretrovirale Therapie, ART), ein primärer Kaiserschnitt vor dem Einsetzen von Wehen und eine vorbeugende Medikamentengabe (antiretrovirale Therapie) beim Kind.

■ **Wann ist kein Test notwendig?**

Es ist immer ein Test notwendig, auch wenn Sie nicht zu den so genannten Risikogruppen gehören.

■ **Wie wird das Testergebnis im Mutterpass dokumentiert?**

Das Ergebnis wird Ihnen mündlich mitgeteilt. Im Mutterpass wird lediglich „HIV–Test durchgeführt" eingetragen. Eine Meldepflicht wie für andere sexuell übertragbare Krankheiten besteht nicht.

■ **Kann ich mich auch anonym testen lassen?**

Es gibt auch die Möglichkeit, sich anonym testen zu lassen, z. B. beim Gesundheitsamt, in manchen AIDS-Beratungsstellen oder in einem Tropeninstitut. Das Ergebnis wird dann nur Ihnen persönlich mitgeteilt. In diesem Fall ist eine geringe Gebühr für den Test fällig.

Streptokokken-Infektion der Gruppen B

■ **Wann sollte der Abstrich erfolgen?**

Im letzten Schwangerschaftsdrittel, wenn ein medizinischer Grund (Indikation) dafür vorliegt! Dies können aktuelle vorzeitige Wehen sein oder eine auffällige Krankengeschichte, wenn z. B. das letzte Kind eine Frühgeburt oder an Streptokokken B erkrankt war.

■ **Was heißt es, wenn bei mir in der Schwangerschaft Streptokokken B gefunden werden?**

Wenn Streptokokken B erstmals nachgewiesen wurden, ohne dass Symptome aufgetreten sind, ist dies ohne große Bedeutung. Diese Bakterien befinden sich bei 10 % der Frauen in der normalen Scheidenflora.

■ **Sollte dies behandelt werden?**

Nein! Eine vorbeugende Behandlung hat sich als nicht effektiv erwiesen. Es findet häufig innerhalb von wenigen Tagen eine erneute Besiedelung der Vagina statt, und die Rate von Streptokokken B bei der Geburt unterscheidet sich nicht bei behandelten und nicht behandelten Schwangeren.

■ **Müssen bei der Geburt besondere Punkte beachtet werden?**

Ja! Wenn folgende Besonderheiten zutreffen:
• Frühgeburt vor Vollendung der 37. SSW
• vermutetes Geburtsgewicht unter 2500 g
• Fieber der Mutter unter der Geburt, unabhängig vom Schwangerschaftsalter
• Geburt eines Streptokokken-B-infizierten Kindes bei einer vorausgegangenen Schwangerschaft

dann wird eine Therapie mit Antibiotika unter der Geburt dringend empfohlen.

Pilzinfektion (Soor)

■ **Wie kann festgestellt werden, ob ich eine Pilzinfektion habe?**

Meist reicht die Beschreibung der Beschwerden (typischer Juckreiz) und der optische Befund aus. Häufig haben betroffene Frauen Erfahrung mit dieser Infektion.

Ist die Diagnose dann immer noch fraglich, kann bei der Gynäkologin ein Abstrich aus der Scheide (Nativpräparat) gemacht werden. Der Erreger ist meist Candida albicans.

■ **Hat eine Infektion Konsequenzen für das Kind?**

Nein! Hefepilzinfektion führen **nicht** wie bakterielle Infektionen zur Frühgeburt.

Bei der vaginalen Geburt kommt es zur Übertragung der Hefepilze auf die Haut des Neugeborenen, von dort werden Mund und Darm besiedelt. Die Pilzinfektion kann dann auf die Brustwarzen „zurückgegeben" werden.

■ **Ist eine Therapie in der Schwangerschaft möglich?**

Ja! Die Therapieart sollte dem Beschwerdebild angemessen sein.
• Antimykotika (rezeptfrei erhältlich)
• Ernährungsumstellung (weniger billige Kohlenhydrate = Weißmehl-Produkte)
• Knoblauchtampon
• Joghurtspritze
• Vagiflor®
• Hygieneregeln (z. B. keine Scheidenspülungen)
• Partnertherapie ist nicht notwendig, wenn dieser symptom- und beschwerdefrei ist.

Gonorrhö (Tripper)

■ **Wann sollte ein Abstrich erfolgen?**

Nur bei Verdacht sollte nach dem Erreger (Neisseria gonorrhoeae) gesucht werden. Besteht eine Infektion, ist diese meldepflichtig.

■ **Welche Symptome können ein Hinweis auf eine Infektion sein?**

Bei Frauen können die Beschwerden in der Frühphase sehr mild sein. Ausfluss und leichtes Brennen beim Wasserlassen können auftreten. Wenn die Schleimdrüsen im Bereich der äußeren weiblichen Geschlechtsteile befallen sind, kommt es zu der sehr schmerzhaften Entzündung der Bartholin'schen Drüsen. Möglicherweise kommt es zu übel riechendem Ausfluss aus der Scheide.

■ **Welche Gefahr besteht für mein Neugeborenes?**

Früher wurden die Kinder nach einer Infektion bei einer Spontangeburt häufig blind. Dies ist heute nur noch sehr selten der Fall. Zu einem hat die Infektionshäufigkeit nachgelassen, zu anderen kann diese schwere Komplikation durch die

Credé'sche Prophylaxe oder eine gezielte Antibiotikatherapie verhindert werden.

Ringelröteln (Erythema infectiosum)

■ **Muss ich etwas Besonderes beachten, wenn im Kindergarten Ringelröteln ausgebrochen sind?**

Ja! Die Hebamme sollte bei Ihnen IgG-Antikörper gegen den Parvovirus B 19 und das IgM bestimmen. Ca 40–60 % der Erwachsenen haben Antikörper gegen den Parvovirus B 19.

Sollten Sie keine besitzen, muss beachtet werden, dass das Virus während der gesamten Schwangerschaft über die Plazenta auf das Kind übertragen werden kann. Die Übertragungsrate wird mit ca. 33 % angegeben!

Bis der Laborbefund vorliegt, sollten Sie den Kontakt mit an Ringelröteln erkrankten Kindern meiden.

■ **Welche Gefahren bestehen dann für mein ungeborenes Kind?**

Bei einer Infektion in der Schwangerschaft kann es zu einer Blutarmut des Kindes kommen.

Zytomegalie

■ **Was ist Zytomegalie?**

Das Zytomegalie-Virus (CMV) gehört zur Gruppe der Herpesviren. Ein charakteristisches Merkmal der Herpesviren ist, dass sie nach der Erstinfektion versteckt im Organismus verbleiben und dass es durch meist unbekannte Einflüsse zu einer Wiederbelebung des Virus mit oder ohne Krankheitssymptomatik kommen kann.

■ **Wie kann ich feststellen, ob ich an Zytomegalie erkrankt bin?**

Durch die Bestimmung von speziellen IgG- und IgM-Antikörpern.

■ **Welche Gefahren/Besonderheiten gibt es in der Schwangerschaft?**

Eine Übertragung über die Plazenta ist während der gesamten Schwangerschaft möglich, zu einer Infektion kann es auch unter der Geburt kommen.

Eine Reaktivierung des Virus in der Schwangerschaft ist auch nach abgelaufener Primärinfektion vor der Schwangerschaft möglich, das heißt im Gegensatz zu anderen Infektionen stellt ein positiver Antikörper-Titer keinen sicheren Infektionsschutz dar.

Deutlich seltener kommt es bei einem erneuten Ausbruch der Krankheit in der Schwangerschaft zu einer erworbenen Schädigung des Kindes unter der Geburt.

Herpes-simplex-Virus

■ **Welche Krankheiten werden durch das Herpes-simplex-Virus ausgelöst?**

Das Herpes-simplex-Virus Typ 1 (HSV 1) ist in der Regel der Erreger für den Lippenherpes, während eine Infektion mit dem Herpes-simplex-Virus Typ 2 zum Herpes im Genitalbereich führt.

■ **Sind beide Arten gleich gefährlich?**

Nein! Gefährlich für das Kind ist in erster Linie Typ 2. Grundsätzlich werden zwei Formen der Herpesinfektion im Genitalbereich (Herpes genitalis) unterschieden:
- die **Primärinfektion** (Erstinfektion): sie wird meist beim Sexualkontakt erworben

• das **Rezidiv**: hier findet erneuter Ausbruch der Erkrankung durch sich im Körper befindende Viren statt.

■ Wie kann ich feststellen, ob ich an Herpes in Genitalbereich erkrankt bin?

Manche Menschen haben keine oder nur sehr leichte Beschwerden. Andere können schwere Beschwerden wie z. B. Fieber, Muskelschmerzen und Kopfschmerzen haben. Begleitet werden diese Symptome von brennenden Schmerzen an den Geschlechtsteilen und/oder am After. Es können Probleme beim Wasserlassen auftreten. Bei Rezidiven (Reaktivierung) ist die Symptomatik milder und lokal begrenzter als bei der Erstinfektion.

Im Verdachtsfall sollte von der Gynäkologin aus dem Bläscheninhalt ein Abstrich gemacht werden und eine Blutabnahme erfolgen.

■ Muss bei einem Erregernachweis immer ein Kaiserschnitt erfolgen?

Nein! Bei einer Wiederkehr der Herpesinfektion nicht, da nur ein relativ geringes Risiko (1 – 5 %) besteht. dass die Viren über die Plazenta übertragen werden.

Ein Kaiserschnitt muss nicht generell durchgeführt werden, wenn zur Entbindungszeit keine Symptome vorliegen. Dieser ist auch nicht notwendig, wenn bei Beginn der Wehentätigkeit Herpesläsionen sichtbar sind.

Nur bei Läsionen am Gebärmutterhals oder in der Vagina sollte primär ein Kaiserschnitt erfolgen.

Wenn kurz vor der Geburt der Verdacht auf eine **primäre** Infektion mit Herpes-simplex-Viren 2 besteht, muss dringend zu einem geplanten Kaiserschnitt geraten werden.

■ Ist eine Therapie in der Schwangerschaft möglich?

Ja! Die Behandlung des Herpes genitalis mit speziellen (antiviralen) Medikamenten (Virustatika) kann den Krankheitsverlauf um einige Tage verkürzen und die Beschwerden mindern. Die Wirksamkeit der Medikamente ist umso größer, je früher diese bei den ersten Anzeichen eines Ausbruchs eingenommen werden.

■ Welche Gefahren bedeutet der Lippenherpes in der Schwangerschaft?

Dieser hat in der Schwangerenvorsorge keine Bedeutung. Nach der Geburt ist es jedoch wichtig, das Baby so lange wie möglich vor den Herpesviren zu schützen.

Zu Zeiten einer akuten Erkrankung sollten Sie einen Mundschutz tragen und jeglichen Mundkontakt mit dem Säugling unbedingt vermeiden. Das betrifft selbstverständlich auch seinen Schnuller und sein Spielzeug!

Windpocken (Varizellen, Herpes zoster oder Spitzblattern)

■ Woher weiß ich, ob ich immun bin?

Etwa 90 % aller Schwangeren haben Antikörper gegen Windpocken. Diese können durch einen Bluttest nachgewiesen werden.

■ Gibt es eine Impfung, wenn ich noch keine Windpocken hatte?

In der Schwangerschaft nicht. Sie können sich vor dem Eintritt einer Schwangerschaft gegen Windpocken impfen lassen. Danach sollten Sie jedoch noch mindestens drei Monate warten, bis Sie schwanger werden, um den Fetus nicht zu gefährden.

■ **Was sollte ich tun, wenn ich keine Antikörper besitze und den Verdacht habe, mich mit Windpocken in der Schwangerschaft infiziert zu haben?**

Dann sollte erst eine Blutuntersuchung erfolgen. Falls keine Antikörper vorhanden sind und ein Kontakt zu Windpocken bestand, kann eine passive Immunisierung mit Immunglobulinen vorgenommen werden. Dieser Schutz ist nur wirksam, wenn er unmittelbar – spätestens aber 96 Stunden nach der möglichen Ansteckung – stattfindet.

Listeriose

■ **Warum sind Listerien in der Schwangerschaft so gefährlich?**

Listerien gehören zu den ganz wenigen Bakterien, die in der Lage sind, bei einer Schwangeren die Plazentaschranke zu überwinden und das Ungeborene direkt bedrohlich zu infizieren. Die Listeriose ist eine seltene Infektionskrankheit, die für gesunde Erwachsene unbedenklich ist, aber für Kleinkinder, Schwangere, ältere und immungeschwächte Menschen lebensgefährlich sein kann.

■ **Warum gehört ein Listeriosetest dann nicht zu den Standarduntersuchungen bei Schwangeren?**

Da 30 % der gesunden Erwachsenen Listerienträger sind, geht man davon aus, dass ein ausreichender Schutz besteht. Doch im Vergleich zur Normalbevölkerung sind Schwangere zehnmal anfälliger für Listeriose. Eine Listeriose-Erkrankung des Neugeborenen ist meldepflichtig.

■ **Wo kommen die Bakterien her?**

Der eigentliche Standort der Listerien dürfte der Boden sein; von dort kommen pflanzliche Lebensmittel mit den Bakterien in Kontakt. Über die Nahrungskette gelangen die Listerien auch in die Tiere, so dass auch Fleisch und Fleischprodukte, ebenso Milch und Milchprodukte von Listerien befallen sein können. Gefährdet sind insbesondere Lebensmittel, die lange gelagert werden.

■ **Wie kann ich eine Übertragung verhindern?**

Kochen und Braten der Nahrung beseitigt die Listerien zuverlässig, wenn sie nicht die Chance erhalten, in Kälteinseln zu überleben, wie dies bei unsachgemäßem Aufwärmen im Mikrowellenherd geschieht. Da sie jedoch empfindlich gegen Hitze sind, sind alle frisch erhitzten Lebensmittel frei von Listerien, also z. B. frisch gekochte Speisen, frisch geöffnete Konserven oder frisch geöffnete pasteurisierte Milch.

Da Listerien im landwirtschaftlichen Bereich weit verbreitet sind, kommt es meistens über nicht ausreichend erhitzte Lebensmittel tierischen Ursprungs zu einer Übertragung. Aus diesem Grund sollten Sie während der Schwangerschaft alle rohen Lebensmittel vom Tier – also rohes Fleisch, Rohmilch und Rohmilchkäse – meiden.

■ **Was ist Rohmilchkäse?**

Rohmilchkäse erkennen Sie daran, dass auf der Verpackung entweder „aus Rohmilch" oder bei französischem Käse „au lait cru" angegeben ist. Wenn diese Angaben fehlen, handelt es sich um Käse aus pasteurisierter Milch. Listerien können sich aber auch beim Käse aus pasteurisierter Milch auf der Rinde ansiedeln (insbesondere beim so genannten Rotschmierekäse, z. B. Münsterkäse). Darum sollten Sie während der Schwangerschaft die Rinde des Käses immer abschneiden.

■ **Welche Lebensmittel sollte ich sonst noch meiden?**

Auch rohes und nicht ganz durchgegartes Fleisch und roher Fisch sollten während der Schwangerschaft gemieden werden. Dies gilt auch für Rohschinken (z. B. Parmaschinken, Lachsschinken), Rohwurst (z. B. Salami, Katenwurst, Mettwurst, Cervelatwurst, Teewurst) und rohen Fisch (z. B. Räucherlachs, Forellenfilets, marinierter Hering). Obst und Gemüse sind relativ selten mit Listerien behaftet. Falls ja, so lassen sich die Listerien insbesondere bei glatten Oberflächen aber gut abwaschen. Die einzige Ausnahme sind (Blatt-)Salate, weil sie eine große Oberfläche haben und auch roh verzehrt werden. Darum sollten Sie während der Schwangerschaft keinen Krautsalat und keine vorgefertigten Schnittsalate essen und Blattsalate vor dem Verzehr gründlich waschen. Wenn Sie auswärts essen und Zweifel an einem ordnungsgemäßen Umgang mit den Lebensmitteln haben, dann sollten Sie auf rohe Lebensmittel verzichten und durchgegartes Essen bevorzugen.

■ Gibt es eine Therapie?

Ja! Beim Verdacht auf Listeriose wird sofort antibiotisch behandelt (mit Penicillin, Ampicillin oder Erythromycin)

Trichomonadeninfektion

■ Welche Gefahr geht von Trichomonaden aus?

Eine Trichomonadeninfektion in der Schwangerschaft erhöht das Risiko für Frühgeburten. Nach der Geburt besteht die Gefahr einer Entzündung der Gebärmutterschleimhaut (postpartale Endometritis).

■ Kann ich selbst erkennen, ob ich daran erkrankt bin?

Der Verdacht besteht, wenn folgende Symptome auftreten:
- Ausfluss (Extremfall grünlich/gelblich – schaumig),
- eventuell mit Brennen,
- Juckreiz und Schmerzen

- unregelmäßige Rötungen im Bereich von Vagina und Muttermund,
- unangenehmer Geruch

■ Ist eine Therapie möglich?

Ja! Die Indikation zur Verordnung von Metronidazol 2 g ist streng zu stellen. Der Partner muss mitbehandelt werden.

Harnwegsinfektionen (Akute Zystitis)

■ Gibt es eine erhöhte Wahrscheinlichkeit, in der Schwangerschaft an Harnwegsinfektion zu erkranken?

Ja! Besonders wenn Sie vor der Schwangerschaft häufiger damit zu tun hatten. Harnwegsinfektionen finden sich bei 10 % aller Schwangeren.

■ Wie stelle ich fest, ob ich einen Harnwegsinfekt habe?

Mithilfe von Urinsticks, den Sie bei der Schwangerenvorsorge erhalten. Es ist normal, dass dabei Blutbestandteile (Mikrohämaturie) und weiße Blutkörperchen (Leukozyturie) angezeigt werden. Deshalb ist dieser Wert als Diagnosehilfe allein eingeschränkt.

Hilfreich ist auch die Symptombeschreibung, die meist sehr typisch ist, z. B.
- häufige Entleerung kleiner Harnmengen
- schmerzhafte Harnentleerung
- nicht zu unterdrückender Harndrang
- Unterbauchbeschwerden,
- Schmerzen in den Flanken/beim Wasserlassen, Fieber und Rückenschmerzen

■ Welche Ursachen gibt es?

In der Schwangerschaft sind es dieselben wie außerhalb:
- Trinkverhalten (Trinkmenge am Tag zu gering)

- Bekleidung (bauchfreie Mode)
- Hygienefehler auf der Toilette (die richtige Reinigung erfolgt von vorne nach hinten).

■ Welche Therapie ist dann notwendig?

Im Gegensatz zum Vorgehen bei nicht schwangeren Frauen wird auch ein beschwerdefreier Bakterienbefall (dies sind die meisten) antibiotisch behandelt, da unbehandelt jede dritte Schwangere eine Nierenbeckenentzündung (Pyelonephritis) entwickelt.

Zusätzliche Maßnahmen:
- Trinkvolumen erhöhen (Nieren und Blasentee)
- Warmhalten der Blasen- und Nierenregion
- Bei Fieber unbedingt Bettruhe

■ Besteht eine Gefahr für das Baby?

Eine frühzeitige Therapie scheint die Frühgeburtsgefahr zu verringern.

11.15 Nützliche Adressen

Ernährung

Deutsche Gesellschaft für Ernährung e.V. (DGE)
Godesberger Allee 18
53175 Bonn
Telefon: 02 28/3 77 66 00
Homepage: www.dge.de

Verein für unabhängige Gesundheitsberatung
UGB
Geschäftsstelle Deutschland
Sandusweg 3
35435 Wettenberg/Gießen
Telefon: 06 41/8 08 96-0
Homepage: www.ugb.de

Arbeitsgemeinschaft Gestose Frauen e.V.
Kapellener Str. 67a
47661 Issum
Telefon: 0 28 35/26 28
Homepage: www.gestose-frauen.de

Finanzielle und soziale Hilfen, Konfliktberatung

Bundesministerium für Familie, Senioren, Frauen und Jugend
www.bmfsfj.de

Pro familia
Bundesverband
Stresemannallee 3
60596 Frankfurt a.M.
Telefon: 0 69/63 90 02
Homepage: www.profamilia.de

Sozialdienst katholischer Frauen e.V.
Zentrale
Agnes-Neuhaus-Str. 5
44135 Dortmund
Telefon: 02 31/5 57 02 60
Homepage: www.skf-zentrale.de

Deutscher Caritasverband
Hauptstelle
Karlstr. 40
79104 Freiburg
Telefon: 07 61/2 00-0
Homepage: www.caritas.de

Donum vitae e.V.
Hauptstelle
Breite Str. 27
53111 Bonn
Telefon 02 28/3 86 73 43
www.donumvitae.org

Diakonisches Werk der EKD e.V.
Hauptgeschäftsstelle
Stafflenbergstr. 76
70184 Stuttgart
Telefon: 07 11/21 59-0
Homepage: www.diakonie.de

Bundesstiftung Mutter und Kind –
Schutz des ungeborenen Lebens
im Bundesministerium für Familie, Senioren,
Frauen und Jugend
Alexanderstr. 3
10178 Berlin
www.bundesstiftung-mutter-und-kind.de

Raucherinnenentwöhnung

Raucherinnenentwöhnung für Schwangere
ProAktiv – Telefon: 01 80/5 09 95 55
Homepage: www.babyschlaf.de

Raucherberatungstelefon
WHO-Kollaborationszentrum
für Tabakkontrolle
Telefon: 0 62 21/42 42 00
www.tabakkontrolle.de

BZgA – Telefonberatung
zur Raucherentwöhnung
Telefon: 0 18 05/31 31 31

Bundeszentrale für gesundheitliche Aufklärung
(BZgA) für Schwangere
Ostmerheimer Str. 220
51109 Köln
Telefon: 02 21/89 92-0
Homepage: www.schwangerinfo.de

Sucht

Bundeszentrale für gesundheitliche
Aufklärung (BZgA)
Ostmerheimer Str. 220
51109 Köln
Telefon: 02 21/89 92-0
Homepage: www.bzga.de

Deutsche Hauptstelle für Suchtfragen e.V.
Westenwall 4
59065 Hamm
Telefon: 0 23 81/90 15-0
Homepage: www.dhs.de

Anonyme Alkoholiker
Interessengemeinschaft e.V.
Gemeinsames Dienstbüro
Waldweg 6
84177 Gottfrieding-Unterweidbach
Telefon: 0 87 31/325 73 0
Homepage: www.anonyme-alkoholiker.de

Fachverband Sucht e.V.
Walramstr. 3
53175 Bonn
Telefon: 02 28/26 15 55
Homepage: www.sucht.de

Blaues Kreuz e.V.
Freiligrathstr. 27
42289 Wuppertal
Telefon: 02 02/62 00 30
Homepage: www.blaues-kreuz.de

Lagaya Frauen-Sucht-Beratungsstelle
Hohenstaufenstr. 176
70178 Stuttgart
Telefon: 07 11/6 40 54 90
Homepage: www.lagaya.de

Akzept e.V.
Bundesverband für akzeptierende
Drogenarbeit und humane Drogenpolitik
Südwestkorso 14
12161 Berlin
Telefon: 0 30/82 70 69 46
Homepage: www.akzept.org

Drogen, Medikamente und Impfungen

Berliner Betrieb für
Zentrale Gesundheitliche Aufgaben
Pharmakovigilanz- und Beratungszentrum
für Embyonaltoxikologie
Spandauer Damm 130, Haus 10 B
14050 Berlin
Telefon: 030/30308-111
www.embryotox.de
www.bbges.de

Essstörungen

Bundesfachverband Essstörungen e.V. (BFE)
Andreas Schnebel
c/o ANAD e.V.
Pilotystr. 6 / Rgb.
80538 München
Telefon: 0 89/ 236 84 119
Homepage:
www.bundesfachverbandessstoerungen.de

Dick und Dünn e.V.
Beratungszentrum bei Essstörungen
Innsbrucker Str. 25
10825 Berlin
Telefon: 0 30/8 54 49 94
Homepage: www.dick-und-duenn-berlin.de

Alleinerziehend oder berufstätig

Verband alleinerziehender Mütter und Väter e.V.
Bundesverband
Hasenheide 70
10967 Berlin
Telefon: 0 30/69 59 78 -0
Homepage: www.vamv.de
www.die-alleinerziehenden.de

Verband berufstätiger Mütter
Postfach 29 04 26
50525 Köln
Telefon: 02 21/32 65 79
Homepage: www.berufstaetige-muetter.de

Tagesmütter Bundesverband
Moerser Str. 25
47798 Krefeld
Telefon: 0 21 51/1 54 15 90
Homepage:
www.tagesmuetter-bundesverband.de

Diabetes, Hepatitis, HIV

Deutscher Diabetikerbund e.V.
Goethestr. 27
34119 Kassel
Telefon: 05 61/7 03 47 70
Homepage: www.diabetikerbund.de
www.gestationsdiabetes.de

Deutsche Aidshilfe e.V.
Wilhelmstr. 138
10963 Berlin
Telefon: 0 30/69 00 87-0
Homepage: www.aidshilfe.de

Hepatitisprojekt
c/o Aidshilfe e.V.
Bahnhofstr. 13 – 15
90402 Nürnberg
Telefon: 09 11/2 309 03-5
www.hepatitisc-selbsthilfegruppe.de

Sonstige Beratungsstellen und Selbsthilfegruppen

Datenbank für den Sozialbereich
www.werhilftwem.de

Literatur

1. Enkin et al., Effektive Betreuung während Schwangerschaft und Geburt, 2006
2. De Wall + Glaubitz, Schwangerenvorsorge, 1997
3. Geist et al, Hebammenkunde, Kap. 4.5., 1998
4. Weed, Naturheilkunde für Schwangere und Säuglinge
5. Adam-Lauer, „Auswirkungen des Drogenmissbrauchs während der Schwangerschaft/Drogenembryopathie" aus Suchtkranke Eltern – Suchtkranke Kinder?! (Infobroschüre SKM Köln et al), 2000
6. McElhatton et al., Congenital anomalies after prenatal ecstasy exposure, Lancet 1999
7. Bundeszentrale für gesundheitliche Aufklärung (BZgA), Forschung und Praxis der Gesundheitsförderung Band 18: Kommunikationsstrategien zur Raucherentwöhnung, 2002
8. Informationsbroschüre der AG Gestose-Frauen e.V.: Salz in der Schwangerschaft, 1997
9. BZgA, Infobroschüre: Für mein Baby, 2003
10. BZgA, Forschung und Praxis der Gesundheitsförderung Band. 17: Alkohol in der Schwangerschaft – Ein kritisches Resümee, 2002
11. NICE (National Institute for Clinical Excellence), Guideline for antenatal care, 2008
12. DGE e.V. (Deutsche Gesellschaft für Ernährung e.V.) Beratungspraxis 07/2002 unter http://www.dge.de/Pages/navigation/fach info/2002/bp0702.html („roher Fisch") und http://www.dge.de/Pages/navigation/fach infos/wissenschaft.html („Jod")
13. Dunkley, Hebammenpraxis und Gesundheitsförderung, 2003
14. Enders G. Infektionen und Impfungen in der Schwangerschaft. München: Urban & Schwarzberg, 1991
15. Petersen EE. Infektionen in Gynäkologie und Geburtshilfe Stuttgart: Thieme Verlag, 1997
16. Martius G, Breckwoldt M, Pfleiderer A: Lehrbuch der Gynäkologie und Geburtshilfe. 2., verb. Aufl. -Stuttgart; New York: Thieme, 1996
17. Jung EG: Dermatologie. 3. Aufl. - Stuttgart: Hippokrates-Verlag, 1995
18. Robert Koch Institut Infektionsepidemiologisches Handbuch meldepflichtiger Krankheiten für 2001
19. Informationsschrift der Beratungsstelle zu sexuell übertragbaren Erkrankungen einschließlich AIDS. Gesundheitsamt Köln
20. Lippens, Frauke: Schwangerenvorsorge, eine Arbeitshilfe für Hebammen. Hamburg 2003
21. Mändle, Christine u. a. :Das Hebammenbuch. Stuttgart; New York 1995
22. Rockenschaub, Alfred: Gebären ohne Aberglauben. Wien 2001
23. Schindele, Eva: Pfusch an der Frau. Frankfurt a.M. 1997

Informationen für Schwangere

Schwangerschaftstypische Veränderungen

Liebe Schwangere,

vermutlich haben Sie bereits selbst festgestellt, dass durch die Schwangerschaft die eine oder andere Veränderung bei Ihnen aufgetreten ist. Obwohl manche Veränderungen unter Umständen Beschwerden verursachen und Sie beeinträchtigen können, sind sie in der Regel völlig normal und haben keinen Krankheitswert. Bei Unsicherheiten können Sie sich an Ihre Hebamme wenden. Sie wird Sie beraten und gegebenenfalls untersuchen, um Beeinträchtigungen zu lindern und einen möglichen Behandlungsbedarf festzustellen.

Damit Sie die auftretenden Veränderungen verstehen und bewerten können, sind die wichtigsten hier übersichtlich zusammengestellt. Darüber hinaus finden Sie Vorschläge und Empfehlungen, wie Sie mit den auftretenden Veränderungen umgehen können, damit es Ihnen während der Schwangerschaft möglichst gut geht.

Typische Veränderungen in der Schwangerschaft

Erhöhter Energiebedarf

Die Entwicklung des ungeborenen Kindes benötigt zusätzliche Kraft und Energie. Es kann also sein, dass Sie beispielsweise schneller erschöpft und müde oder auch hungriger und durstiger sind als sonst. Außerdem sind Kreislauf und Atmung stärker gefordert, so dass Sie möglicherweise bei Anstrengung viel schneller „außer Puste" geraten oder Ihnen bei einer Kreislaufbelastung schwindlig wird. Der Energiebedarf ist in der Regel in den ersten und in den letzten Monaten der Schwangerschaft sowie während der Wachstumsphasen des Kindes besonders erhöht.

Erhöhte Sensibilität

Häufig schärfen sich in der Schwangerschaft die Sinne und auch die Empfindsamkeit. Schwangere sind oft geruchsempfindlicher, reizempfänglicher, schlafloser und viel „dünnhäutiger". Diese Veränderungen sind sehr wichtig, denn sie verfeinern Ihre Wahrnehmung, so dass sie z. B. Überlastungen eher spüren, Ihr Kind im Bauch fühlen und sich an die entstehenden Veränderungen feinfühlig anpassen können. Letztlich ist dies auch eine Vorbereitung auf die Zeit mit ihrem neugeborenen Kind, wo es besonders wichtig wird, dessen Bedürfnisse wahrzunehmen.

▶

Besondere Stimmungen

Schwangere bewegen sich oft zwischen „himmelhoch jauchzend" und „zu Tode betrübt". Dies hat sicherlich auch seine Ursache in der zuvor erwähnten erhöhten Sensibilität. Vor allem aber sind die Schwangerschaft und die Aussicht auf Mutterschaft oder Geschwisterkind in der Regel genau das: ein Spannungsbogen zwischen Glück, Stolz, Liebe, Herausforderung, Anstrengung, Verantwortung, Veränderung, Sorge und Angst. Selten trifft einen Menschen ein solcher Spannungsbogen so heftig und allumfassend wie durch eine Schwangerschaft. Kein Wunder also, dass Schwangere in der Regel beileibe nicht die ständig strahlenden „Bilderbuchmütter" in Person sind, sondern eher in ihrer Stimmungslage schwanken.

Auflockerung des Gewebes

Damit sich Bauch und Bänder mit zunehmendem Wachstum des Kindes gut dehnen können, lockert sich das Gewebe auf. Diese Auflockerung wird zentral gesteuert und beschränkt sich daher nicht nur auf den Bauch, sondern beeinflusst jedes Gewebe im Körper. Das bedeutet, dass unter anderem auch die Gelenke „lockerer" werden, die Blutgefäße, das Zahnfleisch, der Darm und die Muskulatur. Daher neigen Schwangere auch zu so unbeliebten Erscheinungen wie: Krampfadern, Wassereinlagerungen, Verdauungsproblemen, Zahnfleischbluten und Kreislaufproblemen.

Wachstum von Gebärmutter und Kind

Das zunehmende Gewicht von Gebärmutter und Kind stellt besondere „statische" Herausforderungen an Ihren Körper: Rücken, Bauch, Becken und Beckenboden müssen deutlich mehr halten und tragen, obwohl das Gewebe aufgelockert ist. Dadurch kann es ziehen, drücken und schmerzen. Weiterhin nimmt die Gebärmuttermuskulatur zur Vorbereitung auf die Geburt deutlich an Größe und Kraft zu. Bei diesem Wachstums- und Vorbereitungsprozess kommt es oft auch zu Kontraktionen, so genannten Übungs- oder Schwangerschaftswehen. Hierbei wird der Bauch hart und es zieht möglicherweise etwas, ohne dass sich der Muttermund öffnet. All diese Erscheinungen treten besonders häufig in Wachstumsphasen und in den letzten Schwangerschaftsmonaten auf.

Empfehlungen

Veränderungen und Belastungen wahrnehmen

Für Ihr Wohlbefinden und Ihre Gesundheit ist es vor allem wichtig, auftretende Veränderungen, Bedürfnisse und Belastungsgrenzen ernst zu nehmen und sich je nach Situation und Er-

▶

fordernis angemessen darauf einzustellen. Solange es Ihnen gut geht, können Sie Ihren Tätigkeiten wie gewohnt weiter nachgehen!

Bei Belastung sollten Sie Entlastungsmöglichkeiten suchen. Oft hilft auch ein Gespräch mit Ihrer Hebamme, um möglichen Belastungsfeldern auf die Spur zu kommen. Sprechen Sie bei Bedarf Ihre Hebamme an, sie wird sich Zeit für ein ausführliches Gespräch nehmen.

Entlastung organisieren

Vielleicht tut es Ihnen gut, sich gezielt Raum zur Ruhe, Entspannung und Erholung einzuräumen, z. B.: durch ausreichenden Schlaf, Pausen, Mittagsschläfchen, Spaziergänge usw. Möglicherweise wird es nötig, Alltagsabläufe zu verändern. Bereiche, die dies besonders häufig betrifft, können sein:
- **Arbeitsplatz:** hier kann die Kenntnis des Mutterschutzgesetzes hilfreich sein
- **Haushalt, Kinder:** hier können Umstrukturierungen und weitere helfende Hände entlastend sein (Partner, Eltern, Geschwister, Freunde, Nachbarn, Babysitter, Haushaltshilfen)
- **Sport:** möglicherweise tut es gut, die Anforderungen zurückzuschrauben oder auf weniger belastende oder angepasste Sportarten wie Schwimmen oder Schwangerengymnastik auszuweichen.
- **Reisen:** planen Sie eine Reise möglichst in den mittleren Schwangerschaftsmonaten, in dieser Zeit fühlen sich Schwangere in der Regel am leistungsstärksten und ausgeglichensten. Lassen Sie sich vor der Reiseplanung durch Ihre Hebamme beraten

Ernährungsregeln

Versuchen Sie, sich regelmäßig, ausgewogen und abwechslungsreich zu ernähren. Bevorzugen Sie möglichst naturbelassene, frische Nahrungsmittel und meiden Sie Fast Food, Konserven, Zucker, Zuckeraustausch-, Farb- und Konservierungsstoffe. Regelmäßige, häufige, ruhige und entspannte Mahlzeiten (ca. 5 am Tag) beugen Übelkeit, Erschöpfung und Unterzuckerung vor. Achten Sie darauf, regelmäßig und ausreichend zu trinken (2 – 3 Liter am Tag). Nehmen Sie keine Vitamin- oder Mineralpräparate ein, ohne dies zuvor mit Ihrer Hebamme oder Gynäkologin/-en zu besprechen. Lassen Sie sich zu Fragen der Ernährung durch Ihre Hebamme beraten.

Zigaretten, Alkohol, Kaffee, Medikamente meiden

Versuchen Sie, diese Substanzen so weit wie möglich zu reduzieren. Zigaretten, Alkohol und Coffein sind ungesund für Sie und Ihr Kind, möglicherweise können sie die Entwicklung Ihres Kindes sogar beeinträchtigen. Lassen Sie sich hierzu durch Ihre Hebamme beraten.

▶

Orientierungshilfe:

- höchstens 3 Tassen nicht zu starken Kaffee pro Tag
- höchstens 0,5 l Bier bzw. 0,25 l Wein pro Tag – besser ist es, ganz auf Alkohol zu verzichten.
- Zigarettenkonsum so weit wie möglich reduzieren, am besten ganz damit aufhören. Möglicherweise helfen spezielle Entwöhnungsprogramme, denn das Rauchen aufzugeben ist eine große Herausforderung und Leistung.
- Nehmen Sie keinerlei Medikamente ohne vorherige Rücksprache mit Ihrer Hebamme oder Gynäkologin/-en ein, auch keine pflanzlichen oder homöopathischen Arzneien.

Sexualität

Sie können alles tun, was Ihnen Spaß macht und brauchen keinesfalls auf Sex zu verzichten. Möglicherweise sind Ihre sexuellen Bedürfnisse in der Schwangerschaft verändert. Darauf sollten Sie und Ihr Partner Rücksicht nehmen und vielleicht werden Sie vor allem in der fortgeschrittenen Schwangerschaft andere, bequeme und lustspendende Positionen ausprobieren müssen.

Bei Frühgeburtsbestrebungen oder Beschwerden sollten Sie sich von Ihrer Hebamme beraten lassen.

Schwangerschaftsbeschwerden

Sollten beeinträchtigende Schwangerschaftsbeschwerden auftreten, die Sie selbst nicht ausreichend lindern können, können Sie Kontakt mit Ihrer Hebamme aufnehmen. Gegen einige der Beschwerden kann etwas getan werden.

Erwähnen Sie Besonderheiten bei den Schwangerenvorsorgeuntersuchungen und fragen Sie bei Unklarheiten nach. Ihre Hebamme wird sich Zeit nehmen und möglicherweise einen gesonderten Termin anbieten.

Lassen Sie es sich gut gehen!

Hebammenstempel

Hilfe bei Schwangerschaftsbeschwerden

Susanne Teuerle

12.1 Grundsätze

Die vielfältigen Einwirkungen in der Schwangerschaft durch Hormone, Nähr- und Sauerstoffbedarf des Feten, das Gewicht von Uterus und Fetus, psychische Prozesse, Umwelt (Partnerschaft, Arbeitsplatz) u. a. führen zu Veränderungen, Belastungen und häufig auch zu Beschwerden bei der Schwangeren. Dies ist **physiologisch** und besitzt im Allgemeinen keinen Krankheitswert (siehe auch Kap. 11). Dabei gilt es, bei der Beurteilung von Schwangerschaftsbeschwerden die **Grenze zum Pathologischen** zu erkennen und die Schwangere ggf. rechtzeitig in ärztliche Behandlung zu überweisen.

Schwangerschaftsbeschwerden gehören also zu einer Schwangerschaft dazu, nahezu jede Schwangere erlebt sie. Je nach Persönlichkeit, Informationsstand und Situation der Schwangeren sowie der Art und Ausprägung der Beschwerden beeinträchtigen und beunruhigen diese mal mehr und mal weniger. Fast alle Beschwerden verschlimmern sich bei körperlicher oder seelischer Belastung.

Die Beratung bei Schwangerschaftsbeschwerden und ihre Behandlung erfordern eine **gründliche Anamnese** und unbedingt die **Aufklärung der Schwangeren** über die Art und Ursache der Beschwerde.

In vielen Fällen reichen Informationen über die Herkunft, über mögliche verschlimmernde Faktoren und einfache Maßnahmen aus, damit die Schwangere in einer für sie zufriedenstellenden Weise selbst mit den Beschwerden umgehen und ihr Auftreten bzw. eine Verschlimmerung verhindern kann.

Darüber hinaus können unter Umständen **weitere Maßnahmen** erforderlich oder gewünscht werden, um der Schwangeren Linderung zu verschaffen und der Verschlimmerung einer Beschwerde in eine echte Komplikation vorzubeugen. Diese Maßnahmen kommen in der Regel aus den Bereichen der **physikalischen Therapie** (Gymnastik, Massagen, thermische Behandlungen u. a.), **Ernährungsberatung** und **Naturheilkunde**.

In allen Bereichen, auch innerhalb der Naturheilkunde mit Phyto- und Aromatherapie, Homöopathie, Akupunktur usw., muss die behandelnde Hebamme **ausreichendes Fachwissen** besitzen, um die Maßnahmen sicher und effektiv einsetzen zu können. Aus diesem Grund sind bei den Empfehlungen zu den einzelnen Beschwerden nur einfache, unbedenkliche Maßnahmen auf der Grundlage des originären Hebammenwissens beschrieben. Hebammen, die sich auf Spezialgebieten fortgebildet haben, werden weitere Maßnahmen einsetzen.

Beim Einsatz von Medikamenten und Maßnahmen, egal ob pflanzlich, anthroposophisch, homöopathisch oder schulmedizinisch, muss die Hebamme genau über die empfehlenswerte Dosierung, die Art der Einnahme, die Dauer der Anwendung, über mögliche Nebenwirkungen und Kontraindikationen informiert sein, beispielsweise bei Medikamenten also mindestens den Beipackzettel kennen. Sie sollte im Verlauf der Anwendungen über den erreichten Effekt orientiert sein, um beurteilen zu können, ob die Empfehlungen tatsächlich zu einer Linderung führen und andernfalls das Mittel oder die Maßnahme konsequent absetzen.

> In der Schwangerschaft sollte der Leitsatz „Hauptsache, es schadet nicht!" grundsätzlich **keine** Anwendung finden, weil im Allgemeinen wenig bis keine Erkenntnisse über die Auswirkungen von schulmedizinischen und komplementärmedizinischen Therapiemaßnahmen in der Schwangerschaft vorliegen!

Evidenzlage

Weder über die genauen Ursachen einzelner Schwangerschaftsbeschwerden noch über die Effektivität einzelner Linderungsmaßnahmen gibt es ausreichende Evidenzen! Hier besteht noch dringender Forschungsbedarf. Daher werden nur dort Evidenzen (Quelle: NICE) angegeben, wo auch welche vorliegen, d.h. alle Aussagen bzw. Empfehlungen ohne diesen Hinweis sind nicht evidenzbasiert, sondern beruhen auf gesammeltem Erfahrungswissen bzw. den Herstellerempfehlungen angegebener Medikamente.

Evidenzbasiert sind folgende Aussagen:
- Himbeerblättertee hat keine spezielle Wirkung.
- Ingwer hat eine positive Wirkung bei Übelkeit und Erbrechen.
- Akupressur von Punkt Pe6 hat eine positive Wirkung bei Übelkeit und Erbrechen.

Anamnese

Neben einer allgemeinen Anamnese (siehe Kap. 4) interessiert bei den Schwangerschaftsbeschwerden zusätzlich:
- Wann sind die Beschwerden erstmalig aufgetreten? War ein Auslöser erkennbar?
- Was verschlimmert die Symptomatik, was bessert sie?
- Welcher Art sind die Beschwerden genau: Zeitpunkt, Lokalisation, Ausdehnung usw.?

Nach dem Erfassen der genauen Umstände der Beschwerden können gemeinsam mit der Schwangeren Empfehlungen erarbeitet werden, die sich an ihrer speziellen Situation, ihren Ressourcen und Belastungsfeldern orientieren.

Entlastung

> Viele Schwangerschaftsbeschwerden, z. B. Rückenschmerzen, Übelkeit, Schlafstörungen und Uteruskontraktionen können nur effektiv gelindert werden, wenn die Schwangere sich entlastet oder entlastet wird.

Dies wird je nach Situation sehr individuell möglich sein und es kann der Schwangeren helfen, wenn die Hebamme mit ihr und möglicherweise ihrem Partner gemeinsam überlegt, was entlastet und verändert werden kann.

Möglichkeiten wären:
- weniger oder keine Haushaltspflichten mehr, Entlastung vor allem von körperlich anstrengenden oder aufreibenden Aufgaben
- andere Zeitpläne, andere Strukturierung zu Hause und am Arbeitsplatz (auch Überlegungen wie: Muss die Prüfung wirklich noch vor der Geburt abgelegt werden?)
- regelmäßige Übernahme der Kinder durch Babysitter o. ä.
- Hilfsnetz: Verwandte, Nachbarn, Freunde/Freundinnen

- Gespräch mit Arbeitgeber/-in, Kollegen/-innen mit dem Ziel, Verständnis zu erhalten und Entlastung/Schonung möglich zu machen
- Krankschreibung (ärztliche Verordnung)
- (Partielles) Arbeitsverbot (ärztliche Verordnung)
- Haushalts-/Familienhilfe (möglicherweise ärztliche Verordnung)

12.2 Erschöpfung/ Müdigkeit/Hypotonie

Erschöpfungszustände und Hypotonie treten häufig im ersten Trimenon auf, verursacht durch die Umstellungsprozesse zu Beginn der Schwangerschaft, und dann wieder im letzten Trimenon aufgrund der zunehmenden körperlichen Belastung und der häufigeren Schlafstörungen. Im mittleren Trimenon kommen diese Beschwerden deutlich seltener vor.

Oft ist die Schwangere im Zusammenhang mit erkennbaren Faktoren erschöpft, z. B. durch körperliche oder seelische Belastung, durch andere Beschwerden wie Übelkeit oder während eines Wachstumsschubes des Feten.

Bei einem anhaltenden Erschöpfungszustand sollten eine Anämie und eine Hypothyreose ausgeschlossen werden.

Empfehlungen

- **Entlastung**, Schonung und Erholungsraum schaffen
- Erschöpfende Beschwerden behandeln
- Auf eine regelmäßige, häufige, vollwertige und abwechslungsreiche **Ernährung** achten, vermehrt kräftigende, vitamin- und mineralienreiche Nahrungsmittel wie Kraftbrühen, Kartoffeln, Möhren, Rote Bete, Fisch (Omega-3-Fettsäuren), Petersilie und Hagebutte in den Speiseplan aufnehmen

- Viel trinken
- **Ausgleichende und beruhigende Maßnahmen**: Entspannungsübungen, Yoga, Qi-Gong; Anwendungen mit Melisse, Lavendel, Orange (Tees, ätherische Öle)
- **Anregende und stärkende Maßnahmen:** Spazierengehen, Wechselduschen, Kneippbäder, Waschungen/Bäder/Einreibungen mit Zusatz von Rosmarin, Wacholder oder Zitrone (Bademilch, Salz oder Öl mit ätherischen Ölen etc.), ätherische Öle in Duftlampe
- Anthroposophische, niedrig potenzierte Komplexmittel wie Aufbaumittel Stadelmann, Levico comp.®, Sanddorn- und Schlehensaft

12.3 Hämorrhoiden

Hämorrhoiden sind erweiterte, möglicherweise prolabierte Gefäße im Bereich des Anus, betroffen sind die Äste der A. haemorrhoidalis. Es handelt sich im weitesten Sinne also um Varizen. Oft drücken, schmerzen oder jucken sie, in manchen Fällen können sie auch bluten und/ oder sich entzünden. An der Vulva sind Varizen in der Regel an den großen Labien lokalisiert und können dort auch Beschwerden verursachen (z. B. Drücken, Jucken, Brennen …).

In der **Schwangerschaft** wird das Auftreten von Hämorrhoiden und Vulvavarizen durch die gefäßauflockernde Wirkung des Progesterons, den zunehmenden Druck durch Uterus und Kind sowie durch Obstipation begünstigt.

Die Problematik kann sich durch die Geburt zunächst verstärken, bildet sich aber im Verlauf des **Wochenbetts** in der Regel gut zurück.

Empfehlungen

- Einengende Kleidung und einengende Positionen (langes Sitzen, Autofahren usw.) vermeiden

- Häufige Hochlagerung von Beinen und Becken (Keilkissen oder Aktenordner unterm Po, Knie-Ellbogen-Position), dabei Beckenbodengymnastik machen, um den Blutrückfluss aus den gestauten Gefäßen zu unterstützen
- Regelmäßige Verdauung fördern (siehe „Obstipation") und lange Toilettensitzungen vermeiden
- Sorgfältig auf Anal- und Intimhygiene und -pflege achten, keine alkalischen oder parfümierten Reinigungssubstanzen, keine Feuchttücher verwenden
- Kühlung durch Auflage eines mit Quark gefüllten, kühlschrankkalten Kondoms oder eines mit Wasser gefüllten, gefrorenen Fingerlings (abgeschnittener Finger eines Untersuchungshandschuhs)
- Teilbäder, Auflagen, Salben, Zäpfchen mit Extrakten von Hamamelis, Eichenrinde, Rosskastanie, Arnika, Wacholder, Zypresse. Mögliche Präparate sind z. B. Tannolact, Hamamelis-Myrte-Balsam, Hämorrhoidalzäpfchen, Quercus-Salbe, Quercus-Zäpfchen, Quercus-Essenz
- Innerliche Einnahme von Hamamelis-Urtinktur, 3 × 10 Tropfen in Wasser
- ggf. Überweisung zur Gynäkologin oder Hausarzt.

12.4   Hautjucken (Pruritus)

In der Schwangerschaft besteht eine Neigung zu Juckreiz, der in der Regel frühestens am Ende des ersten Trimenons beginnt und sich dann oft bis zur Geburt steigert. 1 – 2 Tage nach der Geburt klingt die Symptomatik meist ab.

Am stärksten betroffen sind die Hautregionen an Bauch, Oberschenkeln und Fußrücken. Die Ursache ist unklar, vermutet wird eine progesteronbedingte Ablagerung von Gallensalzen in der Haut. Abgegrenzt werden muss eine allergische Reaktion oder eine Candida-Infektion.

Eine krankhafte Form ist der **Pruritus gravidarum**, ein generalisierter, starker Juckreiz der durch eine schwangerschaftsspezifische Lebererkrankung (intrahepatische Schwangerschaftscholestase) verursacht wird und von Übelkeit, Erbrechen und Ikterus begleitet sein kann. Hier ist die Überweisung zur/-m Gynäkologin/-en erforderlich, damit die Erkrankung genau abgeklärt werden kann.

Empfehlungen

- **Kratzen vermeiden**, um keine Hautdefekte zu verursachen
- **Reize** wie ätherische Öle, Korbblüter (Calendula, Arnika usw.), stark parfümierte Waschmittel etc. **vermeiden**
- Keine Öle verwenden
- Kalte Umschläge
- Waschungen mit Essigwasser Verhältnis 1 : 1
- Salzbäder: ca. 4 Esslöffel Salz, nicht zu warm, anschließend ins Bett legen und ruhen
- Leberstärkende Nahrungsmittel: Löwenzahnkraut und -wurzel, Boldoblätter, Mariendistel, Schöllkraut (Empfehlung I. Stadelmann: insgesamt nicht mehr als 3 Teelöffel Heilkräuter pro Tag), Vollkorngetreide wegen des Vitamin-B6-Gehalts
- Kalziumhaltige Nahrungsmittel: Kamille, Petersilie, Weizen, Hafer, Nüsse, Mandeln, Milchprodukte, Brunnenkresse, Trockenfrüchte (Datteln, Feigen, Pflaumen, Rosinen)
- Anthroposophische, homöopathisch niedrig potenzierte Komplexmittel wie Anagallis comp. globuli®, Natrium chloratum D6, Chelidonium®-Kapseln

12.5   Karpaltunnelsyndrom

Das Karpaltunnelsyndrom entsteht aufgrund einer durch Wassereinlagerungen hervorgerufenen Kompression des Nervus medianus im so genannten Karpaltunnel, einer knorpelig-bindegewebigen Röhre, die den Nerv durch das

Handgelenk führt. Dies führt zu Kribbeln, brennenden Schmerzen, Taubheitsgefühl, einem Gefühl von Schwellung und Sensibilitätsstörungen den vom N. medianus innervierten Regionen: daumennahe Handinnenseite, die ersten 3 Finger (Daumen bis Mittelfinger), die Innenseite des Ringfingers („Schwurhand").

Das Karpaltunnelsyndrom ist ausgesprochen hartnäckig und schwierig zu therapieren. Oft hält die Symptomatik noch wochen- bis monatelang nach der Geburt an. Es gibt keine sicher effektive Behandlungsmethode außer einer **Operation**, die nur durchgeführt werden sollte, wenn die Symptomatik unverändert länger als 4 Monate über die Geburt hinaus andauert, da die Chance, dass sich das Karpaltunnelsyndrom von selbst zurückbildet, erfahrungsgemäß sehr groß ist und die Beschwerdefreiheit nach dem operativen Eingriff auch erst nach einer gewissen Zeit (10 – 20 Tage) eintritt.

Wird bereits in der Schwangerschaft operiert, ist die Gefahr eines Rezidivs erfahrungsgemäß hoch, da die Ursache Schwangerschaft ja weiter fortbesteht.

Erfolgversprechende Meldungen kommen aus dem Bereich der **Akupunktur**, Evidenzen stehen aber noch aus.

In der Schwangerschaft wird das Karpaltunnelsyndrom zur Linderung der Symptomatik vorwiegend durch **Ruhigstellung mit einer Schiene** therapiert.

Schmerzen und ein Taubheitsgefühl in den Händen und Fingern können auch durch Verspannungen und **Blockaden im Schulter- und Halswirbelbereich** verursacht sein. Betroffen sind dann in der Regel nicht nur die vom N. medianus innervierten Regionen. Hier helfen die beim Karpaltunnelsyndrom genannten Maßnahmen nicht, mit Ausnahme der Dehnübungen. Statt dessen ist eine physiotherapeutische Behandlung angezeigt.

Empfehlungen

- Ernährung wie bei Ödemen, da es sich um eine Wassereinlagerung handelt: also zusätzliche Salzzufuhr, reichlich trinken, nicht ausschwemmen (siehe S. 243)
- Warme Salzbäder des betroffenen Unterarms und der Hand
- Mehrmals täglich **Dehnübungen:**
  Den Handrücken der betroffenen Hand durch Druck auf die Innenseite der gestreckten Finger langsam und vorsichtig in Richtung Unterarm dehnen, etwa 30 sec. halten, wiederholen
  Aufrecht stehen oder sitzen (gerader Rücken, Steißbein in Richtung Boden ziehen), Arme auf Brusthöhe anwinkeln, dann im Atemrhythmus die angewinkelten Arme weit zu den Seiten ziehen, die Ellbogen nach hinten, die Schulterblätter nach unten ziehen, die Dehnung halten, ruhig und konzentriert durchatmen, die Arme zurückführen, wiederholen
- Kühlende Umschläge am Handgelenk
- Überweisung zur Lymphdrainage (ärztliche Verordnung möglich)
- Ggf. Überweisung an Akupunkturkundige
- Ggf. Überweisung zur weiteren Therapie: Schiene, Injektionen mit Kortikosteoriden und/oder Analgetika

12.6 Kontraktionsneigung

Kontraktionen kommen in der Schwangerschaft regelmäßig vor. Nicht immer bemerkt die Schwangere davon etwas, manchmal spürt sie den hart werdenden Bauch, manchmal geht die Kontraktion auch mit einem spürbaren Ziehen am Muttermund, in den Leisten und/oder am Kreuzbein einher. Schwangerschaftswehen fördern die Uterusdurchblutung sowie das Wachstum und Hypertrophieren der Muskelzellen des Myometriums.

Vorwehen in den letzten Wochen vor der Geburt (nach der 36. SSW) führen oft zu einer Senkung und Einstellung des Kindes bzw. des vorangehenden Teils in den Beckeneingang sowie zu einer Auflockerung und Verkürzung der Zervix und möglicherweise zu einer leichten Öffnung des Muttermundes.

Eine **gängige Definition** besagt, dass, falls mehr als drei Kontraktionen pro Stunde vor der 30. SSW oder mehr als 5 pro Stunde ab der 30. bis zur 36. SSW oder mehr als 15 Kontraktionen pro Tag vor Abschluss der 36. SSW auftreten, Muttermundswirksamkeit ausgeschlossen werden muss. Diese Definition in der Praxis zu handhaben, ist nicht einfach und unter Umständen alles andere als hilfreich, wenn man die Schwangere beruhigen und ihr eine Orientierungshilfe bei der Frage „Wann muss ich mir denn Sorgen machen?" geben möchte.

> Das bloße Auftreten und die Anzahl der Kontraktionen lassen erfahrungsgemäß keinen Rückschluss auf Frühgeburtsbestrebungen zu, in der Regel sind die Frauen mit häufigen Schwangerschaftswehen nicht diejenigen, die ihr Kind auch zu früh bekommen (siehe Kap. 10)!
> Ausschlaggebend für die Diagnose „Frühgeburtsbestrebungen" ist einzig und allein die Muttermundswirksamkeit.

In der Regel stören Schwangerschafts- oder Vorwehen wenig. Mitunter können sie jedoch beeinträchtigend und schlafraubend sein oder durch zunehmende Häufigkeit und Intensität muttermundswirksam werden.

Gegen Ende der Schwangerschaft nehmen Häufigkeit und Intensität der Kontraktionen oft zu, sie können sogar regelmäßig auftreten. Ebenso können Kontraktionen während Belastungszeiten (Stress, Wachstumsschub etc.) zunehmen. Oft wird eine Kontraktion auch durch einen unmittelbaren Reiz ausgelöst, z. B. durch Positionswechsel, Strecken, sexuelle Aktivität.

Empfehlungen

* Nur bei Beschwerden:
* Hier besonders wichtig: **Aufklärung** der Schwangeren!
* Bei häufig auftretenden und intensiven Wehen vaginale Untersuchung vornehmen.
* **Entlastung**! Ggf. Krankschreibung oder Arbeitsverbot (ärztliche Verordnung)
* Gezielt Entspannungspausen einlegen, Entspannungsübungen anwenden
* **Wärme** (nicht Hitze!) durch Wärmflasche, warmes Entspannungsbad
* Entspannende Bäder/Einreibungen des Bauches mit Lavendel, Melisse, Rosenholz, Majoran, Fichtennadeln
* Für gleichmäßigen, stressarmen Tagesablauf sorgen
* Tee aus Majoran, Melisse, Johanniskraut, Hopfen, Baldrian (Empfehlung I. Stadelmann: zu gleichen Teilen, nicht mehr als drei Teelöffel Kräuter täglich)
* Anthroposophische, homöopathisch niedrig potenzierte Mittel wie Bryophyllum comp., Bryophyllum 50 %
* **Bei Muttermundswirksamkeit** je nach Einschätzung der akuten Gefährdung entweder Überweisung an die Gynäkologin oder an die Klinik (siehe Kap.10)

12.7   Mutterbandschmerzen

Die von Dehnungsschmerzen betroffenen so genannten Mutterbänder sind zum einen die Runden Mutterbänder (Ligamenta rotundum oder Ligamenta teres uteri) und zum anderen die Gebärmutter-Kreuzbein-Bänder (Ligamenta sacrouterina).

Die runden Mutterbänder ziehen als kräftige, im Querschnitt runde Stränge jeweils von der Seite des Uterus zum Schambein. Eine schmerzhafte Dehnung wird hier vor allem im Leistenbereich empfunden.

Die Gebärmutter-Kreuzbein-Bänder ziehen als breite, gefächerte Bänder jeweils von der Seite des Uterus nach hinten zum Kreuzbein. Dehnungsschmerz wird hier vor allem als Ziehen im Kreuzbein empfunden.

In den meisten Fällen treten Mutterbandschmerzen nur phasenweise während Wachstumsschüben auf oder bei bzw. nach Belastung (z. B. langes Gehen, Stehen, Tragen). In selteneren Fällen können Mutterbandschmerzen vor allem im letzten Trimenon nahezu ständig auftreten.

Empfehlungen

- Verschlimmernde Faktoren vermeiden
- Vermehrt Entspannungspausen einlegen
- Wärmeanwendungen, z. B. warme Bäder, Wärmflasche
- Haltungsschule, vor allem bei Ziehen im Kreuzbein:
  - Nicht ins Hohlkreuz fallen, sondern das Steißbein in Richtung Boden ziehen;
  - das Becken kippen als wollte man das Kind ins Becken wie in einen Korb betten;
  - die Knie locker halten, den Scheitel wie an einem Marionettenfaden nach oben ziehen.
  - Diese Haltung möglichst in allen Positionen (Sitzen, Stehen, Gehen usw.) beachten.
- Tragen eines Stützmieders wie Baby-Belt® oder Gravi-Body®

12.8   Obstipation

Vermutlich vor allem durch die Wirkung des Progesterons, das die Darmtätigkeit reduziert und dadurch zu einer höheren Verweildauer des Stuhls im Darm führt, leiden viele Schwangere unter einer erschwerten Verdauung und Verstopfung (NICE). Dadurch entstehen möglicherweise Völlegefühl, Blähungen und Krämpfe.

Weiterhin werden durch den harten Stuhl Hämorrhoiden gefördert und es können durch einen übervollen Darm Beschwerden wie Rücken- und Mutterbandschmerzen auftreten.

Empfehlungen

- Erhöhte **Flüssigkeitszufuhr**
- **Faserreiche Kost:** Vollkorn, Obst und Gemüse, darunter auch Rohkost
- **Ausreichende Bewegung**
- Regelmäßige und warme Mahlzeiten sowie regelmäßige Toilettengänge mit ausreichend Zeit
- Morgens als erstes warme Apfelschorle mit Ingwer trinken
- **Verdauungsfördernde Nahrungsmittel:** Tees aus Fenchel, Kümmel, Anis, Majoran, Pfefferminze oder Ingwer (Empfehlung I. Stadelmann: nicht mehr als 3 Teelöffel Kräuter/Tag), Weizenkleie, gequollener Leinsamen (1 Esslöffel über Nacht einweichen), eingeweichte Backpflaumen samt Einweichwasser (3 – 4/Tag), Buttermilch, Joghurt, Sauerkraut oder Sauerkrautsaft.
- Anthroposophische, homöopathisch niedrig potenzierte Komplexmittel wie Lycopodium comp., Aquilinum comp.
- **Falls die genannten Maßnahmen nicht zum Erfolg führen**, können milde Einläufe (Microclist, Practoclist) oder Glycerinzäpfchen versucht werden
- In Absprache mit der Gynäkologin Einsatz von verdauungsfördernden, stimulierenden Laxanzien

12.9   Ödeme

Ca. 80 % aller Schwangeren entwickeln im Verlaufe der Schwangerschaft, vor allem im letzten Trimenon, mehr oder weniger stark ausgeprägte Ödeme. Ursache hierfür ist vermutlich die gewebeauflockernde Wirkung des Progesterons (NICE), wodurch Wasser aus dem Blutkreislauf durch die aufgelockerten Gefäßwände ins umliegende Gewebe aussackt, sowie ein Mangel an Salz und/oder Albumin, die beide Wasser im Kreislauf halten oder binden (AG-Gestose-Frauen). Ödeme befinden sich besonders häufig im Bereich der äußeren Extremitäten, also im Fuß- und Handbereich, da sich das Wasser der Schwerkraft folgend dort stärker sammelt. Sie sind bei stärkerer Ausprägung wegen des entstehenden Spannungsgefühls unangenehm oder sogar schmerzhaft.

Ödeme sind unter medizinischen Gesichtspunkten in der Regel unproblematisch.

> Wenn Ödeme jedoch vor der 24. SSW oder rasch oder generalisiert auftreten oder in Zusammenhang mit einem Blutdruckanstieg stehen, besteht der Verdacht auf eine sich entwickelnde Präeklampsie. In einem solchen Fall muss der Blutdruck kontrolliert und der Urin auf Proteinurie untersucht werden (siehe Kap. 6 und 10).

In der Regel treten die Ödeme abends stärker als morgens auf, da die Schwangere dann länger auf den Beinen und der Blutkreislauf dementsprechend der Wirkung der Schwerkraft ausgesetzt war. Bei manchen Frauen sammelt sich jedoch auch durch das Liegen in der Nacht Wasser im Gesicht (v. a. Augenlider) und in den Fingern, was meist nach dem Aufstehen und durch Bewegung bald wieder nachlässt.

Häufig verstärken sich die Wassereinlagerung durch Uterus und Kind, die im Beckenbereich Gefäße komprimieren. Je nach der Lage des Kindes können dadurch Ödeme einseitig stärker ausgeprägt sein. In einem solchen Falle darf die Möglichkeit der sehr selten auftretenden, **tiefen Beckenvenenthrombose** nicht außer acht gelassen werden, die ähnliche Symptome verursachen kann, aber außerdem zu Schmerzen vor allem an den klassischen Druckpunkten (in der Kniekehle und der Mitte der Fußsohle) und zu sichtbaren Umgehungskreisläufen führt.

Empfehlungen

- Öfter die **Beine hochlegen**, um den venösen Rückfluss und damit die Resorption des Wassers ins Gefäßsystem zu fördern
- Kreislaufanregende und venenstärkende Maßnahmen: Wechselduschen, Venengymnastik, Beckenbodengymnastik, herzwärts gerichtete Fuß- und Handmassage
- Viel trinken! Das Wasser im Gewebe „fehlt" Kreislauf und Nieren.
- Nach Aussagen der AG Gestose-Frauen ist **Vorsicht bei ausschwemmenden Nahrungsmitteln und Tees** geboten (betrifft auch Brennnesseltee!), denn das Wasser soll ja nicht aus dem Kreislauf, sondern aus dem Gewebe raus! Dies betrifft auch den berühmten, mittlerweile aber obsoleten „Reis-Obst-Tag". Ausschwemmende Nahrungsmittel nur in Maßen und nicht länger als 2 Tage, dabei besonders viel trinken. Falls die Ödeme nach solchen maßvollen Ausschwemmungsversuchen nachlassen, dann aber wieder zunehmen, sollten die Maßnahmen nicht wiederholt werden, da sie dann anscheinend nicht nachhaltig wirken und nur unnötig den Nierenkreislauf belasten.
- Diuretika sind in der Schwangerschaft kontraindiziert!
- Nierenstärkende Tees aus Birkenblättern, Ackerschachtelhalmkraut (Empfehlung I. Stadelmann: nicht mehr als 3 Teelöffel Kräuter/ Tag)
- Auf eher erhöhte Salzzufuhr mit ausreichend viel zusätzlicher Flüssigkeit achten: 1 Teelöffel Salz auf einen Liter Wasser pro Tag zusätzlich zur normalen Kost (AG Gestose-Frauen). Ausreichend viel Salz im Kreislauf ist notwendig, um durch das osmotische Gefälle das Wasser aus dem Gewebe zurückzuholen
- Ausreichend Eiweiß, vor allem tierisches Eiweiß zu sich nehmen
- Salzbäder und Schwimmen bei nicht mehr als 37 °C fördern die osmotischen Vorgänge

- Einreibungen und Bäder mit Präparaten, die Hamamelis, Rosskastanie, Rosmarin, Wacholder, Zitrone oder Zypresse enthalten
- Weitere Empfehlungen: siehe Varizen, S. 252.

12.10 Rückenschmerzen

Die Empfindung von Rückenschmerz ist sehr subjektiv und stark von Belastungssituationen sowie Vorerkrankungen abhängig, daher lässt sich schwer sagen, wie weit diese Schwangerschaftsbeschwerde verbreitet ist, die Angaben bewegen sich zwischen 35–61 % (NICE).

Ursachen dafür sind das zunehmende Gewicht des Bauches, die Schwächung der stützenden Bauchmuskulatur durch die zunehmende Dehnung und die durch hormonelle Einflüsse aufgelockerte Muskulatur und Bänder. Nicht zu unterschätzen sind weiterhin eine Belastung und Schwächung des Beckenbodens als Ursache für Rückenschmerzen, da der Beckenboden eine essenzielle Stütze für die Rücken- und Bauchmuskulatur darstellt und mit verantwortlich für die Ausrichtung des Beckens und die Haltung ist.

Je nach Auftreten und Ausmaß können Rückenschmerzen nicht nur das Wohlbefinden stark beeinträchtigen, sondern körperliche Aktivität und Leistungsvermögen einschränken und Schlafstörungen verursachen.

Gut die Hälfte der betroffenen Frauen geben an, dass die Rückenschmerzen zwischen dem 5. und 7. Schwangerschaftsmonat auftraten (NICE). Art und Ausmaß der Rückenschmerzen sind sehr vielfältig. In der Regel verschlimmern sich die Schmerzen abends, durch körperliche Belastung wie Heben, Tragen, langes Gehen, falsche Körperhaltung und/oder Bewegungsmangel (langes Sitzen). Möglicherweise tritt der Schmerz nur bei bestimmten Bewegungen auf (z. B. Beugen oder Rotieren).

Die **Lokalisation** ist überwiegend der Lendenwirbelbereich, oft auch der Schulter-/Nackenbereich und manchmal der Bereich der Brustwirbelsäule. Beim Vorliegen einer **Ischialgie** strahlen die Schmerzen vom Iliosakralgelenk häufig entlang des Ischias an der Rückseite eines Beines bis zur Ferse aus, in anderen Fällen erfassen die Schmerzen das ganze Becken und strahlen bis zu Hüften und Symphyse aus.

Empfehlungen

- **Entlastung**!
- Vermeidung verschlimmernder Faktoren
- **Haltungsschule:**
  - Nicht ins Hohlkreuz fallen, sondern das Steißbein nach vorne ziehen;
  - das Becken kippen, als wollte man das Kind ins Becken wie in einen Korb betten;
  - die Knie locker halten, den Scheitel wie an einem Marionettenfaden nach oben ziehen.
  - Diese Haltung möglichst in allen Positionen (Sitzen, Stehen, Gehen usw.) beachten
- **Intensive Beckenbodengymnastik:** lernen, die Beckenbodenspannung bei Tätigkeiten aufrechtzuerhalten oder zumindest immer wieder aufzubauen
- **Wärme:** Bäder, Wärmflasche, warme Auflagen mit feucht-heißen Tüchern, Heilwolle usw.
- **Schwimmen** zur Lockerung der Gelenke sowie zur Stärkung von Muskulatur und Bindegewebe
- **Gezielte Gymnastik** je nach Lokalisation für Schultergürtel, Brust- oder Lendenwirbelbereich, für den Beckenboden, die seitliche Bauch- und Rumpfmuskulatur und die Hüftmuskulatur (Abduktoren und Adduktoren). Dabei sollten Elemente sowohl zur Dehnung als auch zur Mobilisierung enthalten sein. Klassiker sind dabei
  - die „**Beckenuhr**" (Feldenkrais): Rückenlage, angezogene Beine, mit dem Becken Uhrzeiten kippen und kreisen (Abb. 12.**1**)

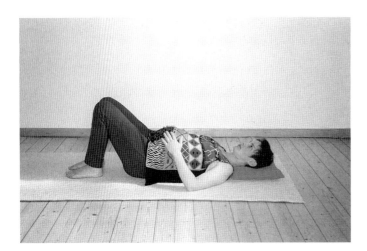

Abb. 12.**1**   Übung „die Beckenuhr" (Feldenkrais).

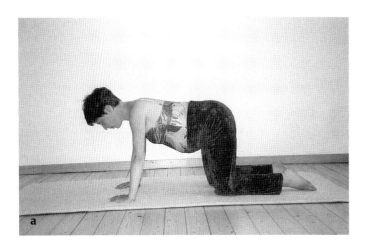

Abb. 12.**2**   Übung „Pferd – Katze".

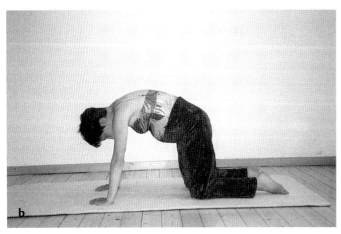

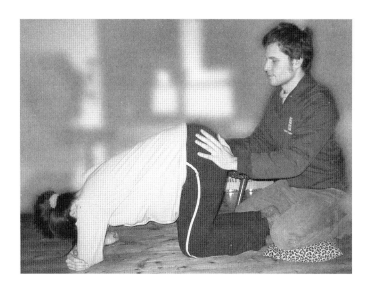

Abb. 12.**3** Übung „Äpfelschütteln".

– und **Pferd – Katze**: im Vierfüßler-Stand im Atemrhythmus mehrmals vom geraden Pferderücken in den Katzenbuckel wechseln, dabei den Rücken lang ziehen und dehnen (Abb. 12.**2**)

• Lockernde **Massage** der betroffenen Partien mit Öl, je nach Bedarf und Vorliebe mit kräftigenden (Arnika, Rosmarin, Latschenkiefer usw.) oder entspannenden (Lavendel, Fichtennadel, Melisse usw.) Zusätzen

• **Lockerung durch Schütteln:** Die Schwangere kniet in bequemer Kleidung in Vierfüßler- oder Knie-Ellbogen-Position, die Hebamme oder der Partner schüttelt vibrierend die Pobacken der Frau, während diese lange und tönend ausatmet (sog. „Äpfelschütteln"), mehrere Wiederholungen, mehrmals täglich (Abb. 12.**3**)

• **Entspannungs- und Körperwahrnehmungsübungen**

Bei übermäßig schweren und sich trotz dieser Maßnahmen nicht bessernden Schmerzen sollte eine Überweisung an Hausärztin, Gynäkologin oder Orthopädin erfolgen, um die Ursachen genauer zu untersuchen und durch Physiotherapie, Manualtherapie, Massagen und schmerzlindernde und/oder entzündungshemmende Medikamente zu behandeln.

12.11 Schlafstörungen

Viele Schwangere stellen eine veränderte Schlaftiefe fest, die sich manchmal schon zu Beginn der Schwangerschaft immer mal wieder phasenweise und im letzten Trimenon sehr häufig einstellt. Die Schwangere wird immer wieder wach und findet unterschiedlich gut wieder in den Schlaf. Dies liegt häufig in Ursachen wie vermehrtem Harndrang, unbequem gewordener Schlafposition, Rücken-, Hüft-, Symphysenschmerzen, Sodbrennen, Wadenkrämpfen oder sonstigen Beschwerden begründet.

Andererseits beeinflussen auch die Schwangerschaftshormone Progesteron und Östrogen den Schlaf. Die Tiefschlafphasen nehmen ab und die vom Wachmomenten begleiteten REM-Phasen nehmen zu. In den REM-Phasen (REM = rapide eye movement) wird viel geträumt, somit kann man den Schlafstörungen den Sinn einer gewissen „Psychohygiene" abgewinnen, da Träume vermutlich dazu dienen, im Unterbewusstsein „aufzuräumen" und Ängste und Konflikte zu bearbeiten.

Da Erstgebärende deutlich häufiger von Schlafstörungen betroffen sind als Mehrbebärende, liegt es auch an nervöser Unruhe, weshalb die Schwangere zur Unzeit plötzlich hellwach liegt und mit kreisenden Gedanken und vielleicht auch mit diffuser Angst nicht wieder in den Schlaf findet.

Empfehlungen

- Behutsames, aber eingehendes **Gespräch** über mögliche Ursachen der Schlafstörungen; bei nervöser Unruhe, „Gedankenwürmern", Angstphantasien oder ähnlichem, nach deren Inhalt fragen, vielleicht lassen sich verunsichernde, schlafraubende Vorstellungen klären
- Bei durch Beschwerden begründeter Schlafstörung: siehe Empfehlungen zu den entsprechenden Beschwerden
- Durch Hilfsmittel wie Kissen und Rollen die Schlafposition unterstützen
- Den **Tagesablauf** regelmäßig und möglichst reizarm gestalten, tagsüber Entspannungs- und Ruhepausen einrichten
- **Vor dem Schlafengehen** Entspannungsbad nehmen (z. B. mit Lavendel, Melisse oder Fichtennadel), eine Tasse warmen Tee aus Melisse, Johanniskraut, Baldrian und Hopfen (zu gleichen Teilen) oder eine Tasse warme Milch mit Honig und Anis trinken
- Anleitung zu **Entspannungsübungen**, z. B. autogenes Training als Einschlafhilfe
- In gut gelüfteten Räumen schlafen

- Anthroposophische, homöopathisch niedrig potenzierte Komplexmittel wie Valeriana comp., Passiflora comp., Passiflora Nerventonikum, Avena sativa comp.

12.12 Sodbrennen

Unter Sodbrennen versteht man brennende Schmerzen in der Speiseröhre, hinter dem Sternum. Das Auftreten von Sodbrennen wird mit fortschreitender Schwangerschaft immer häufiger, im letzten Trimenon sind davon 60 – 70 % aller Schwangeren betroffen (NICE).

Die genauen **Ursachen** sind unklar. Vermutlich kommt es zu einem Reflux durch den hormonell bedingt aufgelockerten Mageneingangsschließmuskel (Kardia) und die zunehmende Verdrängung des Magens nach oben durch den wachsenden Feten.

Sodbrennen stellt keine Gefahr für Schwangere und Fetus dar (NICE), nur sehr selten führt es zu Komplikationen wie einer Entzündung der Ösophagusschleimhaut.

Ähnlich wie bei Übelkeit sollte auch hier bei einer eher unklaren Symptomatik und somit fraglichen Oberbauchbeschwerden zur **Abgrenzung einer Präeklampsie** der Blutdruck gemessen und der Urin auf Proteinurie untersucht werden (NICE).

In der Regel tritt das Sodbrennen phasenweise auf, bei manchen Frauen besteht es allerdings fast permanent. Meist verschlimmert es sich im Liegen, durch den verstärkten Reflux in der Horizontalen bedingt, und verursacht so oft Schlafstörungen. Auch hier verschlimmern häufig Stress und typische Nahrungsmittel die Beschwerden ähnlich wie bei Übelkeit: z.B. fette, stark gewürzte Speisen, Saures wie bestimmte Obstsorten (manchen Frauen hilft jedoch Saures!), Süßes (v.a. raffinierter Zucker), Kaffee, schwarzer Tee, Zigaretten, Kohlensäure.

Empfehlungen

- Verschlimmernde Faktoren vermeiden
- **Regelmäßige, kleine Mahlzeiten** einnehmen, dabei gut kauen
- Mandeln, Nüsse, Trockenfrüchte, trockenes Brot als ständige Begleiter für kleine Zwischenmahlzeiten und für den Bedarfsfall mitnehmen, gründlich kauen
- Nach dem Essen nicht liegen
- Wenn möglich mit erhöhtem Oberkörper schlafen
- Reichlich leichte Bewegung an der frischen Luft mit ruhiger, tiefer Atmung
- Möglichst nicht während, sondern zwischen den Mahlzeiten trinken, um den Magen nicht noch zusätzlich zu dehnen
- **Vermeidung säurebildender Nahrungsmittel**, z. B. Fett, Fleisch, Zucker und Käse
- **Wohltuende Nahrungsmittel:** Tee aus Ingwer, Koriander, Basilikum, Fenchel, Anis, Kümmel, Nanaminze, Malve oder Scharfgarbe (Empfehlung I. Stadelmann: nicht mehr als 3 Teelöffel Kräuter/Tag), Leinsamen, Kartoffeln, Möhren, Fenchelgemüse, kräftige Brühen, Feigen, Rosinen
- **Im Akutfall** helfen oft der Saft roher, geriebener Kartoffeln oder kleine Schlucke Buttermilch, Sahne, Joghurt, Milch oder Molke, 1 Tl Haferflocken gründlich kauen
- Anthroposophische, homöopathisch niedrig potenzierte Komplexmittel wie Amara-Tropfen, Bolus alba comp., Retterspitz innerlich, Basosyx®, Basica®-Präparate
- Ggf. in Absprache mit der Gynäkologin Antazida (z. B. Talcid®), Alkalia (z. B. Natron), Präparate mit Alginsäure (z. B. Gaviscon®) (NICE)

und Oberarmen entstehen können. Sie beunruhigen die Schwangeren allerdings oft, vor allem da bekannt ist, dass die Streifen zwar kleiner und blasser werden, aber nie wieder vollständig verschwinden. Somit ist das Vorbeugen und Behandeln von Striae ein häufiger Wunsch.

Es gibt leider kein Mittel, mit dem entstandene Streifen erfolgreich behandelt werden könnten und auch die Empfehlungen zur Vorbeugung haben keinen nachgewiesenen Effekt. Durch die Förderung der Durchblutung und Stärkung des Bindegewebes ist ein Effekt aber zumindest denkbar.

Empfehlungen

- Zusätzliche Bindegewebsbelastung vermeiden, z. B. zu heißes und zu ausgedehntes Baden, zu enge Kleidung, Rauchen
- Stoffwechsel fördernde, entschlackende Maßnahmen wie moderat temperierte Totes-Meer-Salz-Bäder, Saunagänge
- Gefährdete Regionen mit pflanzlichen Ölen massieren, um Durchblutung und Elastizität des Gewebes zu fördern, z. B. Massageöl mit Arnika, Arnica comp./Cuprum, Schlehenblüten Körperöl, Kupfersalbe rot
- Ausreichend trinken
- Eiweißreiche Kost mit viel frischem Gemüse, reich vor allem an Vitamin C (z. B. Zitrusfrüchte, Hagebutte, Weißkohl, Holunderbeeren, Petersilie, Paprika) und Provitamin A (fettlöslich, z. B. Käse, Eier, Möhren, Brokkoli, Petersilie, Paprika). Vitamin A darf jedoch auf keinen Fall hochdosiert substituiert werden – dann wirkt es teratogen!

12.13   Striae gravidarum

Keine Schwangerschaftsbeschwerden im eigentlichen Sinne sind die bläulich schimmernden Streifen in der Haut, die durch den hormonellen Einfluss auf das Bindegewebe und dessen Dehnung an Bauch, Brüsten, Gesäß, Oberschenkeln

12.14   Symphysenschmerzen

Unter Symphysenschmerzen werden Schmerzen an der Symphyse verstanden, die möglicherweise bis zu den Hüften und in die Beine ausstrahlen oder sogar den gesamten Beckenbereich betreffen können, einschließlich Iliosa-kralgelenke.

Verursacht werden die Beschwerden durch die hormonell bedingte Auflockerung des Bindege-webes der Symphyse, so dass eine schmerzhafte Verschiebung der Beckenknochen gegeneinan-der möglich wird. Verstärkt wird dies durch den zunehmenden Druck im Beckenring und auf die Symphyse durch den wachsenden Fetus. In der Regel sind vor allem starke Beschwerden leider nur unzureichend therapierbar.

Beim Vorliegen einer **Symphysenlockerung** soll-te nicht grundsätzlich eine primäre Sectio an-gestrebt werden! Bei einer Sectio werden An-teile des Diaphragma pelvis (tiefste Beckenbo-denschicht) verletzt, die für den Heilungspro-zess der Symphysenlockerung nach der Geburt wichtig sind.

Bei einer ausgeprägten Lockerung kann einer Symphysenruptur unter der Geburt durch eine Wassergeburt oder eine Geburt im Vier-Füßler-Stand vorgebeugt werden.

Die **Häufigkeit** von Symphysenschmerzen wird unterschiedlich mit 0,03 – 3 % angegeben (NICE). Die Beschwerden treten erstmalig am häufigs-ten im zweiten und dritten Trimenon auf (44 % bzw. 45 %), weniger häufig im ersten (ca. 9 %) und noch seltener während Geburt und Wo-chenbett (ca. 2 %) (NICE).

Das Ausmaß der Beschwerden reicht von einer leichten Beeinträchtigung z. B. nur in Seitenla-ge oder nach langem Gehen bis hin zu derar-tig starken Schmerzen, dass die betroffene Frau sich kaum mehr bewegen kann. In der Regel sind die Seitenlage und asymmetrische Becken-bewegungen besonders unangenehm und ver-schlimmernd, z. B. Gehen, in Schrittstellung ho-cken oder agieren (Schuhe anziehen etc.), auf ei-nem Bein stehen usw.

Verschlimmert werden die Beschwerden auch durch ein Hohlkreuz und durch eine für den Druck auf die Symphyse ungünstige dorsopos-teriore Lage des Kindes.

Empfehlungen

- Bereits früh, möglichst ab dem ersten Auf-treten der Beschwerden **Schonung und Entla-stung**; wenn die Symptomatik aufhört, vor-sichtige Steigerung der Belastung
- **Entlastung der Symphyse**, z. B. durch
  - **Haltungsschule** (siehe Rückenschmerzen , S. 244).
  - **Beckenhochlagerung** z. B. Knie-Ellbogen-Position, indische Brücke (Abb. 12.**4**): in Rückenlage das Becken auf den Schoß eines im Fersensitz knienden Partners (braucht zur Entlastung der Fußgelenke ein festes Kissen zwischen den Füßen unterm Po) po-sitionieren, die Unterschenkel auf dessen Schultern ablegen
  - in Seitenlage das obere Bein in Hüfthöhe auf ein festes (Still-)Kissen oder Polster stützen
  - Tragen eines **Stützmieders**, z. B. Gravi-Bo-dy® oder Baby-Belt®, (kann durch Gynäko-login verordnet werden!)
  - Tragen eines **Symphysengurts**, der rund um das Becken über die Trochanter geführt wird und so den Beckenring von außen komprimiert (kann von der Gynäkologin verordnet werden). Hierbei muss darauf geachtet werden, dass der Gurt auch bei fortgeschrittener Schwangerschaft tragbar ist. Dies ist z. B. möglich mit dem Symphy-sengurt von Werkmeister (Achtung: liefert leider nicht die korrekte Anleitung zum Anlegen mit!)
- Bei **dorsoposteriorer Lage** des Kindes häu-fig Vierfüßler-Position einnehmen, um die Drehung des Rückens nach vorn zu för-dern. Nicht repräsentative Untersuchungen zur Erfolgsaussicht der Beeinflussung einer Beckenendlage durch Lagerungstechniken weisen allerdings darauf hin, dass diese die Kindslage nicht beeinflussen.

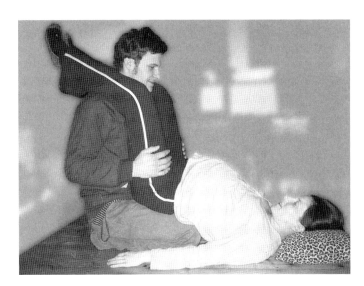

Abb. 12.**4**   Indische Brücke.

- Anthroposophisches, homöopathisch niedrig potenziertes Komplexmittel Symphytum comp.
- Ggf. Überweisung an Akupunkturkundige, hier gibt es einzelne Erfolgsmeldungen.
- Ggf. Überweisung zur Physiotherapie (ärztliche Verordnung möglich)

Übelkeit und Erbrechen

Im ersten Trimenon sind 80 – 85 % aller Schwangeren von Übelkeit betroffen, ca. 52 % von Übelkeit und Erbrechen (**Emesis**) (NICE).

Hiervon zu unterscheiden ist die **Hyperemesis**, eine echte Komplikation, bei der durch Übelkeit und starkes sog. „unstillbares" Erbrechen verursachte Störungen im Flüssigkeits- und Elektrolythaushalt sowie Nährstoffmangelsituationen auftreten.

Eine Hyperemesis erfordert ärztliche Betreuung und wird in der Regel im Krankenhaus behandelt. Betroffen sind davon durchschnittlich 0,35 % aller Gebärenden (NICE).

Die **Ursachen** für Übelkeit und Erbrechen in der Schwangerschaft sind nicht genau bekannt. Die

Forschung beschäftigt sich mit dem Human Chorionic Gonadotropin (hCG) und/oder dem Bakterium Helicobacter pylori als mögliche Ursachen. Die Ergebnisse sind bislang jedoch unzureichend und widersprüchlich (NICE, Med Sci Monit 2003). Bei den meisten betroffen Frauen (87 – 91 %) hören die Symptome in der 16.-20. SSW auf (NICE).

Beim Anhalten oder erstmaligem Auftreten der Symptomatik nach der 16. SSW sollte wegen fraglicher Oberbauchbeschwerden zur Abgrenzung einer Präeklampsie der Blutdruck gemessen und der Urin auf Proteinurie untersucht werden (NICE).

Emesis hat keine Auswirkungen auf das Wohlbefinden und die Entwicklung des Feten, es scheint sich im Gegenteil mit dem Auftreten einer Emesis das Risiko einer Fehlgeburt leicht zu verringern (NICE). Allerdings beeinträchtigen Übelkeit und Erbrechen das Wohlbefinden und Leistungsvermögen der Schwangeren oft beträchtlich.

Meist ist die Übelkeit morgens besonders stark und verschlimmert sich bei Nüchternheit (niedriger Blutzucker) oder Reizen wie Zähneputzen oder bestimmte Gerüche. Manche Frauen berichten, dass sich die Übelkeit in anstrengenden

Situationen verschlimmert, andere beobachten, dass in tätigen und auch stressigen Situationen die Übelkeit nachlässt, um danach aber in der Entspannungsphase umso stärker wiederzukehren, so dass keine Erholung möglich ist.

Viele bemerken eine Verschlimmerung durch bestimmte Nahrungsmittel, typischerweise durch stark Gewürztes, Fettes, Süßes (v. a. raffinierter Zucker), Kohlensäure, Kaffe, schwarzer Tee, Zigaretten. Die meisten Betroffenen fühlen sich erschöpft und angestrengt und leiden unter der fehlenden Lebenslust und Freude über die Schwangerschaft.

Es stimmt nicht, dass Ambivalenzen der Schwangerschaft gegenüber eine Ursache für das Auftreten von Schwangerschaftsübelkeit sind. Häufig sind empfindsame Frauen betroffen, die schnell bereit sind, Verzicht zu üben und Mutterschaft sogar eher überidealisieren.

Empfehlungen

- Verschlimmernde Faktoren vermeiden
- **Häufig und regelmäßig essen**, da sich die Übelkeit oft bei einem erniedrigten Blutzucker verstärkt. Am besten direkt nach dem Aufwachen noch im Bett etwas trinken und essen.
- Warme Getränke und Speisen zu sich nehmen.
- Ausreichend Frischluft und ruhige Bewegung an der Luft (z. B. Spaziergänge, ruhige Gymnastik, Yoga, Qi Gong), dabei ruhig und tief durchatmen.
- Für Entlastung sorgen, Ruhepausen einlegen, ausreichend schlafen.
- Termine für die Anleitung von Atem- und Entspannungsübungen, Traumreisen o. ä.
- **Ingwer** hat erwiesenermaßen eine gute Wirkung gegen Übelkeit; empfohlene Menge: 1 – 6 g frische, zerkleinerte Wurzel als Tee aufgebrüht über den Tag verteilt trinken (NICE, Römer 2002). Akut hilft es oft auch, die Zunge mit frisch angeschnittenem Ingwer

einzureiben; **Dosierungsempfehlung beachten:** Sicherheitshalber sollten die empfohlenen maximal 6 g täglich nicht überschritten werden, da Ingwer in größeren Mengen ein traditionell zur Auslösung von Blutungen/Aborten eingesetztes Mittel ist und dieser Zusammenhang bisher wissenschaftlich nicht überprüft wurde!

- **Wohltuende Nahrungsmittel:** Tee von Koriander, Anis, Fenchel, Kamille, Himbeerblätter, Melisse oder Pfefferminze (Empfehlung I. Stadelmann: nicht mehr als 3 Teelöffel Heilkräuter/Tag) ; kräftige Suppen und Brühen (ggf. entfettet), Kartoffeln, Möhren, Fenchelgemüse.
- **Vitamin B6 und B12** scheinen eine positive Wirkung zu haben (NICE), sollten aber wegen der Gefahr einer Überdosierung nicht als Vitaminpräparat isoliert substituiert, sondern über Nahrungsmittel aufgenommen werden; wichtige Lieferanten: Vollkorngetreide, Katzenminze, Beinwell, Miso, Algen.
- **Akupressur vom Akupunkturpunkt Perikard 6** (Neiguan) hat erwiesenermaßen eine positive Wirkung (NICE): Der Punkt liegt auf der Innenseite des Unterarms drei Querfinger von der Handgelenksbeugefalte zwischen den beiden in der Regel gut tastbaren Sehnen (M. flexor carpi radialis und M. palmaris longus) (Abb. 12.**5**), dort mit der Zeigefingerspitze kräftig in die Tiefe drücken (der Punkt liegt etwa einen Zentimeter unter der Hautoberfläche), leicht bewegen bis man den sensiblen Punkt fühlt, jeweils ca. eine Minute akupressieren, 4 – 5 × rechts und links abwechseln.
- Anthroposophische, homöopathisch niedrig potenzierte Komplexmittel wie z. B. Apomorphium oligoplex, Nausyn®, Vomitheel®, Amara-Tropfen
- Mit der Gynäkologin abzuklären ist der Einsatz von Antiemetika (z. B. Paspertin®) (NICE)

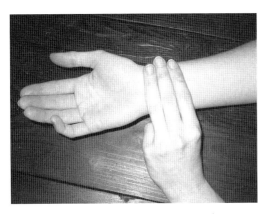

Abb. 12.**5**   Auffinden des Akupunkturpunkts Perikard 6 (Neiguan).

12.16 Vaginaler Ausfluss

Verstärkter vaginaler Ausfluss ist eine typische Schwangerschaftsveränderung und bedarf grundsätzlich keiner besonderen Behandlung, es sei denn, er stört oder verursacht Beschwerden (Wundsein, unspezifisches Jucken usw.).

Wenn der Ausfluss jedoch einen scharfen oder unangenehmen Geruch hat, deutlich gefärbt (z. B. grün oder gelb) oder krümelig ist und/oder mit Jucken oder Schmerzen der Vaginalschleimhaut oder Schmerzen beim Wasserlassen verbunden ist, kann eine vaginale Infektion, eine Vulvadermatitis oder eine allergische Reaktion vorliegen (NICE).

Bei einem entsprechenden Verdacht sollte eine **Abstrichuntersuchung** veranlasst werden. Liegt eine **bakterielle Infektion** vor, muss diese ärztlich behandelt werden. Bakterielle Vaginalinfektionen stehen im Verdacht, einen vorzeitigen Blasensprung und vorzeitige Wehen zu verursachen.

Anders verhält es sich bei einer **Candida-Infektion**. Es liegen keine Evidenzen darüber vor, dass diese Pilzinfektion mit dem Erreger Candida albicans eine schädigende Wirkung auf das Ungeborene hat (NICE). Allerdings besteht bei einer Candidiasis die Gefahr einer vaginalen bakteriellen Superinfektion und einer Infektion des Neugeborenen (Soor) durch Kontamination während der Geburt. Ein Soor beim Neugeborenen ist nicht bedrohlich und sehr gut behandelbar.

Empfehlungen

Durch die Wirkung des Progesterons steigt der pH-Wert der Vagina von ca. 3,5–4,0 auf 4,5–5,0, was Vaginalinfektionen begünstigt. Daher enthalten die folgenden Empfehlungen auch Hinweise auf die entsprechende Prophylaxe (siehe auch Kap. 11).

Zur Behandlung von **unspezifischem Ausfluss** und **Vulvadermatitis**, zur **Vorbeugung von Vaginalinfektionen**:
* Leicht zu wechselnde Einlagen aus Baumwolle benutzen (z. B. Windeleinlagen für Stoffwindeln)
* Unterwäsche und Slipeinlagen aus Kunstfaser/Plastik vermeiden
* Intimbereich „lüften", z. B. ohne Schlüpfer schlafen
* Zuckerkonsum reduzieren
* Sitzbäder mit Totes-Meer-Salz und/oder dem Sud von Schafgarbe, Frauenmantel oder Calendula (auch Calendula-Essenz)
* Ggf. Wundcreme (parfümfrei, keine Mineral-, sondern Pflanzenöle)
* Keine alkalische Seife verwenden, sondern Produkte mit dem Vaginalmilieu entsprechendem pH-Wert (z. B. Sagella®, Multigyn®)
* Majorana Vaginalgel®

Zur Behandlung von **Candidiasis** zusätzlich zu obigen Empfehlungen:
* Biojoghurt essen
* Biojoghurt vaginal anwenden: mithilfe eines Spekulums und eines Löffels oder einer 5 ml-Spritze in die Scheide einführen oder Tampon darin tunken und einführen
* Milchsäurebakterien vaginal 10–14 Tage anwenden (z. B. Döderlein med®, Vagiflor®)
* Sitzbäder mit Lavendel und Teebaum

- Knoblauchzehe vaginal einführen und über ca. 8 Stunden liegen lassen (Faden durch Zehe führen, um sie wieder herausziehen zu können), 1× täglich 10 – 14 Tage durchführen (man riecht dann allerdings heftig nach Knoblauch!)
- Tampon in 10 %iges Lavendel- und Teebaumöl (in pflanzlichem Öl) tauchen, einführen, ca. 8 Stunden liegen lassen, 1× täglich über 10 – 14 Tage durchführen
- Antimykotikum (z. B. Canesten 3®, Fungizid ratiopharm®) anwenden, Kur gründlich durchführen (mindestens eine Woche)
- Solange der Pilz behandelt wird, auf Geschlechtsverkehr verzichten; bei rezidivierendem Infekt ggf. Partner mit behandeln

12.17 Varizen

Varizen (Krampfadern) entstehen oder verstärken sich in der Schwangerschaft durch das aufgelockerte Gewebe. Sie führen zu insuffizienten Venenklappen und zu einer Stauung des Blutrückflusses im Bereich des Beckens durch Uterus und Kind, so dass die Gefäßwände aussacken. Dies ist ein verbreitetes Phänomen in der Schwangerschaft, bildet sich nach der Geburt meist vollständig zurück und verursacht in der Regel keinen Schaden (NICE). Sehr ausgeprägte Varizen können allerdings in seltenen Fällen zu Venenentzündungen und in noch selteneren Fällen zu einer Thrombose führen.

Varizen sind typischerweise an den Innenseiten der Unterschenkel, in den Kniekehlen und in Knöchelnähe, an der Vulva und am Anus (s. Hämorrhoiden) lokalisiert.

Empfehlungen

- Einengende Kleidung und einengende Positionen (langes Sitzen, Autofahren usw.) vermeiden

- Häufige Hochlagerung von Beinen und Becken (Keilkissen oder Aktenordner unterm Po, Knie-Ellbogen-Position, dabei **Venengymnastik**: Beckenbodengymnastik, Zehenkrallen, Füßekreisen, komplette Beinmuskulatur im Wechsel an-/entspannen)
- herzwärts gerichtete Bein-/Fußmassage
- Venenstärkung/Kreislaufanregung durch Wechselduschen, Spazierengehen, Schwimmen, Barfußgehen, mit Fußsohlen über kleine Bälle oder Murmeln rollen
- Ausreichende Zufuhr von **Vitamin B6 und B12**: Vollkorngetreide, Feldsalat, Keime, Nüsse, Avocado, Kartoffeln, Bierhefeflocken, alkoholfreies Weizenbier
- Zur Linderung der Beschwerden angepasste Kompressionsstrümpfe tragen, zur Vorbeugung des Auftretens oder der Verschlimmerung von Krampfadern scheinen diese allerdings nicht zu nutzen (NICE); Kompressionsstrümpfe können ärztlich verordnet werden, so dass die Krankenversicherung die Kosten übernimmt
- Kühlung mit Retterspitzauflagen
- Teilbäder, Auflagen, Salben oder Einreibungen mit Extrakten von Hamamelis, Eichenrinde, Rosskastanie, Arnika, Wacholder, Zypresse; mögliche Präparate sind z. B. Weleda Hauttonikum, Lotio Pruni comp. cum Cupro, Tannolact, Hamamelis-Myrte-Balsam, Lavendel-Zypresse-Öl, Venostasin S®
- Innerliche Einnahme von Hamamelis-Urtinktur® 3 × 10 Tropfen in Wasser

12.18 Wadenkrämpfe

Vermutlich verursacht durch Magnesium- und Kalziummangel treten vor allem in der zweiten Schwangerschaftshälfte häufiger Wadenkrämpfe auf.

Empfehlungen

- **Vielfältig und ausgewogen ernähren**, vor allem Kalzium benötigt die Anwesenheit anderer Vitamine und Mineralien, um gut aufgenommen werden zu können
- **Wichtige Kalziumlieferanten:** Milchprodukte, Fisch, Nüsse, Sesam, Mangold, Grünkohl, getrocknete Datteln, Feigen, Rosinen und Pflaumen, Petersilie, Brunnenkresse, Vollkorn
- **Wichtige Magnesiumlieferanten:** Mandeln, Äpfel, Feigen, Weizenkeime, alle Samen und Nüsse, besonders Mandeln, ungeschälter Reis, Vollkorn, magnesiumhaltiges Mineralwasser
- Viel bewegen, schwimmen
- Wadenmuskulatur dehnen, z. B. lange Ausfallschritte, dabei die Ferse des hinteren Fußes auf den Boden drücken
- Einreibungen, z. B. mit Lotio pruni comp., Kupfersalbe rot
- **Im Akutfall:** das Bein strecken und den Fuß zu sich hin ziehen, feucht-warme Wickel
- Ggf. Magnesium phosphoricum comp. (anthroposophisches Komplexmittel) oder Magnesium-Substitution, Aufbaukalk 1 und 2 (Fa. Weleda)

12.19 Zahnfleischbluten

Eine hormonell bedingte Gewebeauflockerung und eine verstärkte Durchblutung sind die Ursachen für Zahnfleischbluten. Hierdurch kommt es zu einer erhöhten Anfälligkeit für Entzündungen. Ebenfalls hormonell bedingt kann es zu blutgefäßreichen Gewebswucherungen zwischen den Zähnen, so genannten Schwangerschaftsepuliden, kommen.

Empfehlungen

- Sorgfältige Mundhygiene
- Zähneputzen mit weicher Zahnbürste
- Mundspülungen mit Mund-/Zahnfleischbalsam (Ratanhia, Kamille etc.)
- Zuckerkonsum stark reduzieren
- Zahnfleischmassagen mit Mundbalsam, z. B. Ratanhia-Tinktur
- Beim Vorliegen von Schwangerschaftsepuliden ggf. Überweisung zur Zahnärztin

Literatur

1. NICE: Antenatal Care: routine care for the healthy pregnant women, clinical guidelines; National Collaborating Centre for Women's and Children's Health commissioned by National Institute of Clinical Excellence 10/2003 (www.nice.org.uk)
2. Salimi-Khayati et al, "Helicobacter pylori seropositivity and the incidence of Hyperemesis gravidarum", Medical Science Monitor 2003 (www.medscimonit.com)
3. Mändle, Opitz-Kreuter, Wehling 1995, Das Hebammenbuch
4. Geist, Harder, Stiefel 1998, Hebammenkunde
5. Lippens, F. Schwangerschaftsbeschwerden von A bis Z, Teil 1 + 2; Deutsche Hebammenzeitschrift 7 + 8/2004
6. Stadelmann, „Allein die Dosis macht, dass ein Ding ein Gift wird"; Hebammenforum 12/2004
7. WALA Hebammenkompendium; WALA 2003
8. Heilmittelliste für Hebammen und Geburtshelfer; Weleda, 1997
9. Weed, 2000 Naturheilkunde für schwangere Frauen und Säuglinge
10. National Childbirth Trust, Info-Broschüre Symphysis Pubis Dysfunction (SPD), (www.spd-uk.org)
11. Kuse, S., EPH-Gestose und HELLP-Syndrom aus meiner Sicht; AG Gestose-Frauen e.V. 2000
12. Römer, A., Akupunktur für Hebammen, Geburtshelfer und Gynäkologen; 2002
13. Coad, Y., Dunstall, M., Anatomie und Physiologie für die Geburtshilfe, Elsevier, 2007

Förderung der Kontaktaufnahme zwischen Mutter und Kind

Sabine Friese-Berg

13.1 Erkenntnisse aus der pränatalen Psychologie

Schon ab der 7. Woche ist das Gehirn des ungeborenen Kindes so weit entwickelt, dass die Nervenzellen beginnen, Kontakt zueinander aufzunehmen. Zwischen den Enden der Nervenfasern bilden sich Synapsen aus. Pränatalpsychologische Forschungen (1–4, 7, 8, 10, 11, 14, 21, 30) haben ergeben, dass signifikante sensorische Fähigkeiten und **Sinneseindrücke** die Erlebniswelt des Kindes prägen.

Sehr früh hat das Kind einen gut entwickelten **Tastsinn**. Es nimmt das Getragen- und Gewiegtwerden durch mütterliche Bewegungen und den Atem der Mutter als Grundmuster auf. Dieses frühe Wiegen und Begrenzen prägt das nachgeburtliche Beruhigungsverhalten. Die körperliche Nähe nach der Geburt stärkt dieses Grundsicherheitsmuster.

Das Erleben von Mundraum und **Geschmackssinn** vernetzt sich. An seinen Lippen gestreichelt, reagiert auch das ungeborene Kind mit Saugen. Wenn eine bittere Substanz wie Jod ins Fruchtwasser geleitet wird, verzieht es das Gesicht und hört auf zu schlucken.

Das ungeborene Kind kann ein **helles Licht** wahrnehmen, das auf den Bauch der Mutter gerichtet wird. Wenn das Licht sehr grell ist, hebt es sogar die Hände, um seine Augen abzuschirmen.

Nach ca. 24 Wochen reagiert das Kind auf laute **Geräusche**, indem es z. B. seine Ohren mit den Händen bedeckt. Es besitzt vermutlich sogar die Fähigkeit, Gesprochenes wahrzunehmen und sich daran zu erinnern. Das ungeborene Kind kann auch die Stimme seiner Mutter von anderen unterscheiden, die Muttersprache wird angelegt. In diesem Alter werden bereits die Hirnstrukturen ausgebildet, die zum Lernen notwendig sind.

Irgendwann zwischen der 28. und 32. SSW verfügt das Kind vermutlich bereits über eine Art **Bewusstsein**, d. h. über ein beginnendes Wissen von sich selbst und der Außenwelt. Der zerebrale Kortex – der Sitz der Gedanken im Großhirn – ist im achten und neunten Schwangerschaftsmonat fast ebenso gut entwickelt wie zum Zeitpunkt der Geburt.

Hirnstrommessungen ergaben, dass auch ungeborene Kinder **Wach- und Schlafphasen** haben und im Mutterleib die physiologischen Werte aufweisen, die mit Traumschlaf in Verbindung stehen. Es ist natürlich unmöglich zu beweisen, dass ein ungeborenes Kind tatsächlich träumt. Aber die Ähnlichkeit der Hirnfunktion zwischen dem ungeborenen Kind und dem Erwachsenen lässt darauf schließen, dass das, was uns zu Menschen macht, zumindest ansatzweise bereits in einem sehr frühen Stadium vorhanden ist.

Das Kind übernimmt die **Schlafgewohnheiten** seiner Mutter während der Schwangerschaft. Ohne irgendein besonderes Training wacht das Kind einer Frühaufsteherin in der Regel früh auf. Das Kind einer Spätaufsteherin schläft dagegen im Allgemeinen erst spät ein.

Alles, was eine werdende Mutter isst, trinkt oder einatmet, gelangt über das Blut in den Körper ihres Kindes. Untersuchungen zeigen, dass auch **mütterliche Gefühle** auf physiologischem Wege übermittelt werden.

Wenn eine schwangere Frau in einer akuten Situation oder chronisch unter Stress steht, bildet ihr Körper **Stresshormone** (z.B. Adrenalin und Noradrenalin), die durch den Blutkreislauf auch in den Uterus gelangen und beim ungeborenen Kind den gleichen gestressten Zustand hervorrufen. Andauernder Stress während der Schwangerschaft erhöht die Wahrscheinlichkeit, eine Frühgeburt zu haben oder ein untergewichtiges, zu Koliken neigendes oder hyperaktives Kind zur Welt zu bringen. Auch die kindlichen Reflexe, die für eine normale Geburt unentbehrlich sind, können durch Stresshormone gestört werden.

13.2 Die Bedeutung der pränatalen Kontaktarbeit

Auf der Grundlage dieser Forschungsergebnisse ist anzunehmen, dass sich die Persönlichkeit eines Kindes durch die intensive Kommunikation mit den Eltern (insbesondere der Mutter) festigt und stärkt.

Das Kind reagiert mit größter Wahrscheinlichkeit auf das **zugewandte Verhalten der Mutter** in der Schwangerschaft. Jede Aktion der Mutter – wenn sie z.B. ihren Bauch streichelt, spricht, singt oder tanzt – gibt dem Kind die Botschaft, dass die Mutter aktiv da ist.

Auf dieser Ebene können sich auch der **Vater und andere Familienmitglieder** an der Kommunikation beteiligen. Das Kind reagiert auf die Kontaktaufnahme, indem es tritt und sich bewegt. Eine schwangere Frau kann lernen, zwischen einem zufriedenen und einem protestierenden Strampeln zu unterscheiden.

Wenn Eltern liebevoll und regelmäßig mit dem ungeborenen Kind kommunizieren, können sie einen **fördernden Dialog** mit ihm aufbauen, der noch lange über die Geburt hinaus wirkt. Eine derartige Kommunikation, die auf dem Verhalten der Mutter und des Vaters aufbaut, wird normalerweise von Interaktionen auf der psychischen Ebene begleitet. Mit **„psychischer Kommunikation"** wird die Fähigkeit des Kindes bezeichnet, auf die eigenen oder die Gefühle und Gedanken der Mutter zu reagieren. Babys erfassen die emotionale Botschaft, die sprachlich übermittelt wird, ebenso wie unausgesprochene Einstellungen und Affekte.

Wir Erwachsenen leben davon, **geliebt, gelobt und respektiert** zu werden. Mit Kindern, geborenen und ungeborenen, ist das nicht anders. Jeder Gedanke und jeder Kontakt, der dem in der Entwicklung befindlichen Kind ein Gefühl von Glück oder Ruhe vermittelt, kann die Vorbedingung für eine sichere, ausgeglichene und heitere Grundstimmung im späteren Leben sein.

Dieses Glück und diese Geborgenheit sind entscheidend für die Entwicklung der **„Engramme"**, das sind die ersten Eingangseindrücke der Umwelt, die als affektives Bewusstsein im kindlichen Gehirn entstehen, noch bevor sich das rational-logische Bewusstsein ausbildet.

> Es gibt keine solidere Grundlage für die psychische Entwicklung eines Kindes als das Gefühl, im Mutterleib geliebt zu werden.

Die **Kontaktarbeit in der Schwangerschaft** ist eine Ressourcenarbeit für die Eltern. Sie unterstützt:

- die positive Beziehung der Frau zum eigenen Körper
- die Fähigkeit, sich auf intuitiver Ebene anzuvertrauen
- die vertrauensvolle Beziehung zu dem Geburtshilfeteam

- die Partnerebene
- die positive Beziehung zum Kind, die auch während der Geburt besteht
- bestimmte und doch flexible Vorstellungen von dem Kind und von der bevorstehenden Geburt
- die Fähigkeit des Sich-Einlassens auf das Kind und die Geburt
- das Bewusstsein, das Kind in eine tragende Gemeinschaft zu gebären

Die **Gesundheitsförderung** im holistischen Sinn steht dabei im Vordergrund – also eine Arbeit im Sinne der Salutogenese. Die gesundheitsfördernde Wirkung von Kontaktarbeit wurde u. a. durch Forschungen von Hellbrügge, Verny-Kelley, Klaus und Kennell, Leboyer, Joachim Bauer, Michel Odent, Frans Veldman, Ray Castellino, Gerald Hüter, Daniel Stern, William Emmerson bestätigt (3, 14).

Es gibt **verschiedene Möglichkeiten** der Kontaktförderung und Begleitung in den einzelnen Schwangerschaftsphasen. Folgende Methoden haben sich u. a. bewährt und können gut in die praktische Hebammenarbeit integriert werden:
- Haptonomie (Kap. 13.3)
- Taktile Stimulation (Kap. 13.4)
- Verbale Stimulation (Kap. 13.4)
- Musiktherapie nach Tomatis (Kap. 13.5)
- Vorgeburtliche Kontaktaufnahme nach Verny (Kap. 13.6)

Die Kontaktaufnahme ist auch für die **Hebamme** eine ganz persönlich geprägte Erfahrung. Unsicherheit oder Unklarheit im Kontakt mit den betreuten Frauen kann zu zu viel Distanz oder zu viel Nähe führen, kann Grenzen überschreiten und verwirren. Das Wissen um die Besonderheit von Nähe und Distanz, die Sorgfaltspflicht in der Berührung und die Wahrung der Intimsphäre sind **Grundvoraussetzungen** für eine empathisch-affektive Schwangerschafts-, Geburts- und Wochenbettbegleitung.

13.3   Haptonomie

Der Begriff Haptonomie entspringt dem griechischen Terminus **Hapsis**: Tastsinn, Fühlsinn, Takt- und Feingefühl, das Berühren – im Sinne von „den anderen erreichen", ihn in seinem Innersten bewegen, damit sind auch die sinnlichen Empfindungen gemeint. **Hapto** (vom Verb hapsis) bedeutet: Ich berühre, ich vereinige, ich stelle eine Verbundenheit her. Im übertragenen Sinne: Ich nehme mit jemandem taktilen Kontakt auf, um heilend zu wirken und zu bestärken. **Nomes** heißt Gesetz, Norm, Ordnung.

Frans Veldman sen. entwickelte die Haptonomie als Wissenschaft des menschlichen Gefühlslebens. Die Haptonomie erforscht, wie der Mensch in der Welt steht, sein „So"-sein – „Da"-sein, seine Kontakt- und Beziehungsfähigkeit. Sie wird deshalb auch Wissenschaft der Affektivität genannt. Die prä- und postnatale Eltern-Kind-Begleitung ist der Schwerpunkt der Haptonomie.

Über die **Wesenheit von Haptonomie** zu schreiben, ist ein Problem, so wie es auch ein Problem ist, über Liebe oder Spiritualität zu schreiben. Grundlage ist die Wesenheit eines Menschen (im Gegensatz zu seiner rationalen Wirklichkeit). In der Wesenheit liegt die **Basissicherheit**, die fundamentale Qualität der völligen Autonomie und der gleichzeitigen Kontakt- und Liebesfähigkeit. Diese Basissicherheit kann im Kontakt zu anderen Menschen gefördert werden, wenn dieser Kontakt ein Berühren auf körperlicher und auf psychischer Ebene ist. Dieses zu vermitteln, ist die Aufgabe der Hebamme in der Begleitung der schwangeren Frauen.

Nach Auffassung der Haptonomie entscheidet die **Qualität der Beziehung** zwischen Eltern und Kind darüber, ob sich die kindliche Basissicherheit entfalten kann. Beim Fehlen dieser affektiven „Seinsbestätigung" verkümmert die Kontakt- und Ausdrucksfähigkeit des Kindes. Entfaltet sie sich, kann der kleine Mensch in eine berührte, offene, sichere Lebensweise geführt werden, sein Vertrauen, seine Grundsicherheit und seine Geborgenheit werden gestärkt. Entwicklung kann sichere Entfaltung sein.

Das ungeborene Kind ist besonders empfänglich für **psychotaktile Kontaktstimuli**. In der frühen Schwangerschaft findet dies eher noch passiv statt, später werden die Kinder immer aktiver. Das Kind reagiert auf eine Kontaktaufnahme und übernimmt sogar Eigeninitiative. Es antwortet seiner Umwelt, besonders den Eltern.

Psychotaktiler Kontakt

Der Kontakt, auf den es bei jeder „seinsbestärkenden" Begleitung ankommt, wird von Frans Veldmann psychotaktiler Kontakt genannt. Das Wichtigste bei diesem Kontakt ist die Tatsache, dass **das ganze Wesen** berührt wird. Das rein körperliche, aus Gewohnheit objektiv agierende Anfassen, z. B. das Tasten des Muttermundes, Leopold'sche Handgriffe oder das Tasten der Wehe, ist nicht damit gemeint. Dies sind technische, effektive, mechanische Berührungen. Sie können aber auch bei jeder Untersuchung oder Behandlung in eine affektiv-bestärkende, die „ganze Frau" umfassende Berührung verändert werden.

Bei der psychotaktilen Kontaktaufnahme entsteht ein **Raum für Intimität, Kontakt und Offenheit**. Die Frau fühlt sich in ihrem Herzen berührt, sie fühlt sich sicher und kann so einen sicheren Kontakt zu sich und zu ihrem Kind erleben. Dieses Erleben ist eine **Ressource** für die weitere Schwangerschaft, die Geburt und das Wochenbett. Diesen Raum zu stärken und zu bewahren ist eine lohnende Aufgabe für Hebammen.

Wenn Hebammen haptonomisch arbeiten, fließt mit der Zeit die Haptonomie in alle Arbeits- und Lebensbereiche ein, sie lässt sich auch sehr gut in die Routinearbeit integrieren. Jede Hebamme kann lernen, haptonomisch zu arbeiten.

Informationen zu Haptonomie-Fortbildungen gibt es bei C.I.R.D.H., 66400 Oms/France oder unter www.haptonomie.org und www.haptonomie.com

Durch den psychotaktilen Kontakt sind folgende **positive Veränderungen** möglich:
- **Bestärkung der Person**
  - Mutter durch Hebamme
  - Mutter durch Partner
  - Kind durch Mutter
  - Kind durch Eltern
  - Vater durch Kontakt
- **Basissicherheit/Urvertrauen**
  - für das Kind

Die **körperliche Antwort auf den psychotaktilen Kontakt** zeigt sich in einer
- synchronen Atmung (aller Personen, die miteinander in Kontakt sind)
- Entspannung und Ganzheitstonus im Körper
- Steigerung der Schmerz- und Belastungsgrenze

Gründe für eine haptonomische Begleitung in der Praxis können sein:
- Kontaktwunsch zum Kind
- Neugierde auf den Kontakt
- Empfehlung von Freunden
- Vorbereitung auf eine Hausgeburt
- persönliche Erfahrung, Ängste
- totes Kind in der Anamnese
- Partnerprobleme/Ambivalenzen beim Vater
- Problemsituationen in dieser Schwangerschaft
  - Ischiasprobleme/Rückenprobleme
  - vorzeitige Wehen
  - Plazentainsuffizienz
  - Beckenendlage
  - Querlage

Je nach der Phase der Schwangerschaft gibt es unterschiedliche Schwerpunkte in der haptotherapeutischen Kontaktaufnahme.

Erste Phase: Abwesenheit der Repräsentanz eines Kindes

Oftmals ist der Beginn einer Schwangerschaft mit dem Gefühl der Ungewissheit und des Ausgeliefertseins an ein neuartiges, unbekanntes Geschehen verbunden. Der Gedanke an das Kind wird zunächst ausgeschaltet, weil das Erlebnis der eigenen Fruchtbarkeit im Mittelpunkt des elterlichen Interesses steht (32–34). Erst wenn die Schwangere ihre veränderte Identität akzeptiert hat, kann nach und nach das Bild des Kindes in ihrer Psyche entstehen (35).

Die **Entwicklungsaufgabe** in diesem Stadium besteht darin, den Fötus in sich behalten zu können: Er darf nicht als auszustoßender Fremdkörper oder Eindringling erscheinen, obwohl oder auch gerade weil er nicht nur eigene Anteile repräsentiert, sondern auch Anteile des Partners (36, 37).

> Die **Kontaktarbeit** zielt hier auf eine Stärkung der mütterlichen Körperwahrnehmung und auf die Akzeptanz der Schwangerschaft ab.

In der psychotaktilen Annäherung ist die **synchrone Atmung** ein deutlicher Indikator für einen guten Kontakt aller im therapeutischen Setting beteiligten Personen. Auch ohne weitere Berührung kann die Hebamme mit der Frau und dem Partner nur über die Atmung im haptonomischen Kontakt sein.

Die Frau selbst beatmet alle Räume ihrer sogenannten **kleinen Sphäre**. Dies ist der Raum zwischen den beiden Zwerchfellhälften und hinter der Michaelis-Raute. Die im haptonomischen Kontakt vertiefte Atmung wirkt lösend in diesem Raum und stimuliert das vegetative Nervensystem.

Die psychotaktile Begleitung beginnt mit einem **Erstkontakt**. Dadurch sollen die Basissicherheit, die Basispräsenz und das Gespür für den eigenen Körper und den des Kindes aktiviert werden. Gleichzeitig wird eine vertrauensvolle Be-

ziehung zur begleitenden Person aufgebaut. Der Vater erhält in der ersten Sitzung eine Demonstration über die Veränderung der Schmerztoleranz. Auch diese Demonstration findet im Bereich der kleinen Sphäre statt.

Bei der Frau kontrolliert man:
- die Silhouette (Wie trägt sie ihr Kind?)
- die Michaelis-Raute
- die Beckenstellung
- eine mögliche Blockade im Iliosakralgelenk
- Verspannungen

Daraus wird ein **haptotherapeutisches Behandlungskonzept** entwickelt.

Als erstes wird die Frau/das Paar lernen, **in haptonomischen Kontakt zueinander zu treten**. Das heißt, auch eine „gefühlte Verbindung" zwischen einander zu entwickeln, sich gegenseitig zu spüren. Die Frau lernt durch die Berührung des Partners die Ganzheit ihres Becken-, Beinsegmentes kennen und wird bestätigend modelliert.

Dann lernt sie, ihr **Kind haptonomisch zu tragen**. Die Bauchdecken verlieren dabei an Spannung und werden weicher, sodass das Kind eingeladen werden kann, sich gut zu platzieren. Es bedeutet für Vater und Mutter auch, den Bauch mit dem Kind als Kontaktpartner zu spüren und zu erfahren. Die Hebamme ist nur Vermittler. Das Entscheidende ist dabei die Kontaktaufnahme, welche sich vom bloßen Handauflegen und Fühlen, wenn das Kind strampelt, unterscheidet.

Die Frau erfährt, wie sie **ihren Bauch** auf eine ganz einfache Art **selber umarmen** kann, ohne dabei etwas falsch zu machen:
- Die Hände umschließen den Unterbauch.
- Die Frau gibt über ihre Hände die gefühlte Liebe an sich und ihr Kind weiter und erzeugt so eine enge Verbindung.

(Fréderick Leboyer: „Zwei und doch eins")

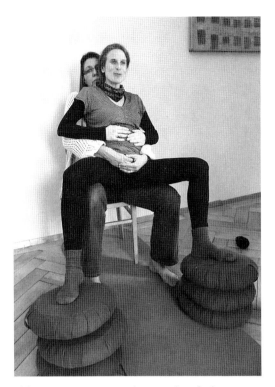

Abb. 13.**1**   Haptonomische Kontaktaufnahme im Sitzen.

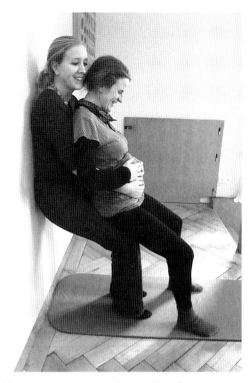

Abb. 13.**2**   Haptonomische Kontaktaufnahme im Stehen.

Frans Veldman hat festgestellt, dass der psychotaktile Kontakt in den Muskelspindeln immer die Reaktion der **Entspannung in einen „Eu-Tonus"** fördert. Es entspannen muskuläre Stressmuster. Alte verkörperte Haltemuster werden reguliert, eine befreite, tiefe Atmung kann folgen. Durch diese „Lösung" ist eine Entspannung der Beckenzonen möglich (Uterus, Zervix und Beckenboden). Aber auch Lendenwirbelsäule, Bauchmuskulatur und Zwerchfell nehmen wieder eine physiologische Haltung ein. Eine Optimierung der Schwangerschaftssituation ist die Folge.

Durch die Kontaktaufnahme zum Kind und die bessere Durchblutung des Uterus wird auch **mehr Oxytocin freigesetzt** und erreicht über die Blutbahn das Kind.

Hormonell wird die Verbindung (Beziehung) zwischen Mutter und Kind weiter gefestigt. Es ist zu vermuten, dass auch der väterliche Oxytocinspiegel im haptonomischen Kontakt steigt.

Dieses glückliche Zusammensein, die Ausdehnung des Kontaktes auf die Dreisamkeit, der Kontakt zum Kind und zum eigenen Körper, die Entstehung von Intimität, die Angstreduzierung und die Verbesserung der Schwangerschaftssituation sind viele **Gründe für eine haptonomische Kontaktarbeit** in der Schwangerschaft.

Der Eu-Tonus und der psychotaktile Kontakt erleichtern die Gesamtsituation im Körper:
- Verbesserung des Repräsentationsstatus (des Eu-Tonus)
- Aktivierung des limbischen Systems, Abnahme der Angst, dadurch geringere Aktivierung

der weißen Fasern im Rückenmark und geringere Aktivierung der für Schmerzerleben zuständigen Hirnareale
- Senkung der Produktion von Stresshormonen
- Regulierung des Zusammenspiels zwischen Zwerchfell und Beckenboden

Mit diesen Mechanismen kann auch der **Schmerzmittelverbrauch** bei der Geburt gesenkt werden. Die achtsame Aufmerksamkeit der Mutter für ihr Kind bleibt erhalten, sie kann präsent bleiben, ohne ihr Kind zu verlassen. Das Kind – affektiv bestärkt durch Mutter und Vater – kann sich seinen Weg durch die Geburt selbst bahnen, seine Kraft und Reflexvitalität sind nicht gestört.

Statistische Angaben zu Geburtsverläufen zeigen, dass sich psychotaktile Kontaktarbeit positiv auf den **Geburtsverlauf** auswirken. Studien zur Doula-Unterstützung untermauern diese Aussage (41, 42).

Zweite Phase: Verschmelzung von Mutter und Kind

In den ersten 18 bis 24 SSW manifestiert sich das ungeborene Kind nur indirekt. Dadurch besteht die Möglichkeit ungestörter Projektionen ohne Realitätsprüfung. Die meisten werdenden Mütter führen nun eine **innere Zwiesprache mit ihrem imaginierten Kind**, welche Ausdruck der emotionalen Besetzung ist. „Was die Mutter beglückt, ist nicht die biologische Reproduktion und auch nicht der Embryo, sondern das Traumkind" (34). Das Ungeborene wird in das Selbst der werdenden Mutter integriert, als Teil ihres Körpers oder als Erweiterung ihres Selbst, als Idealselbstanteil (36, 37).

In der zweiten Phase der Schwangerschaft beginnt nach der Empfehlung der C.I.R.D.H. (Centre International de Recherche et de Développement de l'Haptonomie), die **haptonomische Begleitung**. Das C.I.R.D.H. warnt davor, die Haptonomie mit anderen Geburtsvorbereitungs-

methoden zu vermengen. Bei der Haptonomie ist alles hinderlich, was sich auf bestimmte Techniken oder eine bewusste Selbstkontrolle durch die Frau stützt. Therapeutische Behandlungen sind selbstverständlich trotzdem möglich.

Alle gängigen Kontakttechniken, die in dieser Phase einsetzen, wollen den **Zugang zur rechten Hirnhälfte fördern** und somit die intuitiven Fähigkeiten der Mutter aktivieren.

Die haptonomischen Übungen aus der Frühschwangerschaft werden vertieft. Dazu kommen Energieübungen, Kommunikationsübungen mit dem Kind, das Schreiben, die Wahrnehmung und Visualisierung des Beckenraumes (der kleinen Sphäre), Massage, Dialog und progressive Muskelentspannung.

Die Paare bekommen eine Einführung, bei der sie den Unterschied zwischen einer objektivierenden, untersuchenden, unpersönlichen Berührung und einem haptonomischen Kontakt spüren.

Die **Eltern** werden eingeladen, ihre ganze Zuneigung und Liebe an das Kind zu geben, indem sie ihre **Hände „liebevoll, leicht und lauschend"** auf den Bauch legen und über diese Hände zum Kind hinspüren. Auch kopflastige Paare schaffen das schnell und erleben den weichen Bauch und den direkten Kontakt zum Kind. Die Eltern lernen so, ihr Kind mehr zu spüren. Sie laden es in ihre Hände ein.

Manchmal reagiert das **Kind** sehr aktiv, manchmal ruhig und zögerlich. Es folgt den Händen nach rechts und links, nach oben und unten. Dies kann bei Vena-cava-Problemen, bei Myomen, Zwerchfellspannungen oder Magenproblemen sehr entlastend sein.

Durch die haptonomische Annäherung kommt es zu einer **Tonusadaptation**, d.h. zu einer Entspannung von Muskeln und Sehnen und gleichzeitig zu einer Veränderung des seelischen Befindens. Während der Geburt hat diese Tonusveränderung eine Entspannung des Beckenbodens und Zwerchfells zur Folge. Ein besonderes Atemtraining ist dabei nicht erforderlich.

Für den **Partner** eröffnet sich die Welt des Kontaktes zum Kind über die Mutter. Er lernt, im haptonomischen Kontakt (indem er seine Hände auf den Bauch der Mutter legt) seiner Frau und seinem Kind ganzheitlich zu begegnen.

Auch die **Reduktion der Schmerzempfindlichkeit** kann bei einer Übung demonstriert werden. Dazu wird ein Schmerzreiz mit und ohne haptonomischen Kontakt gesetzt. Der Unterschied ist für die Frau deutlich.

Wenn sich die Paare für eine haptotherapeutische Begleitung entscheiden, haben sie alle 2 bis 3 Wochen einen Einzeltermin, bei dem eine zum Schwangerschaftsstadium passende Kontaktarbeit durchgeführt wird. Die letzten Stunden gelten der Geburtsvorbereitung im psychotaktilen Sinn.

Dritte Phase: Beginnende Unterscheidung von Mutter und Kind, eingeleitet durch die spürbaren Kindsbewegungen

Wenn die Mutter im zweiten Trimenon die Kindsbewegungen bewusst wahrnimmt, tritt zunehmend auch **das reale, biologische Kind** als ein von ihr getrenntes Wesen in Erscheinung. Das „Schwangerschaftskind" ist dann nicht mehr nur ausschließlich das Produkt der mütterlichen Psyche. Uranfänge der Kommunikation zwischen Mutter und Kind können in einem somatischen Dialog schon vorgeburtlich beginnen und der Mutter ein Gefühl der Vertrautheit mit ihrem erwarteten Kind vermitteln (38, 39).

Die Wahrnehmung der Eigenbewegungen des ungeborenen Kindes zu akzeptieren heißt aber auch, die **Realität und Autonomie des wirklichen Kindes** und damit auch das nahende Ende der Il-

lusion des erhofften, idealen und omnipotenten Kindes anzuerkennen (34, 38). Der Prozess der imaginären Gleichheit, der völligen Verschmelzung von Mutter und Kind, wird unterbrochen. Es kommt zur Vorstellung des Babys als ein getrenntes und eigenständiges Wesen (33, 36).

Die haptotherapeutische Begleitung unterstützt diesen Prozess (Abb. 13-**3**). Die Arbeiten beziehen jetzt mehr die anstehende körperliche Trennung und die Geburt mit ein.

> Die haptotherapeutische Begegnung erhöht das Gespür für Becken und Beckenboden.

Im haptonomischen Kontakt können wir Einfluss auf die Lage, Stellung und Haltung des Kindes nehmen. Der Beckenboden kann wieder schwingen. Die Elastizität der beckenumgebenden Muskeln hat eine große Wirkung auf Beckeneingang und Beckenausgang.

Die **affektive Unterstützung der Geburt** ist eine gute Weiterführung der Schwangerschaftsbegleitung. Der psychotaktile Kontakt zwischen Mutter und Kind senkt den Schmerzmittelbedarf um bis zu 50–60%. Der zusätzliche Kontakt durch den Partner kann besonders in der Eröffnungsphase den Schmerzmittelbedarf um fast 100% senken. Der präsente psychotaktile Kontakt zur Hebamme oder zum Geburtshelfer verbessert ebenfalls die Geburtssituation in Bezug auf Wehenmittelgabe, Episiotomierate und Geburtsmodus (26).

Die Fähigkeit, liebevolle Verantwortung zu übernehmen und gute Kontakte aufzunehmen, ist auch eine gute **Grundlage für eine erfolgreiche, intensive Stillbeziehung**. Viele Geburts- und Stillprobleme entstehen durch mangelnden Kontakt und die Unfähigkeit, Nähe zu vermitteln.

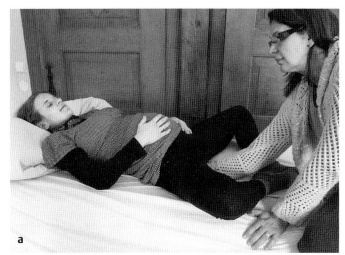

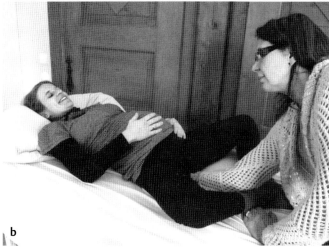

Abb. 13-3a, b Haptotherapeutische Beckenschaukel.
Durch die einladende Hand können während der sanften Schaukelbewegung Spannungen im Beckenbereich gelöst werden. Dabei kann der Eutonus der Uterusmuskulatur wiederhergestellt werden und für das Kind entsteht eine größere Bewegungsfreiheit.

13.4 Taktile und verbale Stimulation

Für Hebammen, die keine Haptonomie-Ausbildung haben, gibt es noch andere, einfachere Möglichkeiten, den Kontakt zwischen Eltern und Kind in der Schwangerschaft zu fördern.

Taktile Stimulation

Wenn das Baby heranwächst, kann man sich mit ihm durch Berührungen verständigen. Da-

bei wird auch die Entwicklung des kindlichen Nervensystems gefördert.

Verbale Stimulation

Ab der 8. Woche ist die Entwicklung des Innenohrs mit dem Gleichgewichts- und Hörorgan abgeschlossen. Das Außenohr wird sichtbar. Etwa ab der 20. Woche kann der Fetus hören, und zwischen der 22. und 24. Woche kann der Vater beginnen, mit dem ungeborenen Kind zu reden. Am wichtigsten ist jedoch die **Stimme der Mutter**. Diese braucht das Kind so notwendig wie

Sauerstoff und Nahrung. Wenn die Eltern immer wieder liebevoll mit dem heranreifenden Kind sprechen, tun sie bereits viel, um die Basis für eine gegenseitige Verständigung zu legen.

13.5 Musiktherapie nach Tomatis

Wissenschaftliche Untersuchungen haben gezeigt, dass **Barockmusik** (z.B. Kompositionen von Bach, Corelli, Händel und Vivaldi) und viele Werke von **Mozart** einem Tempo von 60 – 70 Takten in der Minute folgen. Das kommt der Frequenz menschlicher Herzschläge im Ruhezustand sehr nahe. Bei Studenten, denen Mozart-Musik vorgespielt wurde, verbesserte sich die Konzentrationsleistung merklich. Es konnte nachgewiesen werden, dass diese Musik die Alphawellen im Gehirn stimuliert. Das sind diejenigen Hirnströme, die mit Konzentration und dem Gefühl innerer Ruhe in Verbindung gebracht werden.

Der französische Wissenschaftler Alfred Tomatis (5, 6) wies in vielen Untersuchungen nach, wie **vorgeburtliches Hören** auf das Kind wirkt, dass es durch hohe Frequenzen stimuliert wird und dass die Töne über mütterliche Knochenvibrationen das Ohr erreichen. Das Becken wirkt dabei wie ein Resonanzkörper. Besonders wichtig ist die Stimme der Mutter, die in dem hörbaren Bereich zwischen 2000 und 3000 Hertz liegt.

Im ähnlichen Frequenzbereich wie die mütterliche Stimme liegt Musik von **Mozart und Barockmusik.** Tomatis experimentierte mit sehr unterschiedlichen Musikstücken – mit klassischer und moderner Musik verschiedener Komponisten, mit traditioneller und zeitgenössischer Musik aus verschiedenen Kontinenten und mit Kompositionen von Mozart. Dabei entdeckte er, dass die therapeutische Wirkung der Mozart-Musik einzigartig und mit nichts anderem zu vergleichen ist. Das Ohr ist ein Organ, das Bewegung, Gefühl und Töne integriert, das unser Werden, also unsere Entwicklung, maßgeblich beeinflusst – im Mutterleib sind wir sozusagen ganz und gar Ohr.

Die vorgeburtliche Zeit wappnet das Kind für die neue Welt nach der Geburt. Je positiver die Einstellung der Mutter zu ihrem Kind ist, desto häufiger erfolgt die Kontaktaufnahme, egal, ob mit Händen, Gedanken oder Musik. Dies alles unterstützt die Vernetzung im kindlichen Gehirn.

> Berühre das Kind mit allen Sinnen und stärke es dadurch.

13.6 Vorgeburtliche Kontaktaufnahme nach Verny

Der Prä- und Perinatalpsychologe Thomas R. Verny war einer der ersten, der diese frühe Kontaktaufnahme durch weitere Kontaktübungen ergänzte. Er empfiehlt folgende zusätzliche Methoden, die auch angewandt werden können, wenn keine haptonomische Ausbildung vorliegt und wenn man zusätzlich zum liebevollen Berühren oder der Gedankenreise zum Kind weitere Möglichkeiten nutzen möchte:

Tagebuch schreiben

Das Schreiben eines Tagebuchs kann der schwangeren Frau helfen, sich ihre eigenen Gefühle zur Schwangerschaft bewusst zu machen, Probleme mit dem Körperbild zu überwinden, mit dem Kind innerlich Kontakt aufzunehmen und sich mit tief sitzenden Ängsten auseinander zu setzen.

Traumarbeit

Mit dem Aufzeichnen und Interpretieren ihrer Träume kann die Frau Zugang zu verborgenen Gefühlen bekommen.

Modellieren mit Ton

Wenn man die Augen schließt und mit einem Klumpen Knetmasse oder Ton spielt, kann man nach der Theorie von Verny mit seiner eigenen Geburtserfahrung in Kontakt kommen und ein größeres Gefühl von Nähe zum eigenen Kind entwickeln. Dies fördert die Wahrnehmung und den Ausdruck der eigenen Möglichkeiten.

Freies Malen

Freies Malen, je nach Zeit und Lust, bringt unmittelbar aus dem Unbewussten Bilder hervor und kann helfen, mit den wahren Gefühlen zu dem ungeborenen Kind in Kontakt zu kommen und sogar manche lange vergessene Erinnerung an die eigene Geburt aufleben zu lassen.

Affirmationen

Eine Affirmation (Bestätigung) ist ein positiver Gedanke, der im Bewusstsein verankert wird. Wenn man die Affirmation immer wieder vor sich hin sagt, kann man sich schließlich ihrer positiven Botschaft öffnen. Gleichzeitig werden die negativen Denkmuster, die dem Inhalt der Affirmation widersprechen, bewusst und schließlich gelöscht.

Beispiele:
- Ich bin liebenswert und aufrichtig.
- Ich kann Krisensituationen bewältigen und Verantwortung übernehmen.
- Ich habe Vertrauen zu mir.
- Ich bin kreativ und einfallsreich.

Die Übung wird 2-mal täglich je 2 Minuten lang ausgeführt.

Partnerdialog in der Geburtsvorbereitung

Hier werden bestimmte eindringliche Fragen gestellt, um den Partnern zu helfen, offen und konzentriert miteinander zu reden. Das **Ziel** dieser Gespräche besteht darin, zu den eigenen tiefsten Gefühlen vorzudringen und die Beziehung zu stärken.

Die Partner setzen sich wie bei jedem Partnerdialog einander gegenüber. Die Aufgabe besteht darin, dass sie sich **gegenseitig ihre Ängste hinsichtlich der Geburt** mitteilen und sie abbauen. Sie sagen die Wahrheit, sprechen von Herzen, teilen dem anderen ihre Gefühle mit, hören wirklich zu, was der Partner sagt, unterstützen ihn, unterbrechen sich nicht und flößen keine Schuldgefühle ein.

Die Partner sehen sich an und der eine vervollständigt den folgenden Satz:

„Eine Angst, die ich in Bezug auf die Geburt habe, ist...“

Der andere kann antworten: „Danke, dass Du mir das sagst.“

Auf diese Weise wird fortgefahren, bis der eine alle Ängste und Befürchtungen zum Ausdruck gebracht hat. Dann werden die Rollen getauscht. Diese Übung wird so lange wiederholt, bis alle Ängste ausgesprochen worden sind.

13.7 Auswirkungen der Kontaktförderung auf die postnatale Entwicklung des Kindes

Die Kontaktarbeit in der Schwangerschaft beeinflusst das **mütterliche Verhalten**, sie macht die Mutter sicherer im Umgang mit ihrem Kind und in der Interpretation seiner Äußerungen. Auch

Väter zeigen danach eine höhere Bereitschaft, Hautkontakt mit ihren Kindern aufzunehmen und wenden sich ihren Kindern mehr zu.

Langzeitauswirkungen

Die Langzeitauswirkungen des frühen Bondings, das liebevoll unterstützt wurde, sind enorm und wissenschaftlich fundiert (10):

- Mütter sind nach der Geburt **zärtlicher mit ihrem Neugeborenen**, lächeln es häufiger an, sprechen mehr mit ihm und streicheln es öfter.
- Sechs Wochen nach der Geburt weisen diese Frauen **weniger Depressionssymptome** auf.
- Sie haben **weniger Probleme** damit, sich **beim Stillen** nach dem Kind zu richten.
- Sie **stillen** insgesamt **länger.**
- Noch ein Jahr nach der Geburt werden die Kinder dieser Mütter **öfter berührt**, in den Arm genommen und gestreichelt.
- Die Mütter erweisen sich auch noch ein Jahr nach der Geburt als **sicherer im Umgang** mit ihrem Kind und bei der Interpretation kindlicher Äußerungen.
- Die Mütter stärken kontinuierlich **das Ego ihrer Kinder** durch spezielle verbale Kommunikation.
- Früh gebondete Kinder erzielen im Alter von 4 Jahren bei **Intelligenztests** durchschnittlich 15 Punkte mehr.
- **Väter** übernehmen **mehr verantwortliche, liebevolle Nähe** und Beziehung zu ihren Kindern.
- Bonding gilt als **Gewaltprävention** im Kindes- und Jugendalter und als Gewaltprävention auf der Eltern-Kind-Ebene.

Die **beste Zeit** für das extrauterine Bonding sind die ersten Stunden und Tage nach der Geburt. Das Bonding nach der Geburt ist die Fortsetzung eines Bindungsprozesses, der schon in der Schwangerschaft begonnen hat und ein Leben lang anhält.

Frans Veldman, der Gründer der Haptonomie, beschreibt die **Einflüsse auf das Kind** folgendermaßen: Kinder, die haptonomisch begleitet werden, zeigen eine harmonischere und schnellere postnatale Entwicklung und eine sehr frühe psychische Entfaltung. Sie können psychomotorisch besser koordinieren und sind aufmerksamer und lebhafter als Neugeborene, die keine affektive Begleitung erlebt hatten. Die Entwicklung der Intelligenz baut auf der Art und Weise, dem Maß und der Qualität der motorischen Entwicklung auf. Eine harmonische motorische Entwicklung hat deshalb positive Auswirkungen auf die Entfaltung des Individuums und die Integrierung seiner Fähigkeiten.

Der Benefit der psychotaktilen Kontaktaufnahme ist für Eltern und Kind von großer Bedeutung. Mit einer affektiven Bestärkung können Hebammen die Begleitung der schwangeren Frauen auch für sich selber zu einer befriedigenden Arbeit machen und viel Gutes für die Zukunft der Familien bewirken.

Literatur

1. Puls, Roswitha: Sanfte Töne, 1994, Nymphenburger in der F. A. Herbig Verlagsbuchhandlung GmbH, München
2. Verny, Thomas / Weintraub, Pamela: Das Leben vor der Geburt, 1992, 1. Auflage, Rogner & Bernhard GmbH & Co. Verlags KG, Hamburg
3. Brisch, Karl Heinz / Hellbrügge, Theodorf (Hrsg.): Die Anfänge der Eltern-Kind-Bindung, 2007, J.G. Cotta'sche Buchhandlung Nachfolger GmbH, Stuttgart
4. Zimmer, Katharina: Das Leben vor dem Leben, 1984, 4. Auflage, Kösel-Verlag, München
5. Tomatis, Alfred A.: Der Klang des Lebens, 1987, Rowohlt Taschenbuch VLG, Reinbek
6. Tomatis, Alfred A.: Klangwelt Mutterleib, 1994, Kösel-Verlag GmbH, München
7. Krüll, Marianne, Die Geburt ist nicht der Anfang, 1990, Klett-Cotta
8. Janus, Ludwig / Haibach, Sigrun (Hrsg.): Seelisches Erleben vor und während der Geburt, 1997, LinguaMed Verlags-GmbH, Neu-Isenburg
9. Klaus, Marshall H. / Phyllis H.: Das Wunder der ersten Lebenswochen, 2000, Kösel-Verlag GmbH & Co., München

10. Klaus, Marshall H. / Kennell, John H.: Mutter-Kind-Bindung, 1987, Deutscher Taschenbuch Verlag GmbH & Co. KG, München

11. De Jong, Theresia M.: Im Dialog mit dem Ungeborenen, 2004, 1. Auflage, Verlag Via Nova, Petersberg

12. Reich, Eva / Zornànszky, Eszter: Lebensenergie durch sanfte Bioenergetik, 1997, Kösel-Verlag GmbH & Co., München

13. Siegel, Daniel J. & Hartzell, Mary: Gemeinsam leben, gemeinsam wachsen, 2004, Arbor Verlag

14. Harms, Thomas (Hrsg.): Auf die Welt gekommen, 2000, Ulrich Leutner Verlag, Berlin

15. Blechschmidt, Erich: Wie beginnt das menschliche Leben, 2002, 7. Auflage, Christiana-Verlag, Stein am Rhein

16. Veldman, Frans: Haptonomie, J. Bijleveld, Utrecht

17. Odent, Michel: Im Einklang mit der Natur, 2004, Walter Verlag

18. Odent, Michel: Die Wurzeln der Liebe, 2001, Walter Verlag

19. Renggli, Franz: Der Ursprung der Angst, 2001, Walter Verlag

20. Keleman, Stanley: Bonding, 1987, Center Press, Berkeley

21. Fedor-Freybergh, Peter G.: Prenatal and Perinatal Psychology and Medicine, 1993, Mattes-Verlag, Heidelberg

22. Prekop, Jirina: Hättest du mich festgehalten, 1993, 4. Auflage, Wilhelm Goldmann Verlag, München

23. Bauer, Joachim: Warum ich fühle, was du fühlst, 2006, 6. Auflage, Wilhelm Heyne Verlag, München

24. Largo, Remo H.: Babyjahre, 1996, 2. Auflage, R. Piper GmbH & Co. KG, München

25. Hilsberg, Regina: Körpergefühl, 1993, Rowohlt Taschenbuch Verlag GmbH, Reinbek

26. Djalali, Dr. med. Mehdi: Analyse von 250 haptonomisch begleiteten Geburten, 2003, Die Hebamme, 16:156–161

27. Brizendine, Louann: Das weibliche Gehirn, 2008, 1. Auflage, Wilhelm Goldmann Verlag, München

28. Dychtwald, Ken: Körper Bewusstsein, 1981, Synthesis Verlag, Essen

29. Harriers, Holger: Die Geburt im Erleben von Erstgebärenden am Ende der Schwangerschaft, Diplomarbeit an der Uni Köln, 1993

30. Janus, Ludwig: Der Seelenraum des Ungeborenen, 2000, Walter Verlag

31. Bauer, Joachim: Das Gedächtnis des Körpers, 2007, 10. Auflage, Piper Verlag GmbH, München

32. Rubin, R.: Maternal tasks in pregnancy, Maternal Child Nursing Journal, 1975, 4, 143 – 153

33. Brazelton, T. B. / Cramer, B.: Die frühe Bindung: Die erste Beziehung zwischen dem Baby und seinen Eltern, 1991, Klett-Cotta, Stuttgart

34. Soulé, M.: Das Kind im Kopf – das imaginäre Kind, In: J. Stork (Hrsg.): Neue Wege im Verständnis der allerfrühesten Entwicklung des Kindes, 1990, frommann-holz-boog, Stuttgart

35. Seiden-Miller, R.: The social construction and reconstruction of physiological events: Acquiring the pregnancy identitiy. Studies in symbolic interaction, 1978, 1, 181 – 204

36. Bibering, G.: A study of the psychological processes in pregnancy and the earliest mother-child relationship, Psychoanalytic Study of the Child, 1961, 16, 9 – 24

37. Raphael-Leff, J.: Psychotherapy with pregnant women. In: B. Blum (Hrsg.): Female Psychology: Contemporary psychoanalytic views. (Journal of the American Psychoanalytic Association , Suppl. 24,5), 1977, New York (International Universities Press), S. 51 – 68

38. Bürgin, D.: Über einige Aspekte der pränatalen Entwicklung. In: G. Nissen (Hrsg.): Psychiatrie des Säuglings- und des frühen Kleinkindalters, 1982, Bern, Huber, S. 23 – 25

39. Kestenberg, J.S.: What are the ingredients in bonding prenatally and postnatally? Vortrag, International Congress of Pre- and Perinatal Psychology, 1989, Jerusalem

40. Leboyer, Frédérick: Das Fest der Geburt, 1982, Kösel-Verlag GmbH & Co., München

41. Hodnett, E.D., S.Gate, G.J. Hofmeyr und C. Sakal: 2005: Continuous support for women during childbirth, Cochraine Review. The Cochraine Library, issue 2, Chichester, UK, Wiley & Sons

42. Klaus, M.H., J.H. Kennell und P.H. Klaus: 2002: The doula book: How a traines labor companion can help you have a shorter and healthier birth. Cambridge, MA, Perseus Publishing, 2. Aufl.

Organisation

Modelle der Schwangerenvorsorge durch Hebammen

Ute Lange, Anne Wallheinke, Rainhild Schäfers

14.1 Schwangerenvorsorge im häuslichen Umfeld der Frau

Ute Lange

Viele Hebammen haben keine institutionelle Anbindung an eine Praxis, ein Geburtshaus oder eine Klinik, trotzdem können sie natürlich Vorsorge anbieten. Der ursprünglichste Ort, an dem sich Hebamme und Schwangere zur Vorsorgeuntersuchung treffen können, ist das Zuhause der Frau.

Vorteile

Vorsorgeuntersuchungen im häuslichen Rahmen haben viele Vorteile:
- **Für die Schwangere**: kein Organisationsaufwand (Fahrt, Kinderbetreuung), die Frau bestimmt die Rahmenbedingungen des Termins, keine Wartezeiten in fremder Umgebung, Integration anderer Familienmitglieder in die Untersuchungen (falls gewünscht), Wahrnehmung der Schwangerschaft als einem „privaten" und nicht medizinischen Prozess
- **Für die Hebamme**: Einblick in die Lebensbedingungen der Schwangeren, (häufig) entspannte Frau, keine Praxiskosten, Termin organisatorisch einfach in die Hausbesuche zu integrieren

Oftmals bieten Hebammen ohne institutionelle Anbindung die Schwangerenvorsorge nicht mit dem gleichen Selbstverständnis an wie die häusliche Wochenbettbetreuung, obwohl der Aufwand nicht größer ist. Diese Unsicherheit kann eine der Ursachen sein, warum Hebammenvorsorge noch nicht flächendeckend und selbstverständlich im deutschen Gesundheitssystem etabliert ist.

Falls Sie zögern, Schwangerenvorsorge anzubieten (z. B. denen, die in Ihre Kurse gehen oder sich für die Wochenbettbetreuung anmelden), können Sie sich folgende Fragen stellen:
- Fühle ich mich fachlich kompetent?
- Ist es für mich selbstverständlich, dass die Schwangerenvorsorge zu den Aufgaben der Hebamme gehört?
- Ist es für mich selbstverständlich, dass eine gesunde Schwangere die Hebamme als Fachfrau für die Vorsorgeuntersuchungen auswählt?
- Scheue ich die Konkurrenzsituation mit den ortsansässigen Ärzten und kann ich mich einer sachlichen Diskussion stellen?
- Habe ich ein klares Gefühl zu meiner professionellen Rolle als Hebamme in der Schwangerschaft?

Bei Unklarheit können diese Maßnahmen Abhilfe schaffen:
- das Lesen von Fachliteratur, Fachzeitschriften
- der Besuch von Kongressen, Fortbildungen, Qualitätszirkeln
- Austausch mit Kolleginnen, Mentorin suchen
- Vernetzung vor Ort mit Hebammen, Ärzten, Beratungsstellen

Praktische Tipps

Bietet die Hebamme Schwangerenvorsorge im häuslichen Rahmen an, muss sie die **notwendigen Materialien und Instrumente** mit sich führen. Dies sind insbesondere:

- Blutdruckmessgerät,
- Handschuhe,
- Urin-Stix,
- Zentimetermaß (Symphysen-Fundus-Messung),
- Dokumentationsbögen,
- Labormaterialien, incl. Stauschlauch und Desinfektion,
- Hörrohr bzw. Dopton.

Ein paar **organisatorische Punkte** sind zu beachten:

- Wird die Schwangere auch **intermittierend von einem Arzt/einer Ärztin** betreut oder macht die Hebamme nur eine Urlaubsvertretung, müssen Blutbefunde zeitnah zur Frau geschickt werden, um Doppeluntersuchungen zu vermeiden und den Informationsfluss zu sichern
- Falls nötig bzw. gewünscht sollte geregelt sein, wo die Schwangere **Ultraschalluntersuchungen** oder **CTG-Kontrollen** wahrnehmen kann.
- Eine reibungslose Überweisung zu Arzt/Ärztin oder Klinik bei Bedarf setzt **das Wissen um lokale Gegebenheiten** voraus.

Nicht für alle Frauen ist das Zuhause ein sicherer und vertrauter Ort. Einigen ist es unangenehm, eine vergleichsweise fremde Person in ihre Wohnung zu lassen. Diese Frauen werden es bevorzugen, Vorsorgetermine in einer Praxis wahrzunehmen.

Vorsorge zu Hause stützt die Wahrnehmung der Frau von der Schwangerschaft als primär gesundem Prozess. Die Frau bestimmt die Rahmenbedingungen des Termins mit und bleibt so in einer aktiven Rolle. Die Hebamme kann bei diesem Modell Vorsorge anbieten, ohne sich an eine Institution zu binden.

14.2 Schwangerenvorsorge im Team einer Hebammenpraxis

Anne Wallheinke

Die Schwangerenvorsorge im Hebammenteam, d. h. mit Wechsel der vorsorgenden Hebammen, macht hauptsächlich bei einer geplanten Geburtshilfe mit dem gleichen Team Sinn. In unserem Team teilen sich zwei Hebammen die Vorsorge.

Ziele der geteilten Vorsorge sind die intensivere Wahrnehmung der Schwangeren bezüglich der medizinischen Parameter und ihrer persönlichen Befindlichkeit, ein besserer Austausch und die gemeinsame Verantwortung der Kolleginnen für die Betreuung.

Die so organisierte Schwangerenvorsorge ermöglicht einen effektiven kollegialen Austausch und lässt genügend Raum für professionelle Bindung zwischen der Hebamme und der zu betreuenden Frau.

Voraussetzungen

Eine wichtige Voraussetzung bei der gemeinsamen Vorsorge ist das **Vertrauen in die fachliche Kompetenz der Teamkollegin** und ein ähnlicher Stil und Umgang mit den zu erhebenden Parametern, auch bezüglich des zeitlichen Rahmens.

Eine gute und übersichtliche **Dokumentation** und bei Besonderheiten prägnante Gesprächsprotokolle sind unabdingbar.

Regelmäßige Teamsitzungen im 2er- bzw. 3er-Team in kurzen Intervallen (1-mal wöchentlich) zum intensiven Austausch über Befunde und eventuelle Besonderheiten sind ebenso notwendig. Zusätzlich trifft sich das gesamte Geburtshausteam 1-mal wöchentlich 2 Stunden für Praxisorganisation und ggf. zur Fallbesprechung sowie ca. alle 3 Wochen zur Supervision.

Teamorganisation

Die **Teamsitzungen** sollten möglichst einmal pro Woche ca. eine Stunde, bei Bedarf auch ggf. etwas länger stattfinden. Dabei geht es ausschließlich um die gemeinsam betreuten Schwangeren. Alle Besonderheiten (Befunde etc.) sollten besprochen werden.

In der Praxis hat es sich bewährt, gezielt über alle Schwangeren, die sich ca. 8 Wochen vor dem errechneten Geburtstermin befinden noch einmal zu sprechen.

In einem Vorsorgesystem mit 2 Hebammen sollten die Vorsorgen möglichst zweimal hintereinander bei derselben Hebamme stattfinden. Da einige Schwangere jedes 2. Mal die Vorsorgen bei ihrem Arzt/Ärztin wahrnehmen, wird dieses System ohnehin häufiger unterbrochen und die Kontinuität schwieriger, z. B. auch bei Ultraschallscreenings.

Bei einer Vorsorge in einem Dreierteam versuchen wir, ein Vorsorgesplitting auf 3 Hebammen zu vermeiden.

Die jeweils 3. Kollegin des Teams wird in diesem Falle Kontakt und Vertrauen herstellen durch Geburtsvorbereitungskurse oder einen Hausbesuch 4 Wochen vor dem errechneten Geburtstermin.

Bei einer gemeinsamen Vorsorge durch Hebammen und Frauenarzt/-ärztin ist natürlich eine gute Kooperation sinnvoll und erleichternd.

Zeitlicher Rahmen

Für die erste Vorsorge bei uns mit ausführlicher Anamnese setzen wir 1 Stunde an.

Alle weiteren Vorsorgen limitieren wir auf ungefähr eine halbe Stunde.

Bei Besonderheiten weiten wir diese Sitzungen natürlich auch aus, versuchen aber immer eine Grenze einzuhalten, was bei einem professionellen Kontakt durchaus sinnvoll ist.

Wenn es nicht in erster Linie um ein medizinisches Problem geht, können wir weitere Termine als Beratungstermin vereinbaren, möglichst bei derselben Kollegin, um den „roten Faden" nicht zu verlieren.

Besonderheiten der Betreuung

Unsere Erfahrungen zeigen, dass Schwangere beim ersten Kind seltener gleich zu Beginn der Schwangerschaft in eine Hebammenpraxis kommen, so dass einige Untersuchungen wie z. B. Chlamydienabstrich und Anfangsserologie oft nicht mehr notwendig sind.

Bei der **ersten Vorsorge** in einer Hebammenpraxis sollte der übliche Ablauf der Untersuchungen besprochen werden, auch die möglichen

Unterschiede zur ärztlichen Schwangerenvorsorge.

Sollte die Schwangere ausschließlich Hebammenvorsorge wünschen, machen wir auf die Unterschiede aufmerksam hinsichtlich der ärztlichen Mutterschaftsrichtlinien.

Dieses bezieht sich hauptsächlich auf Untersuchungen, die nicht in unserer Praxis durchgeführt werden können, z. B. Chlamydienabstrich und Krebsvorsorge sowie eine Ultraschalluntersuchung zum Ausschluss einer extrauterinen Gravidität. Wenn die schwangere Frau dies wünscht, empfehlen wir eine Vorsorge in der Arztpraxis.

Abrechnung

Da wir in unserer Hebammenpraxis nicht über ein Abrechnungspoolsystem verfügen, rechnet jede Hebamme ihre eigenen Leistungen ab. In unserer Hebammenpraxis ist das Arbeitsvolumen der Kolleginnen und damit die Nutzung der Praxis bzw. des Geburtshauses ähnlich, deshalb leisten wir alle den gleichen monatlichen Mietbeitrag.

14.3 Schwangerenvorsorge im Team einer Frauenarztpraxis

Ute Lange

Die Zusammenarbeit von Hebammen und ÄrztInnen in der Vorsorge kann in verschiedenen Formen stattfinden, oftmals existieren unverbindliche aber gut funktionierende Absprachen zwischen einzelnen Hebammen bzw. Hebammenpraxen und frauenärztlichen Praxen. Viele der im Folgenden vorgestellten Aspekte lassen sich auch auf diese räumlich getrennten Konzepte übertragen.

Die Situation in **enger Kooperation**, d. h. in unmittelbarer räumlicher Nähe, weist jedoch in einigen Punkten Besonderheiten auf. Die Schwangeren assoziieren eine Zusammenarbeit der Berufsgruppen, auch wenn diese nicht oder nur schlecht geregelt ist, und nehmen Hebamme und ÄrztIn in Beziehung zueinander wahr. Die **Auseinandersetzung mit der eigenen Berufsrolle** ist für die Hebamme daher dringlicher als in Hebammenpraxen ohne direkte frauenärztliche Anbindung. Abgekoppelte Hebammenpraxen verdeutlichen die Eigenständigkeit des Berufes schon in der äußeren Form und schaffen damit für Schwangere und Hebamme klarere Verhältnisse bezüglich der Grenzen und Möglichkeiten der Arbeit. In einer Praxiskooperation muss diese Autonomie bewusst gepflegt und gestaltet werden.

Das Modell der Schwangerenvorsorge von Hebamme und ÄrztIn in gemeinsamen Räumlichkeiten wird zunehmend populärer. Aus vielfältigen Gründen steigen Hebammen meist nachträglich in eine bereits bestehende ärztliche Praxis ein. Sie erhoffen sich einen erleichterten Zugang zum Arbeitsgebiet der Vorsorge und eine partnerschaftliche interdisziplinäre Betreuung der Frauen.

Die gleichberechtigte Zusammenführung der Sichtweisen beider Berufsgruppen macht eine andere Dimension der Betreuung möglich und kann sich bereichernd auf die Situation der Schwangeren auswirken.
Wird die charakteristische Arbeits- und Denkweise der Hebamme im Betreuungsprozess nicht deutlich, ist der Sinn der Zusammenarbeit jedoch fraglich, die Schwangere könnte dann in der ausschließlich ärztlichen Vorsorge bleiben.

Die **Voraussetzungen einer gemeinsamen Schwangerenvorsorge** sind regional und individuell sehr verschieden. Jede Hebamme muss ihr eigenes Konzept mit der ÄrztIn ihrer Wahl entwickeln und eigene Schwerpunkte setzen. Eine respektvolle Zusammenarbeit bedarf intensiver

Kommunikation. Organisatorische und räumliche Bedingungen dürfen als strukturgebende Faktoren nicht unterschätzt werden.

Verträge und Vereinbarungen

Die Zusammenarbeit von Hebamme und ÄrztIn muss vor Beginn vertraglich geregelt werden.
Schwierige Aspekte lassen sich viel leichter zu Beginn des Projektes diskutieren, wenn (noch) keine aktuellen Probleme im Raum stehen.

Ein Vertrag regelt u. a. folgende Punkte:
• Vertragsdauer
• Mietzahlungen und andere Kosten (Materialien, Putzhilfe anteilig etc.)
• Abrechnungsmodalitäten
• Versicherungsmodalitäten
• Kündigungsfristen
• Regelungen im Falle von langer Krankheit oder Tod
• Haftungsbeschränkungen
• Umgang mit (gemeinsamer) Dokumentation, Schweigepflicht
• Bedingungen für die Aufnahme weiterer Personen in die Kooperation
• Urlaubsvertretung

Neben rechtlichen Bedingungen sollten im Hinblick auf die partnerschaftliche Kooperation folgende **Fragen** angesprochen werden:
• Welche Motivationen führen die VertragspartnerInnen zusammen?
• Welche Vorteile erwartet die Hebamme/die ÄrztIn für die Schwangere?
• Welchen Gewinn erhofft sich jede VertragspartnerIn (materiell, ideell, zeitlich) für sich selber und die eigene Arbeit?
• Wie definiert die Hebamme/die ÄrztIn die jeweilige Rolle im Betreuungsprozess?

Häufig hat die Zusammenarbeit in den ersten Monaten „experimentellen" Charakter, da die Beteiligten noch nicht genau wissen, welche Organisationsform in ihrem Fall die günstigste ist. Bewährt es sich beispielsweise, wenn die Hebamme feste Anwesenheitstage anbietet oder ist sie nur nach vorheriger Terminvergabe anwesend? Wie soll die Dokumentation geregelt werden, damit der Hebamme sowie der ÄrztIn jederzeit unter Berücksichtigung der Schweigepflichtregelungen alle Informationen zur Verfügung stehen?

Diese Fragen lassen sich meist nicht beantworten, ohne dass die Ideen in der realen Praxis auf ihre Tauglichkeit überprüft wurden. Es empfiehlt sich also, solche „kleineren" strukturellen Abmachungen nicht von Anfang an vertraglich zu regeln, sondern **zeitlich befristete Abmachungen** zu treffen, die nach einem vereinbarten Zeitraum korrigiert werden können. Alle Vereinbarungen werden nach dem Konsensprinzip getroffen.

Abrechnung

Die Hebamme ist freiberuflich tätig und rechnet ihre Leistungen entsprechend mit den Krankenkassen bzw. mit den Frauen ab. Die Hebamme kann die Vorsorgeuntersuchung nur dann abrechnen, wenn sie sie in den Mutterpass eingetragen hat.

Ist im Konzept der Praxiskooperation ein routinemäßiger, von medizinischen Indikationen unabhängiger Kontakt zur ÄrztIn nach jedem Hebammentermin geplant, hat die „Hebammenvorsorge" den Charakter einer arzthelferischen Tätigkeit und kann nur mit der Gebühr für „Beratung" abgerechnet werden.

Die parallele Betreuung durch Hebamme und ÄrztIn während desselben Vorsorgetermins mindert die Position der Hebamme und führt zur Überversorgung der Frau.

Ebenfalls zu vermeiden sind Vorsorgeuntersuchungen in engerem Rhythmus als den in den Mutterschaftsrichtlinien empfohlenen, sofern kein entsprechender Grund vorliegt. Neben den finanziellen Belastungen für das Gesundheitssystem signalisieren die häufigen Termine der Schwangeren eine unangemessene Bedürftigkeit, die Sicherheit für Mutter und Kind wird dadurch nicht erhöht.

Die Möglichkeit der Schwangerenvorsorge durch Hebamme und ÄrztIn im Team wird durch aktuelle gesundheitspolitische Entwicklungen beeinflusst. Erkundigen Sie sich über den derzeitigen Stand der Abrechnungssysteme und der rechtlichen Bestimmungen.

Terminplanung

Manche Hebammen haben **feste Sprech- und Anwesenheitszeiten** in der Praxis und regeln die Termine über die Arzthelferinnen. Dies kann als Entlastung erlebt werden.

Die Wochenplanung der Hebamme mit ihren unkalkulierbaren Hausbesuchen unterscheidet sich jedoch vom ärztlichen Arbeitsalltag. Entsprechend bedeutet die Terminvergabe durch ArzthelferInnen unter Umständen zeitliche Leerläufe und eine starke Anpassung an die Organisationsstruktur der Praxis .

Eine **praxisunabhängige Terminplanung** hat Vorteile. Der geringe Mehraufwand für die eigene Terminorganisation ermöglicht planerische Unabhängigkeit und Flexibilität. Jede Hebamme wird selber je nach Arbeitsumfang und Leistungsangebot entscheiden, ob sie darauf verzichten kann oder will. Bei der selbst organisierten Terminvergabe meldet sich die Schwangere anfänglich telefonisch bei der Hebamme, die Folgetermine können dann jeweils beim persönlichen Kontakt vereinbart werden.

Die Schwangeren sollten wissen, wann sie die Hebamme sprechen oder eine Nachricht hinter-

lassen können. Die meisten freiberuflichen Hebammen verfügen über einen Anrufbeantworter und/oder haben eine Telefonsprechstunde an festgelegten Tagen eingerichtet. Es ist daher selten ein Problem, Kontakte unabhängig von der Praxisorganisation zu regeln.

Räumlichkeiten

Die Hebamme sollte die Vorsorgen in einem **eigenen Raum** durchführen. So findet die Eigenständigkeit der Arbeit auch im Äußeren ihren Ausdruck und die Hebamme ist zeitlich unabhängig. Die Raumgestaltung verdeutlicht der Schwangeren, dass Hebammenvorsorge andere Schwerpunkte besetzt als ärztliche Vorsorge. Der Haupteffekt eines eigenen Raumes ist aber, dass die Hebamme nicht mehr „Gast im Hause des anderen" ist, sondern ihren eigenständigen Platz erhält.

Die Hebamme bezahlt entsprechend den Vereinbarungen regulär **Miete** für den Raum. Die Kostenverhandlungen sollten unbedingt vor der Zusammenarbeit geführt werden.

Praxiskosten wie Löhne für Arzthelferinnen, Abschlagzahlungen für „Scheine" (bei der Übernahme einer bestehenden ärztlichen Praxis), überproportionale Teilmiete für Warteräume etc. sollten abgelehnt werden, da diese Kosten keinen Bezug zur hebammenspezifischen Arbeit in einer Praxis haben.

Nicht zu empfehlen ist eine einnahmeabhängige prozentuale Abgabe der Hebamme als Ersatz für festgelegte Mietzahlungen. Sie ist nicht zu vereinbaren mit dem Status zweier gleichwertiger UnternehmerInnen, die das finanzielle Risiko, aber auch die Verdienstmöglichkeiten eigenständig kalkulieren.

Was könnte z. B. geschehen, wenn die Hebamme beschließt, zeitweise weniger in der Praxis zu arbeiten? Hat die ÄrztIn dann die Chance der Intervention, da sie den Raum „zur Verfügung stellt", aber kaum noch Einnahmen erzielt? Viele Konfliktpotenziale sind in diesem Konstrukt denkbar, das geringere finanzielle Risiko wird mit einer geminderten Autonomie bezahlt.

Es wird Frauen geben, die das vorgestellte Praxiskonzept nicht für sich nutzen und nur von der Hebamme oder im Wechsel von einer anderen ÄrztIn versorgt werden wollen. Auch für solche Betreuungen ist es wichtig, neben dem gemeinsamen Konzept eine **unabhängige räumliche Arbeitsmöglichkeit** zu haben, die finanziell von der Praxiskonzeption abgekoppelt ist.

Im günstigsten Fall haben Hebammen die Chance, mit der ÄrztIn die gemeinsame Praxis neu aufzubauen, dann können die Bedürfnisse beider Berufsgruppen von Anfang an in die Planung einfließen.

Weiterbildung und Supervision

Der **gemeinsame Besuch von Fortbildungen** insbesondere der lokalen Institutionen stärkt die Zusammenarbeit und die Verankerung im ortsansässigen Netz.

Längerfristig ist eine gelungene Zusammenarbeit der beteiligten Berufsgruppen aus bekannten Gründen ein hartes Stück Arbeit. Es gibt wenig positive Vorbilder für diese Form der Kooperation. Jedes Team ist gefordert, eigene Ideen konstruktiv entsprechend den praxisinternen Bedingungen umzusetzen.

Gemeinsame Supervision bewährt sich, um im geschützten Rahmen interne Probleme ansprechen und/oder schwierige Betreuungsfälle klären zu können. Da die Kommunikation im Konfliktfall erschwert ist, empfiehlt es sich, Supervisionstermine im Vorfeld als feste Regelung einzuführen. Der Rhythmus der Treffen kann vom Team variabel festgelegt werden.

Teamsitzung

Die gemeinsame Betreuung der Schwangeren setzt einen funktionierenden Informationsfluss zwischen ÄrztIn und Hebamme voraus. Neben der Möglichkeit, kurzfristig telefonisch oder im Praxisablauf Kontakt aufzunehmen, bieten Teamsitzungen die Gelegenheit, über die Schwangeren zu sprechen und Einschätzungen zusammenzuführen. So ist jede/r der Beteiligten über die aktuelle Situation informiert und die „rechte Hand weiß, was die linke tut". Im Krisenfall können gemeinsame Hilfskonzepte entwickelt werden.

Inhaltliche Absprachen

Zu immer wiederkehrenden **allgemeinen Fragen** wie Ernährung in der Schwangerschaft, Umgang mit Anämie, Empfehlungen zu Schwangerschaftsbeschwerden u.ä. sollten gemeinsame Standpunkte gefunden werden. Im Bedarfsfall werden Regelungen neu diskutiert und verändert.

Grundlage für die Absprachen sollten aktuelle Erkenntnisse sein und nicht die lange eingefahrenen Gewohnheiten und Tipps der eventuell schon bestehenden Praxis. Die Hebamme kann sich mithilfe von Weiterbildungen oder fundierter Literatur die Grundlage für eine gesicherte Argumentation in dieser Diskussion schaffen.

Rhythmus der Vorsorgetermine bei ÄrztIn und Hebamme

Die Schwangere sollte wählen können, wie sie die Berufsgruppen entsprechend ihrer Bedürfnisse in Anspruch nimmt:
* ÄrztIn und Hebamme im Wechsel
* nur bei der Hebamme oder der ÄrztIn
* variabel im Verlauf der Schwangerschaft

In diesem Zusammenhang muss noch einmal erwähnt werden, dass die Hebamme und die ÄrztIn **auch mit anderen** als den praxisansässigen **Partnern** zusammenarbeiten können. Wechselt die Schwangere Hebamme oder ÄrztIn im Laufe der Vorsorge, sollte dies nicht den Abschied von der anderen Betreuungsperson bedeuten. In einer gleichberechtigten Kooperation arbeiten alle Beteiligten als selbstständige Unternehmerinnen und bieten in der Regel ein breit gefächertes Angebot an, von dem die Zusammenarbeit nur ein Teilgebiet ist.

Es ist wichtig, diesen Aspekt im Vorfeld der Zusammenarbeit zu klären. Die Möglichkeit der ÄrztIn, Schwangere mit nicht in der Praxis tätigen Hebammen zu betreuen, muss im Umkehrschluss auch für die Hebamme gelten.

Ziele der gemeinsamen Vorsorge

- **Hebamme und ÄrztIn arbeiten nach ihrer eigenen Berufskompetenz:** Ein Modell der Zusammenarbeit bietet die Chance, berufsinterne Diskussionen und Auseinandersetzungen dort zu führen, wo sie hingehören, und im Falle einer positiven Zusammenarbeit bei der Kernkompetenz der eigenen Berufsgruppe zu bleiben. Dies führt zu Entlastung und Klarheit im Umgang mit den Schwangeren.
- **Lust am Arbeiten im Team:** Die Arbeit mit anderen kann Spaß machen. Eine Praxiskooperation ist eine der Möglichkeiten, wie Hebammen sich in einem Arbeitsteam einbringen können.
- **Die örtliche Nähe von ÄrztIn und Hebamme bedeutet kurze Wege bei Fragestellungen und Überweisungen in beide Richtungen.** Die Überweisung zu ÄrztIn bzw. Hebamme und weiterführende Diagnostik kann ohne viel organisatorischen Aufwand und ohne lange Wartezeiten erfolgen. Die vertrauten Räume müssen nicht verlassen werden.
- **Mehrschichtige Qualität der Betreuung:** Die Schwangeren nehmen bei ÄrztIn und Hebamme verschiedene Rollen ein, da die Berufsgruppen mit unterschiedlichen Inhalts- und Beziehungskonzepten in Verbindung gebracht werden. Die Zusammenführung der Eindrücke und Einschätzungen beinhaltet die Chance einer ganzheitlicheren Sicht und Hilfe, wenn diese nötig ist.
- **Ambulante Therapie von Schwangerschaftserkrankungen und Vermeidung von Krankenhausaufenthalten:** Das Arbeitsspektrum der Hebamme mit Hausbesuchen und flexiblerer Zeitgestaltung ermöglicht erweiterte Betreuungskonzepte. Die häusliche Versorgung schafft Einblicke in die familiären Strukturen. Empfehlungen können auf die psychosoziale Situation der Schwangeren abgestimmt werden. Hausbesuche und ggf. die Betreuung am Wochenende vermindern die Tendenz der ÄrztIn, die Schwangere im Krisenfall zur Kontrolle in der Klinik „abzugeben". Die Hebamme ist, falls nötig, durch ärztliche Diagnostik und Therapie abgesichert.
- **Erweitertes Klientel:** Die meisten Frauen melden sich erst in einem fortgeschrittenen Stadium der Schwangerschaft bei einer Hebamme. Ein Kooperationsmodell ermöglicht durch die frühen Informationen der ÄrztIn oder eine schriftliche Aufklärung in der Praxis die Kontaktaufnahme der Hebamme zu Frühschwangeren und Vorsorgen ab dem ersten Trimenon.

Bei Frauen mit sozialen und psychischen Risiken hat sich Hebammenvorsorge bisher wenig etabliert, das komplette Angebot der Hebammenbetreuung wie Kurse, Geburtsbegleitung und Nachsorge wird seltener in Anspruch genommen. Der Besuch einer ärztlichen Praxis ist jedoch für diese Schwangeren durchaus üblich und „normal". Im Kontext der Praxiskooperation kann der Kontakt zur Hebamme niederschwellig vermittelt werden. Damit wird das Arbeitsspektrum der Hebamme einer Personengruppe zugänglich gemacht, die erschwerten Zugang zu ihren Hilfsangeboten hat.

14.4 Schwangerenvorsorge durch Hebammen in einer Geburtsklinik

Rainhild Schäfers

Neben der häuslichen Atmosphäre und der Hebammen- oder Gynäkologenpraxis kann als Setting für die hebammengeleitete Schwangerenvorsorge auch die Klinik gewählt werden. Um die Autonomie der Hebamme in der Schwangerenvorsorge so weit wie möglich zu wahren, muss dies jedoch auf **freiberuflicher Basis** erfolgen.

Nach den §§ 39 und 109 des Sozialgesetzbuches (SGB V) besteht für den **Träger eines zugelassenen Krankenhauses** die Pflicht ärztliche Behandlung bereitzustellen. Zur ärztlichen Behandlung gehören nach § 28 SGB V auch Hilfeleistungen von anderen Personen, wenn ein Arzt diese angeordnet hat und sie von ihm verantwortet werden. Schwangerenvorsorge als Früherkennungsmaßnahme zählt innerhalb einer Klinik zu den ärztlichen Tätigkeiten (vgl. § 28 SGB V).

> Führt eine Hebamme innerhalb einer Klinik ohne angegliederte Schwangerenambulanz im Rahmen ihres Angestelltenverhältnisses Schwangerenvorsorge durch, geschieht dies demnach unter Verantwortung des diensthabenden Arztes.

Zudem wäre diese Art der Vorsorge, sofern die Schwangere gesetzlich versichert ist „Service des Hauses", da sie aufgrund eines nichtvorhandenen Sicherstellungsauftrags durch die Kassenärztliche Vereinigung als Leistung den Versicherungsträgern nicht in Rechnung gestellt werden kann.

Krankenhäuser mit angegliederter Schwangerenambulanz sind in den Sicherstellungsauftrag der Kassenärztlichen Vereinigung integriert. Eine Vorsorge in einer solchen Ambulanz wird durch die Versicherungsträger finanziell entsprechend dem einheitlichen Bewertungsmaßstab (= EBM; Gebührenkatalog der gesetzlichen Versicherungsträger) oder der Gebührenordnung für Ärzte (= GOÄ; Gebührenkatalog der privaten Versicherungsträger) vergütet. An Krankenhäuser angegliederte Schwangerenambulanzen stehen nach § 107 SGB V fachlich-medizinisch unter ständiger ärztlicher Leitung. Vor diesem Hintergrund wird deutlich, dass, sofern eine Hebamme Schwangerenvorsorge im Rahmen ihres Angestelltenverhältnisses durchführt, hier nicht von einer eigenverantwortlichen, hebammengeleiteten Schwangerenvorsorge gesprochen werden kann.

Gleiches gilt für die so genannten **Hebammensprechstunden**, die vielerorts an den Krankenhäusern eingerichtet werden. Auch hier kann nicht von einer Eigenverantwortlichkeit gesprochen werden, wenn diese Hebammensprechstunden im Rahmen eines Angestelltenverhältnisses absolviert werden.

> Eine bedingt autonome Hebammentätigkeit stellt die Schwangerenvorsorge in der Klinik durch die Hebamme auf **freiberuflicher Basis** dar. Zu diesem Zweck mietet die Hebamme geeignete Räumlichkeiten in der Klinik an und ist nur durch einen Mietvertrag an das Haus gebunden.

In den Räumen als hebammengeleitete Einheit führt sie **eigenverantwortlich** Vorsorgeuntersuchungen im Fall normal verlaufender Schwangerschaften, Beratungen, Hilfe bei Schwangerschaftsbeschwerden und Vorwehen sowie unterschiedliche Kurse rund um die Geburt durch.

Vorteile

Der Vorteil einer derartigen Allianz liegt zweifelsohne in den **Synergieeffekten**, die durch die Existenz einer hebammengeleiteten Einheit in einem Krankenhaus erreicht werden. Für die Schwangeren stellt sich die Bekanntmachung der Kooperation mit einer Hebammenpraxis im

Haus, z. B. durch Hinweistafeln im Eingangsbereich der Klinik, als zusätzliches Angebot derselben dar. Die Hebammen hingegen erlangen einen größeren Bekanntheitsgrad, z. B. durch die Möglichkeit, Flyer der Praxis während verschiedener Informationsveranstaltungen des Krankenhauses zu verteilen.

Als weiterer Vorteil ist der **geschützte Rahmen** zu nennen, den eine Klinik sowohl für die Schwangere als auch für die Hebamme bieten kann, sofern beide mit der hebammengeleiteten Schwangerenvorsorge nicht vertraut sind. Geht die Schwangere in eine Klinik zur Vorsorge, empfindet sie es möglicherweise nicht als außergewöhnlich oder gar als ein Wagnis, wenn diese Vorsorge von einer Hebamme durchgeführt wird. Die Hebamme wiederum hat die Möglichkeit, sich auf ihre Weise der hebammengeleiteten Schwangerenvorsorge zu nähern. Sie kann z. B. bei besonderen Vereinbarungen mit der Klinikleitung auf das CTG-Gerät des Kreißsaals zurückgreifen, sofern sie dieses für sinnvoll erachtet.

Auch wenn die antepartale **Kardiotokographie** keine evidenzbasierte Maßnahme in der Schwangerenvorsorge darstellt, mögen viele Hebammen nicht zuletzt aus Gewohnheit und einem Sicherheitsbedürfnis auf ihren Einsatz nicht verzichten. Darüber hinaus ist die routinemäßige CTG-Kontrolle ab der 28. SSW mittlerweile gängige Praxis in vielen gynäkologischen Praxen geworden, obwohl der routinemäßige Einsatz der antepartalen Kardiotokographie in den Mutterschafts-Richtlinien ausgeschlossen wird. Frauen werden von ihrer Gynäkologin/ihrem Gynäkologen dazu aufgefordert, sofern sie Schwangerenvorsorge bei einer Hebamme wahrnehmen wollen, diese zu fragen, ob sie auch über ein CTG-Gerät verfügt. So stellt sich für Hebammen, denen die hebammengeleitete Schwangerenvorsorge nicht vertraut ist, das CTG-Gerät als ein unverzichtbares Instrument dar.

Die Gelegenheit jederzeit ein CTG in der Klinik schreiben zu können, erleichtert einer Hebamme möglicherweise den Schritt in der Schwangerenvorsorge tätig zu werden. Auf diese Weise kann sie in diesem Tätigkeitsfeld Erfahrungen sammeln, die sie u. a. dazu ermutigen auf eine antepartale Kardiotokographie gemäß den Mutterschafts-Richtlinien und den vorhandenen Evidenzen in der Schwangerenvorsorge gänzlich zu verzichten und sich so der hebammengeleiteten Schwangerenvorsorge zu nähern.

Nachteil

Der große Nachteil der hebammengeleiteten Schwangerenvorsorge in einer Klinik ist die grundsätzliche **Gefährdung der autonomen Hebammentätigkeit**. Jede Hebamme sollte sich die Bedeutung ihrer Autonomie auch in einem Krankenhaus, sofern sie hier auf freiberuflicher Basis tätig ist vergegenwärtigen. Der regelmäßige Austausch mit freiberuflichen Kolleginnen, die ebenfalls die Schwangerenvorsorge als ihr Tätigkeitsfeld gewählt haben, in lokalen Qualitätszirkeln ist nicht zuletzt aus diesem Grund anzustreben.

Vertragliche Regelungen

Die Arbeit auf freiberuflicher Basis innerhalb einer hebammengeleiteten Einheit in einem Krankenhaus bedeutet nicht, dass es der Hebamme nicht möglich wäre parallel an der jeweiligen Klinik auch angestellt zu sein. Eine derartige Mischform erfordert jedoch genaueste vertragliche Regelungen. Als Absicherung dieser Arbeitsstruktur lediglich Synergieeffekte sowohl für die Hebamme als auch für den Krankenhausträger anzuführen und auf entsprechende vertragliche Regelungen zu verzichten, konterkariert jedes Professionalisierungsbestreben in der Berufsgruppe der Hebammen. Generell ist nicht zuletzt auch aus haftungsrechtlichen Gründen jeder Hebamme anzuraten, auf ein Minimum an Verträgen zu bestehen.

Zu diesem **Minimum** zählen:
1. Kooperationsvertrag mit der Einrichtung
2. Geschäftsraummietvertrag
3. Kooperationsvereinbarungen mit den ärztlichen VertreterInnen

Erweiternd können hinzukommen:
4. Gesellschaftsvertrag (sofern es sich um ein Hebammenteam handelt)
5. Kooperationsvereinbarung mit den im Kreißsaal tätigen Hebammen
6. Kooperationsvereinbarung mit dem Pflegepersonal

Jede Hebamme und jede Krankenhausdirektion kann die Verträge ihren Bedürfnissen entsprechend gestalten. Eine abschließende Prüfung der Verträge auf ihre Zweck- und Rechtmäßigkeit durch eine(n) erfahrene(n) Juristin/Juristen ist dabei sehr zu empfehlen.

■ **Kooperationsvertrag mit der Einrichtung**

Der Kooperationsvertrag beginnt, nachdem die Vertragsparteien namentlich genannt wurden, mit den Grundlagen des Vertrages (= Philosophie des Hauses) und einer Präambel, in der die **Aufgaben der Hebamme** innerhalb der angegliederten Hebammenpraxis sowie das Ziel des Vertrages festgehalten werden.

Des Weiteren müssen Vertragsverhältnis (Mietvertrag als Basis, so dass der Status der Freiberuflichkeit untermauert wird), Stellung der Hebamme (Freiberuflichkeit) sowie Rechte und Pflichten aufgeführt werden. Dieser Teil des Vertrages ist genau zu formulieren und ggfs. in mehreren Sitzungen zu überarbeiten, damit von vorneherein weitestgehend potenzielle Interessenskonflikte ausgeschlossen werden.

Ist die Hebamme beispielsweise gleichzeitig an dem jeweiligen Krankenhaus angestellt, so können sich aus dieser **Mischform** arbeitsrechtliche Besonderheiten ergeben: Eine Hebamme wird aufgrund einer Verletzung an einem Finger für die Kreißsaaltätigkeit arbeitsunfähig geschrieben. Ihr freiberuflicher Status und die Art der Arbeit erlauben es ihr jedoch, in ihrer Praxis z. B. als Kursleiterin tätig zu sein. Den Vertragspartnern sollten derartige Eigenheiten, die sich aus der Mischform Freiberuflichkeit/Angestelltenverhältnis ergeben können, vor Vertragsabschluss bewusst sein und sie sollten ggfs. entsprechende Vorgehensweisen vertraglich regeln.

Sofern die Hebamme zur sachgemäßen Durchführung ihrer Tätigkeit auf **Geräte und Materialien der Einrichtung** zurückgreift, ist ein **Nutzungsentgelt** vertraglich festzuhalten. Auch sollte festgehalten werden, wie die Vertretung bei Abwesenheit der Hebamme geregelt ist.

Haftungs- und Versicherungsschutz der Hebamme finden in dem Vertrag ebenso Erwähnung wie eine Entwicklungsklausel, in der festgelegt wird, wie im Falle eines Ausscheidens eines Vertragspartners, z. B. durch Pensionierung, zu verfahren ist.

Abschließend werden Vertragsdauer, die Möglichkeit auf Änderung und Ergänzung des Vertrages sowie der Gerichtsstand festgehalten. Üblich ist es, am Ende eines Vertrages eine so genannte salvatorische Klausel hinzuzufügen. Diese besagt lediglich, dass, sofern eine Bestimmung des Vertrages unwirksam sein sollte, die Rechtswirksamkeit des gesamten Vertrages hiervon unberührt bleibt.

■ Geschäftsraummietvertrag

Generell ist zu überdenken, ob ein Mietvertrag sich als separater Vertrag oder als Anhang der Kooperationsvereinbarung als sinnvoll erweist. Handelt es sich um zwei einzelne Verträge besteht z. B. die Möglichkeit, dass ein Vertrag gekündigt wird, während der andere bestehen bleibt. Im anderen Fall wären bei einer Kündigung gleich beide Verträge betroffen.

Ein Geschäftsraummietvertrag bietet gegenüber einem privaten Mietvertrag gewisse Vorteile. So werden hier im Besonderen die Verwendung von **Außenreklame** (Praxisschild oder auch Anbringen eines Hinweisschildes über einen festgelegten Zeitraum bei der Verlegung der Praxis nach Beendigung des Mietverhältnisses) sowie der **Wettbewerbsschutz** geregelt. Letzterer betrifft die Verpflichtung des Vermieters, während der Mietzeit weder auf dem Mietgrundstück noch auf einem ihm gehörenden Nachbargrundstücke gewerbliche Räume an Mitbewerber der Mieterin zu vermieten.

Unabhängig davon, um welche Vertragsform es sich handelt, ist in dem Vertrag aufzuführen, dass die Verantwortlichkeit der **Instandhaltung der Zugangswege** zu den Mieträumen bei dem Vermieter liegt.

Zu empfehlen ist außerdem, das **Recht auf Untervermietung** in den Mietvertrag zu integrieren, so dass es der Hebamme möglich ist, z. B. im Erkrankungsfall oder zu Urlaubszeiten die Räumlichkeiten an eine Kollegin zu übergeben. So bleibt die Eigenverantwortlichkeit beider Hebammen gewahrt.

Nicht zuletzt auch um eine Handlungsfähigkeit der Hebamme gegenüber der Einrichtung als Vertragspartner zu bewahren, werden mit dem Mietvertrag ein **Mietpreis** in angemessener Höhe sowie **Kündigungsmodalitäten** festgelegt.

■ Kooperationsvertrag
   mit den ärztlichen VertreterInnen

In einem Kooperationsvertrag mit den ärztlichen VertreterInnen einer Klinik wird eine konfliktfreie, **gleichberechtigte** Zusammenarbeit der Vertragspartner vereinbart.

Eine **Weisungsbefugnis der Ärztinnen/Ärzte** im Fall einer normal verlaufenden Schwangerschaft besteht aufgrund des freiberuflichen Status der Hebamme nicht.

Das **Recht der Schwangeren auf Information** sowohl über die ärztlich wie auch über die hebammengeleitete Schwangerenvorsorge und damit die Pflicht der Vertragspartner, diese zur Verfügung zu stellen, findet hier ebenso Erwähnung, wie der Respekt vor der Entscheidung der Schwangeren, welche Art der Betreuung sie für sich in Anspruch nehmen möchte. Dies gilt auch für die Betreuung einer Frau mit einem hohen Schwangerschaftsrisiko. Beide Vertragsparteien verpflichten sich außerdem zu einem **regelmäßigen Informationsaustausch**.

Handelt es sich bei den ärztlichen VertreterInnen um Belegärztinnen und -ärzte der Abteilung, wäre denkbar, mit dem Kooperationsvertrag für die Schwangerenvorsorge ein **Betreuungsschema** zu vereinbaren. Bestimmte Vorsorgeuntersuchungen würden so von vorneherein der Hebamme vorbehalten. Doppeltermine sollten dabei generell vermieden werden.

Das Recht der Schwangeren auf freie Arzt- und Hebammenwahl wird durch die Kooperation nicht eingeschränkt, sondern bleibt weiter garantiert.

■ Gesellschaftsvertrag

Mieten **mehrere Hebammen** Räumlichkeiten in einer Klinik an, so sollten diese einen Gesellschaftsvertrag abschließen. Hierbei muss zunächst eine Einigung über die Wirtschaftsform erfolgen (Praxisgemeinschaft oder Gemeinschaftspraxis). Darüber hinaus erfolgt eine Festsetzung der Gesellschaftsform (Partnerschaftsgesellschaft, Gesellschaft bürgerlichen Rechts o. ä.). Wirtschafts- und Gesellschaftsform sollten neben dem Namen der Praxis in allen Verträgen aufgeführt sein, um so den miet- und haftungsrechtlichen Aspekt zu verdeutlichen.

■ Kooperationsvereinbarung mit den im Kreißsaal tätigen Hebammen

Für eine vertrauensvolle Zusammenarbeit wird in dieser Vereinbarung vor allem die Verpflichtung zu einem **regelmäßigen Informationsaustausch** festgelegt. Hierzu zählt auch, dass bei Neuanstellungen noch innerhalb der Probezeit Räumlichkeiten und Organisationsabläufe sowohl der Hebammenpraxis als auch des Kreißsaales vorgestellt werden. Darüber hinaus können hier individuelle Absprachen getroffen werden, z. B. das Vorgehen im Erkrankungsfall.

■ Kooperationsvereinbarung mit dem Pflegepersonal

Da davon auszugehen ist, dass vielen Pflegekräften der Status der Hebamme innerhalb der angegliederten Hebammenpraxis unbekannt ist, wird dieser in der Vereinbarung noch einmal explizit erwähnt, mit dem besonderen Hinweis darauf, dass **stationär aufgenommene Schwangere** keine Vorsorgeuntersuchungen in der Hebammenpraxis vornehmen lassen können. Auch im Fall einer Kooperationsvereinbarung mit dem Pflegepersonal können darüber hinaus weitere individuelle Absprachen getroffen werden.

Die beiden letztgenannten Kooperationsvereinbarungen sollten in ihrer Bedeutung nicht unterschätzt werden, steigern sie doch bei einer hohen Fluktuation unter dem Personal die Chance der Beständigkeit der hebammengeleiteten Einheit in einer Klinik und damit die der Schwangerenvorsorge durch Hebammen.

Literatur

1. Beck-Texte (2003): Sozialgesetzbuch, fünftes Buch – gesetzliche Krankenversicherung –, 30. Auflage, München: Deutscher Taschenbuch Verlag
2. Usinger, W. (Hrsg) (2009). Der neue EBM. Korrekte Abrechnung und spezielle Möglichkeiten zur Privatliquidation nach GoÄ und IGeL. Bd. 1 + 2. Mercking: Foum GesundheitsMedien
3. Mutterschafts-Richtlinien, Richtlinien des Bundesausschusses der Ärzte und Krankenkassen über die ärztliche Betreuung während der Schwangerschaft und nach der Entbindung, in der Fassung vom 10. Dezember 1985 (veröffentlicht im Bundesanzeiger Nr. 60a vom 27. März 1986), zuletzt geändert am 23. April 2009 (veröffentlicht im Bundesanzeiger Nr. 98: S. 2331 vom 8. Juli 2009, in Kraft getreten am 9. Juli 2009). Recherchiert vom Bund deutscher Hebammen e.V. unter DARIS-Archivnummer 1003686249
4. Schäfers, R. (2003): Hebammengeleitete Schwangerenvorsorge im Krankenhaus, in: Hebammenforum 3:158 – 160
5. Internetadressen: www.frankfurt-main.ihk.de, Abruf der Internetseite recht/mustervertrag/mietvertrag-gewerbe am 9. 5. 2002

Ausstattung, Räume und Hilfsmittel

Regine Knobloch

Die Schwangerenvorsorge lässt sich ohne großes Equipment gestalten. Ein eigener Praxisraum ist nicht unbedingt erforderlich. Alles was für die Vorsorge notwendig ist, passt unkompliziert in die Hebammentasche.

Die Minimalausrüstung besteht aus:
- Dopton (Holzhörrohr)
- Blutdruckmessgerät
- Urin-Teststreifen
- Maßband
- Untersuchungshandschuhen
- Stauschlauch
- Labormaterial
- Gravidarium
- Dokumentationspapieren.

Wenn ein Abstrich gemacht werden soll, braucht man auch Spekula und gezieltes Licht (Stirnlampe), um auf die Portio sehen zu können.

Praktisch sind Sets für eine bestimmte Tätigkeit, z. B. für eine Blutentnahme: Blutröhrchen, Aufkleber für Blutröhrchen, Monovetten, Alkoholpads, Pflaster, Stauschlauch, Laborüberweisungsschein.

Die Bedürfnisse der Frauen sind verschieden. Manche Frauen, die kleine Kinder haben, sind froh, einmal in Ruhe ohne Kinder aus dem Haus zu gehen und in der **Praxis der Hebamme** Zeit für sich selbst und das neue Baby zu haben. Manche Frauen wollen auch nicht zu viel Einblick in ihre Wohnung (und damit in ihre Privatsphäre) bieten, sie fühlen sich auf neutralem Boden in der Hebammenpraxis wohler. Für einen Erstkontakt bietet die Praxis eine unverbindliche Möglichkeit des Kennenlernens und Beschnupperns. Andere Frauen, etwa Frauen mit kleinen Kindern oder körperlichen Beschwerden, schätzen das Nicht-aus-dem-Haus-Müssen und empfinden eine große Erleichterung, wenn die Hebamme zu ihnen nach Hause kommt.

Eine **Betreuung in der Wohnung der Frau** ist für die Hebamme in der Regel mit mehr Aufwand verbunden: sie muss sich, bevor sie morgens aus dem Haus geht, sehr genau überlegen, welche Ausrüstung sie an diesem Tag mitnehmen muss, sie muss Fahrzeiten einkalkulieren und sich mehrmals auf eine neue Umgebung einstellen. Diese Form bietet aber andererseits Hebammen, denen – aus welchen Gründen auch immer – keine Praxisräume zur Verfügung stehen, ebenfalls die Möglichkeit, ihr Tätigkeitsspektrum um die Vorsorge zu erweitern.

Praxisräume

Die eigene Praxis ermöglicht ein ökonomischeres und entspannteres Arbeiten. Für die Räume einer Hebammenpraxis gibt es bisher keine definierten Vorschriften wie etwa für eine Krankengymnastik- oder Logopädie-Praxis.

Die Aufnahme einer Hebammenpraxis ist dem zuständigen **Gesundheitsamt** anzuzeigen. Das Gesundheitsamt kann einen Besichtigungstermin vereinbaren und Auflagen erteilen. Es kann dabei um sanitäre Einrichtungen und Fluchtwege im Brandfall gehen, die der relativen Unbeweglichkeit hochschwangerer Frauen angepasst sein müssen. Manche Gesundheitsämter nehmen die Meldung der Praxiseröffnung nur zur Kenntnis. Die Praxiseröffnung bedarf keiner Genehmigung oder formalen Bestätigung.

Wenn die **Praxis in einem reinen Wohngebiet** eröffnet werden soll, muss die örtliche Baubehörde davon in Kenntnis gesetzt werden. Die Baubehörde hat die Aufgabe, darüber zu wachen, dass der Charakter des Gebietes nicht verändert wird, wenn es als reines Wohngebiet ausgewiesen ist. Möglicherweise werden Auflagen gemacht, Parkplätze zur Verfügung zu stellen.

Idealerweise ist eine Hebammenpraxis auch mit öffentlichen Verkehrsmitteln gut erreichbar. Möglichst im Erdgeschoss gelegen oder mit Fahrstuhl erreichbar, erleichtert es Hochschwangeren oder Frauen mit vorzeitigen Wehen den Zugang, wenn ihnen keine Treppen zugemutet werden.

Neben dem eigentlichen Sprechzimmer sollte es einen **Warteraum** oder Wartezone geben mit mindestens zwei Stühlen (für die Schwangere und eine Begleitperson).

Der **Büroraum** kann gleichzeitig der Aufenthaltsraum für die Hebamme sein mit der Gelegenheit, ein warmes Getränk zubereiten zu können.

Wenn Kurse abgehalten werden sollen, braucht man außerdem einen **Gruppenraum**.

Zwei **Toiletten** sollten vorhanden sein, eine für Besucher, eine für das Personal. Eine Vorschrift für Hebammenpraxen gibt es jedoch nicht.

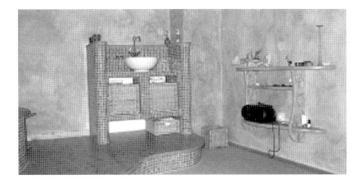

Abb. 15.**1**

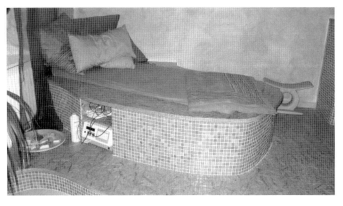

Abb. 15.**2**

Vorsorgeraum der Hebammenpraxis „Der Nabel", Waldbronn.

Checkliste „Einrichtung der Praxisräume"

▪ Räume

- Lage der Räume, Erreichbarkeit?
- In welchem Zustand sind die Räume? Welche Investitionen werden in eine Renovierung nötig? Sind Umbaumaßnahmen erforderlich? Ist eine gewerbliche Nutzung der Räume erlaubt?
- Wer schließt den Mietvertrag ab (Hebamme allein, gemeinsam als GbR oder PartnerschG)?
- Telefonanschluss/Telefonanlage/Anrufbeantworter/Mobiles Telefon
- Installationen/elektrische Leitungen/Heizung/Sanitäre Einrichtung/Bodenbelag
- Praxisschild
- Werbung

▪ Wartezone

- Garderobe
- Mindestens zwei Stühle
- Regal für Faltblätter/Zeitungen/Infomaterial
- Kinderstühlchen/-Tisch
- Bilderbücher/Spielmaterialien
- Pinnwand
- Papierkorb
- Lampe
- Evtl. Dekoration

▪ Aufenthaltsraum der Hebamme

- Kühlschrank
- Zubereitungsmöglichkeit von warmen Getränken (Wasserkocher)
- Tisch
- Stühle

▪ Büro

- Schreibtisch
- Schreibtischstuhl
- Computer
- Abschließbares Fach oder abschließbarer Schrank für Dokumentationsunterlagen und Medikamente
- Dokumentationsunterlagen
- Telefon mit Anrufbeantworter
- Papierkorb
- Lampe
- Pinnwand
- Briefpapier/Umschläge/Briefmarken
- Schreibstifte
- Schere/Locher/Hefter/Klebstreifen/Büroklammern
- Adressenregister
- Ordner
- Stempel
- Materialien zum Auslegen, z. B. Information über Mutterschutzgesetz, über Erziehungsgeld, Raucherprävention, Pränataldiagnostik, Stillen

▪ Küche/Küchenzeile

- Kühlschrank
- Kochgelegenheit für das Zubereiten warmer Getränke
- Waschbecken
- Geschirr/Besteck
- Geschirrhandtücher
- Lampe
- Abfalleimer

▪ Bad

- Einmalhandtücher/Einmalhandtuchhalter
- Seifenspender/Flüssigseife
- Abfalleimer mit Deckel
- Toilettenpapier
- Becher zum Sammeln von Urin
- Wickelgelegenheit für mitgebrachte Kleinkinder

▶

■ **Untersuchungsraum**

- Liege, Sofa oder Bett
- Lagerungskissen
- Dopton, Hörrohr, evtl. CTG, Kontaktgel für Dopton und CTG; für das Dopton kann als Kontaktgel auch ein Gleitgel (z. B. KY®-Gel) benutzt werden
- Tisch und Stühle oder andere Sitzgelegenheit, evtl. Sitzball
- Ablagemöglichkeit für Instrumente/Materialien
- Schrank zur Aufbewahrung von Instrumenten
- Blutdruckmessgerät/Stethoskop; beim Blutdruckmessgerät soll alle 2 Jahre eine messtechnische Kontrolle durchgeführt werden (z.B. beim Eichamt)
- Gravidarium, um das Schwangerschaftsalter zu bestimmen (z. B. das Schwangerschafts-Still-Kalendarium des DHV, siehe Abb. 5.4)
- Stauschlauch
- Labormaterialien (Hautdesinfektionsmittel, Monovetten, Monovettenkanülen, Aufkleber zum Beschriften der Blutröhrchen; Gefäße für Urin, wenn Sediment bestimmt oder auf Chlamydien untersucht werden soll; Abstrichmaterialien, Zellstoffkompressen, hypoallergenes Pflaster, Überweisungsscheine fürs Labor)
- Sammelbehälter für Kanülen, Lanzetten, Ampullen, Akupunkturnadeln
- Untersuchungs-Handschuhe, steril und unsteril

- pH-Indikatorstreifen (Laborbedarf, über die Apotheke zu beziehen, ist wesentlich günstiger, als vorgefertigte Handschuhe mit pH-Indikator)
- Thermometer mit Schutzhüllen
- Handtücher/Decken
- Handspiegel und Taschenlampe, um mit der Frau zusammen den Vulvabereich gemeinsam anschauen zu können (z. B. eine alte Dammnaht, Vulvavarizen, oder um die Kontraktionsfähigkeit des Beckenbodens zu beoachten)
- evtl. Paravent, um der Frau auf der Untersuchungsliege oder beim Umziehen einen Sichtschutz bieten zu können
- Waage zur Kontrolle des Gewichts der Schwangeren
- u. U. Mikroskop mit einer mindestens 800fachen Vergrößerungsmöglichkeit
- Schwangerschaftstest zur Bestimmung von HCG im Urin
- Maßband zur Messung des Symphysen-Fundus-Abstandes und evtl. des Bauchumfangs der Schwangeren
- Urinteststäbchen zur Bestimmung von Eiweiß und Zucker im Urin
- Einmalhandschuhe zur Arbeitshygiene bei Blutentnahmen und der vaginalen Untersuchung der Schwangeren
- Lackmuspapier oder Bromthymollösung (Bromthymol blau 50 mg + Ethanol abs. 20 + Aq. bidest. ad 100,0) zur Bestimmung von Fruchtwasserabgang.

Kapitalbeschaffung

Um eine Praxis überhaupt finanzieren zu können, muss man sich einen genauen Überblick verschaffen, welche Gelder hierfür benötigt werden.

Bundesregierung und Bundesländer unterstützen Geschäftsideen von Existenzgründern, Freiberuflern, Handwerkern und Gewerbetrei-

benden in Form von Zuschüssen, zinsgünstigen Darlehen, Bürgschaften und öffentlichen Beteiligungen. Hebammen, die Anspruch auf Arbeitslosengeld haben, können eine Förderung über die Arbeitsagentur erhalten, wenn sie den Gründungszuschuss beantragen.

Wichtig: Jede Förderung muss **vor dem Start** beantragt werden.

Weitere Informationen über Existenzgründungshilfen des Staates erhält man bei Banken und Sparkassen, Wirtschaftsförderungsstellen der Städte und Gemeinden, beim Regierungspräsidium, Industrie- und Handelskammern und Unternehmensberatern.

www.existenzgruender.de
Ausführliche und sehr hilfreiche Informationen erhalten Existenzgründerinnen beim Bundesministerium für Wirtschaft und Technologie (BMWi). Das Ministerium betreibt ein Existenzgründungsportal im Internet. Hier findet man Informationen von den ersten Schritten zur Planung und Finanzierung bis zum Management-knowhow für das Unternehmen.

www.arbeitsagentur.de
(früher Arbeitsamt): Anträge für den Gründungszuschuss

www.gruendungszuschuss.de.
Gute Informationen zum Gründungszuschuss, eine individuelle Beratung ist kostenpflichtig.

www.gruenderinnen.de:
Ein Online-Kurs für Existenzgründerinnen

www.gruenderinnenagentur.de:
Speziell an Frauen richtet sich die bundesweite Gründerinnenagentur. Sie versteht sich als Informationszentrum und Anlaufstelle für Beratung. Die telefonische Beratung kostet nur die Telefongebühr.

Bevor man als Hebamme ein **CTG-Gerät** anschafft, ist eine sorgfältige Abwägung, ob die Anschaffung für die Betreuung tatsächlich sinnvoll ist, empfehlenswert. In den Mutterschafts-Richtlinien ist die Aufzeichnung eines CTGs nur nach Indikation angezeigt. Keinesfalls ist das routinemäßige Schreiben ab der 28. SSW nötig und auch nicht sinnvoll.

Wer nach diesen Kriterien vorgeht, wird nicht sehr oft ein CTG schreiben müssen. Manche Frauen allerdings empfinden die Aufzeichnung der Herztöne als eine Betreuungsqualität, weil sie dies aus der ärztlichen Praxis so gewohnt sind. Hier muss die Hebamme noch viel Aufklärungsarbeit leisten: Sie muss die Frauen über den Sinn (und Unsinn) eines antepartalen CTGs aufklären. Die Frauen könnten sonst den Eindruck bekommen, die Hebamme arbeite nicht nach medizinischer Erkenntnis, sondern mehr nach Gefühl.

Bezugsadressen Ausstattung

Bei den aufgeführten Adressen bekommt man (fast) alles für die Ausstattung der Hebamme für die Vorsorge inkl. CTGs (man kann auch nach gebrauchten CTGs fragen)
- o.k. Medicalteam www.okmedical-team.de
- Gottlob Kurz www.gottlob-kurz.de
- Medelo www.medelo.de
- www.rikepademo.de
- www.staudeverlag.de
- Stirnlampen für gezieltes Licht für die Darstellung der Portio für einen Abstrich in Geschäften für Wanderbedarf (z. B. Jack-Wolfskin-Läden)

Werbung

Hebammen ist durch ihre Berufsordnung eine berufsunwürdige Werbung untersagt.

Was als berufsunwürdig gilt, kann im Einzelfall umstritten sein. In einem solchen Fall zieht die Rechtsprechung als Auslegungskriterium „eine übereinstimmende Auffassung innerhalb der beteiligten Berufskreise heran" (BGH vom 29. 6. 1989 BB 1989, 1847). Um auf eine solche Auffassung unter den Hebammen zurückgreifen zu können, hat der Justiziar des Deutschen Hebammenverbandes e.V., Prof. Dr. H. Horschitz, zwischen Oktober 1996 bis Juni 1997 Befragungen auf der Delegiertenversammlung und Regionaltagungen durchgeführt. Von einer **übereinstimmenden Auffassung innerhalb einer Berufsgrup-**

pe kann nur gesprochen werden, wenn mehr als 80 % der Stimmen sich eindeutig für eine bestimmte Werbemaßnahme aussprechen. Werbemaßnahmen, die von der Mehrheit der Hebammen abgelehnt werden, sind eindeutig berufsunwürdig.

Werbemaßnahmen, die zwar eine Mehrheit erhalten haben, jedoch keine Mehrheit über 80 %, bergen das Risiko in sich, dass ein Gericht diese als berufunwürdig einstuft, wenn eine Kollegin auf Unterlassung der Werbemaßnahme klagt. So sind Anzeigen in einer Tageszeitung mit dem Umfang der Tätigkeit der Hebamme mit Sprechzeiten ebenso unproblematisch wie das Auslegen eines Informationsblattes mit dem Namen der Hebamme/Hebammenpraxis in einer Apotheke, Arztpraxis oder im Krankenhaus.

Über die **Angabe von zusätzlichen Leistungen** konnte in verschiedenen Fällen keine Mehrheit erzielt werden, Einigkeit herrschte nur bei der Darstellung der typischen Hebammentätigkeiten.

Grundsätzlich gilt, dass jede Form von marktschreierischer, vergleichender und von irreführender Werbung nicht erlaubt ist.

Weitere Informationen: Die genauen Ergebnisse können in der Geschäftsstelle des DHV e.V angefordert werden.

Praxisschild

Für die Größe eines Praxisschildes gibt es keine Vorschriften wie etwa bei Ärzten. Sie dürfen auch ein Logo tragen.

Bezugsquellen für Broschüren und Faltblätter

BZgA, Bundeszentrale für gesundheitliche Aufklärung, 51101 Köln
www.bzga.de und poststelle@bzga.de
- Pränataldiagnostik – Informationen über Beratung und Hilfen bei Fragen zu vorgeburtlichen Untersuchungen
- Sichergehn – Verhüten für sie und ihn
- Rundum – Schwangerschaft und Geburt
- Rauchfrei in der Schwangerschaft – Ich bekomme ein Baby – Ratgeber für Schwangere und ihre Partner
- Eltern sein – Die erste Zeit zu dritt

Deutscher Hebammenverband e.V.,
Postfach 1724, 76006 Karlsruhe
Tel. 0721-9 81 89-0
www.hebammenverband.de und
info@hebammenverband.de
- Stillen – Der beste Start ins Leben*
- Tränenreiche Babyzeit*
- Schwangerenvorsorge – Flyer
- Die Arbeit der Hebamme (in Deutsch, Türkisch, Griechisch, Englisch, Französisch, Polnisch, Spanisch, Portugiesisch)*

*Diese Broschüren sind im Mabuse Verlag erhältlich (buchversand@mabuse-verlag.de).

Zum Download unter www.hebammenverband.de – Service:
- Schwangerenvorsorge durch Hebammen
- Stillbegleitung durch Hebammen

Bundesministerium für Familie, Senioren, Frauen und Jugend
10178 Berlin, Service-Telefon 0180-1907050
- Mutterschutzgesetz
- Rückkehr in den Beruf
- Elterngeld und Elternzeit
- Bundesstiftung Mutter und Kind

Bundesagentur für Arbeit
www.arbeitsagentur.de
- Merkblatt Kindergeld

**Verband alleinerziehender Mütter und Väter
Bundesverband e.V.**
Tel. 030-69 59 786, www.vamv.de:
- Allein erziehend – Tipps und Informationen

Dokumentation

Regine Knobloch

Dokumentationspflicht

Die Notwendigkeit der Dokumentation ergibt sich aus den Hebammen-Berufsordnungen der Bundesländer, den Patientenrechten und dem Behandlungsvertrag.

In den **Berufsordnungen der Bundesländer** ist die Dokumentationspflicht festgehalten. Ihnen liegt der Gedanke der Qualitätssicherstellung, des Qualitätsmanagements und der Patientenrechte zu Grunde.

Was und wie dokumentiert werden muss, ist in den Berufsordnungen allerdings häufig nur sehr vage festgehalten, z. B. Hamburg aus dem Jahr 1990: § 2 Aufgaben (11) „Abfassen der erforderlichen schriftlichen Berichte". Berufsordnungen wie des Saarlandes aus dem Jahr 2000 regeln dies etwas genauer: § 6 „Dokumentationspflicht (1) Hebammen … haben die in Ausübung ihres Berufes getroffenen Feststellungen und Maßnahmen sowie die Anwendung von Arzneimitteln schriftlich zu dokumentieren. Die Dokumentation ist so abzufassen, dass die gesamte Tätigkeit während der Schwangerschaft, der Geburt und des Wochenbettes sowie die Versorgung des Neugeborenen nachvollziehbar wird. Näheres ergibt sich aus der Anlage". In der Anlage werden dann die Eckdaten für die Dokumentation während der Geburt näher beschrieben, während für die Schwangerschaft und das Wochenbett auf die Empfehlungen des DHV e.V. hingewiesen wird.

Auch die **Aufbewahrungsfrist** ist in den Berufsordnungen der Länder geregelt. In der Regel sind 10 Jahre vorgeschrieben, in verschiedenen Bundesländern (z. B. Sachsen) sogar 30 Jahre. Sollte sich hieraus ein Platzproblem ergeben oder stirbt die Hebamme vor dieser Frist, können die Gesundheitsämter die Aufbewahrung übernehmen.

In den **Patientenrechten**, die für die ärztliche Betreuung entwickelt wurden, ist formuliert: „Die wichtigsten diagnostischen und therapeutischen Maßnahmen (z. B.: Diagnoseuntersuchungen, Funktionsbefunde, Medikation, ärztliche Hinweise für und Anweisungen an die Funktions- und Behandlungspflege, Abweichung von einer Standardbehandlung) und Verlaufsdaten (z. B.: Aufklärung bzw. der Verzicht auf eine Aufklärung durch den Patienten, Operationsbericht, Narkoseprotokoll, Besonderheiten im Behandlungsverlauf) sind zu dokumentieren. Eine Aufzeichnung in Stichworten reicht aus, sofern diese für die mit- oder nachbehandelnden Ärzte verständlich sind. Routinehandreichungen und Routinekontrollen müssen grundsätzlich nicht dokumentiert werden. Die Dokumentation ist vor unbefugtem Zugriff und vor nachträglicher Veränderung zu schützen".

Für die **Hebammenarbeit** heißt das entsprechend übersetzt:

Jede Frau hat das Recht darauf, dass die Art der Betreuung mit Diagnose- und Behandlungsablauf und der weitere Verlauf, sowie alle sonstigen wichtigen Informationen dokumentiert werden.

Die Information und Aufklärung der Frau, aber auch der Verzicht auf Information müssen dokumentiert werden.

Nicht dokumentiert werden müssen alle Routinehandreichungen und -kontrollen, wenn sie einem Standard folgen.

Beispiel Leopold-Handgriffe
Die Leopoldschen Handgriffe sind Routine-Handgriffe. Jede Hebamme weiß, wie sie ausgeführt werden. Wie und wo die Hände auf den Bauch der Schwangeren gelegt werden, wird also nicht dokumentiert.

Wohl aber die Erkenntnisse, die die Hebamme durch das Abtasten gewinnt: Sie ertastet den Höhenstand der Gebärmutter, welche Teile des kindlichen Körpers sich im Fundus befinden, die Lage des Kindes (längs, schräg, quer) und wo sich der Rücken befindet (z. B. rechts, links, dorsoanterior, dorsoposterior). Sie ertastet den vorangehenden Teil (ob der Kopf oder der Steiß der vorangehende Teil ist), sie überprüft das Ballottement, bzw. die Beweglichkeit oder Fixierung des vorangehenden Teils, sie ertastet evtl. die Halsfurche. Sie kann Aussagen über den Höhenstand des vorangehenden Teils und ggf. seine Einstellung im Becken treffen. Darüber hinaus nimmt sie die Beschaffenheit der Bauchdecken und der Uterusmuskulatur wahr. Sie kann die Menge des Fruchtwassers einschätzen und vielleicht sogar die Lokalisation der Plazenta.

So könnte die Hebamme z. B. dokumentieren:

„Bauchmuskulatur gedehnt, weich, Rektusdiastase 2 QF, Uterus dünnwandig, wenig Spannung, FW-Menge im Normbereich, Kind sehr mobil, KB werden manchmal von der Mutter als schmerzhaft empfunden, Fundus: Rb-2, Rü rechts, VT Steiß (!), im Fundus kugeliges Teil zu tasten, typ. Ballottement des Kopfes, VT schmal, keine Halsfurche zu tasten. Mutter fühlt KB seit

gestern vor allem nach unten, auf die Blase, und zur Seite."

In einem **Haftpflichtfall** hatte die Hebamme die Vorsorge bei einer Schwangeren ab der 38. SSW übernommen. Die Frau erwartete ihr erstes Kind. Bei den letzten beiden ärztlichen Vorsorgen hatte die Ärztin eine BEL im Ultraschall festgestellt. Die Ärztin hatte die Frau bereits darauf vorbereitet, dass das Kind wohl mit einem Kaiserschnitt geholt werden müsse. Bei der nächsten Vorsorgeuntersuchung trägt die Hebamme in den Mutterpass und in ihre eigene Dokumentation ein: „SL ?". Bei „Herztöne" macht sie ein Kreuz. Sie verabredet, zur Wehenbetreuung bei Geburtsbeginn zu der Frau nach Hause zu kommen. Bei Wehenbeginn wird die Hebamme gerufen. Zwei Stunden nach Ankunft der Hebamme ist der Muttermund 4 bis 5 cm geöffnet. Die Frau möchte nun zuhause bleiben. Das Kind wird nach unauffälliger Muttermunderöffnung – für die Hebamme überraschend – aus BEL geboren.

Im Gedächtnisprotokoll beschreibt die Hebamme, dass sie die Frau bei den Vorsorgen nach der Lokalisation der Kindsbewegungen gefragt und die Herztöne mit dem Dopton deutlich unterhalb des Nabels gehört habe. Sie hatte dies jedoch nicht dokumentiert. Der Vorwurf, der der Hebamme gemacht wurde, sie habe die Lage des Kindes bereits vor der Geburt nicht ausreichend überprüft, konnte sie durch die fehlenden Angaben nicht entkräften.

Allein durch mangelhafte Dokumentation gehen zahlreiche Verfahren verloren. In der ärztlichen (und Hebammen-)Haftung tritt dann die Beweislastumkehr ein. Die Hebamme muss beweisen, dass der eingetretene Schaden nicht durch ihr Handeln verursacht wurde. Dies belegt sie durch ihre Dokumentation. Dabei gehen die Gerichte von dem Grundsatz aus: Was nicht dokumentiert wurde, gilt als nicht erbracht.

Dokumentation soll den Verlauf und die getroffenen Maßnahmen für eine Fachkraft transparent machen.

In Urteilen des Bundesgerichtshofs wurde die **Dokumentationspflicht** (von medizinischen Fachkräften) definiert als **Nebenleistung des Behandlungsvertrags**. Mit der Übernahme der Behandlung wird stillschweigend, auch ohne schriftliche Form, ein Vertrag über die Dokumentationspflicht geschlossen. Er beruht auf Vorschriften des BGB.

Die Dokumentation ist so aufzubewahren, dass Unbefugte keinen Zugriff auf die Unterlagen der Betreuten haben. In einer Praxis sollten die Unterlagen in einem abschließbaren Schrank untergebracht werden.

Akten, die langfristig aufbewahrt werden, sollte die Hebamme in einem abgeschlossenen und feuersicheren Schrank in einem trockenen Raum lagern.

Wird die **Dokumentation auf dem Computer** erfasst, empfiehlt es sich derzeit noch, nach Abschluss der Betreuung einen Papierausdruck anzufertigen und gegenzuzeichnen. Trotz guter Haltbarkeit der Speichermedien wie CDs kann nicht sichergestellt werden, dass die Medien lange genug von den Geräten bzw. durch eine neue Software noch eingelesen werden können.

Die Dokumentation erfüllt **5 Funktionen**:
- sie ist ein Arbeitsmittel im Sinne einer Gedächtnisstütze
- sie macht Hebammenarbeit sichtbar
- sie dient der Herstellung bzw. Verbesserung der Information, Kommunikation und Kooperation und ist somit ein wesentlicher Bestandteil der Qualitätssicherung
- sie dient der Beweissicherung bei Schadensfällen

- sie erleichtert die Abrechnung und ist ein Nachweis der Abrechnungsfähigkeit der erbrachten Leistung

Aufklärungspflicht

Neben der Dokumentationspflicht hat die Hebamme eine Aufklärungspflicht. Die Hebamme hat das Selbstbestimmungsrecht der Frau zu achten. Vor jeder Handlung bedarf es der Einwilligung der Frau. Dies betrifft nicht nur therapeutische Maßnahmen wie Fußreflexzonenmassage, die Gabe von homöopathischen Mitteln, Akupunktur, etc., sondern auch jede an der Frau ausgeführte Handlung wie das Abtasten des Bauches, eine vaginale Untersuchung oder eine Blutentnahme.

In den USA ist der Begriff „Informed Consent" – die „**Informierte Zustimmung**" für die Aufklärung/Einwilligung – üblich, der sich auch langsam bei uns durchsetzt.

Um eine informierte Zustimmung zu erhalten müssen folgende Punkte besprochen werden:
- Welche Maßnahme soll durchgeführt werden?
- Welche Frage soll damit beantwortet werden?
- Was kann bei der Durchführung der Maßnahme geschehen, birgt sie ein Risiko in sich?
- Was kann diese Maßnahme nicht?
- Welche Aussagekraft hat diese Maßnahme?
- Können weitere Maßnahmen notwendig werden?
- Welche Alternativen gibt es dazu?
- Weiteres Vorgehen nach der Maßnahme.

Die Rechtsprechung sieht einen **(ärztlichen) Eingriff**, selbst wenn er der Heilung dient, als **tatbestandsmäßige Körperverletzung** an. Nur wenn der Patient sein Einverständnis gibt, ist die Körperverletzung nicht rechtswidrig. Der Patient kann aber nur dann ein rechtlich wirksames Einverständnis geben, wenn er zuvor über den

Eingriff aufgeklärt wurde. Das bedeutet, dass der Patient über seine Erkrankung und den vorgeschlagenen Eingriff ein Wissen haben muss, um in den Eingriff einzuwilligen.

Bei einer gesunden Schwangeren wird die Hebamme keine Eingriffe vornehmen, insofern trifft dies auf die Hebamme nicht zu. Behandelt die Hebamme die Frau jedoch mit Akupunktur, ist dies ebenso ein Eingriff, dem die Frau zustimmen muss. Die Notwendigkeit, die Frau aufzuklären, ergibt sich aus folgendem Grund:

Wie die Dokumentationspflicht wird die Aufklärung als Bestandteil des Behandlungsvertrages angesehen.

Die Aufklärung muss sich danach orientieren, ob die Frau ihren Wunsch nach einer anderen Betreuung als nach dem allgemein üblichen Standard aufrechterhalten würde, wenn sie über alle Umstände insbesondere die medizinischen Risiken aufgeklärt ist. Nur wenn die Frau weiß, welche Möglichkeiten und Konsequenzen sich aus dem jeweiligen Handeln ergeben, kann sie eine Entscheidung treffen, die für sie persönlich richtig ist.

Datenschutz

Im Rahmen des Datenschutzes ist vorgeschrieben, dass die Hebamme darüber informieren muss, welche Daten zu welchem Zweck gesammelt werden. Hierzu gehören sowohl Daten, die von der Hebamme für interne Auswertungen gesammelt werden und nicht der Anamneseerhebung dienen, als auch anonymisierte Daten, aus denen aufgrund der geringen Fallzahl Rückschlüsse auf die Person gezogen werden könnten.

Die Schweigepflicht der Hebamme gilt auch gegenüber Kolleginnen, Ärzten und Kliniken. Daher muss die Schwangere vorab zustimmen, wenn Daten im Bedarfsfall an eine andere Hebamme, einen Arzt/Ärztin oder eine Klinik übermittelt werden.

Es darf der Frau kein Nachteil entstehen, wenn sie die Verwendung der Daten zu einem Zweck ablehnt oder deren Vernichtung verlangt. Verweigert die Frau die Weitergabe von Daten an mitbetreuende Fachkräfte, ist sie darauf hinzuweisen, wenn mit der Zurückhaltung der Daten eine ernsthafte Gefährdung von Mutter und Kind einhergehen könnte.

Dokumentation im Mutterpass

Der Mutterpass, eingeführt 1968, wurde ohne die Mitarbeit von Hebammen erstellt. Er enthält deshalb den rein ärztlichen Blickwinkel. Im Mutterpass werden der Verlauf der Schwangerschaft und besondere Befunde dokumentiert. Seit Mitte der 80er Jahre liegt das Schwergewicht der Mutterpasses in Ultraschall-Untersuchungen. Mit fünf Seiten (von 16 pro Schwangerschaft) im Mutterpass nimmt die Dokumentation der Ultraschallbefunde einen breiten Raum ein. Für die Zukunft ist die aktive Mitgestaltung der Schwangerenbetreuung durch die Hebammen auch in der Neuentwicklung des Mutterpasses und der Neuformulierung der Mutterschaftsrichtlinien wünschenswert und unumgänglich.

Wenn die Schwangere den Mutterpass ausgehändigt bekommt, wird mit ihr über den **Befundkatalog** des Mutterpasses gesprochen werden. Nach den anzukreuzenden Möglichkeiten im Mutterpass haben bis zu 80 % aller deutschen Schwangeren „Befunde". Im Gespräch mit der Frau kann die Hebamme erklären, welche Befunde hier ein geringes und welche ein hohes Risiko für die Schwangerschaft bedeuten.

Jede Fachkraft, die eine Vorsorge-Untersuchung durchführt, hat diese auch im Mutterpass zu dokumentieren.

Bei einer gemeinsamen Betreuung von Hebamme und Arzt trägt jeder die von ihm durchgeführte Untersuchung ein und versieht sie mit seinem Namenskürzel. Auf der ersten Innenseite des Mutterpasses finden sich Stempel von allen Fachkräften, die die Schwangerenvorsorge durchführen.

Werden **mehr als 14 Untersuchungen** durchgeführt (z. B. beim Überschreiten des Geburtstermins), wird sinnvollerweise ein zusätzliches Blatt des Gravidogramms eingelegt. Möglich ist, aus einem neuen Mutterpass eine Reihe von Untersuchungsterminen auszuschneiden und an den unteren Rand einzukleben und nach innen umzuschlagen, oder auch das gesamte neue Gravidogramm einzulegen und am rechten oberen Rand festzutackern. Weitere Untersuchungen auf irgendeiner anderen Seite in den Mutterpass einzutragen ist wegen der fehlenden Übersichtlichkeit nicht sinnvoll. Es muss erkennbar sein, wer was wann wie und warum getan hat.

Auch ein außenstehender Dritter soll erkennen können, welche Maßnahmen vorgenommen wurden. Das bedeutet, dass Eintragungen aus sich heraus verständlich ein müssen. So verbietet es sich einen Eintrag unter „Kardiotokographische Befunde" vorzunehmen, wenn lediglich die Herztöne abgehört wurden.

Der Mutterpass kann über die Berufsverbände der Hebammen oder die Kassenärztliche Bundesvereinigung kostenlos bezogen werden.

Eigene Dokumentation

Bei einer Vorsorge-Untersuchung wird **doppelt dokumentiert**. Die Untersuchungsergebnisse werden sowohl in den Mutterpass eingetragen als auch in die eigenen Dokumentationsformulare. Hilfreich sind solche Dokumentationssysteme, in denen ein Gravidogramm wie im Mutterpass vorgegeben ist.

Beispiele für Dokumentationssysteme:
- **Karteikarte für die Schwangerenvorsorge von Weleda:** Die sehr ansprechend gestaltete Karteikarte besteht aus mehreren zusammengehefteten Blättern. Man kann sie wie ein Heftchen aufschlagen. Sie bietet reichlich Platz für eine ausführliche Anamnese. Neben dem Gravidogramm sind hier auch eine Referenzkurve für die Symphysen-Fundus-Messung, eine Anleitung zur richtigen Messtechnik und eine Grafik zum Einzeichnen des Plazentasitzes abgebildet.
- Die **Karteikarte des Staudeverlags** bietet ein übersichtliches Gravidogramm. Reichlich Platz zum Eintragen des Verlaufs gibt es auf einem Einlageblatt für die Schwangerschaft.
- Das Gravidogramm auf der **Karteikarte des DHV** ist ähnlich gestaltet. Zusätzlich ist auf der Karte Platz für die gesamte Betreuung in der Schwangerschaft (Abb. 16.**2**).

Bescheinigungen

Die Hebamme ist berechtigt, Bescheinigungen über den mutmaßlichen Tag der Entbindung auszustellen. Dies gilt sowohl für die Bescheinigung über die Schwangerschaft für den Arbeitgeber als auch für den Antrag auf Gewährung von Mutterschaftsgeld bei der Krankenkasse in der 34. SSW.

Formblätter sind über die Fachverlage und die Berufsverbände zu beziehen oder über ein Abrechnungsprogramm (z. B. HebRech® und inno®) auszudrucken.

Außerdem ist die Hebamme berechtigt, in einem **Antrag der Frau auf Haushaltshilfe** für die Krankenkasse deren Notwendigkeit zu bestätigen. § 199 RVO lautet: „Die Versicherte erhält Haushaltshilfe, soweit ihr wegen Schwan-

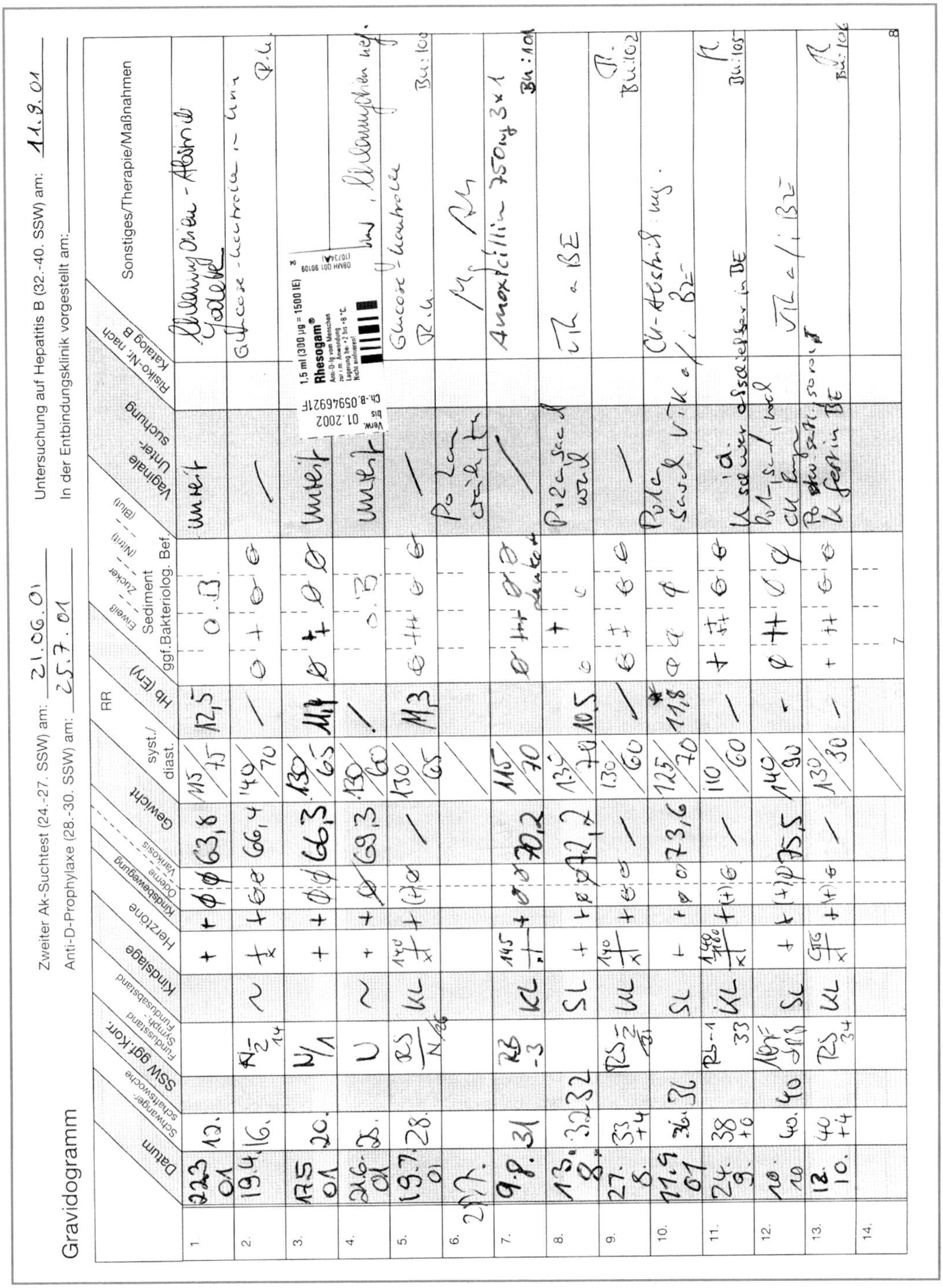

Abb. 16.1   Gravidogramm aus dem Mutterpass (Fallbeispiel)

Vorsorgeuntersuchungen

Deutscher **Hebammen**Verband e.V.

Datum	Schwanger-schaftswoche	Symph.-Fundus-abstand/Fundus	Kindslage	Herztöne	Kindsbewegung	Ödeme	Varikosis	Gewicht	RR syst./diast.	Hb (Ery)	Sediment (ggf. bakteriol. Bef.)				Sonstiges/Therapie/Maßnahmen
											Eiweiß	Zucker	Nitrit	Blut	

Hilfeleistung

Datum	Uhrzeit	Thema	Maßnahmen

Vorgespräch

Datum	Uhrzeit	Themen

Abb. 16.**2**   Karteikarte des DHV zur Schwangerenvorsorge

gerschaft oder Entbindung die Weiterführung des Haushalts nicht möglich ist und eine andere im Haushalt lebende Person den Haushalt nicht weiterführen kann. § 38 Abs. 4 des SGB V gilt entsprechend."

§ 38 Abs. 4 des SGB V lautet: „Kann die Krankenkasse keine Haushaltshilfe stellen oder besteht Grund, davon abzusehen, sind die Kosten für eine selbst beschaffte Haushaltshilfe in angemessener Höhe zu erstatten. Für Verwandte und Verschwägerte bis zum 2. Grad werden keine Kosten erstattet; die Krankenkasse kann jedoch die erforderlichen Fahrtkosten und den Verdienstausfall erstatten, wenn die Erstattung in einem angemessenen Verhältnis zu den sonst für eine Ersatzkraft stehenden Kosten steht."

Voraussetzung für den Anspruch auf Haushaltshilfe ist also, dass die Versicherte den Haushalt auf Grund ihrer Schwangerschaft oder Geburt nicht mehr führen kann und eine andere mit im Haushalt lebende Person den Haushalt nicht weiterführen kann. Es bleibt der Krankenkasse überlassen, wie sie den tatsächlichen Bedarf einer Haushaltshilfe ermittelt. Sie kann einen Mitarbeiter zu der Frau nach Hause schicken oder sich den Bedarf von einer Hebamme oder Arzt bescheinigen lassen. Nur schwerwiegende Gründe wie vorzeitige Wehen mit der Gefahr einer Frühgeburt rechtfertigen die Inanspruchnahme einer Haushaltshilfe in der Schwangerschaft.

Die Frau muss bei ihrer Krankenkasse einen **Antrag** stellen, soweit dies möglich ist, im Voraus spätestens mit Beginn der Tätigkeit der Ersatzkraft. Die Krankenkasse kann eine Ersatzkraft bestimmen, in der Regel wird sie der Schwangeren jedoch keine Ersatzkraft nennen können, so dass sich die Frau selbst um eine Ersatzkraft kümmern muss. Besonders ausgebildete Kräfte sind Familienpflegerinnen der kirchlichen Organisationen wie Diakonie und Caritas. Nimmt der Partner der Frau unbezahlten Urlaub, erstattet die Krankenkasse einen Teil des ausgefallenen Lohns.

An freien Tagen, wie etwa am Wochenende oder einem regulären bezahlten Urlaub, besteht kein Anspruch auf Haushaltshilfe.

Es gilt die Kostenerstattung für eine selbst beschaffte Ersatzkraft. Die Frau sollte bei ihrem Antrag auf Gewährung von Haushaltshilfe bei der Kasse erfragen, in welcher Höhe Kosten erstattet werden und wo eine solche Ersatzkraft zu erhalten sei.

> Ist die Schwangere jedoch krank und benötigt Haushaltshilfe wegen Krankheit, braucht sie ein ärztliches Attest (Regelung in SGB V § 38).

Ist eine **Krankschreibung** notwendig, muss diese vom Arzt ausgestellt werden. Auch für die Bescheinigung eines individuellen Beschäftigungsverbots ist ein ärztliches Zeugnis erforderlich.

Mutterschaftsrichtlinien

Inhalte der Betreuung in der Schwangerschaftsvorsorge durch Ärzte wurden vom Bundesausschuss der Ärzte und Krankenkassen in den Mutterschaftsrichtlinien festgelegt. Sie sind sowohl für Ärzte als auch für Hebammen verbindlich.

In **Haftungsfragen** werden die Mutterschaftsrichtlinien als Maßstab für die Beurteilung der Qualität der Vorsorge durch die Hebamme mit herangezogen. Durch den Deutschen Hebammenverband (DHV e.V.) wurden eigene Empfehlungen für die Schwangerenvorsorge durch die Hebamme erstellt. Darüber hinaus wurden von ärztlichen Berufsverbänden Leitlinien herausgegeben (z.B. zur Anwendung des CTGs oder zum Vorgehen beim vorzeitigen Blasensprung). Die Mutterschaftsrichtlinien und die Empfehlungen und Leitlinien der Berufsverbände werden in Schadensfällen zur Beurteilung herangezogen.

Wenn die Hebamme bestimmte Untersuchungen nicht durchführt, die in den Mutterschaftsrichtlinien festgelegt sind, muss sie die Frau darüber informieren und begründen, warum sie auf diese Untersuchung verzichtet.

Der **umgekehrte Fall** wird sicher häufiger vorkommen, nämlich dass die Frau sagt, sie möchte eine bestimmte Untersuchung nicht. Hier hat die Hebamme die Aufgabe, über die Konsequenzen aufzuklären, damit die Frau noch einmal abwägen kann, ob sie diese Untersuchung will oder nicht. Diese Beratung und die Entscheidung der Frau müssen dokumentiert werden.

Blutuntersuchungen und Injektionen

Die Ergebnisse der Blutuntersuchungen werden in den **Mutterpass** eingetragen. Die meisten Labors drucken Aufkleber mit den Ergebnissen für den Mutterpass aus. Der schriftliche Befund des Labors wird in die **eigenen Unterlagen** eingefügt.

Besonders soll geachtet werden auf den Vermerk der Blutentnahme für die Bestimmung des **Antikörpersuchtestes** in der 24.–27. SSW und der Untersuchung auf **Hepatitis B** und deren Ergebnissen. Sind hier Lücken, führt dies bei einer gemeinsamen Betreuung mit dem Arzt oder einer anderen Hebamme zu unnötigen Rückfragen oder gar Doppeluntersuchungen.

Eine Blutuntersuchung zum Nachweis einer **HIV-Infektion** darf nur nach besonderer Zustimmung der Frau erfolgen. Es wird nur die Durchführung der Untersuchung auf HIV in den Mutterpass eingetragen, nicht jedoch das Untersuchungsergebnis. Das Gleiche gilt auch für die generell durchgeführte Luessuchreaktion.

Beratung und Behandlung von Schwangerschaftsbeschwerden

Worüber die Frau beraten wurde, kann in Stichworten festgehalten werden: das Beratungsthema und die Empfehlungen dazu (Beispiel: Flugreise Italien im 5. Monat → o. k.; Ernährungsplan; vegetarische Ernährung → Infoblatt; Dammmassage).

Die Beratung ist Bestandteil der Schwangerenvorsorge. Die **Grenzen zwischen Beratung und Hilfe** bei Schwangerschaftsbeschwerden sind manchmal fließend. Wenn die Frau eine Erkältung hat und die Hebamme empfiehlt ein bestimmtes Mittel, ist dies eine Beratung. Wenn die Frau über Kreuzschmerzen klagt und die Hebamme zeigt ihr lindernde Übungen, ist dies Hilfe bei Schwangerschaftsbeschwerden.

Klagt die Frau über Sodbrennen und die Hebamme empfiehlt ihre „drei üblichen" Mittel, ist dies eine Beratung. Nimmt sie sich Zeit, um herauszufinden, wann die Beschwerden auftreten und erstellt mit der Frau einen individuellen Plan über Ernährung, Nahrungsaufnahme und Körperhaltung, ist dies Hilfe bei Beschwerden.

Im Eintrag in die Akte soll erkennbar sein, um welche Leistung es sich gehandelt hat. Hilfreich ist das **Vorgehen** nach folgendem Schema:
- Wie ist die Situation?
- Was habe ich geraten bzw. getan?
- Beim nächsten Kontakt: Was wurde daraus?

Grundsätzlich ist die Hebamme in der Wahl ihrer Mittel frei, die sie zur Behandlung von Schwangerschaftsbeschwerden und vorzeitigen Wehen einsetzt.

Über jede Behandlungsmaßnahme muss aufgeklärt werden. Jede Behandlung erfordert das ausdrückliche Einverständnis der Frau.

Die Hebamme hält sich durch kontinuierliche Fortbildung auf dem neuesten Wissensstand.

Wenn sie nicht nach den offiziellen Empfehlungen der Berufsverbände handelt (indem sie z. B. eine geringere Zahl an Ausbildungsstunden in Akupunktur absolviert), läuft sie Gefahr, für aufgetretene Probleme grundsätzlich haftbar gemacht zu werden.

Die **Aushändigung eines Merkblatts** über die angebotene Behandlungsmethode mit ihren Möglichkeiten und Nebenwirkungen und der Ausbildung der Hebamme ist eine gute Arbeitshilfe.

Bei nicht allgemein anerkannten Empfehlungen, wie z. B. das Einnehmen von Kochsalz bei einer hypertensiven Erkrankung in der Schwangerschaft, sollten der Frau alle zur Verfügung stehenden Informationen über die Möglichkeiten der Behandlung zugänglich gemacht werden.

Ausführliche Beschreibungen

Manchmal braucht es mehr ausführlichen Text, wenn ein Sachverhalt oder Lebensumstände der Frau näher beschrieben werden soll. Bei der Beschreibung soll berücksichtigt werden, dass die Frau ein **Einsichtsrecht in ihre Akte** hat. Die Frau kann verlangen, die Akte durchzusehen oder eine Kopie auch zu behalten. Sie hat das Recht auf Einsicht aller sie betreffenden konkreten Informationen, die in ihren Unterlagen festgehalten sind. Subjektive Bemerkungen und Bewertungen, sind deshalb zu vermeiden.

Es gibt immer wieder Situationen, in denen es hilfreich ist, eine bestehende Problematik der Frau ausführlicher festzuhalten. Besonders dann, wenn nach einem ersten Gespräch ein weiteres folgen soll. Es bestärkt das Vertrauensverhältnis, wenn die Hebamme noch genau rekapitulieren kann, was Inhalt des letzten Gesprächs war.

Manchmal ist es schwierig, während eines Gesprächs **Notizen** zu machen, nämlich dann, wenn für das Schreiben das Unterbrechen des Blickkontakts störend für den Gesprächsfluss

ist. In diesem Fall macht es Sinn, sich unmittelbar nach dem Gespräch fünf Minuten Zeit zu nehmen und aus dem Gedächtnis heraus die wesentlichen Punkte aufzuschreiben.

Ausführungen oder Bemerkungen sind so zu formulieren, dass sie keine Bewertung enthalten. Es kann in Einzelfällen sinnvoll sein, ergänzende Beschreibungen auf einem extra Blatt zu machen und getrennt von der Akte aufzubewahren.

Dokumentation in Zusammenarbeit mit dem Arzt

Arbeitet die Hebamme in Kooperation mit einem Arzt als Gesellschaft bürgerlichen Rechts oder in einer Partnerschaftsgesellschaft, kann in der Vorsorge gemeinsam dokumentiert werden. Getrennte Dokumentation bietet jedoch den Vorteil, dass jeder seine eigenen Unterlagen führt und sie bei einer Weiterbetreuung wie Hilfe bei Beschwerden oder im Wochenbett stets bei sich hat.

Keinesfalls empfehlenswert ist eine alleinige Dokumentation, die dann in der Arztpraxis verbleibt. Über den Mutterpass sind die Untersuchungsergebnisse jederzeit einsehbar. Bei Besonderheiten werden sich Arzt und Hebamme in einer Besprechung austauschen.

Häufige Probleme bei der Dokumentation

- Typische Lücken in den Dokumentationsunterlagen sind **fehlende Aufzeichnungen von bestimmten Tagen** (Hebamme war unter Zeitdruck oder hatte Papiere zu Hause vergessen).
- Die Dokumentation wird oft **auf das medizinisch Notwendige beschränkt**, Ausführungen über das seelische Befinden fehlen, obwohl gerade dieses die körperliche Gesundheit der Schwangeren und der Wöchnerin beeinflusst.

- Hebammen neigen dazu, **wenn alles in Ordnung ist**, gar nichts aufzuschreiben, nur Besonderheiten werden festgehalten. Es fehlt dann das Bild des Verlaufs. Es gehört aber zu den Rechten eines Patienten (hier der Frau), dass die Aufzeichnungen der betreuenden Fachkraft eine Situation und den Verlauf nachvollziehbar beschreiben.
- Was häufig fehlt, sind **Begründungen für eingeleitete Maßnahmen** und warum bestimmte Medikamente oder auch homöopathische Mittel gegeben werden.
- Auch **Beratungskonflikte** werden häufig nicht ausreichend dokumentiert.

Ein häufig benannter **Hinderungsgrund** für eine ausreichende Dokumentation ist der damit verbundene Zeitaufwand. Weitere Faktoren sind Unzufriedenheit mit Dokumentationsformularen (zu wenig Platz, zu viel Platz) und die Unsicherheit, was dokumentiert werden muss und wie es formuliert werden kann.

Eine **mögliche Abhilfe** wäre der Besuch von Fortbildungsveranstaltungen, in denen die Inhalte der Dokumentation, das Ausfüllen von Formularen, das Beschreiben einer Situation und die allgemeine Handhabung trainiert wird. In Gruppen arbeitende Hebammen (etwa in einer Hebammenpraxis oder einem Geburtshaus) können gemeinsam Standards erstellen und Formulare entwickeln, wenn die verfügbaren ihren Bedürfnissen nicht gerecht werden.

Bei einer **kurzfristigen Vertretung durch eine andere Hebamme** empfiehlt es sich, doppelt zu dokumentieren, nämlich (wenn greifbar) in den Formularen der Kollegin die Betreuung kontinuierlich weiter zu beschreiben und auch eine eigene Dokumentation führen. Die Dokumentation in den Papieren der Kollegin soll dann namentlich gekennzeichnet sein.

Literatur

1. Diefenbacher, M: Praxisratgeber Recht für Hebammen, Hippokrates Verlag 2004
2. Kirchner, S.: Macht und Machtmissbrauch im Hebammenberuf, Hebammenforum 6, 2003
3. Selow, M.: Richtlinien, Leitlinien, Empfehlungen, Standards und Qualitätszirkel, Hebammenforum 7, 2003
4. Weichert, Th.: Einsicht in Patientenakte ist Teil der Behandlung, Frauenarzt 44, 2003
5. „Patientenrechte in Deutschland" informiert Patienten und Ärzte über die wesentlichen bestehenden Rechte und Pflichten im Rahmen der medizinischen Behandlung und enthält außerdem Hinweise für den Fall einer fehlerhaften Behandlung. Herausgeber: Bundesministerium für Gesundheit und Soziale Sicherung www.bmgs.bund.de und dem Bundesministerium der Justiz www.bmj.bund.de
6. Deutscher Hebammenverband (Hrsg.): Schwangerenvorsorge durch Hebammen, 2004, Download unter: www.hebammenverband.de – Service – Empfehlungen
7. Leitlinie AWMF 024/020 (S1): Prophylaxe der Neugeborenensepsis durch Streptokokken der Gruppe B, 2008 Gültigkeit bestätigt
8. Leitlinie AWMF 015/036 (S1): Anwendung des CTG während Schwangerschaft und Geburt, 2008 Gültigkeit bestätigt
9. Leitlinie AWMF 015/029 (S1): Vorgehen beim vorzeitigen Blasensprung, 2008 Gültigkeit bestätigt
10. Knobloch, R., Selow, M. (Hrsg.): Dokumentation im Hebammenalltag, Elsevier Verlag 2010

Abrechnung

Regine Knobloch

Die Abrechnung von Vorsorgeuntersuchungen ist im Vertrag nach §134a SGBV, Anlage 1, Hebammen-Vergütungsvereinbarung (HebVV) geregelt. Häufig erbringt die Hebamme jedoch auch noch andere Leistungen wie Hilfe bei Schwangerschaftsbeschwerden, Entnahme von Körpermaterial oder CTG.

Seit dem 15.9.2007 sind die erbrachten Leistungen (Ausnahme 010 – Beratung per Kommunikationsmedium) von der Versicherten mit einer **Unterschrift** zu bestätigen.

Vorsorgeuntersuchung

HebVV A Nummer 030

Vorsorgeuntersuchung der Schwangeren
22,44 €

nach Maßgabe der Richtlinien des Gemeinsamen Bundesausschusses über die ärztliche Betreuung während der Schwangerschaft und nach der Entbindung (Mutterschafts-Richtlinien) in der jeweils geltenden Fassung.

Die Vorsorgeuntersuchung umfasst folgende **Leistungen**: Gewichtskontrolle, Blutdruckmessung, Urinuntersuchung auf Eiweiß und Zucker, Kontrolle des Standes der Gebärmutter, Feststellung der Lage, Stellung und Haltung des Kindes, Kontrolle der kindlichen Herztöne, allgemeine Beratung der Schwangeren, Dokumentation im Mutterpass des Gemeinsamen Bundesausschusses in der jeweils geltenden Fassung.

Die Gebühr nach Nr. 030 ist **berechnungsfähig**
a) bei **normalem** Schwangerschaftsverlauf, bei **pathologischem** Schwangerschaftsverlauf, wenn die Hebamme die Vorsorgeuntersuchung auf ärztliche Anordnung vornimmt oder wenn die Schwangere wegen des pathologischen Schwangerschaftsverlaufs ärztliche Betreuung trotz Empfehlung der Hebamme nicht in Anspruch nehmen möchte.

Die Leistungen nach den Nummern 030 und 040 sind nur berechnungsfähig, soweit sie nicht bereits durch einen anderen Leistungserbringer durchgeführt wurden.

Hebammen dürfen Vorsorgeuntersuchungen bei normalen Schwangerschaften immer selbstständig durchführen. Ob ein normaler Schwangerschaftsverlauf vorliegt, bedarf keiner vorherigen Feststellung eines Arztes.

Wenn aber Arzt oder Hebamme einen **pathologischen Schwangerschaftsverlauf** feststellen, ist eine Vorsorgeuntersuchung nur nach der Ziffer **030b)** berechnungsfähig.

Die Durchführung der Schwangerenvorsorge bei **Frauen mit Risikofaktoren** durch Hebammen erfordert keine Anordnung des Arztes und auch keine schriftliche Erklärung der Frau, um die Vorsorgeuntersuchung abrechnen zu können. Bei einem pathologischen Verlauf jedoch ist die Hebamme verpflichtet, die Frau an einen Arzt zu überweisen. Sie darf die Frau aber weiter betreuen, wenn die Frau, trotz Empfehlung, keine ärztliche Betreuung in Anspruch nehmen möchte.

Der **Inhalt der Vorsorgeuntersuchung** ist in der Gebührenverordnung festgelegt: Gewichtskontrolle, Blutdruckmessung, Urinuntersuchung auf Eiweiß und Zucker, Kontrolle des Standes der Gebärmutter, Feststellung der Lage, Stellung und Haltung des Kindes, Kontrolle der kindlichen Herztöne, allgemeine Beratung der Schwangeren, Dokumentation im Mutterpass

In der Regel erbringt die Hebamme jedoch noch **andere Leistungen**, die ebenfalls mit dieser Gebühr abgegolten sind:

- Feststellen der Schwangerschaft durch körperliche Untersuchung und nach Bedarf die Urinuntersuchung auf Beta-HCG zum Nachweis der Schwangerschaft.
- Die Erstuntersuchung mit Erhebung der gesamten Anamnese und körperliche Untersuchung
- Ausstellung der Bescheinigungen über das Bestehen der Schwangerschaft und den voraussichtlichen Entbindungstermin
- Weitergehende Untersuchungen der Schwangeren, wenn der Verdacht einer Regelwidrigkeit vorliegt.

Neben den körperlichen Untersuchungen schließt die Nummer 030 auch die **allgemeine Beratung der Frau** mit ein.

Beratung

HebVV A Nummer 010

Beratung der Schwangeren, auch mittels Kommunikationsmedium,
5,81 €

Die Gebühr nach Nr. 010 ist während der Schwangerschaft insgesamt höchstens 12 x berechnungsfähig. Die Gebühr nach Nr. 010 ist an demselben Tag neben Leistungen nach den Nrn. 020, 030, 040, 050, 060 und 080 nicht berechnungsfähig.

Die Gebühr nach Nr. 010 kann an demselben Tag nur dann mehr als 1mal berechnet werden, wenn die mehrmalige Erbringung der Leistung an demselben Tag durch die Beschaffenheit des Falles geboten war. Eine mehrmalige Berechnung an demselben Tag ist in der Rechnung unter Angabe der jeweiligen Uhrzeit der Leistungserbringung näher zu begründen.

Neben einer Vorsorgeuntersuchung und Hilfe bei Schwangerschaftsbeschwerden ist sie **am gleichen Tag** also nicht berechnungsfähig. Die Beratung kann telefonisch, per SMS, per E-Mail oder persönlich in der Praxis oder zu Hause bei der Frau stattfinden. Inhalte einer Beratung können vielfältigster Natur sein: Ernährung, Stillvorbereitung, Wahl der Klinik, soziale Leistungen des Gesetzgebers, u. v. m.

Keine Beratung sind bloße Auskünfte über Geburtsvorbereitungskurse. Häufig werden aber bei solchen Gesprächen bereits Beratungen durchgeführt. In diesen Fällen ist es besonders wichtig, sich den Beratungsgegenstand in den eigenen Dokumentationsunterlagen zu notieren, damit später kein Streit über die Berechtigung der Gebühr entstehen kann.

Entnahme von Körpermaterial

HebVV A Nummer 040

Entnahme von Körpermaterial zur Durchführung notwendiger Laboruntersuchungen im Rahmen der Richtlinien des Gemeinsamen Bundesausschusses über die ärztliche Betreuung während der Schwangerschaft und nach der Entbindung (Mutterschafts-Richtlinien) in der jeweils geltenden Fassung, je Entnahme, einschließlich Veranlassung der Laboruntersuchung(en), Versand- und Portokosten, Dokumentation im Mutterpass nach den Mutterschaftsrichtlinien und Befund-Übermittlung
5,71 €

Die Gebühr nach Nr. 040 ist auch abrechnungsfähig, wenn die Entnahme von Körpermaterial zur Risikoabklärung notwendig ist oder die Schwangere sich nach Nr. 030 b) in Hebammenbetreuung befindet oder die Entnahme ärztlich angeordnet ist.

Die Leistungen nach den Nummern 030 und 040 sind nur berechnungsfähig, soweit sie nicht bereits durch einen anderen Leistungserbringer durchgeführt wurden.

Mit Entnahme von Körpermaterial ist die Entnahme von Blut, Urin, Stuhl und Sekret bei allen Arten von Abstrichen gemeint.

Folgende Blutuntersuchungen sind für die Schwangeren-Vorsorge bei der **Erstuntersuchung** vorgesehen: Blutgruppe, Rh-Faktor, Antikörper, Röteln-HAH, Lues-Suchtest, gegebenenfalls HIV, Hb.

Im weiteren Verlauf werden Hb-Kontrollen durchgeführt, mindestens eine Antikörper-Kontrolle und zwischen der 32.–40. SSW eine Untersuchung auf das Hepatitis B-Antigen.

Andere Blutuntersuchungen sind nur nach Indikation abrechnungsfähig. Jede Entnahme löst eine neue Gebühr aus, auch wenn sie am gleichen Tag in zeitlichen Abständen stattfindet, z. B. beim oGTT.

Als **weitere Blutuntersuchungen** kommen in Frage Toxoplasmose, Listeriose, Varizellen, Ringelröteln u. a. Dies ist jedoch nur nach einer speziellen Indikation, also bei Infektionsverdacht, mit den Kassen abrechenbar. Erfolgt die Untersuchung nur auf Wunsch der Frau, muss sie diese selbst bezahlen (IGeL-Leistung).

Wenn bei der Erstuntersuchung **Hb** abgenommen wird, empfiehlt sich die Bestimmung eines **kleinen Blutbilds**. Dies übernehmen die Krankenkassen in der Regel. Wenn der Hb-Wert mit einem eigenen Gerät bestimmt wird und Blut aus der Fingerkuppe oder dem Ohrläppchen entnommen wird, löst dies ebenfalls die Gebühr nach Nr. 040 aus.

Wird bei einer Untersuchung einmal der Hb aus Kapillarblut bestimmt und außerdem venöses Blut für eine andere Blutuntersuchung abgenommen, ist die Ziffer 040 nur einmal berechnungsfähig, weil dies gegen das Gebot der Wirtschaftlichkeit spricht (§ 70, SGB V).

Die **Untersuchung des Urins mit einem Urin-Stix** ist jedoch nicht gesondert abrechnungsfähig, weil die Untersuchung des Urins in der Ziffer 030 eingebunden ist. Eine Untersuchung des **Urin-Sediments** und von Chlamydien im Urin sind ebenfalls nicht gesondert abrechnungsfähig, weil eine Untersuchung des Erst- bzw. Mittelstrahlurins keine Entnahme von Körpermaterial darstellt. Wenn jedoch Urin mittels eines Katheters abgenommen wird, ist dies wiederum eine Entnahme von Körpermaterial.

Die Hebamme ist nach den Berufsordnungen der Länder befugt, eigenverantwortlich die zur Beobachtung des normalen Schwangerschaftsverlaufs notwendigen Untersuchungen durchzuführen und die für eine Risikoabklärung erforderlichen Untersuchungen zu veranlassen.

Damit sind auch **Blut- und Urinuntersuchungen und Abstriche** eingeschlossen.

Die Einsendung der Proben an das Labor erfolgt formlos mit den Angaben der Personaldaten und der Krankenkasse der Versicherten. Für die Abrechnung stellt sich der Laborarzt selbst einen Überweisungsschein aus. Auf diesem ist zusätzlich der Name der die Probe einsendenden Hebamme anzugeben.

Die **Abrechnungsprogramme der Labore** sehen die Eingabe einer KV-Nummer vor. Da die Hebamme aber keine KV-Nummer hat, wird manchmal aus Unkenntnis das Untersuchungsmaterial der Hebamme als nicht abrechnungsfähig abgelehnt.

> Die Labors, die sich auf die Zusammenarbeit mit Hebammen eingerichtet haben, stellen in der Regel auch die „Überweisungs-/Abrechnungsscheine für Laboratoriumsuntersuchungen als Auftragsleistung" (weißer Schein mit roter Schrift) zur Verfügung.

Die Hebamme braucht auch in der Regel keine KV-Nummer. Eine Sonderposition nimmt hier Berlin ein. Dort bekommt die Hebamme von der Kassenärztlichen Vereinigung auf Antrag eine KV-Nummer, mit der dann sämtliche Laboruntersuchungen der Hebamme problemlos abgerechnet werden können.

Sollte das Labor sich trotz Information über die Rechtslage dennoch weigern, kann folgende Vorgehensweise gewählt werden:
1. Der Laborarzt stellt der Hebamme gegenüber seine Leistungen in Rechnung, da die Hebamme seine Auftraggeberin ist.
2. Die Hebamme stellt die Kosten der Frau in Rechnung, da sie im Auftrag der Frau gehandelt hat.
3. Die Frau leitet die Rechnung an ihre Krankenkasse weiter. Die Krankenkassen sind verpflichtet, diese Kosten zu erstatten (§ 13 Abs 3, SGB V)

Die für die Abnahme erforderlichen Materialien sind mit der Materialpauschale für Schwangerenvorsorge abgegolten.

Hilfe bei Schwangerschaftsbeschwerden oder Wehen

HebVV A Nummer 050

Hilfe bei Schwangerschaftsbeschwerden oder bei Wehen, für jede angefangenen 30 Minuten. Dauert die Leistung nach Nummer 050 länger als drei Stunden, so ist die Notwendigkeit der über drei Stunden hinausgehenden Hilfe in der Rechnung zu begründen.
14,69 €

Nummer 051
17,63 €

Nr. 050 mit Zuschlag gemäß § 5 Abs. 1.

Maßgeblich für die Berücksichtigung des Zuschlags ist bei dem in der Übergangzeit liegenden Leistungsanteil der Zeitpunkt der Beendigung dieses Anteils.

Neben der Vorsorgeuntersuchung kann auch die Ziffer 050 abgerechnet werden, wenn die Hebamme Hilfe bei Schwangerschaftsbeschwerden oder vorzeitigen Wehen leistet. Aus abrechnungstechnischen Gründen empfiehlt es sich, die Vorsorgeuntersuchung klar von der Hilfeleistung zu trennen, weil es sonst schwierig werden kann, eine Zeitangabe für die Abrechnung von Hilfe bei Beschwerden zu machen. Die Hilfeleistung beginnt, wenn die Vorsorgeuntersuchung beendet ist.

Das CTG kann jedoch gleichzeitig mit anderen Tätigkeiten erbracht werden, also während der Vorsorge, oder während der Hilfeleistung, z. B. während einer Fußmassage oder einer Behandlung mit Akupressur.

Cardiotokographie

HebVV A Nummer 060

Cardiotokographische Überwachung bei Indikationen nach Maßgabe der Anlage 2 zu den Richtlinien des Gemeinsamen Bundesausschusses über die ärztliche Betreuung während der Schwangerschaft und nach der Entbindung (Mutterschafts-Richtlinien) in der jeweils geltenden Fassung, einschließlich Dokumentation im Mutterpass nach den Mutterschafts-Richtlinien in der jeweils geltenden Fassung
6,43 €

Die Gebühr für die Leistung nach Nummer 060 ist je Tag höchstens zweimal berechnungsfähig, es sei denn, dass weitere Überwachungen an einem Tag ärztlich angeordnet werden.

Das CTG ist **nur nach den Indikationen der Mutterschaftsrichtlinien** abrechenbar. Dies gilt für die Hebamme ebenso wie für den Arzt. Bei der ersten und zweiten CTG-Überwachung an einem Tag ist keine ärztliche Anordnung notwendig. Wird am gleichen Tag jedoch eine weitere CTG-Kontrolle durchgeführt, bedarf es einer ärztlichen Anordnung.

Die **ärztliche Anordnung** hat vor der Durchführung der CTG-Kontrolle zu erfolgen, muss jedoch vor der Durchführung nicht schriftlich vorliegen. Die schriftliche Abfassung der Anordnung kann auch noch nachträglich erfolgen. Sie muss der Rechnung an die Krankenkasse beigelegt werden.

Wie unter Nummer 050/051 schon erwähnt, kann während einer CTG-Kontrolle auch gleichzeitig Hilfe bei Schwangerschaftsbeschwerden geleistet werden.

Nummer 060 enthält keine Aussage über die Abrechnungsmöglichkeit des CTGs bei einer **Zwillingsschwangerschaft**. Da jedoch bei einem CTG-Gerät, das mit nur einem Herztonabnehmer ausgestattet ist, der Herztonabnehmer ein weiteres Mal angesetzt werden muss und auch bei einem Gerät mit zwei Abnehmern zweimal kindliche Herztöne überwacht werden müssen, kann hier das CTG auch doppelt abgerechnet werden. Bei höhergradigen Mehrlingen gilt Entsprechendes.

Neu hinzugekommen ist die Abrechnungsmöglichkeit eines **Vorgesprächs**. Es ist nicht neben einer Vorsorge abrechenbar.

HebVV A Nummer 020

Vorgespräch über Fragen der Schwangerschaft und Geburt, mindestens 30 Minuten, je angefangene 15 Minuten.
7,34 €

Die Gebühr nach der Nr. 020 ist bei jeder Schwangeren einmal im Umfang von bis höchstens 60 Minuten, bei geplanter Geburt zu Hause oder in einer von Hebammen geleiteten Einrichtung ein weiteres Mal im Umfang von bis zu 90 Minuten abrechnungsfähig. Die Absicht der Versicherten, zu Hause bzw. in einer von Hebammen geleiteten Einrichtung zu gebären, ist nach § 4 zu dokumentieren.

Die Gebühr nach Nummer 020 ist an demselben Tag neben Leistungen nach den Nummern 010, 030, 040, 050, 060 und 080 nicht berechnungsfähig.

Abrechnung von Materialien

Für den Materialbedarf bei der Schwangerenvorsorge kann eine Pauschale abgerechnet werden. Damit sind alle evtl. entstehenden Auslagen abgegolten (Einmal-Handschuhe, Urin-Teststreifen, pH-Teststreifen, etc.).

**Nummer 340 Materialpauschale Vorsorge-
untersuchung**

2,58 €

*Die Pauschale nach Nr. 340 kann nicht neben der Nr.
350 abgerechnet werden.*

**Nummer 350 Materialpauschale bei Schwan-
gerschaftsbeschwerden oder bei Wehen:**

2,58 €

*Die Pauschale nach Nr. 350 kann nicht neben den
Nummern 340 und 360 abgerechnet werden.*

Apothekenpflichtige Arzneimittel, die in den An-
wendungsbereich der Hebamme gehören, können zusätzlich den Krankenkassen in Rechnung
gestellt werden. Sie müssen in der Abrechnung
einzeln aufgelistet werden.

Anti-D (Rhesogam®, Partobulin®) muss grundsätzlich von einem Arzt verschrieben werden.
Selbst wenn die Hebamme „auf Umwegen" das
Anti-D über eine Apotheke beziehen kann, gibt
es keine rechtliche Handhabe, dass die Krankenkassen der Hebamme die Kosten erstatten.

HebVV Anlage 1, § 2 Auslagen

(1) Als Auslagen kann die Hebamme neben den für die einzelnen Leistungen vorgesehenen Gebühren
nach Maßgabe der Absätze 2 bis 6 die ihr entstandenen Kosten der für die Vorsorgeuntersuchung der
Schwangeren, für die Hilfe bei Schwangerschaftsbeschwerden oder Wehen .... notwendigen Materialien und apothekenpflichtigen Arzneimittel berechnen, die mit ihrer Anwendung verbraucht sind
oder zur weiteren Verwendung überlassen werden. Dabei ist auf wirtschaftliche Beschaffung zu achten. Lebensmittel sowie Diätetika nach § 1 des Lebensmittel- und Bedarfsgegenständegesetzes sowie Kosmetika und Körperpflegeprodukte können nicht zu Lasten der gesetzlichen Krankenversicherung abgerechnet werden.
(2) Auslagen für mit der Anwendung verbrauchte oder zur weiteren Verwendung überlassene Materialien sind ausschließlich als Pauschalen ohne Einzelnachweis abzurechnen, wenn im zeitlichen Zusammenhang mit der Inanspruchnahme der Hebamme Material verbraucht wurde. Die Pauschalen
richten sich:
a) für jede einzelne Vorsorgeuntersuchung nach der Nr. 340
b) für die Hilfe bei Schwangerschaftsbeschwerden oder bei Wehen nach den Nummern 050 oder
051 des Leistungsverzeichnisses nach der Nr. 350 je Inanspruchnahme der Hebamme...
(3) Zusätzlich zu den Pauschalen für Materialbedarf nach Absatz 2 können die entstandenen Kosten für
im Zusammenhang mit den in Absatz 1 genannten Leistungen notwendige Arzneimittel nach Maßgabe der Absätze 4 bis 6 berechnet werden, sofern diese Arzneimittel verbraucht oder zur weiteren Verwendung überlassen wurden. Für diese Arzneimittel trägt die Krankenkasse die Kosten höchstens bis
zur Höhe des Betrages, der sich nach der Arzneimittel-Preisverordnung in der bis zum 31. 12. 2003
geltenden Fassung ergibt. Die Arzneimittel sind in der Abrechnung einzeln aufzulisten.
(4) Aus den Wirkstoffgruppen der
a) Antidiarrhoika,
b) Antiemetika,
c) Antihypotonika,

d) Dermatika – mit Ausnahme der zur Wundversorgung oder zur Entzündungsbehandlung zugelassenen und bei der Mutter und/oder bei dem Neugeborenen anwendbaren Dermatika

e) Ophthalmika

f) Vitamin D – auch in Kombination mit Fluorsalzen – sowie

g) Vitamin K

darf jeweils nur ein Arzneimittel der kleinsten Packungsgröße berechnet werden.

Aus den Wirkstoffgruppen der

a) Antimykotika,

b) Carminativa und

c) Galle- und Lebertherapeutika

darf jeweils nur ein Arzneimittel der kleinsten Packungsgröße berechnet werden, wenn zuvor allgemeine nicht medikamentöse Maßnahmen wie z. B. diätetischer oder physikalischer Art ohne ausreichenden Erfolg angewandt wurden.

(5) Kosten für Arzneimittel, die

a) nicht der Apothekenpflicht unterliegen,

b) nach der Verordnung über verschreibungspflichtige Arzneimittel nicht an Hebammen abgegeben werden dürfen,

c) nach § 34 Abs. 1 des Fünften Buches Sozialgesetzbuch in der bis zum 31. 12. 2003 geltenden Fassung ausgeschlossen sind,

d) nach § 34 Abs. 1 Satz 7 und Abs. 3 des Fünften Buches Sozialgesetzbuch ausgeschlossen sind, oder

e) im Rahmen nicht allgemein anerkannter Therapieverfahren eingesetzt werden,

können nicht berechnet werden.

(6) Für Arzneimittel der besonderen Therapierichtungen der Phytotherapie, der Homöopathie sowie der anthroposophischen Medizin gelten die Absätze 3 bis 5 entsprechend. Arzneimittel, die der homöopathischen oder anthroposophischen Therapierichtung zugeordnet werden, können berechnet werden, wenn aus dem jeweiligen Arzneimittelbild Wirkungen und Anwendungen ableitbar sind, die in den Tätigkeitsbereich der Hebammenhilfe fallen.

Beispiele für eine nicht korrekte Abrechnung bei der Vorsorge

Die Hebamme kann die Vorsorgeuntersuchung nach HebVV A Nr. 030 immer abrechnen, wenn sie sie nach den Mutterschaftsrichtlinien erbracht und im Mutterpass dokumentiert hat. Sie haftet dann auch für ihre Leistungen.

• Haben Arzt und Hebamme vereinbart, dass die Hebamme nur den Teil der Vorsorge übernimmt, den sonst eine Arzthelferin übernehmen würde wie Messen des Blutdrucks, des Gewichts und die Urinuntersuchung, und der Arzt führt die weiteren Untersuchungen aus, kann die Hebamme keine Vorsorge nach Nummer 030 abrechnen.

• Wenn sie **Blut abgenommen** hat, aber der Arzt für die Dokumentation im Mutterpass und die Befundübermittlung verantwortlich ist, kann sie die Nummer 040 (Entnahme von Körpermaterial) nicht abrechnen.
Sie kann jedoch häufig eine Beratung nach Nummer 010 abrechnen, da bei nahezu jedem Kontakt von der Schwangeren Fragen gestellt werden.

• Die Nummer 050 (oder 051) kann nur bei Beschwerden und vorzeitigen Wehen abgerechnet werden. Sie fällt nicht automatisch bei einer längeren Beratung an.

- Wird eine **CTG-Kontrolle innerhalb einer gemeinsamen Betreuung** mit dem Gynäkologen durchgeführt, können beide ihre Leistungen anlässlich einer CTG-Überwachung abrechnen. Werden beide tätig, schließen sich ihre Tätigkeiten nicht gegenseitig aus, sondern ergänzen einander. In diesem Fall ist der Arzt dann zuständig für die Anordnung der CTG-Kontrolle, die Feinauswertung der Aufzeichnung und die Dokumentation im Mutterpass, die Hebamme für das Anlegen, die Durchführung und die Grobauswertung der Aufzeichnung. Abrechnungstechnisch mag dies ein Vorteil sein, es stellt aber berufpolitisch eine fragwürdige Praxis dar. Die Hebamme muss ein CTG in der Schwangerschaft ebenso sicher beurteilen können wie während einer Geburt. Sie muss wissen, wann sie einen Arzt hinzuziehen muss. Deshalb ist eine solche Regelung der Doppelabrechnung nur dann sinnvoll, wenn die Hebamme einen auffälligen CTG-Befund an den Arzt zur Mitkontrolle übergibt.

Anzahl und Zeitpunkt der Vorsorgeuntersuchungen

Manchmal beanstanden Krankenkassen, dass die in den Mutterschaftsrichtlinien vorgegebenen **Abstände** zwischen den einzelnen Untersuchungen nicht eingehalten werden, dass die Vorsorgeuntersuchungen häufiger stattfinden. In den Mutterschaftsrichtlinien ist formuliert: „Die Untersuchungen sollen im Abstand von 4 Wochen stattfinden; in den letzten zwei Schwangerschaftsmonaten sind je zwei Untersuchungen angezeigt."

Die Formulierung „soll" lässt also auch **Abweichungen in der Anzahl** zu. Wenn ein kürzerer Abstand notwendig erscheint, muss berücksichtigt werden, ob in dem individuellen Fall nicht eine ärztliche Mitbetreuung sinnvoll wäre. Wünscht sich die Frau eine häufigere Kontrolle oder erkennt die Hebamme einen weiteren Betreuungsbedarf, ist zu überlegen, ob es

sich nicht hier um Hilfe bei Schwangerschaftsbeschwerden wegen Ängsten handelt, auch wenn zusätzlich ein CTG notwendig erscheint. Auf Wunsch der Frau können die Vorsorge-Untersuchungen auch seltener stattfinden (siehe Betreuungsplan, Kapitel 8).

Ist der errechnete Geburtstermin erreicht, gibt es weder in den Mutterschafts-Richtlinien noch in der HebVV eine Angabe über die Häufigkeit der Untersuchungen. In den meisten Regionen hat sich ein Intervall von zwei Tagen als Standard zwischen den Vorsorgeuntersuchungen etabliert. Dies wird auch in der Regel von den Krankenkassen so anerkannt.

Beispiele für eine nicht korrekte Abrechnung bei Beschwerden

Wenn Akupressur, Homöopathie oder andere naturheilkundliche Verfahren **als Hilfe bei Schwangerschaftsbeschwerden** eingesetzt werden, ist dies abrechenbar, weil die Hebamme frei in der Methode ihrer Wahl ist, wie sie Schwangerschaftsbeschwerden behandelt. Eine Ausnahme bildet hier die Behandlung mit Akupunktur. Sie ist grundsätzlich von einer Erstattung ausgeschlossen. Werden diese Methoden aber bei Beschwerden eingesetzt, die nicht schwangerschaftstypisch sind, z. B. bei Kopfschmerzen, ist dies nicht abrechnungsfähig, weil die Behandlung von Kopfschmerzen nicht zum Tätigkeitsfeld der Hebamme gehört.

> Beschwerden, die nicht schwangerschaftsbedingt sind, dürfen von Hebammen grundsätzlich nicht behandelt werden. (Verstoß gegen das Heilpraktikergesetz).

Wenn eine Frau sich eine **routinemäßige geburtsvorbereitende Akupunktur** wünscht, ist dies eine Leistung der Hebamme, die nicht in der Hebammengebührenordnung erfasst ist. Die Frau muss diese Leistung also selbst bezahlen. Es gibt keine Empfehlungen darüber, wie hoch die Gebühr hierfür sein soll. Als Richtwert könnte der Betrag für die Hilfe bei Schwangerschaftsbeschwerden eingesetzt werden.

Neben den Gebühren, die in der Hebammen-Gebührenverordnung und den Privatgebührenordnungen der Länder geregelt sind, dürfen den Frauen **keine weiteren Kosten** entstehen. **Beispiel**: Es gibt eine Ziffer für Geburtsvorbereitung, max. 14 Stunden. Hierfür darf keine zusätzliche Gebühr erhoben werden. Eine Kostenpauschale für Miete ist ebenso nicht zulässig.

Der Frau können nur Positionen in Rechnung gestellt werden, die **nicht** in der Hebammen-Gebührenverordnung geregelt sind, z. B. die geburtsvorbereitende Akupunktur, eine Blutentnahme auf Wunsch der Schwangeren ohne echte Indikation oder auch **zusätzliche** Geburtsvorbereitungsstunden.

Für einen solchen Fall empfiehlt es sich, einen Behandlungsvertrag mit der Frau abzuschließen. (Bei Privatversicherten empfiehlt sich dies grundsätzlich.)

Ebenfalls nicht korrekt ist die grundsätzliche Abrechnung von **Hilfe bei Schwangerschaftsbeschwerden** (Nummern 050 und 051) neben der Vorsorge. Die Gebühr wird **nicht automatisch fällig**, wenn die Hebamme innerhalb der Vorsorge länger beraten hat. Sie braucht definitiv eine Beschwerde, die die Hebamme behandelt hat. Wenn die Frau unter Ängsten leidet und die Hebamme deshalb ein ausführliches Gespräch mit der Frau führt, ist dies mit den Nummern 050 und 051 abrechenbar.

Wirtschaftliche Aufklärung

Bietet die Hebamme eine sogenannte **IGeL-Leistung (Individuelle Gesundheitsleistung)** an, hat sie die Frau darüber zu informieren, welche Kosten auf sie zukommen.

Honorarvereinbarungen sollen vor der Behandlung schriftlich vereinbart werden. Beispiele sind die geburtsvorbereitende Akupunktur und der orale Glukosebelastungstest. Da die Krankenkassen nicht alle hilfreichen Mittel erstatten, ist die Frau darüber zu informieren, welche sie selbst bezahlen muss. Empfiehlt die Hebamme zur unterstützenden Therapie etwa ein Massageöl bei Krampfadern, muss die Frau dies selbst bezahlen (Aromaöle sind keine apothekenpflichtigen Arzneimittel).

Bei **Privatpatientinnen** empfiehlt es sich, darauf hinzuweisen, dass manche Privatkassen bestimmte Leistungen (z. B. die Geburtsvorbereitung) nicht bezahlen oder nur den einfachen Satz. Außerdem ist manchen Frauen gar nicht bewusst, welche Leistungen der Vertrag mit ihrer Privatkasse beinhaltet. Da bei den Verträgen der Privatkassen Gestaltungsfreiheit herrscht, kann es auch möglich sein, dass Hebammenhilfe ausgeschlossen wurde. Die Frauen haben dann die Möglichkeit, sich bei ihrer Kasse zu erkundigen, bevor die Hebamme tätig wird und eine Rechnung geschrieben hat, die nicht bezahlt wird.

Abrechnungsverfahren

Um mit den Kassen abrechnen zu können, muss sie zunächst einmal dem **Vertrag über die Versorgung mit Hebammenhilfe** nach § 134a SGB V beitreten. Ist sie Mitglied eines Berufsverbandes, tritt sie dem Vertrag bei, in dem sie die Anlage 4.2 des Vertrags, das Abfrageformular für die Vertragspartnerliste Hebammen, ausfüllt und an ihren Berufsverband schickt. Dieser leitet ihre Angaben mit ihrem Institutionskennzeichen an die Krankenkassen weiter. Wer nicht Mitglied eines Berufsverbandes ist, kann direkt dem Vertrag mit den Kassen beitreten. Hierzu ist das Formular Anlage 4.1 des Vertrags auszufüllen und direkt an den GKV-Spitzenverband zu schicken.

Die Abrechnung soll **elektronisch** erfolgen. Gleichzeitig müssen jedoch Urbelege wie die Versichertenbestätigungen und ärztliche Verordnungen auf dem Postweg an die von den Kassen angegebenen Stellen versendet werden.

Werden von der Hebamme weiter **Papierrechnungen** erstellt, ist darauf zu achten, dass die Rechnungen durchnummeriert sind und ihre Steuernummer enthalten. Außerdem hat die Rechnung grundsätzlich folgenden Zusatz zu tragen: „Die abgerechneten Leistungen sind nach § 4 Nr 14 UStG von der Umsatzsteuer befreit."

Rechnungen können bis zu 5 % pauschal gekürzt werden, wenn die Hebamme weiter Papierrechnungen einreicht.

Die Nutzung eines **Abrechnungsprogramms** (z. B. HebRech® oder iuno®) machen die Erstellung einer Rechnung besonders leicht.

Noch bequemer geht die Abrechnung über eine **Abrechnungszentrale** (z. B. AZH: Abrechnungszentrale für Hebammen GmbH, DMRZ: Deutsches Medizinrechenzentrum GmbH, RZH: Rechenzentrum für Heilberufe GmbH). Hier müssen nur die Positionen an die Abrechnungszentrale gegeben werden. Von dort werden die Rechnungen an die Krankenkassen und private Zahler geschickt und die Zahlungseingänge überwacht. Die Kosten liegen bei etwa 0,5 – 3 % des Rechnungsbetrags.

Datenschutz

Im Rahmen des Datenschutzes ist vorgeschrieben, dass die Hebamme darüber informieren muss, welche Daten zu welchem Zweck gesammelt werden. Dies gilt auch für Daten, die an eine Abrechnungszentrale weitergegeben werden.

Ebenso ist die Erhebung von Daten, die für eine Auswertung der Betreuung in der Schwangerenvorsorge gesammelt werden, nur nach Zustimmung durch die Frau möglich.

Behandlungsvereinbarung mit der Frau als Einzelvertrag oder als GbR

Grundsätzlich ist es sinnvoll, mit der Frau einen **Behandlungsvertrag** abzuschließen. In einem solchen Behandlungsvertrag sind alle Hebammen-Leistungen aufgeführt und anzukreuzen, die die Frau in Anspruch nehmen will. Durch ihre Unterschrift verpflichtet sie sich zur Zahlung der in Anspruch genommenen Leistungen.

Vordrucke können im Mitgliederbereich der Website des DHV unter „Download" heruntergeladen werden.

Rechtliche Möglichkeiten der Zusammenarbeit zwischen Hebammen untereinander und Ärzten und Hebammen

Die Zusammenarbeit in einem Team bieten zahlreiche Vorteile wie geregelte Arbeits- und Freizeit, Kostenteilung, kollegialer Austausch.

■ Die Einzelunternehmerin und die Praxisgemeinschaft

Die **Einzelunternehmerin** ist eine freiberufliche Hebamme, die alleine als Unternehmerin tätig ist. Die Rechtsform der Einzelunternehmerin kann auch in einer Hebammenpraxis vorliegen. Die Hebammen bilden dann eine **Praxisgemeinschaft.** Jede Hebamme führt ihre eigene Praxis. Sie treten nicht gemeinschaftlich nach außen auf. Wollen sie sich gegenseitig vertreten, erfordert dies das ausdrückliche Einverständnis der Frau. Die Hebammen rechnen ihre Leistungen einzeln ab. Jede Hebamme verwendet für die Abrechnung ihr eigenes IK.

■ Gemeinschaftspraxis und Partnerschaftsgesellschaft

Bei der **Gemeinschaftspraxis** betreiben mehrere Hebammen eine gemeinsame Praxis. Die Hebammen treten gemeinsam nach außen auf und bilden dadurch automatisch eine Gesellschaft des bürgerlichen Rechts (GbR). Hier übernimmt die Gemeinschaft die Betreuung der Frau, unabhängig davon, wie viele Personen tatsächlich mit der Frau Kontakt haben. In der Gemeinschaftspraxis wird eine gemeinsame Akte geführt und es muss kein ausdrückliches Einverständnis der Frau eingeholt werden, wenn die Hebammen Informationen über die Frau austauschen und dokumentieren. Eine Gemeinschaftspraxis kann eine Gesellschaft des bürgerlichen Rechts (GbR) oder eine Partnerschaftsgesellschaft sein.

Bei der **Partnerschaftsgesellschaft** muss grundsätzlich ein Partnerschaftsvertrag abgeschlossen und die Partnerschaft ins Partnerschaftsregister eingetragen werden. Die Hebammen können im Gesellschaftsvertrag festlegen, ob die Betreuung der Frauen gemeinsam erfolgen soll oder jede Hebammen jeweils „ihre" Frauen betreut. Der Frau gegenüber muss transparent sein, welche Regelung die Hebammen getroffen haben. Werden die Frauen gemeinsam betreut, so kann die Dokumentation in einer Akte erfolgen. Die Hebammen können sich über die Einzelheiten bei der Betreuung der Frau austauschen, ohne dass eine Verletzung der Schweigepflicht vorliegt. Die Hebammen können entweder über ihr eigenes IK abrechnen oder in einen sogenannten Pool mit einem IK der Hebammengemeinschaft.

■ Die Hebamme in der Arztpraxis

Die Tätigkeit der Hebamme in einer Arztpraxis bedarf keiner besonderen Genehmigung oder Bedingung. Eine lockere Zusammenarbeit, bei der die Hebamme die Räume des Arztes nutzt, Miete bezahlt, aber sonst eigenständig arbeitet, ist als **Praxisgemeinschaft** möglich. Die Hebamme führt also in den Praxisräumen neben dem Arzt eine selbständige Praxis.

Es empfiehlt sich, beim Erstkontakt einen Behandlungsvertrag mit der Frau zu schließen, damit ihr bewusst ist, dass sie die Leistungen einer Hebamme in Anspruch nimmt und nicht etwa die einer Angestellten des Arztes. Wie bei einer Praxisgemeinschaft unter Hebammen, ist darauf zu achten, dass die Patientenunterlagen von dem jeweils anderen Partner nicht eingesehen werden können. Wenn Hebamme und Arzt sich namentlich über die betreuten Frauen austauschen wollen, soll die Frau zu Beginn der Betreuung eine Erklärung unterschreiben, in dem Hebamme und Arzt von ihrer gegenseitigen Schweigepflicht entbunden werden.

Möchte die Hebamme mit dem Gynäkologen eine engere Kooperation in Form einer **Gemeinschaftspraxis** betreiben, so ist dies sowohl in der Rechtsform einer Gesellschaft bürgerlichen Rechts als auch in einer Partnerschaft nach dem Partnerschaftsgesellschaftsgesetz möglich. Zu empfehlen ist eindeutig die Partnerschaft wegen ihrer haftungsbegrenzenden Konstruktion. Diese bedarf der Form eines Partnerschafts-Gesellschaftsvertrages und der Eintragung in das beim Amtsgericht geführte Partnerschaftsregister.

Zwischen der Hebamme und dem Frauenarzt ist kein haftungsrechtlicher Vertrag erforderlich, da jeder für die Beachtung der eigenen Sorgfaltspflicht verantwortlich ist. Die eigene Berufshaftpflichtversicherung ist ausreichend. Sinnvoll ist jedoch sich zu vergewissern, wie hoch die Deckungssumme des Partners ist. Sie sollte nicht unter 5 Millionen Euro liegen.

■ **Gleichberechtigte Zusammenarbeit zwischen Arzt und Hebamme**

Grundlage der gleichberechtigten Zusammenarbeit zwischen Arzt und Hebamme bei einer normalen Schwangerschaft und Geburt ist das Hebammengesetz und die Berufsordnung des Bundeslandes, in dem die Hebamme arbeitet.

Ärzte sind nicht selten der Auffassung, dass die Hebamme nur die **Erfüllungsgehilfin des Arztes** ist. Rechtlich gesehen ist sie das **nur bei einer Pathologie** der Fall. Und selbst dann wird die Hebamme nicht automatisch die ausführende Assistentin des Arztes, die keinerlei eigene Verantwortung hat, sondern behält selbst dann einen Teil der Verantwortung. Dies gilt besonders in Fällen, in denen die Hebamme erkennt, dass der Arzt nicht korrekt handelt.

Abrechnungsfähig ist eine Vorsorgeuntersuchung immer dann, wenn der Leistungsinhalt vollständig erbracht wurde. Für die Hebamme ist dies geregelt im Vertrag über die Versorgung mit Hebammenhilfe nach § 134a SGB V Ziffer 030. Der Arzt erhält von der Krankenkasse für die Betreuung in der Schwangerschaft eine quartalsbezogene Pauschale.

Die Formulierung in der ärztlichen Gebührenordnung führt immer wieder zu den unterschiedlichen - berufspolitisch motivierten - Interpretationen des Textes. Das **Bundesministerium für Gesundheit und Soziales** unterstützt ausdrücklich die **gemeinsame Vorsorge** (im Wechsel). Es betont, dass diese Kooperation keineswegs dazu führt, dass der Arzt seine Pauschale nicht mehr abrechnen könne. Vielmehr kann der Arzt dann seine Pauschale abrechnen, wenn er eine Vorsorge pro Quartal vollständig selbst oder mit Hilfe von angestelltem Personal erbringt.

Es empfiehlt sich, den individuell angepassten Vertrag von einem Rechtsanwalt prüfen zu lassen. Mitglieder des DHV können sich an den Justiziar des Verbandes wenden.

Literatur

1. Horschitz H., Selow, M.: Hebammengebührenrecht, Mabuse Verlag 2008
2. Musterverträge für eine Gemeinschaftspraxis zwischen Hebammen und Partnerschaftsgesellschaften zwischen Hebamme und Arzt und Hebammen untereinander sind über die Geschäftsstelle des BDH zu beziehen. Kontinuierliche Veröffentlichungen der Rechtsstelle des DHV (Dr. Horschitz) im Hebammenforum
3. Struber M.: Die Partnerschaftsgesellschaft Mustervertrag einer freiberuflichen Partnerschaft (mit Diskette)
4. Lenz T., Braun F.: Heidelberger Musterverträge – Die Gesellschaft des bürgerlichen Rechts
5. Langenfeld G.: Gesellschaft bürgerlichen Rechts (mit CD-ROM)
6. Steiner M.: Wohin steuert die Mutterschaftsvorsorge, Frauenarzt 46, 2005
7. Halstrick C.: Zusammenarbeit von Arzt und Hebamme in der ambulanten Schwangerenvorsorge, Frauenarzt 46, 2005
8. Deutscher Hebammenverband: Empfehlungen zur Zusammenarbeit von Hebamme und Arzt, bestätigt 2008, Download unter www.hebammenverband.de – Service-Empfehlungen
9. Leitlinie AWMF 015-030 (S 1): Empfehlungen zur Zusammenarbeit von Arzt und Hebamme in der Geburtshilfe, überarbeitet und bestätigt 2008

Anhang

Gesetzliche Regelungen

Peggy Seehafer

18.1 Schweigepflicht

Die Schweigepflicht ist ein allgemein gültiger Grundsatz medizinischer Tätigkeit, der im Strafgesetzbuch verankert ist.

StGb §§ 203, 204

(1) Wer unbefugt ein fremdes Geheimnis, namentlich ein zum persönlichen Lebensbereich gehörendes Geheimnis oder ein Betriebs- oder Geschäftsgeheimnis, offenbart, das ihm als
1. Arzt, Zahnarzt, Tierarzt, Apotheker oder Angehörigen eines anderen Heilberufs, der für die Berufsausübung oder die Führung der Berufsbezeichnung eine staatlich geregelte Ausbildung erfordert,
2. Berufspsychologen mit staatlich anerkannter wissenschaftlicher Abschlußprüfung,
[...] anvertraut worden oder sonst bekannt geworden ist, wird mit Freiheitsstrafe bis zu einem Jahr oder mit Geldstrafe bestraft.

(2) Ebenso wird bestraft, wer unbefugt ein fremdes Geheimnis, namentlich ein zum persönlichen Lebensbereich gehörendes oder ein Betriebs- oder Geschäftsgeheimnis offenbart [...]..

(3) Den im Absatz 1 Genannten stehen ihre berufsmäßig tätigen Gehilfen und die Personen gleich, die bei ihnen zur Vorbereitung auf den Beruf tätig sind. Den in Absatz 1 und den in Satz 1 Genannten steht nach dem Tod des zur Wahrung des Geheimnisses Verpflichteten ferner gleich, wer das Geheimnis von dem Verstorbenen oder aus dessen Nachlaß erlangt hat.

(4) Die Absätze 1 bis 3 sind auch anzuwenden, wenn der Täter das fremde Geheimnis nach dem Tod des Betroffenen unbefugt offenbart.

Als **Voraussetzung einer vertrauensvollen Beziehung** zwischen der Hebamme und der Schwangeren haben Hebammen Verschwiegenheit über solche Tatsachen zu wahren, die ihnen bei der beruflichen Tätigkeit bekannt oder von den Schwangeren anvertraut werden und an deren Geheimhaltung ein persönliches Interesse der Schwangeren besteht (HebBO § 4). Beim zeitweiligen oder gänzlichen Ausscheiden aus dem Beruf erlischt diese Geheimhaltungspflicht nicht. Eine Hebamme hat somit nicht nur persönliche Feststellungen im Zusammenhang mit der Schwangerschaft, sondern auch persönliche Angaben aus der Krankheitsvorgeschichte, dem Verlauf der Schwangerschaft, dem Ehe- und Familienleben der Schwangeren und anderes mehr für sich zu behalten.

Wer vorsätzlich geheim zu haltende Angelegenheiten der Betreuten offenbart, ohne dazu gesetzlich verpflichtet oder von seiner Verpflichtung zur Schweigepflicht befreit zu sein, kann dafür strafrechtlich belangt werden.

Eine Offenbarung liegt dann vor, wenn eine Hebamme ein Geheimnis jemandem mitteilt, der nicht zum Kreis der Schweigepflichtigen gehört. Diese Mitteilung kann dabei mündlich, schriftlich, durch Zeichen oder durch unerlaubte Einsichtnahme in Krankenakten erfolgen, d. h. dass „Krankenakten" besonders sorgfältig, möglichst für Fremde unerreichbar aufbewahrt werden müssen.

Besondere Vorsicht ist bei **telefonischen Anfragen** geboten. Bei Mitteilungen an die nächsten Angehörigen ist immer nur die geäußerte oder angenommene Haltung der Schwangeren entscheidend, z. B. wenn eine Frau nicht wünscht, dass der Kindsvater Informationen erhält.

> Wenn eine Hebamme in Ausnahmefällen in einem gerichtlichen Verfahren gehört bzw. vernommen werden muss, steht ihr auf Grund ihres Berufes in bezug auf die Angelegenheit ein besonderes Auskunfts- und Zeugnisverweigerungsrecht (§§ 52, 55 StPO) zu.

Dieses Recht besteht nicht, wenn die Hebamme zur Anzeige verpflichtet oder durch die Betreute von der Schweigepflicht entbunden ist (StGb § 34). Dabei dürfen zur Aufklärung einer Straftat oder eines Rechtsstreits wesentliche Angaben nicht verschwiegen werden. Eine vorsätzlich unvollständige Aussage kann sonst den Tatbestand der vorsätzlich falschen Aussage erfüllen.

Die grundsätzliche Pflicht des Zeugen zur Aussage wird durch das **Zeugnisverweigerungsrecht** eingeschränkt. Ein solches Recht räumt das Gesetz aus persönlichen Gründen (Ehegatte, Verlobte, direkte Verwandte), aus beruflichen Gründen (Hebammen, Geistliche, Redakteure, Journalisten, Ärzte, Rechtsanwälte, Steuerberater usw.) und aus sachlichen Gründen (Gefahr von Strafverfolgung für den Zeugen) ein.

Offenbarungspflichten sind im Interesse der Verbrechensverhinderung und zum Schutz der Bevölkerung gesetzlich vorgeschrieben. In dem Katalog des § 138 StGB werden die Straftaten aufgeführt, die zur Anzeige gebracht werden müssen, wenn man von dem Vorhaben oder der Ausführung dieser Straftaten Kenntnis erlangt.

Kinderhandel und unerlaubte Adoption werden beispielweise Strafrechtlich verfolgt (§ 236 StGB), fallen aber unter die Schweigepflicht.

18.2 Meldepflichten

In bestimmten gesetzlich festgelegten Fällen besteht die Verpflichtung der Hebamme, geheimnisgeschützte Patientendaten an Dritte weiterzugeben.

Neben den **Auskünften zur Sozialversicherung zur Prüfung der Leistungspflicht** und -abrechnung (die Krankenkasse erfährt natürlich von der Schwangerschaft einer Versicherten), müssen **Auskünfte zur Verhinderung von Verbrechen** (StGb §§ 138, 139) an die entsprechenden ermittelnden Stellen gegeben werden. Sollte die Hebamme bei einer Schwangeren Anzeichen für die Folgen **einer strafbaren Handlung gegen Leben und Gesundheit** finden (krimineller Abort, Totschlag, Raub etc.), so ist sie verpflichtet, gemäß Meldepflicht (StGb §§ 138,139) die Polizei bzw. die Staatsanwaltschaft zu informieren. Bei einer unterlassenen Anzeige setzt sie sich selbst der Gefahr der Strafverfolgung und der Verurteilung aus.

Weitere Meldepflichten unterliegen dem Infektionsschutzgesetz (IfSG), welches eine Liste von **Verdachts-, Erkrankungs- und Todesfällen für bestimmte Krankheiten**, auch für venerische (sexuell übertragbare) Krankheiten (Lues, Gonnorrhö etc.) enthält. Neben der Erkennung, Bekämpfung und Verhütung der Ausbreitung der Infektionskrankheiten soll dadurch die Infektionsepidemiologie in Deutschland verbessert werden, um die Häufigkeit bestimmter Infektionskrankheiten, ihre Verteilung auf die verschiedenen Bevölkerungs- und Altersgruppen und die Ausbreitungstendenzen mithilfe von belastbaren Daten hinreichend sicher beschreiben zu können.

Namentliche Meldepflicht (§ 6 IfSG) für (nur für die Hebammenarbeit relevante Erkrankungen)

* Akute Virushepatitis
* Masern
* Erkrankung und Tod an einer behandlungsbedürftigen Tuberkulose und namentliche Meldung einer Person, die eine Behandlung ihrer behandlungsbedürftigen Lungentuberkulose verweigert oder abbricht.
* Seit 2001 ist der Verdacht einer über das übliche Ausmaß einer Impfreaktion hinausgehenden gesundheitlichen Schädigung meldepflichtig.

Auch das neue Gesetz zur Verhütung und Bekämpfung von Infektionskrankheiten beim Menschen sieht keine namentliche Meldepflicht beim Krankheitsverdacht, bei der Erkrankung oder beim Tod durch eine **HIV-Infektion** vor. Nach § 7 III Nr. 2 dieses Gesetzes ist lediglich eine nichtnamentliche Meldepflicht bei dem direkten bzw. indirekten Erregernachweis vorgesehen. Die Meldung hat dann nach § 10 I Nr. 1 in Verbindung mit II dieses Gesetzes in einer vorgeschriebenen anonymisierten Form zu erfolgen.

Zur Meldung von Krankheiten verpflichtet ist der feststellende Arzt. Daneben bestehen u. a. Meldepflichten für Tierärzte, Angehörige anderer Heil- oder Pflegeberufe und Leiter von Pflegeeinrichtungen (§ 8). Verstöße gegen die Meldepflichten nach §§ 6 und 7 IfSG können mit einer Geldbuße bis zu 25 000 Euro geahndet werden.

Meldungen von Krankheiten sind namentlich an das **Gesundheitsamt** (§ 9 Abs. 1) zu richten, das für den Aufenthaltsort des Betroffenen zuständig ist. Die Meldungen durch die Laboratorien erfolgen überwiegend namentlich an die Gesundheitsämter (§ 9 Abs. 2) und zu einem Teil, darunter HIV, nichtnamentlich direkt an das RKI (§ 10 Abs. 4). Eine Meldepflicht besteht nur dann

nicht, wenn ein Nachweis darüber vorliegt, dass die Meldung bereits erfolgte und andere als die gemeldeten Angaben nicht erhoben wurden.

Alle namentlichen Meldungen müssen unverzüglich, spätestens innerhalb von 24 Stunden nach erlangter Kenntnis erfolgen. Dabei darf eine Meldung nicht wegen einzelner fehlender Angaben verzögert werden.

Das bedeutet, dass die Meldung im Regelfall fernmündlich oder per Fax erstattet werden soll. Wenn sich ein Verdacht nicht bestätigt, ist dies ebenfalls unverzüglich zu melden.

Weitere für Hebammen relevante Meldepflichten bestehen nach dem neuen Personenstandsgesetz (PStG) wonach die Hebamme die Geburt eines Neugeborenen schriftlich innerhalb von einer Woche nach der Geburt dem zuständigen Standesamt anzuzeigen (Kap.5, Abs.1 §§ 18 – 20) hat. Ist ein Kind tot geboren, so muss die Anzeige spätestens am dritten auf die Geburt folgenden Werktag erstattet werden.

PStG § 21 **Eintragung in das Geburtenregister**

(1) Im Geburtenregister werden beurkundet
1. die Vornamen und der Familienname des Kindes,
2. Ort sowie Tag, Stunde und Minute der Geburt,
3. das Geschlecht des Kindes,
4. die Vornamen und die Familiennamen der Eltern sowie auf Wunsch eines Elternteils seine rechtliche Zugehörigkeit zu einer Religionsgemeinschaft, die Körperschaft des öffentlichen Rechts ist.
(2) Ist ein Kind tot geboren, ...
(3) Zum Geburtseintrag wird hingewiesen
1. auf die Staatsangehörigkeit der Eltern, wenn sie nicht Deutsche sind und ihre ausländische Staatsangehörigkeit nachgewiesen ist,
2. bei einem Kind, dessen Eltern miteinander verheiratet sind, auf deren Eheschließung,

3. bei einem Kind, dessen Eltern nicht miteinander verheiratet sind, auf die Beurkundung der Geburt der Mutter und des Vaters,

4. auf den Erwerb der deutschen Staatsangehörigkeit des Kindes nach § 4 Abs. 3 des Staatsangehörigkeitsgesetzes.

Ein Problem stellt das bei der Anmeldung von Kindern dar, deren Mütter ihr Kind **anonym gebären**, bei denen die Hebamme also keinen Namen der Eltern angeben kann. Ein Entscheid des Bundesverfassungsgerichts von 1998 legt fest, dass jeder Mensch ein Anrecht hat, seine Herkunft, also seine Eltern, zu kennen.

Die Ordnungswidrigkeit der Hebamme, die der Meldepflicht in diesem Falle nicht nachkommt, wird bisher in Deutschland nicht weiter verfolgt, bleibt also ohne Konsequenz für die Hebamme. Doch noch befindet sich das Thema im rechtsfreien Raum, nachdem am 13. 2. 2003 im Europäischen Gerichtshof entschieden wurde, dass Mütter einen Anspruch auf anonyme Entbindung haben (8).

Außer der Erfassung des Geburtsgewichtes, der Länge und anderer Reifezeichen wird bei der Erstversorgung eines Neugeborenen dessen Zustand beurteilt. Dabei richtet sich das Hauptaugenmerk auf die Lebenszeichen. Fallen bei der Untersuchung **Körperbehinderungen oder andere Schäden** auf, so sind diese auf der Meldebescheinigung für das Standesamt einzutragen (HebBO § 6, Abs. 3).

Im Fall des **Todes einer Schwangeren, Gebärenden, Wöchnerin oder eines Neugeborenen** oder bei einer Totgeburt ist binnen 24 Stunden der Amtsarzt durch die Hebamme zu informieren (HebBO § 6, Abs. 2).

18.3 Mutterschaft und Vaterschaft

Das Bürgerliche Gesetzbuch (BGB) fasst unter den Begriff der Verwandtschaft die (**blutsmäßige**) **Verwandtschaft** (§ 1589 BGB), die Schwägerschaft (§ 1590 BGB) und die durch gerichtlichen Ausspruch (Adoptionsdekret) begründete Verwandtschaft (§ 1741 ff. BGB) zusammen. Verwandtschaft wird sowohl durch **eheliche** als auch durch **nichteheliche** Geburt begründet. Allerdings ist erst seit der Reform des Nichtehelichenrechts im Jahre 1969 das nichteheliche Kind nicht mehr nur mit seiner Mutter, sondern auch mit seinem leiblichen Vater und dessen Verwandten verwandt.

Mutterschaft

Erstmalig hat der Gesetzgeber nunmehr auch den Begriff „**Mutter**" definiert:

§ 1591 BGB

„Mutter eines Kindes ist die Frau, die es **geboren** hat."

Diese Aussage ist deshalb nicht selbstverständlich, weil es die moderne Fortpflanzungsmedizin möglich gemacht hat, dass eine Frau eine befruchtete Eizelle austrägt, die nicht von ihr, sondern von einer anderen Frau stammt.

Damit ist auch der lange Zeit herrschende Streit zwischen **genetischer** und **austragender Mutter** beendet. Das bedeutet gleichzeitig, dass sich die Mutterschaft stets sicher feststellen lässt („mater semper certa est").

Die nicht zulässige **Ei-** bzw. **Embryonenspende** ist damit zumindest zivilrechtlich kein Problem mehr: Die Spenderin hat keine Möglichkeit gegen das Kind auf Feststellung seines genetischen Ursprungs zu klagen; ebenfalls ist wegen der eindeutigen Definition der Mutterschaft für einen Rechtsstreit auf Feststellung des Bestehens oder Nichtbestehens eines Eltern-Kind-Verhältnisses (§ 640 II Nr. 1 ZPO) kein Raum.

Vaterschaft

§ 1592 BGB Vaterschaft

Vater eines Kindes ist der Mann,
1. der zum Zeitpunkt der Geburt mit der Mutter des Kindes verheiratet ist,
2. der die Vaterschaft anerkannt hat oder
3. dessen Vaterschaft nach § 1600d oder § 640h Abs. 2 der Zivilprozessordnung gerichtlich festgestellt ist.

Die bloße **Lebensgemeinschaft** mit der Mutter kann die Frage nach der Vaterschaft noch nicht beantworten. Die Abgrenzung zwischen ehelicher und nichtehelicher Geburt bleibt insoweit unverändert bestehen.

Allein die **Geburt des Kindes in der Ehe** macht den Ehemann zum Vater im Rechtssinne. Diese Verknüpfung von Ehe und Geburt wird allerdings aufgehoben, wenn das Kind erst nach Anhängigkeit eines Scheidungsantrags geboren wird und ein Dritter spätestens bis zum Ablauf eines Jahres nach Rechtskraft des dem Scheidungsantrag stattgebenden Urteils seine Vaterschaft anerkannt hat (§ 1599 II 1 BGB). Diese Regelung hat den Vorteil, dass sie den Beteiligten eine Anfechtungsklage erspart und das Kind zu keinem Zeitpunkt ohne rechtlichen Vater ist.

Anders ist es bei der **Auflösung der Ehe durch Tod**: wird ein Kind innerhalb von 300 Tagen nach dem Tod des Ehemannes geboren, gilt der verstorbene Ehemann als Vater (§ 1592 1 BGB). Das ist aber nicht der Fall, wenn die Witwe innerhalb dieses Zeitraumes wieder geheiratet hat. In diesem Fall, in dem das Kind sowohl das Kind des früheren Ehemannes als auch des neuen Ehemannes sein könnte, geht das Gesetz von der Vaterschaft des neuen Ehemannes aus

(§ 1593 I 3 BGB), solange dies nicht angefochten wird.

§ 1594 Anerkennung der Vaterschaft

(1) Die Rechtswirkungen der Anerkennung können, soweit sich nicht aus dem Gesetz anderes ergibt, erst von dem Zeitpunkt an geltend gemacht werden, zu dem die Anerkennung wirksam wird.
(2) Eine Anerkennung der Vaterschaft ist nicht wirksam, solange die Vaterschaft eines anderen Mannes besteht.
(3) Eine Anerkennung unter einer Bedingung oder Zeitbestimmung ist unwirksam.
(4) Die Anerkennung ist schon vor der Geburt des Kindes zulässig.

§ 1595 Zustimmungsbedürftigkeit der Anerkennung

(1) Die Anerkennung bedarf der Zustimmung der Mutter.
(2) Die Anerkennung bedarf auch der Zustimmung des Kindes, wenn der Mutter insoweit die elterliche Sorge nicht zusteht.

Die auch schon vor der Geburt des Kindes mögliche **Anerkennung der Vaterschaft** (§ 1594 IV BGB) ist eine einseitige nicht empfangsbedürftige **(Willens-)Erklärung**, die der strengen Form der **öffentlichen Beurkundung** unterliegt (§ 1597 I BGB). Sie muss daher gegenüber einem Notar bzw. dem Amtsgericht (§ 62 I Nr. 1 BeurkG) oder gegenüber dem Jugendamt (§ 59 I Nr. 1 SGB VIII) bzw. dem Standesbeamten (§ 29 a I PStG) abgegeben werden.

Vater eines Kindes ist schließlich der Mann, dessen **Vaterschaft gerichtlich festgestellt** worden ist (§ 1600 d oder § 640 h, Abs. 2 Zivilprozessordnung, BGB). Im Verfahren auf gerichtliche Feststellung wird als Vater vermutet, wer der Mutter während der Empfängniszeit beigewohnt hat (§ 1600 d 2 BGB). Beiwohnung mit der Mutter ist jeder Kontakt, der nach medizinischer Erfahrung geeignet ist, eine Befruchtung herbeizuführen. Die **künstliche Befruchtung** fällt, sofern der Samenspender feststeht, unter den Begriff „Beiwohnung". Als Empfängniszeit gilt nunmehr nur noch die Zeit vom 300. bis zum 181. Tag vor der Geburt des Kindes, den ersten und den letzten Tag ausdrücklich mit eingerechnet (§ 1600 d III 1 BGB). Steht fest, dass das Kind außerhalb dieser Empfängniszeit empfangen worden ist, verlängert sich die entsprechende Frist (§ 1600 d 3 BGB).

Die Folgen der Vaterschaftsanerkennung und der gerichtlichen Feststellung der nichtehelichen Vaterschaft lassen sich nicht auf einzelne Rechtswirkungen begrenzen. Sie wirken vielmehr umfassend und gegen jedermann. Mit ihnen wird rückwirkend auf die Geburt das Verwandtschaftsverhältnis des nichtehelichen Kindes zum nichtehelichen Vater mit allen sich hieraus ergebenden rechtlichen Wirkungen festgestellt.

18.4 Mutterschutzgesetz

Gesetz zum Schutze der erwerbstätigen Mutter (MuSchG)

In der Fassung der Bekanntmachung vom 20.6.2002 (BGBl. I S. 2318)

Zuletzt geändert durch Art. 2 Abs. 10 G v. 5.12..2006 (BGBl I S. 2748)

1. Abschnitt: Allgemeine Vorschriften

§ 1   Geltungsbereich

Dieses Gesetz gilt
1. für Frauen, die in einem Arbeitsverhältnis stehen,
2. für weibliche in Heimarbeit Beschäftigte und ihnen Gleichgestellte (§ 1 Abs. 1 und 2 des Heimarbeitsgesetzes vom 14. März 1951 BGBl. I S. 191), soweit sie am Stück mitarbeiten.

§ 2   Gestaltung des Arbeitsplatzes

(1) Wer eine werdende oder stillende Mutter beschäftigt, hat bei der Einrichtung und der Unterhaltung des Arbeitsplatzes einschließlich der Maschinen, Werkzeuge und Geräte und bei der Regelung der Beschäftigung die erforderlichen Vorkehrungen und Maßnahmen zum Schutze von Leben und Gesundheit der werdenden oder stillenden Mutter zu treffen.

(2) Wer eine werdende oder stillende Mutter mit Arbeiten beschäftigt, bei denen sie ständig stehen oder gehen muss, hat für sie eine Sitzgelegenheit zum kurzen Ausruhen bereitzustellen.

(3) Wer eine werdende oder stillende Mutter mit Arbeiten beschäftigt, bei denen sie ständig sitzen muss, hat ihr Gelegenheit zu kurzen Unterbrechungen ihrer Arbeit zu geben.

(4) Die Bundesregierung wird ermächtigt, durch Rechtsverordnung mit Zustimmung des Bundesrates

1. den Arbeitgeber zu verpflichten, zur Vermeidung von Gesundheitsgefährdungen der werdenden oder stillenden Mütter oder ihrer Kinder Liegeräume für diese Frauen einzurichten und sonstige Maßnahmen zur Durchführung des in Absatz 1 enthaltenen Grundsatzes zu treffen,

2. nähere Einzelheiten zu regeln wegen der Verpflichtung des Arbeitgebers zur Beurteilung einer Gefährdung für die werdenden oder stillenden Mütter, zur Durchführung der notwendigen Schutzmaßnahmen und zur Unterrichtung der betroffenen Arbeitnehmerinnen nach Maßgabe der insoweit umzusetzenden Artikel 4 bis 6 der Richtlinie 92/85/EWG des Rates vom 19. Oktober 1992 über die Durchführung von Maßnahmen zur Verbesserung der Sicherheit und des Gesundheitsschutzes von schwangeren Arbeitnehmerinnen, Wöchnerinnen und stillenden Arbeitnehmerinnen am Arbeitsplatz (ABl. EG Nr. L 348 S. 1).

(5) Unabhängig von den auf Grund des Absatzes 4 erlassenen Vorschriften kann die Aufsichtsbehörde in Einzelfällen anordnen, welche Vorkehrungen und Maßnahmen zur Durchführung des Absatzes 1 zu treffen sind.

2. Abschnitt: Beschäftigungsverbote

§ 3   Beschäftigungsverbote für werdende Mütter

(1) Werdende Mütter dürfen nicht beschäftigt werden, soweit nach ärztlichem Zeugnis Leben oder Gesundheit von Mutter oder Kind bei Fortdauer der Beschäftigung gefährdet ist.

(2) Werdende Mütter dürfen in den letzten sechs Wochen vor der Entbindung nicht beschäftigt werden, es sei denn, dass sie sich zur Arbeitsleistung ausdrücklich bereit erklären; die Erklärung kann jederzeit widerrufen werden.

§ 4   Weitere Beschäftigungsverbote

(1) Werdende Mütter dürfen nicht mit schweren körperlichen Arbeiten und nicht mit Arbeiten beschäftigt werden, bei denen sie schädlichen Einwirkungen von gesundheitsgefährdenden Stoffen oder Strahlen von Staub, Gasen oder Dämpfen, von Hitze, Kälte oder Nässe, von Erschütterungen oder Lärm ausgesetzt sind.

(2) Werdende Mütter dürfen insbesondere nicht beschäftigt werden
1. mit Arbeiten, bei denen regelmäßig Lasten von mehr als fünf kg Gewicht oder gelegentlich Lasten von mehr als zehn kg Gewicht ohne mechanische Hilfsmittel von Hand gehoben, bewegt oder befördert werden. Sollen größere Lasten mit mechanischen Hilfsmitteln von Hand gehoben, bewegt oder befördert werden, so darf die körperliche Beanspruchung der werdenden Mutter nicht größer sein als bei Arbeiten nach Satz 1,
2. nach Ablauf des fünften Monats der Schwangerschaft mit Arbeiten, bei denen sie ständig stehen müssen, soweit diese Beschäftigung täglich vier Stunden überschreitet,
3. mit Arbeiten, bei denen sie sich häufig erheblich strecken oder beugen oder bei denen sie dauernd hocken oder sich gebückt halten müssen,
4. mit der Bedienung von Geräten und Maschinen aller Art mit hoher Fußbeanspruchung, insbesondere von solchen mit Fußantrieb,

5. mit dem Schälen von Holz,
6. mit Arbeiten, bei denen sie infolge ihrer Schwangerschaft in besonderem Maße der Gefahr, an einer Berufskrankheit zu erkranken, ausgesetzt sind oder bei denen durch das Risiko der Entstehung einer Berufskrankheit eine erhöhte Gefährdung für die werdende Mutter oder eine Gefahr für die Leibesfrucht besteht,
7. nach Ablauf des dritten Monats der Schwangerschaft auf Beförderungsmitteln,
8. mit Arbeiten, bei denen sie erhöhten Unfallgefahren, insbesondere der Gefahr auszugleiten, zu fallen oder abzustürzen, ausgesetzt sind.

(3) Die Beschäftigung von werdenden Müttern mit
1. Akkordarbeit und sonstigen Arbeiten, bei denen durch ein gesteigertes Arbeitstempo ein höheres Entgelt erzielt werden kann,
2. Fließarbeit mit vorgeschriebenem Arbeitstempo ist verboten. Die Aufsichtsbehörde kann Ausnahmen bewilligen, wenn die Art der Arbeit und das Arbeitstempo eine Beeinträchtigung der Gesundheit von Mutter oder Kind nicht befürchten lassen. Die Aufsichtsbehörde kann die Beschäftigung für alle werdenden Mütter eines Betriebes oder einer Betriebsabteilung bewilligen, wenn die Voraussetzungen des Satzes 2 für alle im Betrieb oder in der Betriebsabteilung beschäftigten Frauen gegeben sind.

(4) Die Bundesregierung wird ermächtigt, zur Vermeidung von Gesundheitsgefährdungen der werdenden oder stillenden Mütter und ihrer Kinder durch Rechtsverordnung mit Zustimmung des Bundesrates
1. Arbeiten zu bestimmen, die unter die Beschäftigungsverbote der Absätze 1 und 2 fallen,
2. weitere Beschäftigungsverbote für werdende und stillende Mütter vor und nach der Entbindung zu erlassen.

(5) Die Aufsichtsbehörde kann in Einzelfällen bestimmen, ob eine Arbeit unter die Beschäftigungsverbote der Absätze 1 bis 3 oder einer von der Bundesregierung gemäß Absatz 4 erlassenen Verordnung fällt. Sie kann in Einzelfällen die Beschäftigung mit bestimmten anderen Arbeiten verbieten.

§ 5   Mitteilungspflicht, ärztliches Zeugnis

(1) Werdende Mütter sollen dem Arbeitgeber ihre Schwangerschaft und den mutmaßlichen Tag der Entbindung mitteilen, sobald ihnen ihr Zustand bekannt ist. Auf Verlangen des Arbeitgebers sollen sie das Zeugnis eines Arztes oder einer Hebamme vorlegen. Der Arbeitgeber hat die Aufsichtsbehörde unverzüglich von der Mitteilung der werdenden Mutter zu benachrichtigen. Er darf die Mitteilung der werdenden Mutter Dritten nicht unbefugt bekannt geben.

(2) Für die Berechnung der in § 3 Abs. 2 bezeichneten Zeiträume vor der Entbindung ist das Zeugnis eines Arztes oder einer Hebamme maßgebend; das Zeugnis soll den mutmaßlichen Tag der Entbindung angeben. Irrt sich der Arzt oder die Hebamme über den Zeitpunkt der Entbindung, so verkürzt oder verlängert sich diese Frist entsprechend.

(3) Die Kosten für die Zeugnisse nach den Absätzen 1 und 2 trägt der Arbeitgeber.

§ 6   Beschäftigungsverbote nach der Entbindung

(1) Mütter dürfen bis zum Ablauf von acht Wochen, bei Früh- und Mehrlingsgeburten bis zum Ablauf von zwölf Wochen nach der Entbindung nicht beschäftigt werden. Bei Frühgeburten und sonstigen vorzeitigen Entbindungen verlängern sich die Fristen nach Satz 1 zusätzlich um den Zeitraum der Schutzfrist nach § 3 Abs. 2, der nicht in Anspruch genommen werden konnte. Beim Tod ihres Kindes kann die Mutter auf ihr ausdrückliches Verlangen ausnahmsweise schon vor Ablauf dieser Fristen, aber noch nicht in den ersten zwei Wochen nach der Entbindung, wieder beschäftigt werden, wenn nach ärztlichem Zeugnis nichts dagegen spricht. Sie kann ihre Erklärung jederzeit widerrufen.

(2) Frauen, die in den ersten Monaten nach der Entbindung nach ärztlichem Zeugnis nicht voll leistungsfähig sind, dürfen nicht zu einer ihre Leistungsfähigkeit übersteigenden Arbeit herangezogen werden.

(3) Stillende Mütter dürfen mit den in § 4 Abs. 1, 2 Nr. 1, 3, 4, 5, 6 und 8 sowie Abs. 3 Satz 1 genannten Arbeiten nicht beschäftigt werden. Die Vorschriften des § 4 Abs. 3 Satz 2 und 3 sowie Abs. 5 gelten entsprechend.

§ 7   Stillzeit

(1) Stillenden Müttern ist auf ihr Verlangen die zum Stillen erforderliche Zeit, mindestens aber zweimal täglich eine halbe Stunde oder einmal täglich eine Stunde freizugeben. Bei einer zusammenhängenden Arbeitszeit von mehr als acht Stunden soll auf Verlangen zweimal eine Stillzeit von mindestens 45 Minuten oder, wenn in der Nähe der Arbeitsstätte keine Stillgelegenheit vorhanden ist, einmal eine Stillzeit von mindestens 90 Minuten gewährt werden. Die Arbeitszeit gilt als zusammenhängend, soweit sie nicht durch eine Ruhepause von mindestens zwei Stunden unterbrochen wird.

(2) Durch die Gewährung der Stillzeit darf ein Verdienstausfall nicht eintreten. Die Stillzeit darf von stillenden Müttern nicht vor- oder nachgearbeitet und nicht auf die in dem Arbeitszeitgesetz oder in anderen Vorschriften festgesetzten Ruhepausen angerechnet werden.

(3) Die Aufsichtsbehörde kann in Einzelfällen nähere Bestimmungen über Zahl, Lage und Dauer der Stillzeiten treffen; sie kann die Einrichtung von Stillräumen vorschreiben.

(4) Der Auftraggeber oder Zwischenmeister hat den in Heimarbeit Beschäftigten und den ihnen Gleichgestellten für die Stillzeit ein Entgelt von 75 vom Hundert eines durchschnittlichen Stundenverdienstes, mindestens aber 0,38 Euro für jeden Werktag zu zahlen. Ist die Frau für mehrere Auftraggeber oder Zwischenmeister tätig, so haben diese das Entgelt für die Stillzeit zu gleichen Teilen zu gewähren. Auf das Entgelt finden die Vorschriften der §§ 23 bis 25 des Heimarbeitsgesetzes vom 14. März 1951 (BGBl. I S. 191) über den Entgeltschutz Anwendung.

§ 8   Mehrarbeit, Nacht- und Sonntagsarbeit

(1) Werdende und stillende Mütter dürfen nicht mit Mehrarbeit, nicht in der Nacht zwischen 20 und 6 Uhr und nicht an Sonn- und Feiertagen beschäftigt werden.

(2) Mehrarbeit im Sinne des Absatzes 1 ist jede Arbeit, die
1. von Frauen unter 18 Jahren über 8 Stunden täglich oder 80 Stunden in der Doppelwoche,
2. von sonstigen Frauen über 8 1/2 Stunden täglich oder 90 Stunden in der Doppelwoche hinaus geleistet wird. In die Doppelwoche werden die Sonntage eingerechnet.

(3) Abweichend vom Nachtarbeitsverbot des Absatzes 1 dürfen werdende Mütter in den ersten vier Monaten der Schwangerschaft und stillende Mütter beschäftigt werden
1. in Gast- und Schankwirtschaften und im Übrigen Beherbergungswesen bis 22 Uhr,
2. in der Landwirtschaft mit dem Melken von Vieh ab 5 Uhr,
3. als Künstlerinnen bei Musikaufführungen, Theatervorstellungen und ähnlichen Aufführungen bis 23 Uhr.

(4) Im Verkehrswesen, in Gast- und Schankwirtschaften und im übrigen Beherbergungswesen, im Familienhaushalt, in Krankenpflege- und in Badeanstalten, bei Musikaufführungen, Theatervorstellungen, anderen Schaustellungen, Darbietungen oder Lustbarkeiten dürfen werdende oder stillende Mütter, abweichend von Absatz 1, an Sonn- und Feiertagen beschäftigt werden, wenn ihnen in jeder Woche einmal eine ununterbrochene Ruhezeit von mindestens 24 Stunden im Anschluss an eine Nachtruhe gewährt wird.

(5) An in Heimarbeit Beschäftigte und ihnen Gleichgestellte, die werdende oder stillende Mütter sind, darf Heimarbeit nur in solchem Umfang und mit solchen Fertigungsfristen ausgegeben werden, dass sie von der werdenden Mutter voraussichtlich während einer 8-stündigen Tagesarbeitszeit, von der stillenden Mutter voraussichtlich während einer 7 1/4-stündigen Tagesarbeitszeit an Werktagen ausgeführt werden kann. Die Aufsichtsbehörde kann in Einzelfällen nähere Bestimmungen über die Arbeitsmenge treffen; falls ein Heimarbeitsausschuss besteht, hat sie diesen vorher zu hören.

(6) Die Aufsichtsbehörde kann in begründeten Einzelfällen Ausnahmen von den vorstehenden Vorschriften zulassen.

3. Abschnitt: Kündigung

§ 9   Kündigungsverbot

(1) Die Kündigung gegenüber einer Frau während der Schwangerschaft und bis zum Ablauf von vier Monaten nach der Entbindung ist unzulässig, wenn dem Arbeitgeber zur Zeit der Kündigung die Schwangerschaft oder Entbindung bekannt war oder innerhalb zweier Wochen nach Zugang der Kündigung mitgeteilt wird; das Überschreiten dieser Frist ist unschädlich, wenn es auf einem von der Frau nicht zu vertretenden Grund beruht und die Mitteilung unverzüglich nachgeholt

wird. Die Vorschrift des Satzes 1 gilt für Frauen, die den in Heimarbeit Beschäftigten gleichgestellt sind, nur, wenn sich die Gleichstellung auch auf den Neunten Abschnitt – Kündigung – des Heimarbeitsgesetzes vom 14. März 1951 (BGBl. I S. 191) erstreckt.

(2) Kündigt eine schwangere Frau, gilt § 5 Abs. 1 Satz 3 entsprechend.

(3) Die für den Arbeitsschutz zuständige oberste Landesbehörde oder die von ihr bestimmte Stelle kann in besonderen Fällen, die nicht mit dem Zustand einer Frau während der Schwangerschaft oder ihrer Lage bis zum Ablauf von vier Monaten nach der Entbindung in Zusammenhang stehen, ausnahmsweise die Kündigung für zulässig erklären. Die Kündigung bedarf der schriftlichen Form und sie muss den zulässigen Kündigungsgrund angeben.

(4) In Heimarbeit Beschäftigte und ihnen Gleichgestellte dürfen während der Schwangerschaft und bis zum Ablauf von vier Monaten nach der Entbindung nicht gegen ihren Willen bei der Ausgabe von Heimarbeit ausgeschlossen werden; die Vorschriften der §§ 3, 4, 6 und 8 Abs. 5 bleiben unberührt.

| § 9a | (weggefallen) |

| § 10 | **Erhaltung von Rechten** |

(1) Eine Frau kann während der Schwangerschaft und während der Schutzfrist nach der Entbindung (§ 6 Abs. 1) das Arbeitsverhältnis ohne Einhaltung einer Frist zum Ende der Schutzfrist nach der Entbindung kündigen.

(2) Wird das Arbeitsverhältnis nach Absatz 1 aufgelöst und wird die Frau innerhalb eines Jahres nach der Entbindung in ihrem bisherigen Betrieb wieder eingestellt, so gilt, soweit Rechte aus dem Arbeitsverhältnis von der Dauer der Betriebs- oder Berufszugehörigkeit oder von der Dauer der Beschäftigungs- oder Dienstzeit abhängen, das Arbeitsverhältnis als nicht unterbrochen. Dies gilt nicht, wenn die Frau in der Zeit von der Auflösung des Arbeitsverhältnisses bis zur Wiedereinstellung bei einem anderen Arbeitgeber beschäftigt war.

4. Abschnitt: Leistungen

| § 11 | **Arbeitsentgelt bei Beschäftigungsverboten** |

(1) Den unter den Geltungsbereich des § 1 fallenden Frauen ist, soweit sie nicht Mutterschaftsgeld nach den Vorschriften der Reichsversicherungsordnung beziehen können, vom Arbeitgeber mindestens der Durchschnittsverdienst der letzten 13 Wochen oder der letzten drei Monate vor Beginn des Monats, in dem die Schwangerschaft eingetreten ist, weiter zu gewähren, wenn sie wegen eines Beschäftigungsverbots nach § 3 Abs. 1, §§ 4, 6 Abs. 2 oder 3 oder wegen des Mehr-, Nacht- oder Sonntagsarbeitsverbots nach § 8 Abs. 1, 3 oder 5 teilweise oder völlig mit der Arbeit aussetzen. Dies gilt auch, wenn wegen dieser Verbote die Beschäftigung oder die Entlohnungsart wechselt. Wird das Arbeitsverhältnis erst nach Eintritt der Schwangerschaft begonnen, so ist

der Durchschnittsverdienst aus dem Arbeitsentgelt der ersten 13 Wochen oder drei Monate der Beschäftigung zu berechnen. Hat das Arbeitsverhältnis nach Satz 1 oder 3 kürzer gedauert, so ist der kürzere Zeitraum der Berechnung zugrunde zu legen. Zeiten, in denen kein Arbeitsentgelt erzielt wurde, bleiben außer Betracht.

(2) Bei Verdiensterhöhungen nicht nur vorübergehender Natur, die während oder nach Ablauf des Berechnungszeitraums eintreten, ist von dem erhöhten Verdienst auszugehen. Verdienstkürzungen, die im Berechnungszeitraum infolge von Kurzarbeit, Arbeitsausfällen oder unverschuldeter Arbeitsversäumnis eintreten, bleiben für die Berechnung des Durchschnittsverdienstes außer Betracht. Zu berücksichtigen sind dauerhafte Verdienstkürzungen, die während oder nach Ablauf des Berechnungszeitraums eintreten und nicht auf einem mutterschutzrechtlichen Beschäftigungsverbot beruhen.

(3) Die Bundesregierung wird ermächtigt, durch Rechtsverordnung mit Zustimmung des Bundesrates Vorschriften über die Berechnung des Durchschnittsverdienstes im Sinne der Absätze 1 und 2 zu erlassen.

---

§ 12   (weggefallen)

---

§ 13   Mutterschaftsgeld

(1) Frauen, die Mitglied einer gesetzlichen Krankenkasse sind, erhalten für die Zeit der Schutzfristen des § 3 Abs. 2 und des § 6 Abs. 1 sowie für den Entbindungstag Mutterschaftsgeld nach den Vorschriften der Reichsversicherungsordnung oder des Gesetzes über die Krankenversicherung der Landwirte über das Mutterschaftsgeld.

(2) Frauen, die nicht Mitglied einer gesetzlichen Krankenkasse sind, erhalten, wenn sie bei Beginn der Schutzfrist nach nach § 3 Abs. 2 in einem Arbeitsverhältnis stehen oder in Heimarbeit beschäftigt sind, für die Zeit der Schutzfristen des § 3 Abs. 2 und des § 6 Abs. 1 sowie für den Entbindungstag Mutterschaftsgeld zu Lasten des Bundes in entsprechender Anwendung der Vorschriften der Reichsversicherungsordnung über das Mutterschaftsgeld, höchstens jedoch insgesamt 210 Euro. Das Mutterschaftsgeld wird diesen Frauen auf Antrag vom Bundesversicherungsamt gezahlt. Die Sätze 1 und 2 gelten für Frauen entsprechend, deren Arbeitsverhältnis während ihrer Schwangerschaft oder der Schutzfrist des § 6 Abs. 1 nach Maßgabe von § 9 Abs. 3 aufgelöst worden ist.

(3) Frauen, die während der Schutzfristen des § 3 Abs. 2 oder des § 6 Abs. 1 von einem Beamten- in ein Arbeitsverhältnis wechseln, erhalten von diesem Zeitpunkt an Mutterschaftsgeld entsprechend den Absätzen 1 und 2.

---

§ 14   Zuschuss zum Mutterschaftsgeld

(1) Frauen, die Anspruch auf Mutterschaftsgeld nach § 200 Abs. 1, 2 Satz 1 bis 4 und Abs. 3 der Reichsversicherungsordnung, § 29 Abs. 1, 2 und 4 des Gesetzes über die Krankenversicherung der Landwirte oder § 13 Abs. 2, 3 haben, erhalten während ihres bestehenden Arbeitsver-

hältnisses für die Zeit der Schutzfristen des § 3 Abs. 2 und § 6 Abs. 1 sowie für den Entbindungstag von ihrem Arbeitgeber einen Zuschuss in Höhe des Unterschiedsbetrages zwischen 13 Euro und dem um die gesetzlichen Abzüge verminderten durchschnittlichen kalendertäglichen Arbeitsentgelt. Das durchschnittliche kalendertägliche Arbeitsentgelt ist aus den letzten drei abgerechneten Kalendermonaten, bei wöchentlicher Abrechnung aus den letzten 13 abgerechneten Wochen vor Beginn der Schutzfrist nach § 3 Abs. 2 zu berechnen. Nicht nur vorübergehende Erhöhungen des Arbeitsentgeltes, die während der Schutzfristen des § 3 Abs. 2 und § 6 Abs. 1 wirksam werden, sind ab diesem Zeitpunkt in die Berechnung einzubeziehen. Einmalig gezahltes Arbeitsentgelt (§ 23a des Vierten Buches Sozialgesetzbuch) sowie Tage, an denen infolge von Kurzarbeit, Arbeitsausfällen oder unverschuldeter Arbeitsversäumnis kein oder ein vermindertes Arbeitsentgelt erzielt wurde, bleiben außer Betracht. Zu berücksichtigen sind dauerhafte Verdienstkürzungen, die während oder nach Ablauf des Berechnungszeitraums eintreten und nicht auf einem mutterschutzrechtlichen Beschäftigungsverbot beruhen. Ist danach eine Berechnung nicht möglich, so ist das durchschnittliche kalendertägliche Arbeitsentgelt einer gleichartig Beschäftigten zugrunde zu legen.

(2) Frauen, deren Arbeitsverhältnis während ihrer Schwangerschaft oder während der Schutzfrist des § 6 Abs. 1 nach Maßgabe von § 9 Abs. 3 aufgelöst worden ist, erhalten bis zum Ende dieser Schutzfrist den Zuschuss nach Absatz 1 zu Lasten des Bundes von der für die Zahlung des Mutterschaftsgeldes zuständigen Stelle.

(3) Absatz 2 gilt für den Zuschuss des Bundes entsprechend, wenn der Arbeitgeber wegen eines Insolvenzereignisses im Sinne des § 183 Abs. 1 Satz 1 des Dritten Buches Sozialgesetzbuch seinen Zuschuss nach Absatz 1 nicht zahlen kann. (4) Der Zuschuss nach den Absätzen 1 bis 3 entfällt für die Zeit, in der Frauen die Elternzeit nach dem Bundeselterngeld- und Elternzeitgesetz in Anspruch nehmen oder in Anspruch genommen hätten, wenn deren Arbeitsverhältnis nicht während ihrer Schwangerschaft oder während der Schutzfrist des § 6 Abs. 1 vom Arbeitgeber zulässig aufgelöst worden wäre. Dies gilt nicht, soweit sie eine zulässige Teilzeitarbeit leisten.

Fußnote

§ 14 Abs. 1 Satz 1: Nach Maßgabe der Entscheidungsformel mit GG unvereinbar gem. BVerfGE v. 18.11.2003; 2004 I 69 – 1 BvR 302/96 -

---

§ 15   Sonstige Leistungen bei Schwangerschaft und Mutterschaft

Frauen, die in der gesetzlichen Krankenversicherung versichert sind, erhalten auch die folgenden Leistungen bei Schwangerschaft und Mutterschaft nach den Vorschriften der Reichsversicherungsordnung oder des Gesetzes über die Krankenversicherung der Landwirte:

1. ärztliche Betreuung und Hebammenhilfe,
2. Versorgung mit Arznei-, Verband- und Heilmitteln,
3. stationäre Entbindung,
4. häusliche Pflege,
5. Haushaltshilfe.

§ 16 Freistellung für Untersuchungen

Der Arbeitgeber hat die Frau für die Zeit freizustellen, die zur Durchführung der Untersuchungen im Rahmen der Leistungen der gesetzlichen Krankenversicherung bei Schwangerschaft und Mutterschaft erforderlich ist. Entsprechendes gilt zugunsten der Frau, die nicht in der gesetzlichen Krankenversicherung versichert ist. Ein Entgeltausfall darf hierdurch nicht eintreten.

§ 17 Erholungsurlaub

Für den Anspruch auf bezahlten Erholungsurlaub und dessen Dauer gelten die Ausfallzeiten wegen mutterschutzrechtlicher Beschäftigungsverbote als Beschäftigungszeiten. Hat die Frau ihren Urlaub vor Beginn der Beschäftigungsverbote nicht oder nicht vollständig erhalten, so kann sie nach Ablauf der Fristen den Resturlaub im laufenden oder im nächsten Urlaubsjahr beanspruchen.

5. Abschnitt: Durchführung des Gesetzes

§ 18 Auslage des Gesetzes

(1) In Betrieben und Verwaltungen, in denen regelmäßig mehr als drei Frauen beschäftigt werden, ist ein Abdruck dieses Gesetzes an geeigneter Stelle zur Einsicht auszulegen oder auszuhängen.

(2) Wer Heimarbeit ausgibt oder abnimmt, hat in den Räumen der Ausgabe und Abnahme einen Abdruck dieses Gesetzes an geeigneter Stelle zur Einsicht auszulegen oder auszuhängen.

§ 19 Auskunft

(1) Der Arbeitgeber ist verpflichtet, der Aufsichtsbehörde auf Verlangen
1. die zur Erfüllung der Aufgaben dieser Behörde erforderlichen Angaben wahrheitsgemäß und vollständig zu machen,
2. die Unterlagen, aus denen Namen, Beschäftigungsart und -zeiten der werdenden und stillenden Mütter sowie Lohn- und Gehaltszahlungen ersichtlich sind, und allesonstigen Unterlagen, die sich auf die zu Nummer 1 zu machenden Angaben beziehen, zur Einsicht vorzulegen oder einzusenden.

(2) Die Unterlagen sind mindestens bis zum Ablauf von zwei Jahren nach der letzten Eintragung aufzubewahren.

§ 20 Aufsichtsbehörden

(1) Die Aufsicht über die Ausführung der Vorschriften dieses Gesetzes und der auf Grund dieses Gesetzes erlassenen Vorschriften obliegt den nach Landesrecht zuständigen Behörden (Aufsichtsbehörden).

(2) Die Aufsichtsbehörden haben dieselben Befugnisse und Obliegenheiten wie nach § 139b der Gewerbeordnung die dort genannten besonderen Beamten. Das Grundrecht der Unverletzlichkeit der Wohnung (Artikel 13 des Grundgesetzes) wird insoweit eingeschränkt.

6. Abschnitt: Straftaten und Ordnungswidrigkeiten

§ 21   Straftaten und Ordnungswidrigkeiten

(1) Ordnungswidrig handelt der Arbeitgeber, der vorsätzlich oder fahrlässig
1. den Vorschriften der §§ 3, 4 Abs. 1 bis 3 Satz 1 oder § 6 Abs. 1 bis 3 Satz 1 über die Beschäftigungsverbote vor und nach der Entbindung,
2. den Vorschriften des § 7 Abs. 1 Satz 1 oder Abs. 2 Satz 2 über die Stillzeit,
3. den Vorschriften des § 8 Abs. 1 oder 3 bis 5 Satz 1 über Mehr-, Nacht- oder Sonntagsarbeit,
4. den auf Grund des § 4 Abs. 4 erlassenen Vorschriften, soweit sie für einen bestimmten Tatbestand auf diese Bußgeldvorschrift verweisen,
5. einer vollziehbaren Verfügung der Aufsichtsbehörde nach § 2 Abs. 5, § 4 Abs. 5, § 6 Abs. 3 Satz 2, § 7 Abs. 3 oder § 8 Abs. 5 Satz 2 Halbsatz 1,
6. den Vorschriften des § 5 Abs. 1 Satz 3 über die Benachrichtigung,
7. der Vorschrift des § 16 Satz 1, auch in Verbindung mit Satz 2, über die Freistellung für Untersuchungen oder
8. den Vorschriften des § 18 über die Auslage des Gesetzes oder des § 19 über die Einsicht, Aufbewahrung und Vorlage der Unterlagen und über die Auskunft zuwiderhandelt.

(2) Die Ordnungswidrigkeit nach Absatz 1 Nr. 1 bis 5 kann mit einer Geldbuße bis zu fünfzehntausend Euro, die Ordnungswidrigkeit nach Absatz 1 Nr. 6 bis 8 mit einerGeldbuße bis zu zweitausendfünfhundert Euro geahndet werden.

(3) Wer vorsätzlich eine der in Absatz 1 Nr. 1 bis 5 bezeichneten Handlungen begeht und dadurch die Frau in ihrer Arbeitskraft oder Gesundheit gefährdet, wird mit Freiheitsstrafe bis zu einem Jahr oder mit Geldstrafe bestraft.

(4) Wer in den Fällen des Absatzes 3 die Gefahr fahrlässig verursacht, wird mit Freiheitsstrafe bis zu sechs Monaten oder mit Geldstrafe bis zu einhundertachtzig Tagessätzen bestraft.

7. Abschnitt: Schlussvorschriften

§ 24   In Heimarbeit Beschäftigte

Für die in Heimarbeit Beschäftigten und die ihnen Gleichgestellten gelten
1. die §§ 3, 4 und 6 mit der Maßgabe, dass an die Stelle der Beschäftigungsverbote das Verbot der Ausgabe von Heimarbeit tritt,

2. § 2 Abs. 4, § 5 Abs. 1 und 3, § 9 Abs. 1, § 11 Abs. 1, § 13 Abs. 2, die §§ 14, 16, 19 Abs. 1 und
   § 21 Abs. 1 mit der Maßgabe, dass an die Stelle des Arbeitgebers der Auftraggeber oder Zwischenmeister tritt.

---

§ 25 (weggefallen)

Diese Gesetz gilt auch für **selbständige Unternehmerinnen**. Gerade bei ihnen ist mit Nachdruck darauf hinzuweisen, weil sie u. U. für die Nichteinhaltung haftbar gemacht werden können, auch wenn es ihre eigene Schwangerschaft betrifft. Der Schutz des Ungeborenen unterliegt besonders strengen Sanktionen.

Für die Kontrolle der Einhaltung der Bestimmungen ist das örtliche Gewerbeaufsichtsamt zuständig.

18.5   Leistungen bei Schwangerschaft und Mutterschaft (RVO)

Für Frauen, die in einer gesetzlichen Krankenkasse versichert sind, gelten die folgenden Regelungen nach der Reichsversicherungsordnung (RVO). Darin sind der Umfang und die Höhe der Leistungen fixiert, auf die eine Frau in der Schwangerschaft und Mutterschaft Anspruch hat. Neben den Sicherheiten für die Frau, enthalten sie implizit den gesicherten Anspruch auf die Vergütung der erbrachten Leistungen durch die Hebamme.

Reichsversicherungsordnung (RVO)

Zuletzt geändert durh Art. 2d G v. 11.12.2008 (BGB 1.I 2426)

II. Buch 2. Abschnitt:
Leistungen bei Schwangerschaft und Mutterschaft

---

§ 195   Leistungsumfang bei Schwangerschaft und Mutterschaft

(1) Die Leistungen bei Schwangerschaft und Mutterschaft umfassen
1. ärztliche Betreuung und Hebammenhilfe,
2. Versorgung mit Arznei-, Verband- und Heilmitteln,
3. stationäre Entbindung,
4. häusliche Pflege,
5. Haushaltshilfe,
6. Mutterschaftsgeld, Entbindungsgeld.

(2) Für die Leistungen nach Absatz 1 gelten die für die Leistungen nach dem Fünften Buch Sozialgesetzbuch geltenden Vorschriften entsprechend, soweit nichts Abweichendes bestimmt ist.

§ 16 Abs. 1 des Fünften Buches Sozialgesetzbuch gilt nicht für den Anspruch auf Mutterschaftsgeld und Entbindungsgeld. Bei Anwendung des § 65 Abs. 2 des Fünften Buches Sozialgesetzbuch bleiben die Leistungen nach Absatz 1 unberücksichtigt.

§ 196   Ärztliche Betreuung, Hebammenhilfe, Versorgung mit Arznei-, Verband- und Heilmittel

(1) Die Versicherte hat während der Schwangerschaft, bei und nach der Entbindung Anspruch auf ärztliche Betreuung einschließlich der Untersuchungen zur Feststellung der Schwangerschaft und zur Schwangerenvorsorge sowie auf Hebammenhilfe. Die ärztliche Betreuung umfaßt auch die Beratung der Schwangeren zur Bedeutung der Muttergesundheit für Mutter und Kind einschließlich des Zusammenhangs zwischen Ernährung und Krankheitsrisiko, sowie die Einschätzung oder Bestimmung des Übertragungsrisikos von Karies.

(2) Bei Schwangerschaftsbeschwerden und im Zusammenhang mit der Entbindung gelten die §§ 31 Abs. 3, § 32 Abs. 2, und § 33 Abs. 7, Satz 2 und Abs. 8 und § 127 Abs. 4 des Fünften Buches Sozialgesetzbuch nicht.

§ 197   Stationäre Entbindung

(1) Wird die Versicherte zur Entbindung in ein Krankenhaus oder eine andere Einrichtung aufgenommen, hat sie für sich und das Neugeborene auch Anspruch auf Unterkunft, Pflege und Verpflegung. Für diese Zeit besteht kein Anspruch auf Krankenhausbehandlung. § 39 Abs. 2 des Fünften Buches Sozialgesetzbuch gilt entsprechend.

§ 198   Häusliche Pflege

Die Versicherte hat Anspruch auf häusliche Pflege, soweit diese wegen Schwangerschaft oder Entbindung erforderlich ist. § 37 Abs. 3 und 4 des Fünften Buches Sozialgesetzbuch gilt entsprechend.

§ 199   Haushaltshilfe

Die Versicherte erhält Haushaltshilfe, soweit ihr wegen Schwangerschaft oder Entbindung die Weiterführung des Haushalts nicht möglich ist und eine andere im Haushalt lebende Person den Haushalt nicht weiterführen kann. § 38 Abs. 4 des Fünften Buches Sozialgesetzbuch gilt entsprechend.

§ 200   Mutterschaftsgeld

(1) Weibliche Mitglieder, die bei Arbeitsunfähigkeit Anspruch auf Krankengeld haben oder denen wegen der Schutzfristen nach § 3 Abs. 2 und § 6 Abs. 1 des Mutterschutzgesetzes kein Arbeitsentgelt gezahlt wird, erhalten Mutterschaftsgeld.

(2) Für Mitglieder, die bei Beginn der Schutzfrist nach § 3 Abs. 2 des Mutterschutzgesetzes in einem Arbeitsverhältnis stehen oder in Heimarbeit beschäftigt sind oder deren Arbeitsverhält-

nis während ihrer Schwangerschaft oder der Schutzfrist nach § 6 Abs. 1 des Mutterschutzgesetzes nach Maßgabe von § 9 Abs. 3 des Mutterschutzgesetzes aufgelöst worden ist, wird als Mutterschaftsgeld das um die gesetzlichen Abzüge verminderte durchschnittliche kalendertägliche Arbeitsentgelt der letzten drei abgerechneten Kalendermonate vor Beginn der Schutzfrist nach § 3 Abs. 2 des Mutterschutzgesetzes gezahlt. Es beträgt höchstens 13 Euro für den Kalendertag. Einmalig gezahltes Arbeitsentgelt (§ 23a des Vierten Buches Sozialgesetzbuch) sowie Tage, an denen infolge von Kurzarbeit, Arbeitsausfällen oder unverschuldeter Arbeitsversäumnis kein oder ein vermindertes Arbeitsentgelt erzielt wurde, bleiben außer Betracht. Ist danach eine Berechnung nicht möglich, ist das durchschnittliche kalendertägliche Arbeitsentgelt einer gleichartig Beschäftigten zugrunde zu legen. Für Mitglieder, deren Arbeitsverhältnis während der Mutterschutzfristen vor oder nach der Geburt beginnt, wird das Mutterschaftsgeld von Beginn des Arbeitsverhältnisses an gezahlt. Übersteigt das Arbeitsentgelt 13 Euro kalendertäglich, wird der übersteigende Betrag vom Arbeitgeber oder vom Bund nach den Vorschriften des Mutterschutzgesetzes gezahlt. Für andere Mitglieder wird das Mutterschaftsgeld in Höhe des Krankengeldes gezahlt.

(3) Das Mutterschaftsgeld wird für die letzten sechs Wochen vor der Entbindung, den Entbindungstag und für die ersten acht Wochen, bei Mehrlings- und Frühgeburten und sonstigen vorzeitigen Entbindungen für die ersten zwölf Wochen nach der Entbindung gezahlt. Bei Frühgeburten verlängert sich die Bezugsdauer um den Zeitraum, der nach § 3 Abs. 2 des Mutterschutzgesetzes nicht in Anspruch genommen werden konnte. Für die Zahlung des Mutterschaftsgeldes vor der Entbindung ist das Zeugnis eines Arztes oder einer Hebamme maßgebend, in dem der mutmaßliche Tag der Entbindung angegeben ist. Das Zeugnis darf nicht früher als eine Woche vor Beginn der Schutzfrist nach § 3 Abs. 2 des Mutterschutzgesetzes ausgestellt sein. Bei Geburten nach dem mutmaßlichen Tag der Entbindung verlängert sich die Bezugsdauer vor der Geburt entsprechend.

(4) Der Anspruch auf Mutterschaftsgeld ruht, soweit und solange das Mitglied beitragspflichtiges Arbeitsentgelt oder Arbeitseinkommen erhält. Dies gilt nicht für einmalig gezahltes Arbeitsentgelt.

§ 200a Pauschbetrag

(weggelassen)

§ 200b Entbindungsgeld

Versicherte, die keinen Anspruch auf Mutterschaftsgeld nach § 200 haben, erhalten nach der Entbindung ein Entbindungsgeld von 77 Euro.

18.6 Bundessozialhilfegesetz (BSHG)

Frauen, die aus der gesetzlichen Krankenversicherungspflicht herausfallen, haben die Möglichkeit beim Landessozialamt einen Krankenschein nach dem Bundessozialhilfegesetz (BSHG) zu beantragen.

Das 1962 in Kraft getretene Gesetz soll versuchen, den Empfängern der Hilfe „die Führung eines Lebens zu ermöglichen, das der Würde des Menschen entspricht".

---

§ 5   Einsetzen der Sozialhilfe

Die Sozialhilfe setzt ein, sobald dem Träger der Sozialhilfe oder den von ihm beauftragten Stellen bekannt wird, dass die Voraussetzungen für Gewährung vorliegen.

Das Sozialhilfegesetz nennt Geld-, Sachleistungen und persönliche Hilfe als mögliche Hilfeformen. Diese lassen sich in den Bereich „Hilfen zum Lebensunterhalt" (HLU) und den Bereich „Hilfen in besonderen Lebenslagen" (HbL) unterteilen.

---

§ 23   Mehrbedarf

(1a) Für werdende Mütter nach der 12. Schwangerschaftswoche ist ein Mehrbedarf von 20 vom Hundert des maßgebenden Regelsatzes anzuerkennen, soweit nicht im Einzelfall ein abweichender Bedarf besteht.

Nach § 37 BSHG wird danach Krankenhilfe gewährt, d. h. die Rechnung des Arztes bzw. des versorgenden Krankenhauses wird übernommen. Außerdem stehen den Frauen nach § 36b auch die Kostenzusagen für Schwangerenbetreuung und Geburt zu.

---

§ 36   Hilfe zur Familienplanung

Zur Familienplanung werden die ärztliche Beratung, die erforderliche Untersuchung und die Verordnung der empfängnisregelnden Mittel gewährt. Die Kosten für empfängnisverhütende Mittel werden übernommen, wenn diese ärztlich verordnet worden sind.

---

§ 36b   Hilfe bei Schwangerschaft und Mutterschaft

Bei Schwangerschaft und Mutterschaft werden
1. ärztliche Behandlung und Betreuung sowie Hebammenhilfe,
2. Versorgung mit Arznei-, Verband- und Heilmitteln,
3. Pflege in einer Anstalt oder einem Heim,
4. häusliche Pflege nach § 69b Abs. 2
5. Entbindungsgeld

Dieses ist keine Ermessensvorschrift des Amtes, sondern kann nötigenfalls über einen Eilantrag binnen weniger Tage mithilfe eines Rechtsanwaltes eingefordert werden.

Zu den Hilfen in besonderen Lebenslagen (HbL) gehören nach §21 BSHG einmalige Leistungen im Zusammenhang mit Schwangerschaft und Geburt. Sie müssen schriftlich beim zuständigen Sozialamt beantragt werden und gelten z. B. auch für Studentinnen. Bei anerkanntem Bedarf besteht lediglich ein Anspruch auf Gleichbehandlung in der Sache, aber nicht im Preis. D.h. die Pauschalen für bestimmte Sachen sind in Abhängigkeit vom Wohnort unterschiedlich hoch.

Die folgenden **Richtwerte** dienen der Orientierung und werden individuell festgelegt:
- Schwangerschaftsbekleidung (zusätzlich zur Bekleidungspauschale) ab 12. SSW: 140 €
- Babyerstausstattung bis 4. Lebensmonat: max. 333 €
- Babyausstattung 5. – 12. Lebensmonat: max. 217 €
- Bekleidung für Taufe: 30 €
- Krankenhausbedarf einzeln beantragen (z. B. Bademantel 26 €)
- Kinderwagen mit Matratze   103 €
- Kinderbett (69 €) mit Matratze (27 €) und 3 × Bettwäsche (je 18 €)
- Einziehdecke Kinderbett incl. Kopfkissen   18 €
- Kinderbuggy incl. Zubehör   52 €
- Fußsack für Buggy   41 €
- Kinderhochstuhl   36 €
- Laufstall   41 €

Ganz anders ist die Situation bei **Frauen, deren Aufenthaltsstatus nicht geklärt ist**. Für sie gilt: Leistungen rund um Schwangerschaft und Geburt sind laut BGB §1615 grundsätzlich vom Kindesvater zu tragen.

---

§ 1615e BGB

Der Vater hat der Mutter für die Dauer von 6 Wochen vor und acht Wochen nach der Geburt des Kindes Unterhalt zu gewähren. Dies gilt auch hinsichtlich der Kosten, die infolge der Schwangerschaft oder der Entbindung außerhalb dieses Zeitraums entstehen.

Das bedeutet, die Rechnungen der Schwangerenvorsorge, -nachsorge und Geburt sind an die Frau zu schicken, die diese dann vom Kindesvater begleichen lässt.

18.7   Ausgeschlossene Heil- und Hilfsmittel

Sozialgesetzbuch Fünftes Buch Gesetzliche Krankenversicherung

In der Fassung des Gesetzes zur Sicherung der nachhaltigen Finanzierungsgrundlagen der gesetzlichen Rentenversicherung (RV-Nachhaltigkeitsgesetz) vom 21.7.2004 (BGBL I S. 1791) zuletzt geändert 21. Dezember 2008 (BGBl. I S. 2940)

Alle Versicherten haben Anspruch auf die Versorgung mit Arznei-, Verbands, Heil- und Hilfsmitteln soweit sie nicht durch §34 des Sozialgesetzbuches ausgeschlossen sind.

§ 34   Ausgeschlossene Arznei-, Heil- und Hilfsmittel

(1) Nicht verschreibungspflichtige Arzneimittel sind von der Versorgung nach § 31 ausgeschlossen. Der Gemeinsame Bundesausschuss legt in den Richtlinien nach § 92 Abs. 1 Satz 2 Nr. 6 erstmals bis zum 31. März 2004 fest, welche nicht verschreibungspflichtigen Arzneimittel, die bei der Behandlung schwerwiegender Erkrankungen als Therapiestandard gelten, zur Anwendung bei diesen Erkrankungen mit Begründung vom Vertragsarzt ausnahmsweise verordnet werden können. Dabei ist der therapeutischen Vielfalt Rechnung zu tragen. Der Gemeinsame Bundesausschuss hat auf der Grundlage der Richtlinie nach Satz 2 dafür Sorge zu tragen, dass eine Zusammenstellung der verordnungsfähigen Fertigarzneimittel erstellt, regelmäßig aktualisiert wird und im Internet abruffähig sowie in elektronisch weiterverarbeitbarer Form zur Verfügung steht. Satz 1 gilt nicht für:

1. versicherte Kinder bis zum vollendeten 12. Lebensjahr,
2. versicherte Jugendliche bis zum vollendeten 18. Lebensjahr mit Entwicklungsstörungen.

Für Versicherte, die das achtzehnte Lebensjahr vollendet haben, sind von der Versorgung nach § 31 folgende verschreibungspflichtige Arzneimittel bei Verordnung in den genannten Anwendungsgebieten ausgeschlossen:

1. Arzneimittel zur Anwendung bei Erkältungskrankheiten und grippalen Infekten einschließlich der bei diesen Krankheiten anzuwendenden Schnupfenmittel, Schmerzmittel, hustendämpfenden und hustenlösenden Mittel,
2. Mund- und Rachentherapeutika, ausgenommen bei Pilzinfektionen,
3. Abführmittel,
4. Arzneimittel gegen Reisekrankheit.

Von der Versorgung sind außerdem Arzneimittel ausgeschlossen, bei deren Anwendung eine Erhöhung der Lebensqualität im Vordergrund steht. Ausgeschlossen sind insbesondere Arzneimittel, die überwiegend zur Behandlung der erektilen Dysfunktion, der Anreizung sowie Steigerung der sexuellen Potenz, zur Raucherentwöhnung, zur Abmagerung oder zur Zügelung des Appetits, zur Regulierung des Körpergewichts oder zur Verbesserung des Haarwuchses dienen. Das Nähere regeln die Richtlinien nach § 92 Abs. 1 Satz 2 Nr. 6.

(2) Das Bundesministerium für Gesundheit kann im Einvernehmen mit dem Bundesministerium für Wirtschaft und Technologie durch Rechtsverordnung mit Zustimmung des Bundesrates von der Versorgung nach § 31 weitere Arzneimittel ausschließen, die ihrer Zweckbestimmung nach üblicherweise bei geringfügigen Gesundheitsstörungen verordnet werden. Dabei ist zu bestimmen, unter welchen besonderen medizinischen Voraussetzungen die Kosten für diese Mittel von der Krankenkasse übernommen werden. Bei der Beurteilung von Arzneimitteln der besonderen Therapierichtungen wie homöopathischen, phytotherapeutischen und anthroposophischen Arzneimitteln ist der besonderen Wirkungsweise dieser Arzneimittel Rechnung zu tragen.

(3) Das Bundesministerium für Gesundheit kann im Einvernehmen mit dem Bundesministerium für Wirtschaft und Technologie durch Rechtsverordnung mit Zustimmung des Bundesrates von der Versorgung nach § 31 unwirtschaftliche Arzneimittel ausschließen. Als unwirtschaftlich sind insbesondere Arzneimittel anzusehen, die für das Therapieziel oder zur Minderung von Risiken

nicht erforderliche Bestandteile enthalten oder deren Wirkungen wegen der Vielzahl der enthaltenen Wirkstoffe nicht mit ausreichender Sicherheit beurteilt werden können oder deren therapeutischer Nutzen nicht nachgewiesen ist. Absatz 2 Satz 3 gilt entsprechend. Für nicht durch Rechtsverordnung nach Satz 1 ausgeschlossene Arzneimittel bleibt § 92 unberührt.

(4) Das Bundesministerium für Gesundheit kann durch Rechtsverordnung mit Zustimmung des Bundesrates Heil- und Hilfsmittel von geringem oder umstrittenem therapeutischen Nutzen oder geringem Abgabepreis bestimmen, deren Kosten die Krankenkasse nicht übernimmt. Die Rechtsverordnung kann auch bestimmen, inwieweit geringfügige Kosten der notwendigen Änderung, Instandsetzung und Ersatzbeschaffung sowie der Ausbildung im Gebrauch der Hilfsmittel von der Krankenkasse nicht übernommen werden. Die Sätze 1 und 2 gelten nicht für die Instandsetzung von Hörgeräten und ihre Versorgung mit Batterien bei Versicherten, die das achtzehnte Lebensjahr noch nicht vollendet haben. Absatz 2 Satz 3 gilt entsprechend. Für nicht durch Rechtsverordnung nach Satz 1 ausgeschlossene Heil- und Hilfsmittel bleibt § 92 unberührt.

(5) Die Absätze 1 bis 3 gelten entsprechend für Heilmittel nach § 32, wenn sie im Anwendungsgebiet der ausgeschlossenen Arzneimittel verwendet werden.

18.8   Mutterschaftsrichtlinien

Mutterschaftsrichtlinien des Bundesausschusses der Ärzte und Krankenkassen über die ärztliche Betreuung während der Schwangerschaft und nach der Entbindung („Mutterschafts-Richtlinien")

in der Fassung vom 10. Dezember 1985, zuletzt geändert am 13. März 2008 (BA 95, S. 2261)

Die vom Bundesausschuß der Ärzte und Krankenkassen gemäß § 92 Abs. 1 Satz 2 Nr. 4 des Fünften Buches Sozialgesetzbuch (SGB V) i. V. m. § 196 der Reichsversicherungsordnung (RVO) bzw. § 23 des Gesetzes über die Krankenversicherung der Landwirte (KVLG 1972) beschlossenen Richtlinien dienen der Sicherung einer nach den Regeln der ärztlichen Kunst und unter Berücksichtigung des allgemein anerkannten Standes der medizinischen Erkenntnisse ausreichenden, zweckmäßigen und wirtschaftlichen ärztlichen Betreuung der Versicherten während der Schwangerschaft und nach der Entbindung (§§ 2 Abs. 1, 12 Abs. 1, 28 Abs. 1, 70 Abs. 1 und 73 Abs. 2 SGB V).

Allgemeines

1. Durch die ärztliche Betreuung während der Schwangerschaft und nach der Entbindung sollen mögliche Gefahren für Leben und Gesundheit von Mutter oder Kind abgewendet sowie Gesundheitsstörungen rechtzeitig erkannt und der Behandlung zugeführt werden. Vorrangiges Ziel der ärztlichen Schwangerenvorsorge ist die frühzeitige Erkennung von Risikoschwangerschaften und Risikogeburten.

2. Zur notwendigen Aufklärung über den Wert dieser den Erkenntnissen der medizinischen Wissenschaft entsprechenden ärztlichen Betreuung während der Schwangerschaft und nach der Entbindung sollen Ärzte, Krankenkassen und Hebammen zusammenwirken.

3. Die an der kassenärztlichen Versorgung teilnehmenden Ärzte treffen ihre Maßnahmen der ärztlichen Betreuung während der Schwangerschaft und nach der Entbindung nach pflichtgemäßem Ermessen innerhalb des durch Gesetz bestimmten Rahmens. Die Ärzte sollten diese Richtlinien beachten, um den Versicherten und ihren Angehörigen eine nach den Regeln der ärztlichen Kunst zweckmäßige und ausreichende ärztliche Betreuung während der Schwangerschaft und nach der Entbindung unter Vermeidung entbehrlicher Kosten zukommen zu lassen.

4. Die Maßnahmen nach diesen Richtlinien dürfen nur diejenigen Ärzte ausführen, welche die vorgesehenen Leistungen aufgrund ihrer Kenntnisse und Erfahrungen erbringen können, nach der ärztlichen Berufsordnung dazu berechtigt sind und über die erforderlichen Einrichtungen verfügen. Sofern ein Arzt Maßnahmen nach Abschnitt A. 6. sowie Einzelmaßnahmen nach Abschnitt B., C. und D. nicht selbst ausführen kann, sollen diese von solchen Ärzten ausgeführt werden, die über die entsprechenden Kenntnisse und Einrichtungen verfügen.

5. Die an der kassenärztlichen Versorgung teilnehmenden Ärzte haben darauf hinzuwirken, daß für sie tätig werdende Vertreter diese Richtlinien kennen und beachten.

6. Es sollen nur Maßnahmen angewendet werden, deren diagnostischer und vorbeugender Wert ausreichend gesichert ist; eine Erprobung auf Kosten der Versichertengemeinschaft ist unzulässig.

7. Ärztliche Betreuung im Sinne der §§ 196 RVO und 23 KVLG sind solche Maßnahmen, welche der **Überwachung des Gesundheitszustandes der Schwangeren bzw. Wöchnerinnen** dienen, soweit sie nicht ärztliche Behandlung im Sinne des § 28 Abs. 1 SGB V darstellen. Im einzelnen gehören zu der Betreuung:

a) Untersuchungen und Beratungen während der Schwangerschaft) (siehe Abschnitt A.)

b) Frühzeitige Erkennung und besondere Überwachung von Risikoschwangerschaften – amnioskopische und kardiotokographische Untersuchungen, Ultraschalldiagnostik, Fruchtwasseruntersuchungen usw. – (siehe Abschnitt B.)

c) Serologische Untersuchungen auf Infektionen
   – z. B. Lues, Röteln, Hepatitis B
   – bei begründetem Verdacht auf Toxoplasmose und andere Infektionen
   – zum Ausschluß einer HIV-Infektion; auf freiwilliger Basis nach vorheriger ärztlicher Beratung der Schwangeren sowie
   – blutgruppenserologische Untersuchungen während der Schwangerschaft (siehe Abschnitt C.)

d) Blutgruppenserologische Untersuchungen nach Geburt oder Fehlgeburt und Anti-D-Immunglobulin-Prophylaxe (siehe Ab-chnitt D.)

e) Untersuchungen und Beratungen der Wöchnerin (siehe Abschnitt F.)

f) Medikamentöse Maßnahmen und Verordnungen von Verband- und Heilmitteln (siehe Abschnitt G.)

g) Aufzeichnungen und Bescheinigungen (siehe Abschnitt H.).

**A.   Untersuchungen und Beratungen sowie sonstige Maßnahmen
während der Schwangerschaft**

1. Die Schwangere soll in ausreichendem Maße **ärztlich untersucht und beraten werden**. Die Beratung soll sich auch auf die Risiken einer HIV-Infektion bzw. AIDS-Erkrankung erstrecken. Jeder Schwangeren soll ein HIV-Antikörpertest empfohlen werden, da die Wahrscheinlichkeit ei-ner HIV-Übertragung auf das Kind durch wirksame therapeutische Maßnahmen erheblich gesenkt werden kann. Die Testdurchführung erfordert eine Information zum Test und die Einwilligung der Schwangeren. Als Hilfestellung für die Information der Frau zu dieser Untersuchung ist das Merkblatt mit dem Titel „Ich bin schwanger. Warum wird allen Schwangeren ein HIV-Test angeboten„ (Muster siehe Anlage 3) zur Verfügung zu stellen. Darüber hinaus soll der Arzt im letzten Drittel der Schwangerschaft bedarfsgerecht über die Bedeutung der Mundgesundheit für Mutter und Kind aufklären. In die ärztliche Beratung sind auch ernährungsmedizinische Empfehlungen als Maßnahme der Gesundheitsförderung einzubeziehen. Dabei ist insbesondere auf eine ausreichende Jodzufuhr (in der Regel ist eine zusätzliche Zufuhr von 100 bis 200 g Jodid pro Tag notwendig**) und den Zusammenhang zwischen Ernährung und Kariesrisiko hinzuweisen. Die Schwangere soll über ihren Rechtsanspruch auf Beratung zu allgemeinen Fragen der Schwangerschaft nach § 2 des Schwangerschaftskonfliktgesetzes (SchKG) unterrichtet werden.

2. Die **erste Untersuchung nach Feststellung der Schwangerschaft** sollte möglichst frühzeitig erfolgen. Sie umfaßt:

a) Die Familienanamnese, die Eigenanamnese, die Schwangerschaftsanamnese, die Arbeits- und Sozialanamnese;

b) Die Allgemeinuntersuchung, die gynäkologische Untersuchung einschließlich einer Untersuchung auf genitale Chlamydia trachomatis-Infektion. Die Untersuchung wird an einer Urinprobe mittels eines Nukleinsäureamplifizierenden Tests (NAT) durchgeführt. Zur Wahrung des Wirtschaftlichkeitsgebotes kann der Test in einem Poolingverfahren durchgeführt werden, bei dem Proben von bis zu fünf Patientinnen gemeinsam getestet werden. Dabei dürfen nur Testkits verwendet werden, die für die Anwendung im Poolingverfahren geeignet sind. Die Zuverlässigkeit der Tests im Poolingverfahren ist in den Laboren durch geeignete Qualitätssicherungsmaßnahmen sicherzustellen. Schnelltests (sogenannt „bed-side-Tests„, Tests auf vorgefertigtem Reagenzträger) sind für diese Untersuchung nicht geeignet. Umfasst sind zudem weitere diagnostische Maßnahmen. Zu diesen gehören:
   – Blutdruckmessung,
   – Feststellung des Körpergewichts,
   – Untersuchung des Mittelstrahlurins auf Eiweiß, Zucker und Sediment, gegebenenfalls bakteriologische Untersuchungen (z. B. bei auffälliger Anamnese, Blutdruckerhöhung, Sedimentbefund),
   – Hämoglobinbestimmung und – je nach dem Ergebnis dieser Bestimmung (bei weniger als 11,2 g pro 100 ml = 70 % Hb) – Zählung der Erythrozyten.

3. Ergeben sich im Rahmen der Mutterschaftsvorsorge **Anhaltspunkte für ein genetisch bedingtes Risiko**, so ist der Arzt gehalten, die Schwangere über die Möglichkeiten einer humangenetischen Beratung und/oder humangenetischen Untersuchung aufzuklären.

4. Die **nachfolgenden Untersuchungen** sollen – unabhängig von der Behandlung von Beschwerden und Krankheitserscheinungen – im allgemeinen im Abstand von vier Wochen

stattfinden und umfassen: Gewichtskontrolle, Blutdruckmessung, Untersuchung des Mittelstrahlurins auf Eiweiß, Zucker und Sediment, gegebenenfalls bakteriologische Untersuchungen (z. B. bei auffälliger Anamnese, Blutdruckerhöhung, Sedimentbefund), Hämoglobinbestimmung – im Regelfall ab 6. Monat, falls bei Erstuntersuchung normal -; je nach dem Ergebnis dieser Bestimmung (bei weniger als 11,2 g je 100 ml = 70 % Hb) Zählung der Erythrozyten, Kontrolle des Standes der Gebärmutter, Kontrolle der kindlichen Herzaktionen, Feststellung der Lage des Kindes. In den letzten zwei Schwangerschaftsmonaten sind im allgemeinen je zwei Untersuchungen angezeigt.

5. Im Verlauf der Schwangerschaft soll ein Ultraschall-Screening mittels B-Mode-Verfahren durchgeführt werden. Die Untersuchungen erfolgen
    – von Beginn der 9. bis zum Ende der 12. SSW (1. Screening)
    – von Beginn der 19. bis zum Ende der 22. SSW (2. Screening)
    – von Beginn der 29. bis zum Ende der 32. SSW (3. Screening).

    Dieses Ultraschall-Screening dient der **Überwachung einer normal verlaufenden Schwangerschaft** insbesondere mit dem Ziel der genauen Bestimmung des Gestationsalters, der Kontrolle der somatischen Entwicklung des Feten , der Suche nach auffälligen fetalen Merkmalen, dem frühzeitigen Erkennen von Mehrlingsschwangerschaften. Der **Inhalt des Screening** ist für die jeweiligen Untersuchungszeiträume in **Anlage 1 a** festgelegt.
    Ergeben sich aus dem Screening auffällige Befunde, die der Kontrolle durch Ultraschall-Untersuchungen mit B-Mode oder gegebenenfalls anderen sonographischen Verfahren bedürfen, sind diese Kontroll-Untersuchungen auch außerhalb der vorgegebenen Untersuchungszeiträume Bestandteil des Screening. Dies gilt insbesondere für Untersuchungen bei den in **Anlage 1 b** aufgeführten Indikationen.

6. Ergibt sich aus den Screening-Untersuchungen – gegebenenfalls einschließlich der Kontrolluntersuchungen – die Notwendigkeit zu einer weiterführenden sonographischen Diagnostik, auch mit anderen sonographischen Verfahren, sind diese Untersuchungen ebenfalls Bestandteil der Mutterschaftsvorsorge, aber nicht mehr des Screening. Dies gilt auch für alle weiterführenden sonographischen Untersuchungen, die notwendig werden, den Schwangerschaftsverlauf und die Entwicklung des Feten zu kontrollieren, um gegebenenfalls therapeutische Maßnahmen ergreifen oder geburtshilfliche Konsequenzen ziehen zu können. Die Indikationen hierfür sind in den **Anlagen 1 c** und **1 d** angeführt.
    Die Anwendung **dopplersonographischer Untersuchungen** zur weiterführenden Diagnostik ist ebenfalls Bestandteil der Mutterschaftsvorsorge. Diese Untersuchungen können nur nach Maßgabe der in **Anlage 1 d** aufgeführten Indikationen durchgeführt werden.
    Ergibt sich aus sonographischen Untersuchungen die Notwendigkeit zu weiterführender sonographischer Diagnostik durch einen anderen Arzt, sind die relevanten Bilddokumentationen, welche die Indikation zu dieser weiterführenden Diagnostik begründen, diesem Arzt vor der Untersuchung zur Verfügung zu stellen.

7. **Untersuchungen nach Nr. 4** können auch von einer **Hebamme** im Umfang ihrer beruflichen Befugnisse (Gewichtskontrolle, Blutdruckmessung, Urinuntersuchung auf Eiweiß und Zucker, Kontrolle des Standes der Gebärmutter, Feststellung der Lage, Stellung und Haltung des Kindes, Kontrolle der kindlichen Herztöne sowie allgemeine Beratung der Schwangeren) durchgeführt und im Mutterpaß dokumentiert werden, wenn der Arzt dies im Einzelfall angeordnet hat oder wenn der Arzt einen normalen Schwangerschaftsverlauf festgestellt hat

und daher seinerseits keine Bedenken gegenüber weiteren Vorsorgeuntersuchungen durch die Hebamme bestehen. Die Delegierung der Untersuchungen an die Hebamme entbindet den Arzt nicht von der Verpflichtung zur Durchführung der von ihm vorzunehmenden Untersuchungen (Untersuchung des Urinsediments, gegebenenfalls bakteriologische Untersuchung, Hämoglobinbestimmung, Ultraschalluntersuchung sowie die Untersuchungen bei Risikoschwangerschaft).

8. Der betreuende Arzt soll die Schwangere in der von ihr gewählten **Entbindungsklinik** rechtzeitig vor der zu erwartenden Geburt vorstellen. Dabei soll die Planung der Geburtsleitung durch den betreuenden Arzt der Entbindungsklinik erfolgen. Dies schließt eine geburtshilfliche Untersuchung, eine Besprechung mit der Schwangeren sowie gegebenenfalls eine sonographische Untersuchung ein.

B.   **Erkennung und besondere Überwachung der Risikoschwangerschaften und Risikogeburten**

1. **Risikoschwangerschaften** sind Schwangerschaften, bei denen aufgrund der Vorgeschichte oder erhobener Befunde mit einem erhöhten Risiko für Leben und Gesundheit von Mutter oder Kind zu rechnen ist. Dazu zählen insbesondere:

I. Nach Anamnese

a) Schwere Allgemeinerkrankungen der Mutter (z. B. an Niere und Leber oder erhebliche Adipositas)

b) Zustand nach Sterilitätsbehandlung, wiederholten Aborten oder Frühgeburten

c) Totgeborenes oder geschädigtes Kind

d) Vorausgegangene Entbindungen von Kindern über 4.000 g Gewicht, hypotrophen Kindern (small for date babies), Mehrlingen

e) Zustand nach Uterusoperationen (z. B. Sectio, Myom, Fehlbildung)

f) Komplikationen bei vorangegangenen Entbindungen (z. B. Placenta praevia, vorzeitige Lösung der Placenta, Rißverletzungen, Atonie oder sonstige Nachgeburtsblutungen, Gerinnungsstörungen, Krämpfe, Thromboembolie)

g) Erstgebärende unter 18 Jahren oder über 35 Jahre

h) Mehrgebärende über 40 Jahre, Vielgebärende mit mehr als vier Kindern (Gefahren: Genetische Defekte, sog. Placentainsuffizienz, geburtsmechanische Komplikationen).

II. Nach Befund (jetzige Schwangerschaft)

a) EPH-Gestose (d. h. Blutdruck 140/90 oder mehr, Eiweißausscheidung 1 0/00 bzw. 1 g/24 Std. oder mehr, Ödeme oder Gewichtszunahme von mehr als 500 g je Woche im letzten Trimenon); Pyelonephritis (Keimzahlen über 100.000 im Mittelstrahlurin)

b) Anämie unter 10 g/100 ml (g %)

c) Diabetes mellitus

d) Uterine Blutung

e) Blutgruppen-Inkompatibilität (Früherkennung und Prophylaxe des Morbus haemolyticus fetalis bzw. neonatorum)

f) Diskrepanz zwischen Uterus- bzw. Kindsgröße und Schwangerschaftsdauer (z. B. fraglicher Geburtstermin, retardiertes Wachs-tum, Riesenkind, Gemini, Molenbildung, Hydramnion, Myom)

g) Drohende Frühgeburt (vorzeitige Wehen, Zervixinsuffizienz)

h) Mehrlinge; pathologische Kindslagen

i) Überschreitung des Geburtstermins bzw. Unklarheit über den Termin.

2. Aus Risikoschwangerschaften können sich **Risikogeburten** entwickeln. Bei folgenden Befunden ist mit einem erhöhten Risiko unter der Geburt zu rechnen:

a) Frühgeburt

b) Placenta praevia, vorzeitige Placentalösung

c) Jede Art von Mißverhältnis Kind/Geburtswege.

3. Bei Risikoschwangerschaften können häufigere als vierwöchentliche Untersuchungen (bis zur 32. Woche) bzw. häufigere als zweiwöchentliche Untersuchungen (in den letzten 8 Schwangerschaftswochen) angezeigt sein.

4. Bei Risikoschwangerschaften können **neben den üblichen Untersuchungen** noch folgende in Frage kommen:

a) Ultraschall-Untersuchungen (Sonographie) (Die Voraussetzungen für die Durchführung von zusätzlichen Ultraschall-Untersuchungen bei Risikoschwangerschaften, die über das sonographische Screening hinausgehen, werden im Abschnitt A. Nr. 6 abgehandelt und sind in den Anlagen 1 c und 1 d zu diesen Richtlinien spezifiziert.)

b) Tokographische Untersuchungen vor der 28. Schwangerschaftswoche bei Verdacht auf vorzeitige Wehentätigkeit oder bei medikamentöser Wehenhemmung

c) Kardiotokographische Untersuchungen (CTG) (Kardiotokographische Untersuchungen können in der Schwangerenvorsorge nicht routinemäßig durchgeführt werden. Sie sind nur nach Maßgabe des Indikationskataloges nach Anlage 2 der Richtlinien angezeigt)

d) Amnioskopien

e) Fruchtwasseruntersuchungen nach Gewinnung des Fruchtwassers durch Amniozentese

f) Transzervikale Gewinnung von Chorionzottengewebe oder transabdominale Gewinnung von Plazentagewebe

5. **Von der Erkennung eines Risikomerkmals ab** soll ein Arzt die Betreuung einer Schwangeren nur dann weiterführen, wenn er die Untersuchungen nach Nr. 4. a) bis f) erbringen oder veranlassen und die sich daraus ergebenen Maßnahmen durchführen kann. Anderenfalls soll er die Schwangere einem Arzt überweisen, der über solche Möglichkeiten verfügt.

6. Der betreuende Arzt soll die Schwangere bei der **Wahl der Entbindungsklinik** unter dem Gesichtspunkt beraten, daß die Klinik über die nötigen personellen und apparativen Möglichkeiten zur Betreuung von Risikogeburten und/oder Risikokindern verfügt.

C.   Serologische Untersuchungen und Maßnahmen während der Schwangerschaft

1. Bei jeder Schwangeren sollte zu einem möglichst frühen Zeitpunkt aus einer Blutprobe

a) der TPHA (Treponema-pallidum-Hämagglutinationstest) als Lues-Suchreaktion (LSR),

b) der Röteln-Hämagglutinationshemmungstest (Röteln-HAH),

c) gegebenenfalls ein HIV-Test,

d) die Bestimmung der Blutgruppe und des Rh-Faktors D,
e) ein Antikörper-Suchtest (AK)

durchgeführt werden.

Zu a): Ist die **Lues-Suchreaktion positiv**, so sollen aus derselben Blutprobe die üblichen serologischen Untersuchungen auf Lues durchgeführt werden. Bei der Lues-Suchreaktion ist lediglich die Durchführung und nicht das Ergebnis der Untersuchung im Mutterpaß zu dokumentieren.

Zu b): Immunität und damit **Schutz vor Röteln-Embryopathie** für die bestehende Schwangerschaft ist anzunehmen, wenn spezifische Antikörper rechtzeitig vor Eintritt dieser Schwangerschaft nachgewiesen worden sind und der Befund ordnungsgemäß dokumentiert worden ist. Der Arzt ist gehalten, sich solche Befunde vorlegen zu lassen und sie in den Mutterpaß zu übertragen. Auch nach erfolgter Rötelnschutzimpfung ist der Nachweis spezifischer Antikörper zu erbringen und entsprechend zu dokumentieren. Liegen Befunde aus der Vorschwangerschaftszeit vor, die auf Immunität schließen lassen (siehe Abs. 2), so besteht Schutz vor einer Röteln-Embryopathie. Liegen entsprechende Befunde nicht vor, so ist der Immunstatus der Schwangeren unverzüglich mittels des HAH-Tests zu bestimmen. Ein positiver Antikörpernachweis gilt ohne zusätzliche Untersuchungen als erbracht, wenn der HAH-Titer mindes-tens 1:32 beträgt. Bei niedrigeren HAH-Titern ist die Spezifität des Antikörpernachweises durch eine andere geeignete Methode zu sichern, für welche die benötigten Reagenzien staatlich zugelassen sind. Bestätigt diese Untersuchung die Spezifität des Ergebnisses, kann auch dann Immunität angenommen werden. Im serologischen Befund ist wörtlich auszudrücken, ob Immunität angenommen werden kann oder nicht. Wird Immunität erstmals während der laufenden Schwangerschaft festgestellt, kann Schutz vor Röteln-Embryopathie nur dann angenommen werden, wenn sich aus der gezielt erhobenen Anamnese keine für die Schwangerschaft relevanten An-haltspunkte für Röteln-Kontakt oder eine frische Röteln-Infektion ergeben. Der Arzt, der die Schwangere betreut, ist deshalb gehalten, die Anamnese sorgfältig zu erheben und zu dokumen-tieren sowie Auffälligkeiten dem Serologen mitzuteilen. Bei auffälliger Anamnese sind weitere serologische Untersuchungen erforderlich (Nachweis rötelnspezifischer IgM-Antikörper und/oder Kontrolle des Titerverlaufs). Die weiterführenden serologischen Untersuchungen sind nicht notwendig, wenn innerhalb von 11 Tagen nach erwiesenem oder vermutetem Röteln-Kontakt spezifische Antikörper nachgewiesen werden. Schwangere, bei denen ein Befund vorliegt, der nicht auf Immunität schließen läßt, sollen aufgefordert werden, sich unverzüglich zur ärztlichen Beratung zu begeben, falls sie innerhalb der ersten vier Schwangerschaftsmonate Röteln-Kontakt haben oder an rötelnverdächtigen Symptomen erkranken. Auch ohne derartige Verdachtsmomente soll bei diesen Schwangeren in der 16. -17. Schwangerschaftswoche eine erneute Antikörper-Untersuchung gemäß Abs. 2 durchgeführt werden. Eine aktive Rötelnschutzimpfung soll während der Schwangerschaft nicht vorgenommen werden.

Zu c): Aus dem Blut der Schwangeren ist ein immunochemischer Antikörpertest vorzunehmen, für welchen die benötigten Reagenzien staatlich zugelassen sind. Ist diese Untersuchung positiv, so muss das Ergebnis mittels Immuno-Blot aus derselben Blutprobe gesichert werden. Alle notwendigen weiterführenden Untersuchungen sind Bestandteil der kurativen Versorgung. Die Durchführung der Beratung zum **HIV-Antikörpertest** ist im Mutterpass zu dokumentieren. Die Durchführung und das Ergebnis der Untersuchung werden im Mutterpass nicht dokumentiert.

Zu d): Die **Untersuchung des Rh-Merkmals D** erfolgt mit mindestens zwei verschiedenen Testreagenzien. Für die Untersuchung wird die Anwendung zweier monoklonaler Antikörper (IgM-Typ), die die Kategorie DVI nicht erfassen, empfohlen. Bei negativem Ergebnis beider Testansätze gilt die Schwangere als Rh negativ (D negativ). Bei übereinstimmend positivem Ergebnis der beiden Testansätze ist die Schwangere Rh positiv. Bei Diskrepanzen oder schwach positiven Ergebnissen der Testansätze ist eine Klärung z. B. im indirekten Antiglobulintest mit geeigneten Test-reagenzien notwendig. Fällt dieser Test positiv aus, so ist die Schwangere Rh positiv (Dweak positiv). Die Bestimmung der Blutgruppe und des Rh-Faktors entfällt, wenn entsprechende Untersuchungsergebnisse bereits vorliegen und von einem Arzt bescheinigt wurden.

Zu e): Der **Antikörpersuchtest** wird mittels des indirekten Antiglobulintests gegen zwei Test-Blutmuster mit den Antigenen D, C, c, E, e, Kell, Fy und S durchgeführt. Bei Nachweis von Antikörpern sollen möglichst aus derselben Blutprobe deren Spezifität und Titerhöhe bestimmt werden. Gegebenenfalls müssen in solchen Fällen auch das Blut des Kindesvaters und die Bestimmung weiterer Blutgruppen-Antigene der Mutter in die Untersuchung einbezogen werden. Eine schriftliche Erläuterung der Befunde an den überweisenden Arzt kann sich dabei als notwendig erweisen. Auch nicht zum Morbus haemolyticus neonatorum führende Antikörper (IgM und/oder Kälte-Antikörper) sind in den Mutterpaß einzutragen, da sie gegebenenfalls bei einer Bluttransfusion für die Schwangere wichtig sein können.

2. Ein **weiterer Antikörper-Suchtest** ist **bei allen Schwangeren** (Rh-positiven und Rh-negativen) in der 24.-27. Schwangerschaftswoche durchzuführen. Sind bei Rh-negativen Schwangeren keine Anti-D-Antikörper nachweisbar, so soll in der 28.-30. Schwangerschaftswoche eine Standarddosis (um 300 mikrog) Anti-D-Immunglobulin injiziert werden, um möglichst bis zur Geburt eine Sensibilisierung der Schwangeren zu verhindern. Das Datum der präpartalen Anti-D-Prophylaxe ist im Mutterpaß zu vermerken.

3. **Bei allen Schwangeren** ist nach der 32. Schwangerschaftswoche, möglichst nahe am Geburtstermin, das **Blut auf HBsAg** zu untersuchen. Dabei ist eine immunchemische Untersuchungsmethode zu verwenden, die mindestens 5 ng/ml HBsAg nachzuweisen in der Lage ist. Ist das Ergebnis positiv, soll das Neugeborene unmittelbar post partum gegen Hepatitis B aktiv/passiv immunisiert werden. Die Untersuchung auf HBsAg entfällt, wenn Immunität (z. B. nach Schutzimpfung) nachgewiesen ist.

D. Blutgruppenserologische Untersuchungen nach Geburt oder Fehlgeburt und Anti-D-Immunglobulin-Prophylaxe

1. Bei **jedem Kind einer Rh-negativen Mutter** ist unmittelbar nach der Geburt der Rh-Faktor D unter Beachtung der Ergebnisse des direkten Coombstests zu bestimmen. Ist dieser Rh-Faktor positiv (D+) oder liegt D-weak vor, so ist aus derselben Blutprobe auch die Blutgruppe des Kindes zu bestimmen. Bei Rh-positivem Kind ist bei der Rh-negativen Mutter eine weitere Standarddosis Anti-D-Immunglobulin (um 300 μg) innerhalb von 72 Stunden post partum zu applizieren, selbst wenn nach der Geburt schwach reagierende Rh-Antikörper bei der Mutter gefunden worden sind und/oder der direkte Coombstest beim Kind schwach positiv ist. Hierdurch soll ein schneller Abbau der insbesondere während der Geburt in den mütterlichen

Kreislauf übergetretenen Rh-positiven Erythrozyten bewirkt werden, um die Bildung von Rh-Antikörpern bei der Mutter zu verhindern.

2. **Rh-negativen Frauen mit Fehlgeburt bzw. Schwangerschaftsabbruch** sollte so bald wie möglich, jedoch innerhalb 72 Stunden post abortum bzw. nach Schwangerschaftsabbruch, Anti-D-Immunglobulin injiziert werden. Entsprechende blutgruppenserologische Untersuchungen sind erforderlichenfalls durchzuführen.

E. Voraussetzungen für die Durchführung serologischer Untersuchungen

Die serologischen Untersuchungen nach den Abschnitten C. und D. sollen nur von solchen Ärzten durchgeführt werden, die über die entsprechenden Kenntnisse und Einrichtungen verfügen. Dieselben Voraussetzungen gelten für Untersuchungen in Instituten.

F. Untersuchungen und Beratungen der Wöchnerin

1. Eine Untersuchung soll innerhalb der ersten Woche nach der Entbindung vorgenommen werden. Dabei soll das Hämoglobin bestimmt werden.
2. Eine weitere Untersuchung soll etwa sechs Wochen, spätestens jedoch acht Wochen nach der Entbindung durchgeführt werden. Die Untersuchung umfaßt:
   Allgemeinuntersuchung (falls erforderlich einschließlich Hb-Bestimmung),
   Feststellung des gynäkologischen Befundes,
   Blutdruckmessung,
   Untersuchung des Mittelstrahlurins auf Eiweiß, Zucker und Sediment, gegebenenfalls bakteriologische
   Untersuchungen (z. B. bei auffälliger Anamnese, Blutdruckerhöhung, Sedimentbefund) sowie Beratung der Mutter.

G. Medikamentöse Maßnahmen und Verordnung von Verband- und Heilmitteln
Medikamentöse Maßnahmen sowie die Verordnung von Verband- und Heilmitteln sind im Rahmen der Mutterschaftsvorsorge nur zulässig zur Behandlung von Beschwerden, die schwangerschaftsbedingt sind, aber noch keinen Krankheitswert haben. Bei Verordnungen wegen Schwangerschaftsbeschwerden und im Zusammenhang mit der Entbindung ist die Versicherte von der Entrichtung der Verordnungsblattgebühr befreit.

H. Aufzeichnungen und Bescheinigungen

1. Nach Feststellung der Schwangerschaft stellt der Arzt der Schwangeren einen **Mutterpass** (Anlage 3) aus, sofern sie nicht bereits einen Pass dieses Musters besitzt.
2. Nach diesem Mutterpass richten sich auch die vom Arzt vorzunehmenden Eintragungen der Ergebnisse der Untersuchungen im Rahmen der ärztlichen Betreuung während der Schwangerschaft und nach der Entbindung. Darüber hinausgehende für die Schwangerschaft relevante Untersuchungsergebnisse sollen in den Mutterpass eingetragen werden, soweit die Eintragung durch die Richtlinien nicht ausgeschlossen ist (Lues-Suchreaktion sowie HIV-Untersuchung).

3. Die Befunde der ärztlichen Betreuung und der blutgruppenserologischen Untersuchungen hält der Arzt für seine Patientenkartei fest und stellt sie bei eventuellem Arztwechsel dem anderen Arzt auf dessen Anforderung zur Verfügung, sofern die Schwangere zustimmt.

4. Beim Anlegen eines weiteren Mutterpasses sind die Blutgruppenbefunde zu übertragen. Die Richtigkeit der Übertragung ist ärztlich zu bescheinigen.

5. Der Arbeitsausschuß „Mutterschafts-Richtlinien„ des Bundesausschusses der Ärzte und Krankenkassen ist berechtigt, Änderungen am Mutterpaß vorzunehmen, deren Notwendigkeit sich aus der praktischen Anwendung ergibt, soweit dadurch der Mutterpaß nicht in seinem Auf-bau und in seinem wesentlichen Inhalt verändert wird.

I.   Inkrafttreten

Die Richtlinien treten am 28. März 1986 in Kraft.
Köln, den 10. Dezember 1985

Bundesausschuß der Ärzte und Krankenkassen

Der Vorsitzende

Anlage 1 Ultraschall-Untersuchungen in der Schwangerschaft (Sonographie)

Entfallen für Hebammen

Anlage 2 (zu Abschnitt B. Nr. 4 c der Mutterschafts-Richtlinien)

Indikationen zur Kardiotokographie (CTG) während der Schwangerschaft

Die Kardiotokographie ist im Rahmen der Schwangerenvorsorge nur angezeigt, wenn eine der nachfolgend aufgeführten Indikationen vorliegt:

A.   Indikationen zur erstmaligen CTG

in der 26. und 27. Schwangerschaftswoche drohende Frühgeburt ab der 28. Schwangerschaftswoche
a) Auskultatorisch festgestellte Herztonalterationen
b) Verdacht auf vorzeitige Wehentätigkeit.

B.   Indikationen zur CTG-Wiederholung

CTG-Alterationen
a) Anhaltende Tachykardie (> 160/Minute)
b) Bradykardie (< 100/Minute)
c) Dezeleration(en) (auch wiederholter Dip null)
d) Hypooszillation, Anoszillation
e) Unklarer Kardiotokogramm-Befund bei Verdacht auf vorzeitige Wehentätigkeit

f) Mehrlinge

g) Intrauteriner Fruchttod bei früherer Schwangerschaft

h) Verdacht auf Placenta-Insuffizienz nach klinischem oder biochemischem Befund

i) Verdacht auf Übertragung

j) Uterine Blutung

k) Medikamentöse Wehenhemmung

Die Mutterschafts-Richtlinien für Ärzte nehmen entgegen dem Hebammengesetz (GVBl. I S. 724) die alleinige Betreuung der Schwangeren, mit einer mögliche Delegation von Aufgaben an die Hebamme (A. 7.), in Anspruch. Dieser Absatz steht **im Widerspruch zum § 1 Abs. 2 der Hebammenberufsordnung** (HebBO), nach welcher Hebammen eigenverantwortlich die Betreuung der physiologischen Schwangerschaftsverlaufes übernehmen und die Durchführung von Untersuchungen, die für eine möglichst frühzeitige Feststellung einer Risikoschwangerschaft notwendig sind, anordnen können.

18.9 Embryonenschutzgesetz

Durch die unmittelbare und naturgemäße Nähe zur Geburtsmedizin werden Hebammen auch mit gesetzlichen Regelungen konfrontiert, die nicht direkt in ihren Arbeitsbereich fallen. Dennoch wird sie im Rahmen ihrer Beratung auf Fragen kompetent antworten müssen, besonders wenn diese Maßnahmen in der Öffentlichkeit kontrovers diskutiert werden. Zunächst ist die **artifizielle Schwangerschaftsentstehung** zu nennen.

Definitionen

- Als **assistierte Reproduktion** wird die ärztliche Hilfe zur Erfüllung des Kinderwunsches eines Paares durch medizinische Hilfen und Techniken bezeichnet, wenn nicht zu erwarten ist, dass dieser Kinderwunsch auf natürlichem Weg erfüllt werden kann. Zu dieser assistierten Reproduktion gehören der intratubare Gametentransfer (GIFT), der intratubare Zygotentransfer (ZIFT) und intratubare Embryotransfer (EIFT), die In-vitro-Fertilisation mit Embryotransfer (IVF und ET) und die intrazytoplasmatische Spermatozoeninjektion (ICSI) sowie verwandte Methoden.

- Unter **GIFT** (= Gamete-Intrafallopian-Transfer = intratubarer Gametentransfer) versteht man den Transfer der männlichen und weiblichen Gameten in den Eileiter.

- Mit **EIFT** (= Embryo-Intrafallopian-Transfer = intratubarer Embryotransfer) wird die Einführung des Embryos in den Eileiter bezeichnet.

- Unter **In-vitro-Fertilisation** (IVF), auch als „extrakorporale Befruchtung" bezeichnet, versteht man die Vereinigung einer Eizelle mit einer Samenzelle außerhalb des Körpers.

- Die Einführung des Embryos in die Gebärmutter wird als **Embryotransfer** (ET) bezeichnet.

- Mit **ZIFT** (Zygote-Intrafallopian-Transfer = intratubarer Zygotentransfer) bezeichnet man die Einführung der Zygote in den Eileiter.

- Unter der **intrazytoplasmatischen Spermieninjektion** (ICSI) versteht man ein Verfahren, bei dem eine menschliche Samenzelle in eine menschliche Eizelle injiziert wird mit dem Ziel, eine Schwangerschaft bei der Frau herbeizuführen, von der die Eizelle stammt. Die dazu verwandten männlichen Keimzellen können aus dem Ejakulat, aus dem Nebenhoden oder aus dem Hoden gewonnen werden.

- Bei der **Präimplantationsdiagnostik** (PID) werden Embryonen im Reagenzglas erzeugt und dann genetisch untersucht – und zwar bevor sie einer Frau in die Gebärmutter übertragen werden. Diese PID ist in Deutschland derzeit durch das Embryonenschutzgesetz verboten. Denn für die PID wird einem achtzelligen Embryo eine Zelle abgetrennt. Aus dieser könnte sich noch ein Mensch entwickeln. Deshalb ist auch diese Zelle per Gesetz geschützt. Weiterhin verbietet das Gesetz die Herstellung von Embryonen zu einem anderen Zweck als zur Herbeiführung einer Schwangerschaft. Sinn der PID ist es aber gerade, keine Schwangerschaft zu installieren, falls bei dem Embryo eine genetische Abweichung gefunden wird.

Gesetz zum Schutz von Embryonen (Embryonenschutzgesetz – ESchG)

Vom 13. Dezember 1990, zulezt geändert durch Art. 22 G v. 23.10.2001 (BGBl. I 2702)

§ 1   Mißbräuchliche Anwendung von Fortpflanzungstechniken

(1) Mit Freiheitsstrafe bis zu drei Jahren oder mit Geldstrafe wird bestraft, wer
  1. auf eine Frau eine fremde unbefruchtete Eizelle überträgt,
  2. es unternimmt, eine Eizelle zu einem anderen Zweck künstlich zu befruchten, als eine Schwangerschaft der Frau herbeizuführen, von der die Eizelle stammt,
  3. es unternimmt, innerhalb eines Zyklus mehr als drei Embryonen auf eine Frau zu übertragen,
  4. es unternimmt, durch intratubaren Gametentransfer innerhalb eines Zyklus mehr als drei Eizellen zu befruchten,
  5. es unternimmt, mehr Eizellen einer Frau zu befruchten, als ihr innerhalb eines Zyklus übertragen werden sollen,
  6. einer Frau einen Embryo vor Abschluß seiner Einnistung in der Gebärmutter entnimmt, um diesen auf eine andere Frau zu übertragen oder ihn für einen nicht seiner Erhaltung dienenden Zweck zu verwenden, oder
  7. es unternimmt, bei einer Frau, welche bereit ist, ihr Kind nach der Geburt Dritten auf Dauer zu überlassen (Ersatzmutter), eine künstliche Befruchtung durchzuführen oder auf sie einen menschlichen Embryo zu übertragen.

(2) Ebenso wird bestraft, wer
  1. künstlich bewirkt, daß eine menschliche Samenzelle in eine menschliche Eizelle eindringt, oder
  2. eine menschliche Samenzelle in eine menschliche Eizelle künstlich verbringt, ohne eine Schwangerschaft der Frau herbeiführen zu wollen, von der die Eizelle stammt.

(3) Nicht bestraft werden
  1. in den Fällen des Absatzes 1 Nr. 1, 2 und 6 die Frau, von der die Eizelle oder der Embryo stammt, sowie die Frau, auf die die Eizelle übertragen wird oder der Embryo übertragen werden soll, und

2. in den Fällen des Absatzes 1 Nr. 7 die Ersatzmutter sowie die Person, die das Kind auf Dauer bei sich aufnehmen will

(4)   in den Fällen des Absatzes 1 Nr. 6 und des Absatzes 2 ist der Versuch strafbar.

§ 2   Mißbräuchliche Verwendung menschlicher Embryonen

(1)   Wer einen extrakorporal erzeugten oder einer Frau vor Abschluß seiner Einnistung in der Gebärmutter entnommenen menschlichen Embryo veräußert oder zu einem nicht seiner Erhaltung dienenden Zweck abgibt, erwirbt oder verwendet, wird mit Freiheitsstrafe bis zu drei Jahren oder mit Geldstrafe bestraft.

(2)   Ebenso wird bestraft, wer zu einem anderen Zweck als der Herbeiführung einer Schwangerschaft bewirkt, daß sich ein menschlicher Embryo extrakorporal weiterentwickelt.

(3)   Der Versuch ist strafbar.

§ 3   Verbotene Geschlechtswahl

Wer es unternimmt, eine menschliche Eizelle mit einer Samenzelle künstlich zu befruchten, die nach dem in ihr enthaltenen Geschlechtschromosom ausgewählt worden ist, wird mit Freiheitsstrafe bis zu einem Jahr oder mit Geldstrafe bestraft. Dies gilt nicht, wenn die Auswahl der Samenzelle durch einen Arzt dazu dient, das Kind vor der Erkrankung an einer Muskeldystrophie vom Typ Duchenne oder einer ähnlich schwerwiegenden geschlechtsgebundenen Erbkrankheit zu bewahren, und die dem Kind drohende Erkrankung von der nach Landesrecht zuständigen Stelle als entsprechend schwerwiegend anerkannt worden ist.

§ 4   Eigenmächtige Befruchtung, eigenmächtige Embryoübertragung und künstliche Befruchtung nach dem Tode

(1)   Mit Freiheitsstrafe bis zu drei Jahren oder mit Geldstrafe wird bestraft, wer
1. es unternimmt, eine Eizelle künstlich zu befruchten, ohne daß die Frau, deren Eizelle befruchtet wird, und der Mann, dessen Samenzelle für die Befruchtung verwendet wird, eingewilligt haben,
2. es unternimmt, auf eine Frau ohne deren Einwilligung einen Embryo zu übertragen, oder
3. wissentlich eine Eizelle mit dem Samen eines Mannes nach dessen Tode künstlich befruchtet.

(2)   Nicht bestraft wird im Fall des Absatzes 1 Nr. 3 die Frau, bei der die künstliche Befruchtung vorgenommen wird.

§ 5   Künstliche Veränderung menschlicher Keimbahnzellen

(1)   Wer die Erbinformation einer menschlichen Keimbahnzelle künstlich verändert, wird mit Freiheitsstrafe bis zu fünf Jahren oder mit Geldstrafe bestraft.

(2)   Ebenso wird bestraft, wer eine menschliche Keimzelle mit künstlich veränderter Erbinformation zur Befruchtung verwendet.

(3)   Der Versuch ist strafbar.

(4)   Absatz 1 findet keine Anwendung auf
1. eine künstliche Veränderung der Erbinformation einer außerhalb des Körpers befindlichen Keimzelle, wenn ausgeschlossen ist, daß diese zur Befruchtung verwendet wird,
2. eine künstliche Veränderung der Erbinformation einer sonstigen körpereigenen Keimbahnzelle, die einer toten Leibesfrucht, einem Menschen oder einem Verstorbenen entnommen worden ist, wenn ausgeschlossen ist, daß
   a) diese auf einen Embryo, Fötus oder Menschen übertragen wird oder
   b) aus ihr eine Keimzelle entsteht,
   sowie
3. Impfungen, strahlen-, chemotherapeutische oder andere Behandlungen, mit denen eine Veränderung der Erbinformation von Keimbahnzellen nicht beabsichtigt ist.

§ 6   Klonen

(1)   Wer künstlich bewirkt, daß ein menschlicher Embryo mit der gleichen Erbinformation wie ein anderer Embryo, ein Fötus, ein Mensch oder ein Verstorbener entsteht, wird mit Freiheitsstrafe bis zu fünf Jahren oder mit Geldstrafe bestraft.

(2)   Ebenso wird bestraft, wer einen in Absatz 1 bezeichneten Embryo auf eine Frau überträgt.

(3)   Der Versuch ist strafbar.

§ 7   Chimären- und Hybridbildung

(1)   Wer es unternimmt,
1. Embryonen mit unterschiedlichen Erbinformationen unter Verwendung mindestens eines menschlichen Embryos zu einem Zellverband zu vereinigen,
2. mit einem menschlichen Embryo eine Zelle zu verbinden, die eine andere Erbinformation als die Zellen des Embryos enthält und sich mit diesem weiter zu differenzieren vermag, oder
3. durch Befruchtung einer menschlichen Eizelle mit dem Samen eines Tieres oder durch Befruchtung einer tierischen Eizelle mit dem Samen eines Menschen einen differenzierungsfähigen Embryo zu erzeugen, wird mit Freiheitsstrafe bis zu fünf Jahren oder mit Geldstrafe bestraft.

(2)   Ebenso wird bestraft, wer es unternimmt,

    1. einen durch eine Handlung nach Absatz 1 entstandenen Embryo auf

      a) eine Frau oder

      b) ein Tier

      zu übertragen oder

    2. einen menschlichen Embryo auf ein Tier zu übertragen.

§ 8   Begriffsbestimmung

(1)   Als Embryo im Sinne dieses Gesetzes gilt bereits die befruchtete, entwicklungsfähige menschliche Eizelle vom Zeitpunkt der Kernverschmelzung an, ferner jede einem Embryo entnommene totipotente Zelle, die sich bei Vorliegen der dafür erforderlichen weiteren Voraussetzungen zu teilen und zu einem Individuum zu entwickeln vermag.

(2)   In den ersten vierundzwanzig Stunden nach der Kernverschmelzung gilt die befruchtete menschliche Eizelle als entwicklungsfähig, es sei denn, daß schon vor Ablauf dieses Zeitraums festgestellt wird, daß sich diese nicht über das Einzellstadium hinaus zu entwickeln vermag.

(3)   Keimbahnzellen im Sinne dieses Gesetzes sind alle Zellen, die in einer Zell-Linie von der befruchteten Eizelle bis zu den Ei- und Samenzellen des aus ihr hervorgegangenen Menschen führen, ferner die Eizelle vom Einbringen oder Eindringen der Samenzelle an bis zu der mit der Kernverschmelzung abgeschlossenen Befruchtung.

§ 9   Arztvorbehalt

Nur ein Arzt darf vornehmen:

1. die künstliche Befruchtung,
2. die Übertragung eines menschlichen Embryos auf eine Frau,
3. die Konservierung eines menschlichen Embryos sowie einer menschlichen Eizelle, in die bereits eine menschliche Samenzelle eingedrungen oder künstlich eingebracht worden ist.

§ 10   Freiwillige Mitwirkung

Niemand ist verpflichtet, Maßnahmen der in § 9 bezeichneten Art vorzunehmen oder an ihnen mitzuwirken.

§ 11   Verstoß gegen den Arztvorbehalt

(1)   Wer, ohne Arzt zu sein,

    1. entgegen § 9 Nr. 1 eine künstliche Befruchtung vornimmt oder

    2. Entgegen § 9 Nr. 2 einen menschlichen Embryo auf eine Frau überträgt, wird mit Freiheitsstrafe bis zu einem Jahr oder mit Geldstrafe bestraft.

(2)   Nicht bestraft werden im Fall des § 9 Nr. 1 die Frau, die eine künstliche Insemination bei sich vornimmt, und der Mann, dessen Samen zu einer künstlichen Insemination verwendet wird.

§ 12   Bußgeldvorschriften

(1) Ordnungswidrig handelt, wer, ohne Arzt zu sein, entgegen § 9 Nr. 3 einen menschlichen Embryo oder eine dort bezeichnete menschliche Eizelle konserviert.

(2) Die Ordnungswidrigkeit kann mit einer Geldbuße bis zu zweitausendfünfhundert Euro geahndet werden.

§ 13   Inkrafttreten

Dieses Gesetz tritt am 1. Januar 1991 in Kraft.

18.10 Schwangerschaftsabbruch nach Pränataldiagnostik

Eine weitere ausschließlich ärztliche Tätigkeit, mit der Hebammen direkt konfrontiert werden, ist der Schwangerschaftsabbruch nach Pränataldiagnostik. Die frühere so genannte **embryopathische Indikation** des § 218a StGB alter Fassung ist im Rahmen des Schwangeren- und Familienhilfeänderungsgesetzes (SFHÄndG) vom 21.8.1995 als solche weggefallen und de facto in die so genannte **medizinische Indikation** integriert worden. Hierbei muss klar sein, dass bei der traditionellen mütterlich-medizinischen Indikation die Tötung des Kindes nicht das Ziel, immer aber die unvermeidliche Konsequenz war, während bei der jetzt integrierten „embryopathischen" Indikation wegen der Unzumutbarkeit für die Schwangere durchaus die Tötung des Kindes gemeint ist.

§ 218a Abs. 2 StGB

Der mit Einwilligung der Schwangeren von einem Arzt vorgenommene Schwangerschaftsabbruch ist nicht rechtswidrig, wenn der Abbruch der Schwangerschaft unter Berücksichtigung der gegenwärtigen und zukünftigen Lebensverhältnisse der Schwangeren nach ärztlicher Erkenntnis angezeigt ist, um eine Gefahr für das Leben oder die Gefahr einer schwerwiegenden Beeinträchtigung des körperlichen oder seelischen Gesundheitszustandes der Schwangeren abzuwenden, und die Gefahr nicht auf eine andere für sie zumutbare Weise abgewendet werden kann.

Sollte die **Indikation für einen so späten Schwangerschaftsabbruch** gestellt werden, kann gemeinsam mit der Schwangeren bzw. den Eltern des Kindes erwogen werden, ob ein Fetozid vor Einleitung des Schwangerschaftsabbruchs vorgenommen wird. Der Fetozid erfolgt dann nur, um dem Kind das Leiden, das durch das Verfahren des Schwangerschaftsabbruchs verursacht werden kann – nicht etwa das krankheits- oder behinderungsbedingte Leiden – zu ersparen.

Gemäß **§ 12 Schwangerschaftskonfliktgesetz** (SchKG) ist niemand verpflichtet, an einem Schwangerschaftsabbruch mitzuwirken, es sei denn, dass „die Mitwirkung notwendig ist, um von der Frau eine anders nicht abwendbare Gefahr des Todes oder einer schweren Gesundheitsschädigung abzuwenden". Es besteht für den einzelnen Arzt grundsätzlich das Recht, einen Schwangerschaftsabbruch nach Pränataldiagnostik im Sinne der Freistellungsklausel zu verweigern. Für Hebammen greift in diesem Fall aber das HebG §4 Abs.2, wonach die Betreuung von Beginn der Wehen an durch eine Hebamme zu gewährleisten ist, womit sie sich nur schlecht dieser Tätigkeit entziehen kann.

Trotz der ausschließlich ärztlichen Tätigkeit der oben genannten Maßnahmen haben die betroffenen Frauen nach dem Gesetz (RVO) Anspruch auf Hebammenhilfe. Das bedeutet für die einzelne Hebamme, sich sehr genau mit diesen Themen auseinander setzen zu müssen, um ihrer Aufgabe zur Hilfeleistung angemessen nachkommen zu können (6).

Literatur

1. Benda E (2002): „Entwicklungen und Folgen in der Humangenetik"; Zeitschrift für Biopolitik 1, 5
2. Bindlzkus, D, Musset K-H: Das Kindschaftsverhältnis, Grundzüge des Jugendrechts, Lernbücher für Wirtschaft und Recht, Vlg. Vahlen, S. 43 – 101
3. Bundesärztekammer: (1998) Richtlinien zur Durchführung der assistierten Reproduktion, Deutsches Ärzteblatt, 95, Heft 49, S. 3166 – 3171
4. Bundesärztekammer: (1998) Richtlinien zur pränatalen Diagnostik von Krankheiten und Krankheitsdispositionen, Deutsches Ärzteblatt, 95, Heft 50, S. 3236 – 3242
5. Bundesärztekammer: (1998) Erklärung zum Schwangerschaftsabbruch nach Pränataldiagnostik, Deutsches Ärzteblatt, 95, Heft 47, S. 3013 – 3016
6. Bundesministerium für Bildung und Forschung (2003): „Bundesministerinnen zu Votum des Nationalen Ethikrates"; Pressemitteilung des BMBF Nr. 6/03
7. Dworkin, R: (1994) Die Grenzen des Lebens, Abtreibung, Euthanasie und persönliche Freiheit, Rowohlt Vlg.
8. EU-Recht: http://europa.eu.int/
9. Hebammen-Lehrbuch: (1920) Herausgegeben im Auftrag des preußischen Ministers für Volkswohlfahrt, Berlin, Springer Verlag
10. Infektionsschutzgesetz: www.bmgesundheit.de/rechts/kbek/infekt/ifsg.htm
11. Lotze R/Behr H: (1997) Ein Jahrhundert für Menschen mit Behinderungen – Die Geschichte des Verbandes, Evangelische Einrichtung für die Rehabilitation Behinderter e.V. 1901 – 1997
12. Mändle C, Opitz-Kreuter S, Wehling A: (1997) Das Hebammenbuch. Schattauer Stuttgart, New York
13. Nationaler Ethikrat (2003): „Stellungnahme: Genetische Diagnostik vor und während der Schwangerschaft"

Die Autorinnen

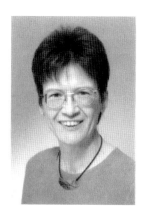

Gertrud M. Ayerle
Hebamme, Krankenschwester, Master of Science in Nursing, Lehrerin für Hebammenwesen

1980	Hebammenexamen in München
1985	Krankenpflegeexamen in Essen
1986 – 1990	Arbeit im Basisgesundheitsdienst als Hebamme und Krankenschwester im Slum „Soweto" von Nairobi, Kenia
1991 – 1994	Studium der Pflegewissenschaften an der Katholischen Universität Amerikas in Washington, USA
1994 – 1996	Dozentin an der Katholischen Universität Amerikas in Washington für den Bereich Geburtshilfe
1997 – 2003	Lehrerin für Hebammenwesen an der Hebammenschule Koblenz
seit 2004	Wissenschaftliche Mitarbeiterin am Institut für Gesundheits- und Pflegewissenschaft der Universität Halle-Wittenberg, Doktorandin zum Thema Erfassung von Subjektivem Wohlbefinden in der Schwangerschaft.

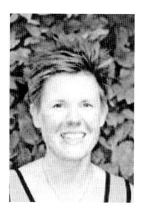

Renate Egelkraut
Hebamme

1992	Hebammenexamen in Würzburg
seit 1993	freiberufliche Tätigkeit in der Hausgeburtshilfe, Geburtsvorbereitung, Geburtsbegleitung, Schwangeren- und Wochenbettbetreuung in Köln
1993	Berufpolitische Arbeit (auf Kreis-/Landes- und Bundesebene)
1996	Mitgründerin des Hebammen-Netzwerk Köln e.V., 4 Jahre Vorsitzende
2001	Eröffnung einer Hebammenpraxis in Köln
seit 2000	Fortbildung zum Thema „Schwangerenvorsorge durch die Hebamme"
seit 2005	2. Landesvorsitzende des Hebammen-Landesverbandes Nordrhein-Westfalen

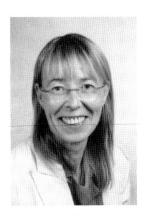

Dr. Angelica Ensel

Hebamme, Ethnologin, Journalistin

1979	Hebammenexamen in Oldenburg
1979 – 1995	Tätigkeit als angestellte und freiberufliche Hebamme
1986 – 1993	Studium der Ethnologie, Deutschen Volkskunde und Sportwissenschaft in Hamburg, Dissertation über „Schönheitschirurgie und Schöpfungsphantasien in der wesentlichen Medizin"
1995 – 1996	Ausbildung zur Fachzeitschriftenredakteurin bei Klett WBS, Hamburg
1998 – 1999	„Pränataldiagnostik und Hebammenarbeit" – Unterrichtsmaterialien für die Ausbildung von Hebammen und Angehörige medizinischer Fachberufe
2000 – 2001	Forschungs- und Buchprojekt „Hebammen im Konfliktfeld der Pränatalen Diagnostik"
2002 – 2003	Presse- und Öffentlichkeitsarbeit im Geburtshaus Hamburg e.V.
seit 2003	freiberufliche Tätigkeit als Redakteurin, Dozentin, Hebamme und Beraterin zu Fragen und Problemen im Umgang mit Pränataler Diagnostik

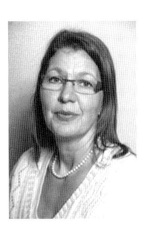

Sabine Friese-Berg

Hebamme, Lehrerin für Hebammenwesen, psychologische Beraterin, haptonomische Therapeutin, Stillberaterin IBLCE, Beckenbodenbewegungstherapeutin

1980	Hebammenexamen in Bochum
1980 – 1989	Tätigkeit als angestellte Hebamme, Kreißsaalleitung am Vinzenz-Pallotti-Hospital Bensberg
1989	Mitgründerin der Hebammenschule am Vinzenz-Pallotti-Hospital in Bensberg
1989 – 1993	Leitung der Hebammenschule am Vinzenz-Pallotti-Hospital
1993	Mitgründerin des Fortbildungszentrums Bensberg (FBZ)
Ab 1994	bundesweite Fortbildungstätigkeit; im Leitungsteam des FBZ
1994 – 2000	Stillbeauftragte für das Land Baden-Württemberg
1993	Eröffnung einer Hebammenpraxis in Konstanz und Entwicklung eines kooperativen, familienorientierten Modells
1998	Erweiterung der Praxis als Praxis für angewandte Beckenbodenarbeit
1998 – 2002	Ausbildung zur psychologischen Beraterin am Zentrum für Form und Wandlung (OIP) in Zürich
2002	Erweiterung der Praxis zur psychologischen Beratungspraxis
Seit 2008	Mitarbeiterin am Zentrum für Form und Wandlung, Ausbildung zum Master of Acupuncture

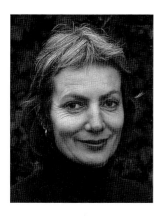

Regine Knobloch
Hebamme
1979   Hebammenexamen in Karlsruhe
1979 – 1984 Tätigkeit als angestellte Hebamme im Kreißsaal
ab 1982   Arbeit als freiberufliche Hebamme in Karlsruhe, ab
             1992 auch in der Schwangerenvorsorge
1985 – 2001 Mitbegründerin und Mitarbeit in einer Hebammen-
             praxis und einem Elternverein
seit 2003   Beratende Hebamme in der Geschäftsstelle des Deut-
             schen HebammenVerbandes in Karlsruhe
seit 2008   Unabhängige Sachverständige im Hebammenwesen

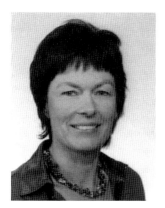

Ute Lange
Hebamme, Soziologin und Erziehungswissenschaftlerin (M.A.)
1983   Hebammenexamen in Göttingen
seit 1994   Arbeit als freiberufliche Hebamme in Wuppertal, kli-
             nische und außerklinische Geburtshilfe, schwange-
             ren- und Wöchnerinnenbetreuung
1990 – 1993 Arbeit in der 1. Wuppertaler Hebammenpraxis mit 4
             Kolleginnen, Beginn der Vorsorgetätigkeit
1993 – 1998 Hebammenpraxis in Elberfeld zusammen mit einer
             Kollegin, Entwicklung eines Kooperationsmodells mit
             einer Frauenärztin, Arbeitsschwerpunkt Schwange-
             renvorsorge
ab 2000   Praxisgemeinschaft mit zwei Hebammen und zwei
             Frauenärztinnen
Doktorandin an der Universität Wuppertal

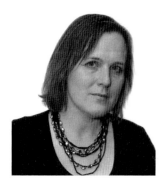

Susanne Lohmann
Hebamme, Diplom-Psychologin
1983   Hebammenexamen in Hamburg
1983 – 1999 Tätigkeit als angestellte Hebamme (Kreißsaal und Wo-
             chenstation)
seit 1989   freiberufliche Tätigkeit in der Wochenbettbetreuung
1986 – 1999 Studium der Psychologie, Ethnologie und Sexualwis-
             senschaft; Diplomarbeit über Veränderungen im Le-
             ben von Frauen nach der Geburt ihres ersten Kindes
1999 – 2001 Lehrerin in der Hebammenschule Hamburg
seit 2003   Doktorandin zum Thema „Geburtserleben von Frauen"
seit 2006   Vorsitzende des Hebammen-Verbands Hamburg e.V.

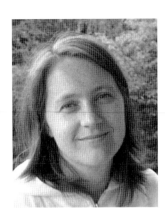

Oda von Rahden

Hebamme, Diplom-Psychologin

1991	Hebammenexamen in Marburg
1991 – 2004	Tätigkeit als angestellte Hebamme in einer Klinik, freiberufliche Tätigkeit in der Vor- und Nachsorge, Mitbegründerin einer Elternschule
1995 – 2002	Studium der Psychologie an der Universität Bremen, Diplomarbeit über die Erwartungen von Erstschwangeren an die Betreuung während Schwangerschaft und Geburt
1998 – 2003	Mitglied der Bremer Arbeitsgruppe Hebammenkreißsaal
2004 – 2007	Wissenschaftliche Mitarbeiterin im Verbund Hebammenforschung am Bremer Institut für Präventionsforschung und Sozialmedizin (BIPS)
seit 2007	wissenschaftliche Mitarbeiterin am Institut für Public Health und Pflegeforschung (IPP) an der Universität Bremen

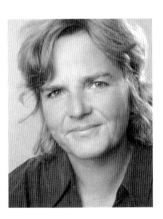

Rainhild Schäfers

Hebamme, Diplom-Pflegewirtin (FH)

1984	Hebammenexamen in Marburg
1984 – 2005	Arbeit als Hebamme in der klinischen und außerklinischen Geburtshilfe, Vor- und Nachsorge in Münster
1996 – 2003	Leitung einer Hebammenpraxis als eine von zwei Gesellschafterinnen
2000 – 2004	Studium der Pflegewissenschaften an der Fachhochschule Osnabrück mit Themenschwerpunkt Schwangerenvorsorge, u.a. Konzeption einer hebammengeleiteten Einheit mit dem Schwerpunkt Schwangerenvorsorge in einem Krankenhaus
Seit 2004	Mitarbeit im Verbund Hebammenforschung an der Fachhochschule Osnabrück,
seit 2008	Lehrauftrag an der Fachhochschule Osnabrück, Fakultät Wirtschafts- und Sozialwissenschaften, im Studiengang Bachelor of Science Midwifery

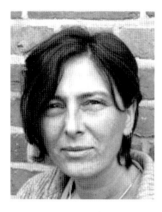

Christiane Schwarz

Hebamme, Heilpraktikerin, Bachelor of Science angewandte
Gesundheitswissenschaften, Mater of Science in Public Health

1987	Hebammenexamen in Hannover
seit 1987	Arbeit als Hebamme in der klinischen und außerklinischen Geburtshilfe, Vor- und Nachsorge
1992	Gründungsmitglied des Geburtshauses Hildesheim
1993	Heilpraktikerexamen in Coesfeld
1997 – 1999	Arbeit als Hebamme in einem Hebammenkreißsaal in Großbritannien, wo die Schwangerenvorsorge ausschließlich von Hebammen durchgeführt wurde
2000 – 2004	Studium der angewandten Gesundheitswissenschaften in Bielefeld und Magdeburg, Abschlussarbeit über die Effizienz und Effektivität der Schwangerenvorsorge (B Sc)
2007	Master of Science in Public Health, Abschlussarbeit über evidenzbasiertes und empirisches Hebammenwissen
2007 – 2008	Arbeit im Hebammen-Kreißsaal und Projektarbeit in der Schwangerenvorsorge in Neuseeland
seit 12/2008	Bundesfortbildungsbeauftragte im Deutschen Hebammenverband

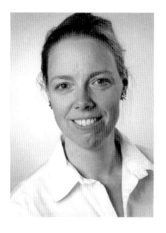

Peggy Seehafer

Hebamme, Anthropologin

1986	Hebammenexamen in Cottbus
1986 – 2004	Tätigkeit als angestellte Kreißsaal-Hebamme in Berlin, Heidelberg und Reinbek
seit 1994	zusätzliche freiberufliche Tätigkeit als Hebamme
1994 – 2000	Studium der Anthropologie mit den Schwerpunkten Humanbiologie, Psychologie und Ethnologie an den Universitäten Hamburg und Zürich
seit 1998	Schwangerenvorsorge in einer gynäkologischen Praxis
seit 2000	Dozentin für Gynäkologie und Geburtshilfe zur Ausbildung von Seenotrettern und Rettungssanitätern an der DRK-Schule in Hamburg
seit 2009	Lehrerin für Hebammenwesen am Bildungszentrum für Gesundheitsberufe in Hamburg

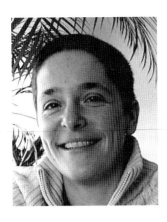

Katja Stahl
Hebamme, Master of Science in Midwifery, Diplom-Pflegepädagogin
1992   Hebammenexamen in Tübingen
seit 1992   Tätigkeit als angestellte und freiberufliche Hebamme in Berlin, Bremen und Hamburg
seit 1998   Mitherausgeberin des Hebammenliteraturdienstes
1998 – 2004   Studium der Pflegewissenschaften in Bremen
2001 – 2002   Studium zum Master of Science in Midwifery in Schottland, u.a. Arbeiten zu den Themen Schwangerenvorsorge und evidenzbasiertes Arbeiten
2003 – 2006   Trainerin am German Center for Evidence-Bases Nursing „sapere aude"
seit 2005   Fortbildungen zu den Themen Schwangerenvorsorge durch Hebammen sowie zum wissenschaftlichen Arbeiten durch Hebammen
seit 2007   Studienleitung am Picker Institut Deutschland gGmbH

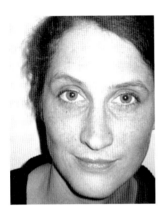

Susanne Teuerle
Hebamme
1994   Hebammenexamen in Bensberg
1995 – 1996   Teilzeitanstellung im Kreißsaal des Vinzenz-Palloti-Hospitals in Bensberg, freiberufliche Beratung und Hilfe bei Schwangerschaftsbeschwerden, Wochenbettbetreuung und Stillberatung
seit 1996   ausschließlich freiberuflich tätig
seit 1998   Schwangerenvorsorge in eigener Praxis, Hausgeburten und Beleggeburten
1998 – 2008   Vorstand Hebammennetzwerk Köln e.V.
seit 2000   ausschließlich im außerklinischen Rahmen tätig
seit 2008   Studium Menboring im Gesundheits- und Sozialwesen B.A.
seit 2009   Fortbildungsbeauftragte im Landesverband der Hebammen NRW

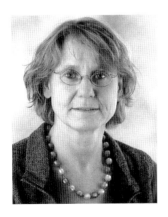

Anne Wallheinke
Hebamme
1979   Hebammenexamen in Hannover
1980   Mitarbeit in einer holländischen Hebammenpraxis mit kompletter Schwangerenvorsorge und Hausgeburtshilfe
1981   Arbeit als angestellte Hebamme im Kreißsaal
seit 1982   Tätigkeit als freiberufliche Hebamme in Bremen, Hausgeburtshilfe ohne Schwangerenvorsorge
1988   Mitbegründerin der Hebammenpraxis Bremen mit eigenem Konzept für die Schwangerenvorsorge auf der Grundlage der ärztlichen Mutterschaftslinien
2002   Mitbegründerin des Geburtshauses Bremen Sommerstraße

Quellennachweise

Kapitel 5

Abb. 5.1
BITmap, Mannheim

Abb. 5.2 Abb. 5.10, Abb. 5.12
aus Füeßl / Middeke: Anamnese und klinische Untersuchung, Duale Reihe, 2. Auflage, Thieme Verlag 2002

Abb. 5.3
aus Stauber / Weyerstahl: Gynäkologie und Geburtshilfe, Duale Reihe, Thieme Verlag 2001

Abb. 5.4
Gravidarium des DHV

Abb. 5.5, Abb. 5.7
Fotos: Ute Lange

Abb. 5.6, Abb. 5.8
aus Geist / Harder / Stiefel: Hebammenkunde, 4. Auflage, Hippokrates Verlag 2007

Abb. 5.9
Aus Hauner / Hauner: Wirksame Hilfe bei Adipositas, Trias Verlag 2001

Abb. 5.11
Aus Petersen: Infektionen in Gynäkologie und Geburtshilfe, 4. Auflage, Thieme Verlag 2003

Kapitel 6

Abb. 6.1
BITmap, Mannheim, nach Pschyrembel/Dudenhausen: Praktische Geburtshilfe, de Gruyter Verlag

Abb. 6.2
BITmap, Mannheim

Abb. 6.3, Abb. 6.7
aus Martius: Hebammenlehrbuch, 7. Auflage, Hippokrates Verlag 1999

Abb. 6.4, Abb. 6.5, Abb. 6.6
Fotos: Ulrike Harder

Kapitel 7

Abb. 7.1
Firma Unipath, Köln

Abb. 7.2
aus Geist / Harder / Stiefel: Hebammenkunde, 3. Auflage, Hippokrates Verlag 2005

Kapitel 9

Abb. 9.1, Abb. 9.2
Aus Martius: Hebammenlehrbuch, 7. Auflage, Hippokrates Verlag 1999

Abb. 9.3
BITmap, Mannheim

Kapitel 10

Abb. 10.1
BITmap, Mannheim

Kapitel 12

Abb. 12.1, Abb. 12.2
Aus Stüwe: Gymnastik und Yoga in der Geburtsvorbereitung, Hippokrates Verlag 2003

Abb. 12.3, Abb. 12.4, Abb. 12.5
Fotos: Susanne Teuerle

Kapitel 13

Abb. 13.1–13.3
Fotos: Sabine Friese-Berg

Kapitel 15

Abb. 15.1, Abb. 15.2
Fotos: Regine Knobloch

Kapitel 16

Abb. 16.2
Karteikarte des DHV zur Schwangerenvorsorge

Sachregister